Endspurt Klinik

Innere und Chirurgie

Skript 4
Endokrines System, Stoffwechsel, Niere, Wasser, Elektrolyte

3., vollständig überarbeitete Auflage

84 Abbildungen

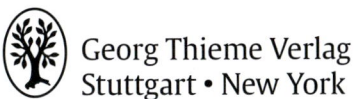

Georg Thieme Verlag
Stuttgart · New York

Autoren/Fachbeiräte

Endokrines System und Stoffwechsel:
Dr. med. Stefan **Fischli**
Luzerner Kantonsspital
Endokrinologie/Diabetologie
Spitalstraße
6000 Luzern 16
Schweiz

Niere, Wasser- und Elektrolythaushalt:
Dr. med. Christoph **Machleidt**
MVZ gGmbH der Patienten-Heimversorgung
Wolframstr. 60
70191 Stuttgart
Deutschland

Bibliografische Information der Deutschen Nationalbibliothek
Die Deutsche Nationalbibliothek verzeichnet diese Publikation in der Deutschen Nationalbibliografie; detaillierte bibliografische Daten sind im Internet über http://dnb.d-nb.de abrufbar.

Wichtiger Hinweis: Wie jede Wissenschaft ist die Medizin ständigen Entwicklungen unterworfen. Forschung und klinische Erfahrung erweitern unsere Erkenntnisse, insbesondere was Behandlung und medikamentöse Therapie anbelangt. Soweit in diesem Werk eine Dosierung oder eine Applikation erwähnt wird, darf der Leser zwar darauf vertrauen, dass Autoren, Herausgeber und Verlag große Sorgfalt darauf verwandt haben, dass diese Angabe **dem Wissensstand bei Fertigstellung des Werkes** entspricht.

Für Angaben über Dosierungsanweisungen und Applikationsformen kann vom Verlag jedoch keine Gewähr übernommen werden. **Jeder Benutzer ist angehalten**, durch sorgfältige Prüfung der Beipackzettel der verwendeten Präparate und gegebenenfalls nach Konsultation eines Spezialisten festzustellen, ob die dort gegebene Empfehlung für Dosierungen oder die Beachtung von Kontraindikationen gegenüber der Angabe in diesem Buch abweicht. Eine solche Prüfung ist besonders wichtig bei selten verwendeten Präparaten oder solchen, die neu auf den Markt gebracht worden sind. **Jede Dosierung oder Applikation erfolgt auf eigene Gefahr des Benutzers.** Autoren und Verlag appellieren an jeden Benutzer, ihm etwa auffallende Ungenauigkeiten dem Verlag mitzuteilen.

1. Auflage 2013
2. Auflage 2018

© 2013, 2021 Georg Thieme Verlag KG
Rüdigerstr. 14
70469 Stuttgart
Deutschland
www.thieme.de

Printed in Germany

Umschlaggestaltung: Thieme Group
Satz: L42 AG, Berlin; gesetzt aus: PTC APP
Druck: AZ Druck und Datentechnik GmbH, Kempten

ISBN 978-3-13-243048-8   1 2 3 4 5 6

Auch erhältlich als E-Book:
eISBN (PDF) 978-3-13-243049-5
eISBN (epub) 978-3-13-243050-1

Marken, geschäftliche Bezeichnungen oder Handelsnamen werden nicht in jedem Fall besonders kenntlich gemacht. Aus dem Fehlen eines solchen Hinweises kann nicht geschlossen werden, dass es sich um einen freien Handelsnamen handelt.

Das Werk, einschließlich aller seiner Teile, ist urheberrechtlich geschützt. Jede Verwendung außerhalb der engen Grenzen des Urheberrechtsgesetzes ist ohne Zustimmung des Verlages unzulässig und strafbar. Das gilt insbesondere für Vervielfältigungen, Übersetzungen, Mikroverfilmungen oder die Einspeicherung und Verarbeitung in elektronischen Systemen.

Wo datenschutzrechtlich erforderlich, wurden die Namen und weitere Daten von Personen redaktionell verändert (Tarnnamen). Dies ist grundsätzlich der Fall bei Patienten, ihren Angehörigen und Freunden, z.T. auch bei weiteren Personen, die z.B. in die Behandlung von Patienten eingebunden sind.

Um den Lesefluss zu erhalten, wird im Nachfolgenden in der Regel die maskuline Geschlechtsform verwendet. Sie bezieht alle Geschlechter gleichermaßen mit ein.

Auf zum Endspurt!

Es ist so weit: Nach den ganzen Strapazen der letzten Jahre liegt die Ziellinie jetzt vor Ihnen. Nur die letzte Hürde im Studium, die 2. ÄP, steht noch an. Doch nach den unzähligen durchlernten Nächten, der wenigen Freizeit und all dem Stress haben Sie mittlerweile wirklich keine Lust mehr, dicke Bücher zu wälzen, um sich prüfungsfit zu machen?! Dann sind unsere Klinik-Skripte genau das Richtige für Ihren Endspurt! Denn hier finden Sie **alle Fakten für alle Fächer**, die Ihnen im Examen abverlangt werden! Kurz gefasst und leicht verständlich zeigen Ihnen unsere Skripte, worauf es dem IMPP wirklich ankommt!

Lernpakete. Wir haben den gesamten Stoff für Sie in Einheiten unterteilt, die Sie jeweils an einem Tag durcharbeiten können. Mit diesem Plan sind Sie in **90 Tagen** mit unseren Skripten durch und dann bestens vorbereitet auf die 2. ÄP. Die Lernpakete sind natürlich nur ein Vorschlag unsererseits, wie Sie Ihr Lernpensum gestalten. Denn wie schnell Sie beim Lernen vorankommen, hängt natürlich maßgeblich von Ihrem Vorwissen und Ihrer persönlichen Lerngeschwindigkeit ab.

Prüfungsrelevante Inhalte. Damit Sie genau wissen, was Sie können müssen, und das auch auf den ersten Blick erkennen, haben wir alle Antworten auf die Prüfungsfragen des IMPP gelb hervorgehoben. Die Markierung umfasst alle zwischen dem Frühjahrsexamen 2008 und dem Herbstexamen 2019 gestellten Fragen. So sind Sie für die Prüfung bestens gewappnet, und Altfragen werden kein Problem mehr darstellen.

Kreuzen. Kreuzen. Kreuzen. Kreuzen ist das A und O, denn so bekommen Sie ein Gefühl für die IMPP-Fragen! Auf **viamedici.thieme.de** haben wir daher für Sie **individuelle Prüfungssitzungen** zusammengestellt, die exakt auf unsere Lernpakete zugeschnitten sind. Sie können also – nachdem Sie ein Lernpaket gelernt haben – auf examen online die passenden Fragen dazu kreuzen und so Ihren eigenen Lernfortschritt überprüfen. In den Prüfungssitzungen werden regelmäßig alle neuen Examina ergänzt, sodass Ihnen keine einzige Frage entgeht!

Mit „Endspurt" können Sie also **sicher sein**, dass Sie wirklich den **gesamten prüfungsrelevanten Stoff gelernt** haben!

> **PRÜFUNGSHIGHLIGHTS**
>
> Die wichtigsten Infos zu den geprüften Inhalten sind noch einmal als **Prüfungshighlights** zusammengefasst. Die **Anzahl der !** zeigt Ihnen, wie oft das IMPP bestimmte Inhalte abgefragt hat:
> – **!** Hierzu gab es 1 Frage.
> – **!!** 2 bis 3 Fragen wurden dazu gestellt.
> – **!!!** Dieses Thema kam 4-mal oder noch öfter vor.

> **LERNTIPP**
>
> In unseren **Lerntipps** machen wir Sie auf **IMPP-Vorlieben** und typische „**Schlagworte**" in den Prüfungsfragen aufmerksam und nennen Ihnen Tipps und Tricks, um die Labor- oder Bildbefunde schnell und richtig zu interpretieren. Daneben gibt es Infos, worauf es v. a. in der **mündlichen Prüfung** ankommt, und **Eselsbrücken**, mit denen Sie sich bestimmte Fakten noch einfacher merken können. Auch verschiedene Zusammenhänge werden noch einmal veranschaulicht, damit Sie sich die Antworten leichter herleiten können.

> **BEISPIEL**
>
> Mit unseren **Beispielen** zeigen wir Ihnen ganz konkret, womit Sie in der Prüfung konfrontiert werden. Hier können Sie z. B. epidemiologische Rechenaufgaben lösen und das Interpretieren von Laborwerten üben.

PRAXIS In den **Praxistipp-Kästen** finden Sie Fakten, die Sie später in der Klinik brauchen werden und die Sie sich unabhängig von den IMPP-Vorlieben merken sollten.

Damit Sie zusätzlich Zeit beim Lernen sparen und die zusammengehörigen Inhalte „an einer Stelle" haben, wurden die Fächer **Innere Medizin** und **Chirurgie** zusammengelegt. Die chirurgischen Inhalte können Sie an dem roten Strich am Rand (**OP-Technik**) sofort erkennen und so das Fach Chirurgie auch separat lernen, wenn Sie das lieber möchten.

Auch die übergreifenden Fächer Klinische Pathologie, Pharmakologie und Radiologie sind direkt bei den jeweiligen Krankheitsbildern integriert, aber nicht extra gekennzeichnet.

Im Kleindruck finden alle, die's ganz genau wissen wollen, vertiefende Infos und Fakten.

Fehlerteufel. Alle Texte wurden von ausgewiesenen Fachleuten gegengelesen. Aber: Viele Augen sehen mehr! Sollten Sie in unseren Skripten über etwas stolpern, das so nicht richtig ist, freuen wir uns über jeden Hinweis! Schicken Sie die Fehlermeldung bitte an studenten@thieme.de oder folgen Sie dem Link www.thieme.de/endspurt-klinik. Wir werden dann die Errata sammeln, prüfen und Ihnen die Korrekturen unter **www.thieme.de/endspurt-klinik** zur Verfügung stellen. Und für den Fall, dass Ihnen unser Produkt gefällt, dürfen Sie uns das selbstverständlich auch gerne wissen lassen! ☺

Alles Gute und viel Erfolg für Ihr Examen
Ihr Endspurt-Team

Inhaltsverzeichnis

Endokrines System und Stoffwechsel

LERNPAKET 1

1	**Grundlagen des endokrinen Systems**	**7**
1.1	Aufgaben und Syntheseort von Hormonen	7
1.2	Steuerung der Hormonsekretion	8
1.3	Pathophysiologie	8
1.4	Diagnostische Grundlagen	8
2	**Hypothalamus und Hypophyse**	**9**
2.1	Grundlagen	9
2.2	Erkrankungen des Hypothalamus	10
2.3	Erkrankungen des Hypophysenvorderlappens	10
2.4	Erkrankungen des Hypophysenhinterlappens	17
3	**Erkrankungen der Schilddrüse**	**19**
3.1	Grundlagen	19
3.2	Struma	22
3.3	Hyperthyreose	24
3.4	Hypothyreose	30
3.5	Schilddrüsenentzündung (Thyreoiditis)	31
3.6	Tumoren der Schilddrüse	32

LERNPAKET 2

4	**Erkrankungen der Nebenschilddrüse**	**36**
4.1	Grundlagen	36
4.2	Primärer Hyperparathyreoidismus (pHPT)	37
4.3	Sekundärer und tertiärer Hyperparathyreoidismus	39
4.4	Hypoparathyreoidismus	40
5	**Erkrankungen der Nebenniere**	**41**
5.1	Grundlagen	41
5.2	Erkrankungen der Nebennierenrinde	43
5.3	Erkrankungen des Nebennierenmarks	51
5.4	Syndrome mit kombinierten endokrinen Erkrankungen	53
6	**Neuroendokrine Tumoren des gastroenteropankreatischen Systems (NET)**	**54**
6.1	Grundlagen	54
7	**Erkrankungen der Gonaden**	**56**

LERNPAKET 3

8	**Stoffwechselerkrankungen**	**57**
8.1	Überblick	57
8.2	Diabetes mellitus	57
8.3	Hypoglykämie	70

LERNPAKET 4

8.4	Adipositas und metabolisches Syndrom	72
8.5	Störungen des Lipidstoffwechsels	75
8.6	Hyperurikämie und Gicht	79
8.7	Porphyrien, Eisen- und Kupferstoffwechselerkrankungen	80
8.8	α_1-Antitrypsin-Mangel	84
8.9	Amyloidose	85
9	**Hypo- und Hypervitaminosen**	**87**
9.1	Vitamine	87

Niere, Wasser- und Elektrolythaushalt

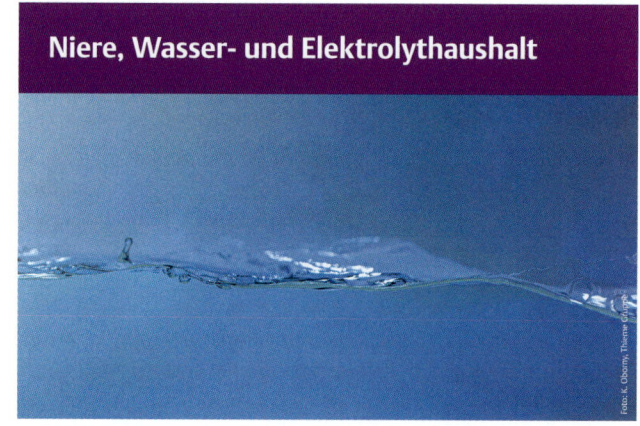

10	**Grundlagen**	**88**
10.1	Anatomie und Physiologie der Niere	88
10.2	Leitsymptome und -befunde bei Nierenerkrankungen	90
10.3	Diagnostik in der Nephrologie	92
10.4	Beteiligung und Schädigung der Niere bei verschiedenen Erkrankungen	95

LERNPAKET 5

11	**Niereninsuffizienz (NI)**	**96**
11.1	Akutes Nierenversagen (ANV)	96
11.2	Chronische Niereninsuffizienz	98
11.3	Komplikationen der chronischen Niereninsuffizienz	101
11.4	Nierenersatzverfahren	103
12	**Glomerulopathien**	**105**
12.1	Grundlagen	105
12.2	Glomerulopathien mit vorwiegend nephritischem Syndrom	107

12.3	Glomerulopathien mit vorwiegend nephrotischem Syndrom	109
12.4	Glomerulopathien mit diffuser Symptomatik	112

LERNPAKET 6

13 Tubulointerstitielle Nephropathien ... 116
13.1 Pyelonephritis ... 116
13.2 Akute interstitielle Nephritis ... 117
13.3 Chronische interstitielle Nephritis ... 118

14 Tubulusfunktionsstörungen ... 121
14.1 Grundlagen ... 121
14.2 Tubuläre Funktionsstörungen mit Elektrolytverlust als Hauptsymptom ... 121
14.3 Renal-tubuläre Azidosen ... 121
14.4 Bartter-Syndrom ... 121
14.5 Weitere Tubulusfunktionsstörungen ... 122

15 Zystische Nierenerkrankungen ... 122
15.1 Grundlagen ... 122
15.2 Einfache Nierenzysten ... 122
15.3 Polyzystische Nierenerkrankungen ... 123
15.4 Markschwammnieren ... 124
15.5 Nephronophthise-Komplex ... 124

16 Erkrankungen der Nierengefäße ... 125
16.1 Überblick ... 125
16.2 Akuter Nierenarterienverschluss (akuter Niereninfarkt) . 126
16.3 Nierenarterienstenose (NAST) ... 127
16.4 Nierenerkrankungen bei arterieller Hypertonie ... 128
16.5 Thrombotische Mikroangiopathien mit Befall der Nierengefäße ... 128

17 Nephrolithiasis ... 129
17.1 Grundlagen ... 129
17.2 Klinik und Diagnostik ... 130
17.3 Therapie und Metaphylaxe ... 131

18 Tumoren der Niere ... 132
18.1 Benigne Nierentumoren ... 132
18.2 Maligne Nierentumoren ... 133

LERNPAKET 7

19 Wasser- und Elektrolythaushalt ... 136
19.1 Physiologie ... 136
19.2 Störungen des Natrium- und Wasserhaushalts ... 138
19.3 Störungen des Kaliumhaushalts ... 142
19.4 Störung des Kalziumhaushalts ... 144
19.5 Störungen des Phosphathaushalts ... 146
19.6 Störungen des Magnesiumhaushalts ... 146

20 Störungen des Säure-Basen-Haushalts ... 148
20.1 Grundlagen ... 148
20.2 Azidose ... 148
20.3 Alkalose ... 149

Sachverzeichnis ... 151

Endokrines System und Stoffwechsel

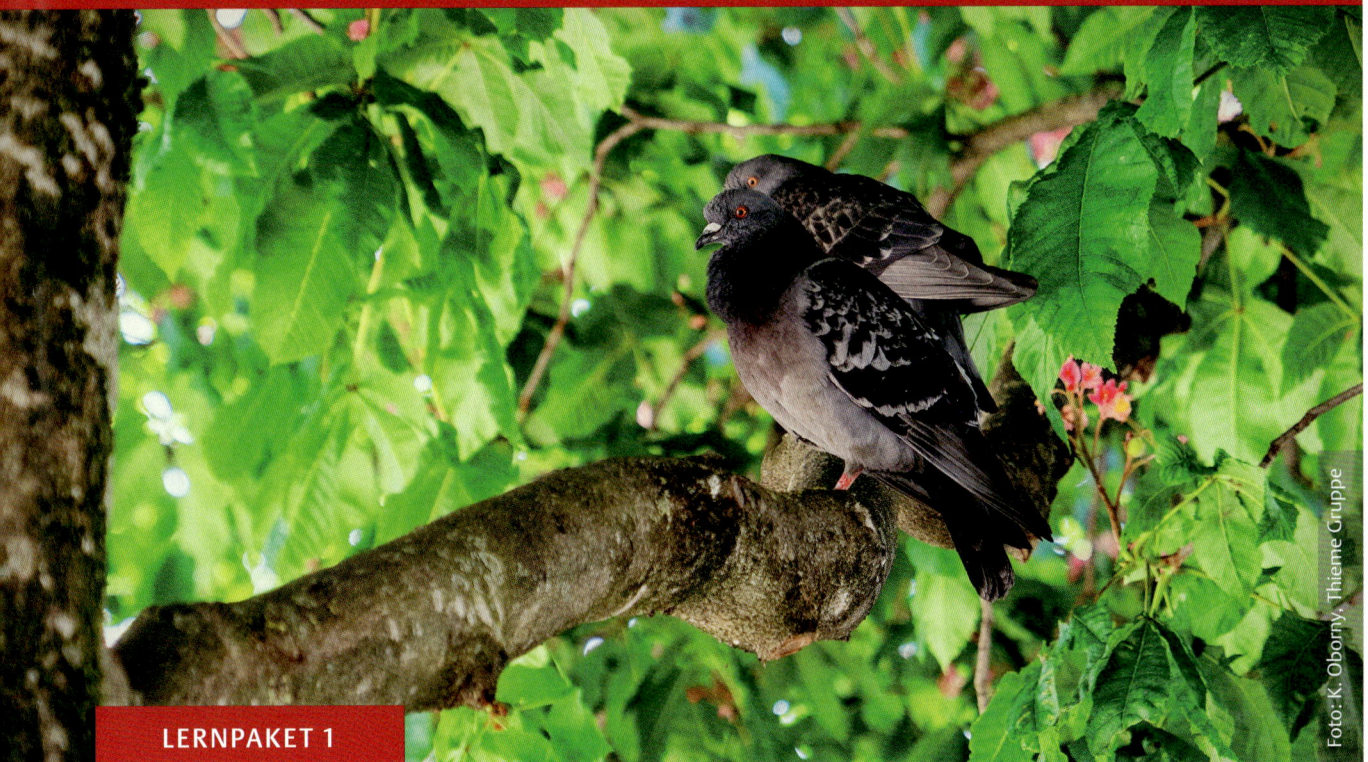

LERNPAKET 1

1 Grundlagen des endokrinen Systems

1.1 Aufgaben und Syntheseort von Hormonen

Hormone sind körpereigene Wirkstoffe, die die Homöostase unterschiedlicher Bereiche regulieren. Dafür sind verschiedene Mechanismen verantwortlich:
- endokrine Sekretion (→ das Hormon wird in das Blut sezerniert und wirkt rezeptorvermittelt)
- parakrine Sekretion (→ das sezernierte Hormon wirkt rezeptorvermittelt auf unmittelbar benachbarte Zellen)
- autokrine Sekretion (→ das Hormon wirkt rezeptorvermittelt auf die eigene Zelle zurück)
- Neurosekretion (→ das Hormon wird vom Axon freigesetzt, z. B. ADH der Neurohypophyse).

Neben den klassischen endokrinen Organen (**Tab. 1.1**) existiert noch eine Reihe anderer endokrin aktiver Gewebe (z. B. Niere, Gastrointestinaltrakt, Fettgewebe). Auch Mediatoren wie Histamin oder Serotonin können systemische Effekte erzielen.

Tab. 1.1 Hormone und ihr Syntheseort

Organ	Hormon
Hypothalamus	Releasing-(Freisetzungs-) und Inhibiting-(Hemmungs-)Hormone (GnRH, GHRH, CRH, TRH, Somatostatin) antidiuretisches Hormon (ADH), Oxytocin
Hypophyse	LH, FSH, ACTH, TSH, GH (= STH), Prolaktin
Schilddrüse	Thyroxin (T_4), Triiodthyronin (T_3), Kalzitonin
Nebenschilddrüse	Parathormon
Nebennierenrinde (NNR)	Mineralokortikoide, Glukokortikoide, Androgene
Nebennierenmark (NNM)	Adrenalin, Noradrenalin
Pankreas	Insulin (β-Zellen), Glukagon, Somatostatin, pankreatisches Polypeptid (PP)
Ovar	Östrogen, Progesteron, Testosteron
Hoden	Testosteron

1.2 Steuerung der Hormonsekretion

Negative Rückkoppelung: Hormone wirken bereits bei sehr niedrigen Plasmakonzentrationen und müssen daher exakt reguliert werden. Der wichtigste Mechanismus ist dabei die **negative Rückkoppelung**.

Ausschlaggebend für die Hormonsynthese und -ausschüttung ist die periphere Hormonkonzentration. Sinkt diese unter den Sollwert ab, wird das Hormon vermehrt ausgeschüttet – ist der Sollwert erreicht, wird die Produktion entsprechend verringert. Beispiele für diese Art der Regulation sind die Nebenschilddrüsen oder die β-Zellen des Pankreas. Analog dazu unterliegen auch die peripheren Rezeptoren diesem Mechanismus und können über Hoch- bzw. Herabregulierung für längere Zeit an die Hormonkonzentration angepasst werden. Ein anderer Mechanismus, der ebenfalls über die negative Rückkoppelung funktioniert, ist die Freisetzung von Hormonen nach Stimulation übergeordneter Drüsen bzw. ihrer Hormone (sog. **zentraler Feedback-Mechanismus**). Beispiel hierfür ist die Regulation über den Hypothalamus bzw. die Hypophyse. Sinkt die periphere Hormonkonzentration ab, wird zentral das entsprechende Releasing-Hormon ausgeschüttet und dadurch die an dieses System gekoppelten Drüsen (Hypophyse → periphere Drüse) zur Hormonproduktion anregt (→ Anstieg der peripheren Hormonkonzentration). Die Hormone des Nebennierenmarks werden nach neuronaler Innervation ausgeschüttet.

Das hormonelle System kann durch verschiedene **Einflüsse** gestört sein:
- gestörte Hormonbiosynthese (z. B. Enzymdefekt)
- gestörte Hormonsekretion
- veränderte Konzentration von Hormonbindungsproteinen (jedoch nur freie Hormone sind biologisch wirksam, weshalb Änderungen der Bindungsproteinkonzentration in der Regel keine klinischen Auswirkungen haben)
- fehlende oder herabgesetzte Expression von Hormonrezeptoren
- verzögerte oder beschleunigte Ausscheidung bzw. Abbau von Hormonen.

Die Hormonkonzentration ist darüber hinaus auch von folgenden Faktoren beeinflusst:
- **biologischer Rhythmus:** stündliche (z. B. FSH, LH), tageszeitabhängige (z. B. Kortisol) oder monatliche Schwankungen (z. B. Östradiol bei der Frau)
- **Alter** und **Geschlecht**
- **genetische Faktoren**
- **Körperposition** (Orthostase)
- **Stress**
- **Medikamenteneinnahme**.

Hormonrezeptoren: Die Wirkung eines Hormons bleibt aus, wenn der Rezeptor der Zielzelle durch einen genetischen **Defekt** verändert ist (z. B. testikuläre Feminisierung bei komplettem Androgenrezeptordefekt) oder überhaupt fehlt (z. B. Diabetes insipidus renalis). Bei einer **Hormonresistenz** sprechen die Rezeptoren trotz normaler Hormonkonzentration nur ungenügend an (z. B. Insulinresistenz beim Typ-2-Diabetes, Androgenresistenz bei testikulärer Feminisierung). Autoantikörper können auch Rezeptoren stimulieren und damit eine hormonähnliche Wirkung hervorrufen, die keiner endokrinen Kontrolle unterliegt (z. B. Schilddrüsenrezeptor-Autoantikörper bei Morbus Basedow).

1.3 Pathophysiologie

Der hormonelle Kreislauf kann auf verschiedensten Ebenen gestört sein und **Über-** oder **Unterfunktionszustände** eines oder mehrerer Hormone hervorrufen. Zu einer Überfunktion führt eine vermehrte Hormonproduktion. Dabei kann die gesteigerte Produktion entweder in der betroffenen Drüse selbst (z. B. Adenom, gesteigerte Stimulation) oder ektop (z. B. bei paraneoplastischem Syndrom) gelegen sein. Auch eine erhöhte periphere Umwandlung von Hormonen bzw. ihrer Vorstufen kann für die Überproduktion verantwortlich sein (z. B. gesteigerte Umwandlung von Androgenen in Östrogene im Fettgewebe). Unterfunktionszustände werden hingegen durch eine Minderproduktion von Hormonen verursacht (z. B. infolge einer Zerstörung des hormonproduzierenden Gewebes, lokaler Verdrängung etc.).

Abhängig von der Lokalisation der Störung wird unterschieden zwischen einer primären, sekundären oder tertiären Funktionsstörung:
- **primäre Funktionsstörung:** Die Ursache liegt in der „peripheren" Drüse (z. B. Schilddrüse, Hoden);
- **sekundäre Funktionsstörung:** Die Ursache liegt in der Hypophyse;
- **tertiäre Funktionsstörung:** Die Ursache liegt im Hypothalamus.

1.4 Diagnostische Grundlagen

Neben detaillierter Anamnese und klinischer Untersuchung stehen v. a. laborchemische Untersuchungsmethoden im Vordergrund. Idealerweise gelingt die Diagnosesicherung bereits durch die Hormonanalyse (bei entsprechender Klinik). Bildgebende Verfahren werden ggf. anschließend zur Planung der weiteren therapeutischen Schritte (z. B. Operation) genutzt.

Labor:
Bestimmung der Basalwerte: Der erste Schritt ist die Bestimmung der Basalwerte. Die Störung (zentral/peripher) lässt sich am einfachsten lokalisieren, indem man die Serumspiegel des übergeordneten Hormons und seines Zielhormons misst und miteinander vergleicht („**diagnostisches Paar**"):
- Insuffizienz der peripheren Drüsen (**primäre Funktionsstörung**): Die Konzentrationen der peripheren Hormone sind erniedrigt, diejenigen der hypophysären Hormone aufgrund des fehlenden negativen Rückkoppelungsmechanismus erhöht.
- Hypophyseninsuffizienz (**sekundäre Funktionsstörung**): Hypophysenhormone und periphere Hormone sind niedrig. Bei der Hypophyseninsuffizienz liegen die Konzentrationen der hypophysären Hormone aber meistens noch im Referenzbereich. In Zusammenschau mit dem erniedrigten peripheren Hormon sind sie jedoch – trotz des scheinbaren Normalwerts – zu tief.
- Hypothalamusinsuffizienz (**tertiäre Funktionsstörung**): Hypothalamus-, Hypophysen- und periphere Hormone sind erniedrigt.

Funktionstests dienen dazu, die endokrine Funktion des hypothalamisch-hypophysären Systems nachzuweisen. Einzelhormonbestimmungen reichen hierfür nicht aus, da die Hormonsekretion physiologischen Schwankungen unterliegt: Zum Beispiel werden Wachstumshormon und Prolaktin abhängig vom Schlaf-Wach-Rhythmus freigesetzt, Gonadotropine pulsatil und Kortisol abhängig von der Tageszeit.

Man unterscheidet Stimulations- von Suppressionstests:

- **Stimulationstests** decken **Unterfunktionszustände** auf. Die Applikation eines stimulierenden Hormons (CRH, ACTH, GnRH, GHRH) sollte physiologischerweise zu einer Erhöhung des nachgeschalteten Hormons führen (**Releasing-Hormon-Test**). Bei einer Unterfunktion bleibt die Erhöhung aus. Ein weiteres Beispiel ist der **Insulin-Hypoglykämie-Test, der u. a. dazu dient, die Funktion der hypophysären ACTH-produzierenden Zellen zu testen**. Kommt es hierbei nach i. v.-Gabe von (Normal-)Insulin an einen nüchternen Patienten zwar zum Blutzuckerabfall (klinische Hinweise: Hungergefühl und Schwitzen), fehlt aber der gleichzeitige Anstieg der Hypophysen- bzw. nachgeschalteten Hormone (Wachstumshormon oder Kortisol), ist eine partielle oder komplette HVL-Insuffizienz nachgewiesen. (Kontraindikationen für den Insulin-Hypoglykämie-Test sind kardiale und zerebrale Durchblutungsstörungen sowie zerebrale Krampfleiden.)
- **Suppressionstests** werden zur Diagnose einer **Hormonüberproduktion** eingesetzt. Eine autonome Hormonproduktion (z. B. ACTH-produzierendes Adenom) kann durch exogen zugeführte Hormone oder Substanzen nicht genügend supprimiert werden. Beispiele sind der Dexamethason-Hemmtest beim Cushing-Syndrom oder der Glukosesuppressionstest bei Akromegalie.

Bildgebung: Primär zerebrale Prozesse lassen sich gut in der nativen **MRT** abbilden. Sie gilt als Methode der Wahl bei hypothalamischen und hypophysären Erkrankungen. **Kontrastmitteluntersuchungen** bieten sich besonders bei der gut durchbluteten Hypophyse an. Raumforderungen lassen sich durch Kontrastmittelaussparungen detektieren. **Sonografie** und **CT** werden bevorzugt zur Abklärung der peripheren Organe (Schilddrüse, Nebennieren, Ovar) eingesetzt.

> **PRÜFUNGSHIGHLIGHTS**
>
> – **Insulin-Hypoglykämie-Test:**
>   – ! Funktions-/Stimulationstest u. a. der ACTH-produzierenden Zellen des HVL
>   – ! **Durchführung und Auswertung:** nach i. v.-Gabe von (Normal-)Insulin an einen nüchternen Patienten zwar Blutzuckerabfall (Klinik: Hungergefühl, Schwitzen), aber kein Anstieg der Hypophysen- bzw. nachgeschalteten Hormone (Wachstumshormon oder Kortisol) = Nachweis einer partiellen oder kompletten HVL-Insuffizienz; **Kontraindikationen:** kardiale und zerebrale Durchblutungsstörungen sowie zerebrale Krampfleiden.

2 Hypothalamus und Hypophyse

2.1 Grundlagen

2.1.1 Anatomie

Der **Hypothalamus** befindet sich am Boden des 3. Ventrikels und ist über den Hypophysenstiel mit der **Hypophyse** verbunden. Diese liegt in der knöchernen Sella turcica der Schädelbasis in enger Beziehung zu Chiasma opticum, Sinus cavernosus, A. carotis interna sowie den Hirnnerven III, IV, V_1, V_2 und VI. Sie gliedert sich in Adenohypophyse (Hypophysenvorderlappen, HVL) und Neurohypophyse (Hypophysenhinterlappen, HHL), die jeweils unterschiedliche Hormone sezernieren (Abb. 2.1).

Embryologisch entwickelt sich der **Hypophysenvorderlappen** aus der Rathke-Tasche. Genau genommen ist er also kein Anteil des Gehirns (enthält daher auch keine Nervenzellen), sondern eine dem ZNS angelagerte, zellreiche endokrine Drüse. Über einen speziellen Pfortaderkreislauf gelangen die hypothalamisch gebildeten Releasing- und Inhibiting-Hormone in den Hypophysenvorderlappen.

Im **Hypophysenhinterlappen** enden die Axone aus den hypothalamischen Nuclei supraopticus et paraventricularis. Die dort gebildeten Hormone ADH und Oxytocin werden in den Hypophysenhinterlappen transportiert und bei Bedarf in den Körperkreislauf abgegeben. Die Neurohypophyse enthält somit keine eigenen hormonproduzierenden Zellen.

2.1.2 Physiologie

Hypophyse und Hypothalamus sind eine funktionelle Einheit und regulieren als zentrale „**Steuerzentren**" die Bildung der Hormone in Schilddrüse, Nebennieren und Gonaden, indem sie verschiedene Releasing- (also Freisetzungs-) und Inhibiting- (also Hemm-)Faktoren bilden. Neben den glandotropen Hormonen werden auch Hormone gebildet, deren Zielgewebe in Leber, Knochen-, Knorpel und Muskelgewebe (GH), im Uterus (Oxytocin) oder in der Niere bzw. den Gefäßen (ADH) liegen.

Der Hypothalamus produziert Releasing-Hormone (GHRH, CRH, TRH, GnRH) und stimuliert dadurch die Bildung der entsprechenden Hormone in der Hypophyse (GH, ACTH, TSH, FSH und LH). Über ein **Fühler-Regler-Prinzip** werden die peripheren Hormonkonzentrationen zentral registriert und ihre Produktion über positive oder negative Rückkopplung dem aktuellen Bedarf angepasst.

Die im Hypothalamus gebildeten Hormone sind allerdings nicht ausschließlich für einen Zelltyp spezifisch, sondern wirken an verschiedenen Organsystemen. TRH stimuliert z. B. neben der Bildung von TSH auch Prolaktin und GH. Somatostatin hemmt nicht nur die Sekretion von GH, sondern auch die Produktion von ACTH, Prolaktin und TSH. Zusätzlich zu den jeweiligen Releasing- und Inhibiting-Hormonen werden die Hypophysenhormone auch durch bestimmte Neuropeptide (z. B. Opioide) oder Neurotransmitter (z. B. Dopamin) beeinflusst. Dopamin hemmt wiederum Prolaktin und fördert die GH-Ausschüttung (beim Gesunden).

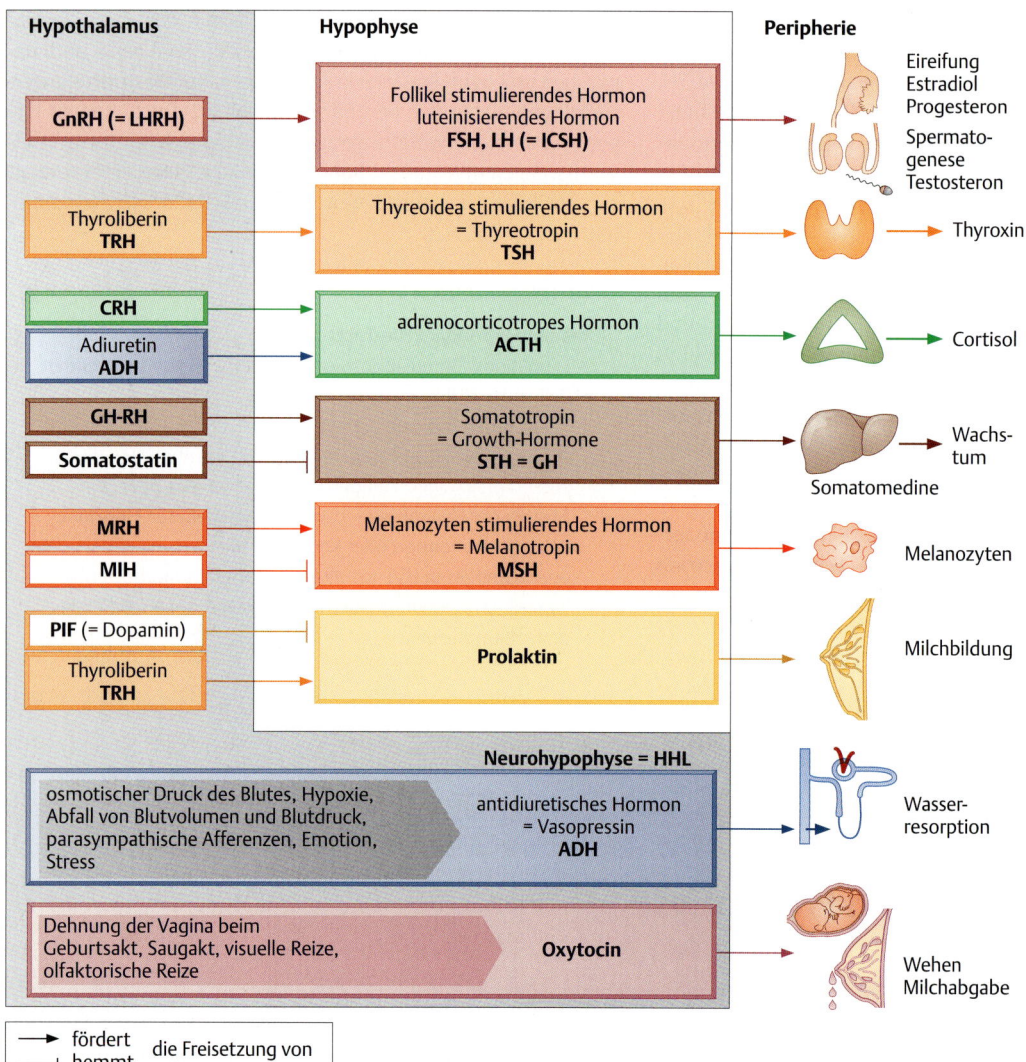

Abb. 2.1 Hypothalamus-Hypophysen-System. GnRH: Gonadotropin-Releasing-Hormon, TRH: Thyreotropin-Releasing-Hormon (Thyreoliberin), CRH: Corticotropin-Releasing-Hormon, ADH: antidiuretisches Hormon (Vasopressin, Adiuretin), GHRH: Growth-Hormone-Releasing-Hormon, MRH: Melanotropin-Releasing-Hormon, MIH: Melanotropin-Inhibiting-Hormon, PIF: Prolaktin-Release-Inhibiting-Faktor (Dopamin), ICSH: Interstitial-Cell-Stimulating-Hormon. [aus Greten, Rinninger, Greten, Innere Medizin, Thieme, 2010]

2.2 Erkrankungen des Hypothalamus

Erkrankungen des Hypothalamus sind selten und werden meist durch Tumoren (v. a. Adenome) oder Aneurysmen (in der Nähe des Hypophysenstiels) verursacht. Seltener sind Durchblutungsstörungen infolge von Verletzungen, Operationen oder Entzündungen ursächlich. Klinisch imponieren endokrine und nichtendokrine Funktionsstörungen:

- Minderfunktion des Hypophysenvorderlappens
- Diabetes insipidus (S. 17)
- Hyperprolaktinämie durch Wegfall des hemmenden Dopamins
- evtl. mentale und psychische Störungen
- Beeinträchtigung vegetativer Funktionen (wie Störungen des Schlaf-Wach-Rhythmus, des Ess- und Trinkverhaltens oder der Körpertemperaturregulation).

2.3 Erkrankungen des Hypophysenvorderlappens

2.3.1 Hypophysenvorderlappeninsuffizienz

Synonym: Hypopituitarismus

> **DEFINITION** Erkrankungen der Hypophyse mit partiellem oder totalem (Morbus Simmonds) Funktionsverlust des Hypophysenvorderlappens.

Ätiologie: Man unterscheidet eine **primäre** Hypophyseninsuffizienz, wenn die Zellen des HVL direkt betroffen sind, von einer **sekundären** Insuffizienz bei Störungen des Hypothalamus oder des Hypophysenstiels. Mögliche Ursachen sind:

- **neoplastisch** (am häufigsten): Druckkompression durch raumfordernde hypophysäre oder hypothalamische Tumoren (meist endokrin inaktiv), Meningeome, Kraniopharyngeome
- **traumatisch:** Schädel-Hirn-Trauma, andere Verletzungen
- **iatrogen:** Operationen, Strahlentherapie

Tab. 2.1 Typische Laborkonstellationen und Klinik bei Hypophyseninsuffizienz

Erkrankung	Labor	Klinik
sekundärer (hypogonadotroper) Hypogonadismus	LH und FSH ↓ Östradiol ↓ Testosteron ↓	• Libidoverlust, sekundäre Amenorrhö, Verlust der sekundären Körperbehaarung (Abb. 2.2 a), Fehlen der lateralen Augenbrauen, Bartwuchsminderung und Impotenz bei Männern • bei angeborener Form: Mikropenis und beidseitiger Hodenhochstand
Wachstumshormon-Mangel	GH ↓ IGF-1 ↓	• **bei Kindern:** hypophysärer Minderwuchs (mit normaler Intelligenz und normalen Körperproportionen), Puppengesicht, Neigung zu Hypoglykämien • **bei Erwachsenen:** abdominelle Fettablagerungen, Muskelmasse ↓, Osteoporoserisiko ↑, Arterioskleroserisiko ↑, Adynamie
sekundäre Hypothyreose	TSH ↓ fT$_4$ ↓	• Adynamie, Bradykardie, Kälteintoleranz, trockene und kühle Haut, Ödeme, Hyperlipidämie
sekundäre Nebennierenrinden-insuffizienz (S. 45)	ACTH ↓ Kortisol ↓	• **ACTH- und MSH-Mangel:** alabasterfarbene Haut • **Glukokortikoidmangel:** Müdigkeit, Abgeschlagenheit, Hyponatriämie mit arterieller Hypotonie, Schwäche, Muskel- und Gelenkschmerzen, diffuse Abdominalschmerzen und Übelkeit, Gewichtsabnahme • **adrenaler Androgenmangel:** Libidoverlust, Verlust der sekundären Geschlechtsbehaarung (bei Frauen)
Prolaktinsekretionsstörung (selten)	PRL ↑ oder ↓	• **Entzügelungshyperprolaktinämie:** Galaktorrhö, Amenorrhö • **Prolaktinmangel:** Fehlen der postpartalen Laktation (Agalaktie)

- **vaskulär:** Sinus-cavernosus-Thrombose, Aneurysma der A. carotis, Sheehan-Syndrom
- **entzündlich-infiltrativ:** systemisch-granulomatöse Entzündungen (z. B. Tuberkulose, Sarkoidose), Hämochromatose, autoimmune Hypophysitis (in der Schwangerschaft), Hypophysitiden durch neuere onkologische Therapien (sog. „immune checkpoint inhibitors", z. B. Ipilimumab)
- **angeboren:** Kallmann-Syndrom (isolierter Gonadotropin-Mangel).

Das **Sheehan-Syndrom** entsteht durch eine ischämische Nekrose im HVL im Rahmen größerer Blutverluste unter der Geburt. Die klinischen Symptome sind durch die Hypophyseninsuffizienz bedingt (u. a. Agalaktie, sekundäre Amenorrhö, fehlende sekundäre Körperbehaarung). Das Syndrom ist sehr selten und kann erst Jahre nach der primären Schädigung auftreten.

Klinik: Hormonmangelsymptome (Tab. 2.1)
- finden sich erst ab einem Verlust von **> 80 %** des Hypophysengewebes,
- treten in einer **typischen Reihenfolge** auf: Gonadotropine und Wachstumshormone fallen früher aus, TSH und ACTH i. d. R. später (GH > LH > FSH > TSH > ACTH),
- sind außerdem abhängig vom zeitlichen Auftreten der Erkrankung (vor/nach der Pubertät).

Abb. 2.2 zeigt einen Patienten mit **typischem Aspekt**: Die Haut ist blass, alabasterartig, pigmentlos und wächsern, die lateralen Augenbrauen (sog. Hertoghe-Zeichen) und Achselbehaarung fehlen.

Daneben können auch Zeichen einer intrakraniellen Raumforderung wie **Kopfschmerzen**, **Gesichtsfeldausfälle** und **Sehstörungen** bestehen.

> **LERNTIPP** !
>
> Die Hypophysenvorderlappeninsuffizienz führt zur (sekundären) Nebennierenrindeninsuffizienz (S. 45): Durch den adrenalen Androgenmangel fehlt bei Frauen somit die Sekundärbehaarung (Axilla-, Pubesbehaarung). Prägen Sie sich außerdem die übrigen Hormonmangelsymptome ein (Tab. 2.1).

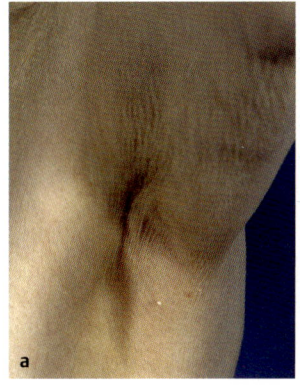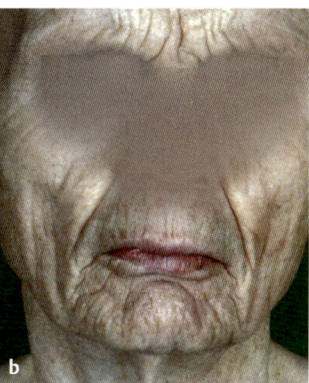

Abb. 2.2 **Klinik bei Hypophysenvorderlappeninsuffizienz. a** Die Achselbehaarung fehlt. **b** Charakteristisch sind auch die blasse, pigmentlose Haut und die fehlenden lateralen Augenbrauen. [a: aus Spinas, Fischli, Endokrinologie und Stoffwechsel kompakt, Thieme, 2011; b: aus Baenkler et al., Kurzlehrbuch Innere Medizin, Thieme, 2010]

Komplikationen: In Stresssituationen (z. B. bei Infektionen, Traumata, Operationen) besteht durch den TSH- und ACTH-Mangel die Gefahr eines akuten **hypophysären Komas**. Dieses äußert sich mit folgenden Symptomen: Die Patienten sind schläfrig-stuporös und weisen Zeichen einer akuten Nebennierenrindeninsuffizienz (S. 46) bzw. eines Myxödemkomas (S. 30) auf. Außerdem bestehen Bradykardie und Hypoventilation.

Diagnostik:
- Diagnosestellung: aufgrund der charakteristischen Symptomatik häufig **klinisch**
- Diagnosesicherung: mittels **Laboruntersuchung** (erniedrigte basale Serumkonzentrationen von TSH, fT$_3$, fT$_4$, ACTH, Kortisol, GH, IGF-1, LH, FSH, Prolaktin und mangelnde Reaktion auf Stimulationstests). Die **Laborparameter** sind in Tab. 2.2 zusammengefasst.
- Lokalisationsdiagnostik: MRT.

Tab. 2.2 Laborparameter bei HVL-Insuffizienz

Ausfall der	Laborparameter[1]	Stimulationstest
gonadotrope Achse	LH und FSH ↓, Testosteron/Östradiol ↓	GnRH-Test
somatotrope Achse	IGF-1 ↓, GH ↓	GHRH-Test, Insulin-Hypoglykämie-Test, L-Arginin-Test
kortikotrope Achse	ACTH ↓ Kortisol ↓	ACTH-Test (Kortisol gering ↑ bei HVL-Insuffizienz), Insulin-Hypoglykämie-Test
thyreotrope Achse	TSH ↓, fT$_4$ ↓, fT$_3$ ↓	kein Stimulationstest erforderlich
laktotrope Achse	Prolaktin ↓ [2]	kein Stimulationstest erforderlich

[1] Die Laborparameter sind basal erniedrigt und steigen auch nach Stimulation des HVL nicht adäquat an (sekundäre Funktionsstörungen).
[2] ↓ bei Panhypopituitarismus; bei hypothalamischen Prozessen hingegen eher ↑ (→ Dopamin-Ausfall)

PRAXIS Bei allen **sekundären** Unterfunktionen liegen die hypophysären Hormone im Referenzbereich, was in diesem Fall allerdings nicht dem „Normalzustand" entspricht, sondern – da auch die peripheren Hormone erniedrigt sind – Ausdruck des gestörten Feedback-Mechanismus ist. Obwohl die Hypophysen-Hormone also im Referenzbereich liegen, sind sie eigentlich zu niedrig.

Differenzialdiagnosen:
- **polyendokrine Autoimmunsyndrome** (S. 53)
- **periphere Ursache** der Hormonunterfunktion (also primäre Insuffizienz der Organe): primärer Hypogonadismus (Labor; Klinik abhängig vom Manifestationszeitpunkt → gänzlich kindlicher Aspekt bei präpubertärem Manifestationsbeginn), primäre Hypothyreose (Labor), primäre Nebennierenrindeninsuffizienz (braune Hautpigmentierung)
- **schwere Allgemeinerkrankungen** mit endokrinen Störungen infolge einer Nieren- und Leberinsuffizienz (Labor und Anamnese)
- **Anorexia nervosa**
- andere Ursachen für einen **Minderwuchs** (z. B. Turner-Syndrom) bzw. konstitutionelle Entwicklungsverzögerung (Verlauf, Bestimmung des Knochenalters, ggf. MRT)
- funktionelle Störungen nach längerer **Medikamenteneinnahme** (z. B. Ovulationshemmer, Schilddrüsenhormone, Glukokortkoide).

Therapie:
- **kausale Therapie:** z. B. Tumorentfernung
- **Substitutionstherapie:** Ohne adäquate **Substitutionstherapie** ist eine komplette HVL-Insuffizienz mit dem Leben nicht vereinbar. Die Patienten müssen aus diesem Grund genau aufgeklärt werden und erhalten einen Notfallausweis. Die Dosierung der Substitutionstherapie richtet sich nach dem klinischen Erscheinungsbild und den peripheren Hormonkonzentrationen. In besonderen **Belastungssituationen** (Stress, Infektionen etc.) muss die Glukokortikoidgabe auf das 2–5-Fache erhöht werden, um krisenhafter Verschlechterung vorzubeugen.
  - **L-Thyroxin** (75–125 µg/d)
  - **Kortison** (morgens 15 mg, abends 10 mg Hydrocortison)
  - **Testosteron** als Depot i. m. oder Gel bei Männern
  - **kombinierte Östrogen-Gestagen-Präparate** bei Frauen
  - **Wachstumshormone:**
    - bei Kindern, um eine normale Endgröße zu erreichen (**Cave:** bei gleichzeitiger Gabe von Sexualhormonen vorzeitiger Epiphysenfugenschluss mit Minderwuchs!)
    - bei Erwachsenen sehr strenge Indikationsstellung: d. h. Syndrom des STH-Mangels mit eingeschränkter Lebensqualität trotz ausreichender Substitution der restlichen Hormone.
- **Therapie des hypophysären Komas:**
  - rasche **Hydrocortison-Gabe** (Bolus: 100 mg, dann 100–200 mg/24 h)
  - zusätzlich: Ausgleich des Flüssigkeitshaushalts, Behandlung der respiratorischen Insuffizienz (Intubation, Beatmung) und Hypoglykämie
  - bei Hypothyreose: 500 µg L-Thyroxin i. v. am ersten Tag, danach 100 µg/d. **Cave:** L-Thyroxin darf erst nach Applikation der Glukokortikoide verabreicht werden, da sonst die Glukokortikoidmangel-Symptomatik verstärkt wird.

PRAXIS Wichtig ist die entsprechende **Anpassung der Glukokortikoidsubstitution in Belastungssituationen** (→ Gefahr des hypophysären Komas).

PRÜFUNGSHIGHLIGHTS

Zur Hypophysenvorderlappeninsuffizienz interessierten das IMPP bisher vorwiegend
- ‼ **Ursachen**: großer peripartaler Blutverlust, Tuberkulose, Sarkoidose, Sinus-cavernosus-Thrombose
- ! **Reihenfolge des Hormonausfalls:**
  GH > LH > FSH > TSH > ACTH
- ‼‼ **Symptomatik**: sekundäre NNR-Insuffizienz, sekundäre Hypothyreose, hypogonadotroper Hypogonadismus
- ! **Sheehan-Syndrom**: Denken Sie daran, wenn die typische Klinik in Verbindung mit einer **Geburt** (v. a. bei großem Blutverlust) steht.
- ! **Komplikationen**: Gefahr des **hypophysären Komas** in Stresssituationen (zu wenig ACTH)
- **Diagnostik:**
  - ! Im **ACTH-Test** ist Kortisol basal erniedrigt und steigt nach ACTH-Gabe nur gering an (Ausdruck einer sekundären NNR-Insuffizienz) → therapeutische Konsequenz: Substitution von Glukokortikoiden.
  - ! **Insulin-Hypoglykämie-Test**
- **Therapie:**
  - ! **Substitutionstherapie**, z. B. bei NNR-Insuffizienz (pathologischer ACTH-Test) **Hydrocortison**
  - ! In besonderen **Belastungssituationen** (Stress, Infektionen etc.): **Glukokortikoidgabe erhöhen**, um krisenhafter Verschlechterung vorzubeugen.

2.3.2 Hypophysentumoren

Einteilung und Ätiologie: Hypophysentumoren sind selten (3–4/100 000/Jahr) und meist gutartig. Sie können **endokrin aktiv** (60 %) **oder inaktiv** (40 %) sein. Gemeinsames Merkmal der endokrin aktiven Tumoren ist die autonome Ausschüttung von Hormonen, da sie keinem Regulationsmechanismus unterliegen. Je nach Tumorgröße unterscheidet man **Mikroadenome** (< 1 cm Durchmesser, intrasellär und selten invasiv) von **Makroadenomen** (> 1 cm Durchmesser, häufig invasiv, Gefahr der Chiasmakompression).

Endokrin inaktive Tumoren:
- Kraniopharyngeome
- endokrin inaktive Adenome
- (Epi-)Dermoidzysten
- Teratome
- Metastasen.

Endokrin aktive Tumoren:
- Prolaktinom (S. 14)
- GH-produzierende Adenome: Akromegalie (S. 15)
- ACTH-produzierende Adenome: Morbus Cushing (S. 43)
- TSH- bzw. Gonadotropin-produzierende Adenome (sehr selten).

Klinik: Endokrin aktive Tumoren werden i. d. R. relativ früh durch die **überschießende Hormonproduktion** klinisch manifest. Tumoren, die keine Hormone produzieren, fallen hingegen erst später durch Zeichen der intrakraniellen Raumforderung auf. Je größer die Tumoren sind, desto früher kommt es zur Verdrängung und Kompression umliegender Strukturen und damit zu klinischen Symptomen wie Kopfschmerzen, Gesichtsfeldausfällen (charakteristischerweise **bitemporale Hemianopsie**), eingeschränkter Augenmotorik mit Doppelbildern sowie den Zeichen einer **HVL-Insuffizienz** (s. o.).

Diagnostik:
- **Anamnese:** meist langsame Progredienz (alte Fotos, Fremdanamnese!)
- **klinische Untersuchung:** Auffälligkeiten durch die Hormonüberproduktion, typische Gesichtsfeldausfälle, Doppelbilder
- **Labor:** Hormonstatus (Prolaktin, IGF-1, ACTH, TSH, LH/FSH), Suppressionstests (→ fehlende Supprimierbarkeit)
- **bildgebende Verfahren:** MRT ist der Goldstandard. Läsionen ab 2–3 mm können nachgewiesen werden (**Abb. 2.3**).

> **LERNTIPP**
>
> Sehen Sie sich **Abb. 2.3** genauer an. In der Prüfung kann es nämlich durchaus sein, dass Sie ein Hypophysenadenom und seine umliegenden Strukturen auf einem ähnlichem MRT-Bild erkennen müssen.

Differenzialdiagnosen:
Empty-Sella-Syndrom: Durch einen angeborenen Defekt des Diaphragma sellae ist die Sella nicht vollständig vom Liquorraum getrennt, sodass sie sich langsam mit Liquor füllt und die Hypophyse verdrängt. Gelegentlich kann sich eine Hyperprolaktinämie, selten eine HVL-Insuffizienz zeigen. In der Regel handelt es sich um einen Zufallsbefund.

> **PRÜFUNGSHIGHLIGHTS**
>
> - ‼ **Klinik:** Gesichtsfeldeinschränkung, typischerweise bitemporale Hemianopsie
> - ❗ **Diagnostik:** MRT eines Hypophysenadenoms
> - ❗ **DD:** Empty-Sella-Syndrom.

Endokrin inaktive Hypophysentumoren

Hierzu zählen endokrin inaktive Adenome bzw. nicht vom Hypophysengewebe ausgehende Tumoren wie Kraniopharyngeome, (Epi-)Dermoidzysten oder Metastasen. Die Diagnose wird radiologisch mittels MRT gestellt. Darüber hinaus muss eine Über- bzw. Unterproduktion der Hypophysenhormone ausgeschlossen werden. Das Therapieziel ist die (möglichst komplette) operative Entfernung des Tumors (transsphenoidal) bei Erhalt der Hypophysenfunktion. Bei erneutem Tumorwachstum bzw. chirurgisch nicht angehbaren Tumoranteilen wird ggf. zusätzlich eine Strahlentherapie notwendig; bei HVL-Insuffizienz ist eine entsprechende Hormonsubstitution indiziert.

Kraniopharyngeom

Das Kraniopharyngeom ist ein gutartiger, dysontogenetischer Tumor, der sich aus der Rathke-Tasche ableitet. Es tritt am häufigsten bei Kindern zwischen dem 8. und 15. Lebensjahr auf, kann sich aber auch im Erwachsenenalter manifestieren.

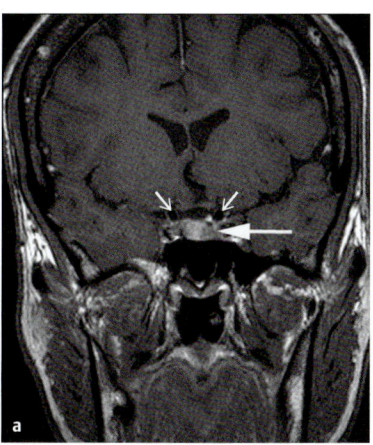
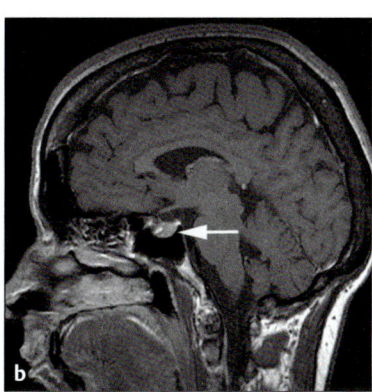

Abb. 2.3 Hypophysenadenom. a Die koronare MRT-Aufnahme nach Kontrastmittelgabe zeigt einen Tumor der Sella turcica (T1-Wichtung). Das Mikroadenom (Pfeil) nimmt weniger Kontrastmittel auf als das umgebende Gewebe. Außerdem sind die Aa. carotes internae zu sehen (kleine Pfeile). **b** Sagittalaufnahme. [aus Sartor, Hähnel, Kress, Pareto-Reihe Radiologie, Gehirn, Thieme, 2006]

Klinik:
- Zeichen der **HVL-Insuffizienz**
- **Diabetes insipidus centralis** (Polyurie, Polydipsie)
- **Gesichtsfeldausfälle** (bitemporale Hemianopsie) → Patienten stoßen sich z. B. gehäuft die Flanken
- Kopfschmerzen
- **Wachstumsstörungen** und verzögerte Pubertätsentwicklung
- evtl. Schlafstörungen, gestörte Temperaturregulation
- evtl. Hydrocephalus occlusivus.

> **LERNTIPP**
> Denken Sie prinzipiell an ein Kraniopharyngeom, wenn Sie folgende Anamnese hören: Ein ca. 10-jähriges Kind wächst langsamer als andere Kinder, klagt über vermehrtes Durstgefühl und leidet an Sehstörungen.

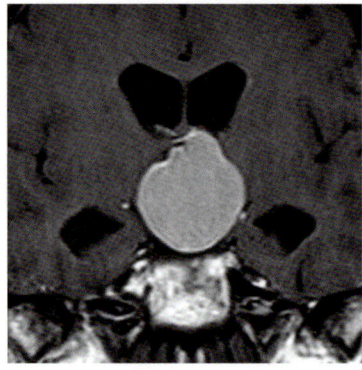

Abb. 2.4 Kraniopharyngeom (MRT koronar). Der Tumor ist zystisch mit hyperintensem Inhalt und zeigt eine randständige Kontrastmittelaufnahme. Die Temporalhörner der Seitenventrikel sind erweitert (Liquorzirkulationsstörung). [aus Sartor, Hähnel, Kress, Pareto-Reihe Radiologie, Gehirn, Thieme, 2006]

Diagnostik: Diagnostische Methode der Wahl ist die **MRT** (Abb. 2.4). Der Tumor befindet sich entweder intra- oder suprasellär und wächst verdrängend. Er kann zystisch sein und verkalken. Im seitlichen Schädelröntgen lassen sich die Befunde auch darstellen. Die CT kann zur Darstellung der Verkalkungen verwendet werden.

Therapie: Chirurgische Tumorentfernung, Radiotherapie bei Inoperabilität oder fortschreitendem Wachstum, ggf. Hormonsubstitution. *PREDNISOLON, L-THYROXIN, TESTOSTERON, GH / HYDROKORTISON*

> **PRÜFUNGSHIGHLIGHTS** ✗
> – ! **Klinik:** Polydipsie, Wachstumsstörungen, Gesichtsfeldausfälle (bitemporale Hemianopsie), typisches Patientenalter

Prolaktinom

> **DEFINITION** Prolaktin-produzierendes Hypophysenadenom, das zur Hyperprolaktinämie führt.

Physiologie: Prolaktin wird in der Adenohypophyse produziert und wirkt primär auf die weibliche Brustdrüse (Vorbereitung auf die Laktation). Es steht hauptsächlich unter dem hemmenden Einfluss des hypothalamisch gebildeten Dopamins, da es mit einer hohen Basalrate sezerniert wird. TRH fördert die Sekretion von Prolaktin. Prolaktin hemmt die GnRH- und Gonadotropin-Ausschüttung und unterdrückt so die Menstruation während der Stillzeit.

Epidemiologie: Das Prolaktinom ist der häufigste endokrin aktive Tumor (40 %). Die Erstmanifestation liegt meist in der 3.–4. Lebensdekade, Frauen erkranken wesentlich häufiger als Männer (5:1).

Ätiologie: Man unterscheidet reine Prolaktinome oder Mischtumoren (z. B. GH- und Prolaktin-produzierende Tumoren, selten). Ein Prolaktinom kann darüber hinaus im Rahmen eines MEN-1-Syndroms auftreten.

Einteilung:
- **Mikroprolaktinom:** Größe ≤ 1 cm, Prolaktin im Serum meist < 200 ng/ml
- **Makroprolaktinom:** Größe > 1 cm, Prolaktin im Serum meist > 200 ng/ml.

Klinik:
- **allgemein:** Sehstörungen, Kopfschmerzen, Osteoporose (durch den Hypogonadismus)
- **Frauen:** Zyklusunregelmäßigkeiten mit Oligomenorrhö bis hin zur sekundären Amenorrhö (→ Suppression der Gonadotropine), Galaktorrhö, verminderte Libido, Infertilität
- **Männer:** Libidoverlust und Impotenz, Gynäkomastie.

Durch die relativ unspezifischen initialen Symptome wird ein Prolaktinom beim Mann häufig erst spät erkannt, wenn bereits Beschwerden wie Sehstörungen, Kopfschmerzen oder eine HVL-Insuffizienz auftreten. Bei Frauen lässt sich die Galaktorrhö meist nur durch eine genaue Untersuchung nachweisen.

Gynäkomastie: Hierunter versteht man eine ein- oder beidseitige Vergrößerung des Brustdrüsengewebes beim Mann. Beim Neugeborenen, in der Pubertät oder im Alter kann sie **physiologisch** sein. Pathologische Ursachen können neben einem Prolaktinom die **Einnahme von Medikamenten** (z. B. Östrogene, Antiandrogene, H_2-Antihistaminika, Neuroleptika), ein **Androgenmangel** (z. B. Klinefelter-Syndrom, Androgenrezeptordefekte) oder ein **Östrogenüberschuss** (z. B. Leberzirrhose, Hodentumoren) sein. In der Hälfte der Fälle ist die Gynäkomastie aber **idiopathisch**.

Diagnostik: Der Prolaktinserumspiegel sollte frühestens 1–2 h nach dem Aufstehen bestimmt werden (→ höhere Sekretion während des Schlafs). Stresssituationen (z. B. schmerzhafte Blutabnahme) gilt es zusätzlich zu berücksichtigen, da es hierdurch zum physiologischen Prolaktinanstieg kommt. **Prolaktinwerte > 200 ng/ml** deuten mit hoher Wahrscheinlichkeit auf ein Prolaktinom hin. Als weitere Laborbefunde finden sich erniedrigte Werte von FSH und LH bzw. in der Folge Erniedrigungen von Östradiol und Testosteron (sekundärer Hypogonadismus).

Anschließend wird die Diagnose mittels **MRT** gesichert. Besonders wichtig ist die exakte **Medikamentenanamnese**, da zahlreiche Pharmaka Einfluss auf den Prolaktinspiegel haben (s. o.). Bei nachgewiesenem Makroprolaktinom müssen auch die restlichen Hypophysen-Teilfunktionen laborchemisch überprüft werden. Die Perimetrie hilft, evtl. Gesichtsfeldausfälle aufzudecken.

Klinische Pathologie: Histopathologisch lassen sich **dicht granulierte Adenome** (überwiegend bei jüngeren Frauen und kaum von den normalen prolaktinproduzierenden Zellen differenzierbar) von **wenig granulierten Adenomen** (häufiger, meist bei älteren Patienten, typisch sind langgestreckte, chromophobe Zellen) unterscheiden.

Differenzialdiagnosen:

> **LERNTIPP** !
> Nicht nur ein Prolaktinom, sondern auch andere Zustände können eine Hyperprolaktinämie bedingen – denken Sie dabei insbesondere auch an Medikamente.

- **physiologisch**: z. B. Östrogenwirkung in der Schwangerschaft, Stillen, Schlaf, Stress
- **Medikamente:** α-Methyldopa, trizyklische Antidepressiva, Neuroleptika (z. B. Haloperidol), Opiate, H$_2$-Antihistaminika (z. B. Cimetidin), Dopaminantagonisten (z. B. Metoclopramid), Östrogene, Reserpin, Spironolacton
- entzündliche oder traumatische **ZNS-Erkrankungen,** epileptische Anfälle (z. B. Temporallappenepilepsie)
- **Entzügelungshyperprolaktinämie** bei Hypothalamusaffektionen bzw. Erkrankungen des Hypophysenstiels und der Hypophyse (z. B. Kraniopharyngeom, endokrin inaktive Adenome) → fehlende Prolaktinhemmung, da das hypothalamisch gebildete Dopamin nicht zu den HVL-Zellen gelangt (z. B. komprimierter Hypophysenstiel).
- **unbehandelte Hypothyreose** → durch die fehlende negative Rückkoppelung ist TRH erhöht, wodurch die Prolaktinausschüttung stimuliert wird.
- **chronische Niereninsuffizienz.**

Darüber hinaus müssen andere mögliche Ursachen der Amenorrhö (**Schwangerschaft**) abgeklärt werden sowie ein **Mammakarzinom** bei Galaktorrhö ausgeschlossen sein.

Therapie: Primär werden die Patienten medikamentös behandelt. Bei 95 % der Patienten gelingt es, mit **Dopaminagonisten** (z. B. Bromocriptin, Cabergolin, Quinagolid). die Tumorgröße zu reduzieren und die Prolaktinwerte im Serum zu normalisieren. Die Therapie erfolgt einschleichend. Um gastrointestinale Nebenwirkungen (Übelkeit und Erbrechen) möglichst zu vermeiden, sollte das Präparat am Abend mit dem Essen verabreicht werden.

> **LERNTIPP** !
> Prolaktinome behandelt man primär immer medikamentös. Da Dopamin das Prolaktin hemmt, sind Dopaminagonisten wie Bromocriptin oder Cabergolin Mittel der Wahl.

Erst bei Versagen der konservativen Therapie ist eine operative **transsphenoidale Tumorentfernung** indiziert.

Mikroadenome müssen nicht zwingend mit Dopaminagonisten behandelt werden, da sie sich nur äußerst selten zu Makroadenomen weiterentwickeln. Durchgeführt werden sollte die Therapie, wenn ein **Hypogonadismus** bzw. eine **Amenorrhö** bei prämenopausalen Frauen vorliegt oder die Symptome als belastend empfunden werden (Galaktorrhö). Ebenso sollte der Prolaktinspiegel bei einer Patientin mit **Kinderwunsch** vor einer Schwangerschaft durch Gabe eines Dopaminagonisten normalisiert werden. Bei Schwangeren empfiehlt es sich, die Dopaminagonisten abzusetzen und die Laborwerte engmaschig zu kontrollieren, da der vermehrte Östrogeneinfluss zu einem plötzlichen Tumorwachstum führen kann.

Wenn sich nach 2–3-jähriger Therapiedauer der Prolaktinspiegel normalisiert hat, können die Dopaminagonisten bei Mikroadenomen versuchsweise ausgesetzt werden. Die Hormonwerte sind danach allerdings noch engmaschig zu kontrollieren.

> **PRÜFUNGSHIGHLIGHTS**
> - **!** Physiologisch hemmt das hypothalamisch gebildete Dopamin die Prolaktinsekretion.
> - **!!** Prolaktin supprimiert die Gonadotropine: FSH ↓, LH ↓
> - **!** Leitbefund bei **Frauen:** Zyklusunregelmäßigkeiten mit Oligomenorrhö bis hin zur sekundären Amenorrhö.
> - **!!** Die Diagnosesicherung eines Prolaktinoms erfolgt mittels einer **MRT des Kopfes.**
> - **!** Männer können an einer Gynäkomastie leiden.
> - **!!!** **DD Hyperprolaktinämie:** Schwangerschaft, Neuroleptika, Dopamin*antagonisten*, Erkrankungen des Hypophysenstiels und der Hypophyse, unbehandelte Hypothyreose
> - **!!!** **Therapie:** medikamentöse Therapie mit Dopamin*agonisten* (Bromocriptin, Cabergolin, Quinagolid).

GH-produzierendes Adenom und Akromegalie

> **DEFINITION** Autonom gesteigerte Bildung von Wachstumshormon mit **hypophysärem Gigantismus** (bei Kindern) bzw. **Akromegalie** (bei Erwachsenen).

Physiologie: Das somatotrope Hormon (STH oder Growth Hormone, GH) wird vorwiegend während des Schlafes, insbesondere in der Pubertät, gebildet. Es wirkt indirekt über Stimulation des hepatischen Insulin-like Growth-Factor-1 (**IGF-1**, früher Somatomedin C), welcher **wachstumsfördernd** auf unterschiedlichste Körperzellen – v. a. des Bewegungsapparates und des Bindegewebes – wirkt. Daneben ist GH ein **anaboles** Hormon, das den intrazellulären Einbau von Aminosäuren und die Proteinsynthese fördert. Die GH-Sekretion wird durch GHRH gefördert und durch Somatostatin bzw. IGF-1 gehemmt. Des Weiteren ist sie stark **abhängig von der Nahrungsaufnahme** (GH↑ bei Hypoglykämie und GH↓ bei raschem Blutzuckeranstieg, z. B. nach dem Essen) sowie von **Belastungen.** Stress und körperliche Anstrengung gehen mit einer erhöhten GH-Produktion einher.

> **PRAXIS** GH wirkt insulinantagonistisch.

Epidemiologie: GH-produzierende Adenome machen 20 % der Hypophysenadenome aus. Die Inzidenz liegt bei 0,3/100 000 Einwohner/Jahr. Sie treten vorwiegend zwischen dem 40. und 50. Lebensjahr auf.

Ätiologie der Akromegalie: Hauptursache sind Hypophysenadenome, die autonom Wachstumshormon produzieren, sehr selten kann eine ektope bzw. paraneoplastische GH- oder GHRH-Produktion vorliegen.

Klinik: Abhängig vom Manifestationszeitpunkt präsentiert sich die Erkrankung unterschiedlich:
- bei **Kindern** (vor Epiphysenfugenschluss): **hypophysärer Riesenwuchs** (Gigantismus) mit Körpergröße > 2 m
- bei **Erwachsenen** (nach Epiphysenfugenschluss): schleichende **Akro-** und **Viszeromegalie** (Abb. 2.5).

Die Erkrankung beginnt schleichend, sodass die Diagnose häufig erst spät (nach > 5 Jahren) gestellt wird. **Charakteristisch** sind die zunehmende **Vergrößerung** von **Händen, Füßen** sowie des **Gesichtsschädels,** Vergröberung der Gesichtszüge, Verdickung der Haut (**Pachydermie**), Vergrößerung der Zunge (führt zu kloßiger Sprache und begünstigt die Entstehung eines Schlafapnoesyn-

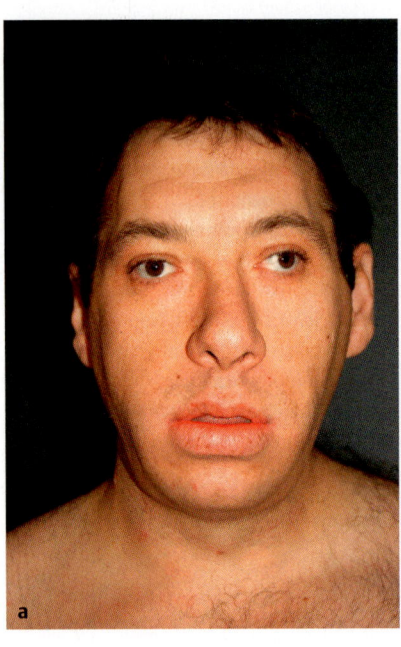
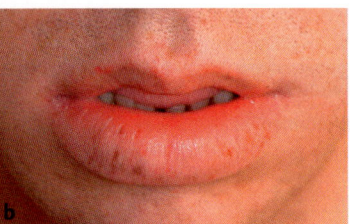
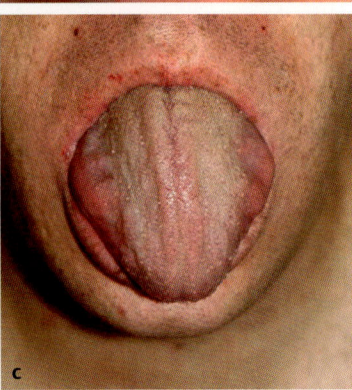

Abb. 2.5 **Patient mit Akromegalie. a** Typischer Gesichtsausdruck bei Akromegalie. **b** Erweiterte Interdentalspalte. **c** Makroglossie. [aus Balletshofer et al., Endokrinologie und Diabetes, Thieme, 2009]

droms) und der inneren Organe (Darm, Herz, Nieren). Die Patienten bemerken typischerweise, dass Hut-, Schuh- und Ringgröße zunehmen. Darüber hinaus kommt es zu einer **Vergrößerung der Nase**, einer Ausbildung **supraorbitaler Wülste** sowie dem Auseinanderweichen der Zähne (**erweiterte Interdentalspalten** sind häufig erstes Zeichen) und Veränderungen der Stimme. Gelegentlich bestehen auch eine arterielle Hypertonie, eine Hyperhidrosis und ein Diabetes mellitus. Karpaltunnelsyndrome sind ebenfalls beschrieben und Folge der Bindegewebshyperplasie am Handgelenk.

> **LERNTIPP**
>
> Denken Sie an eine Akromegalie, wenn Sie folgende Anamnese erheben:
> – Schuh- und Ringgröße haben zugenommen
> – Gesichtszüge sind vergröbert
> – tiefere Stimme
> – Zähne stehen auseinander (Vergleich mit alten Fotos!)
> – vermehrtes Schwitzen.

Komplikationen: Durch das **lokal verdrängende Wachstum** kann die Produktion der übrigen HVL-Hormone eingeschränkt sein oder Gesichtsfeldausfälle infolge einer Kompression des Chiasma opticum auftreten. **Sekundärkomplikationen** sind kardiovaskuläre Erkrankungen, Wirbelsäulen- bzw. Gelenkbeschwerden, Diabetes mellitus sowie das vermehrte Auftreten von Kolon- bzw. Mammakarzinomen.

Diagnostik:
Labor: Einzelbestimmungen von GH haben i. d. R. wenig Aussagekraft, da die Sekretion tageszeitlichen Schwankungen unterliegt und von zahlreichen Faktoren beeinflusst wird. Am einfachsten gelingt der Nachweis einer GH-Überproduktion durch den oralen Glukosetoleranztest (oGTT) mit gleichzeitiger Bestimmung von Serum-GH. Eine **fehlende Suppression** von GH < 1 µg/l ist für eine Akromegalie typisch. IGF-1 ist ebenfalls ein wichtiger Suchparameter, da er immer erhöht ist. Zum Ausschluss von Unterfunktionszuständen der restlichen Hypophyse müssen ebenfalls LH/FSH, Testosteron/Östradiol, TSH, fT$_4$, Prolaktin und Kortisol (bzw. ACTH-Stimulationstest) bestimmt werden.

Bildgebung: Im konventionellen Röntgen lassen sich bei den meisten Patienten eine vergrößerte Sella, vergrößerte Nasennebenhöhlen und Herzvergrößerungen darstellen. Die **MRT** ist Mittel der Wahl bei der Tumorsuche.

Klinische Pathologie: Mikroskopisch unterscheidet man einen **weniggranulierten** (aggressiv) von einem **dichtgranulierten** Tumor (weniger aggressiv). In ca. 30% der Fälle liegt gleichzeitig eine erhöhte Prolaktinsekretion vor (monomorphe, monozelluläre oder gemischtzellige Adenome).

Differenzialdiagnosen: Ausgeschlossen werden muss eine **GH-Überproduktion ohne Adenom** bzw. **ektope** oder paraneoplastische GH- bzw. GHRH-Bildung. Eine Akromegalie kann auch im Rahmen eines **MEN-1-Syndroms** (S. 53) auftreten. Mittels Bestimmung des Serum-GH-Wertes im oGTT lässt sich bei Kindern ein **konstitutionell bedingter Hochwuchs** differenzieren. Das **Akromegaloid** ist eine genetische Konstitutionseigenart, die der Akromegalie ähnelt, allerdings ohne nachweisbare endokrine Störung bleibt.

Therapie: Therapie der Wahl ist die **transsphenoidale Adenektomie**. Bei inoperablen Patienten bzw. bei Patienten, bei denen es postoperativ zu keiner Normalisierung der GH-Spiegel gekommen ist, wird medikamentös (s. u.) adjuvant therapiert bzw. eine **Strahlentherapie** versucht.

Die medikamentöse Behandlung (→ Hemmung der GH-Sekretion) ist erst bei fehlendem Operationserfolg sowie vorübergehend nach Strahlentherapie angezeigt. Folgende Substanzen stehen zur Verfügung:

- **Dopaminagonisten** (z. B. Bromocriptin): Paradoxerweise lässt sich die GH-Produktion beim Hypophysenadenom durch Dopaminagonisten hemmen (→ beim Gesunden führt Dopamin zur vermehrten GH-Ausschüttung). Die Erfolgsrate liegt bei 20%.
- **Somatostatinanaloga** (z. B. Octreotid, Lanreotid, Pasireotid) vermindern aber die Adenomgröße und normalisieren den GH-Spiegel in bis zu 50–70% d. F.
- **GH-Rezeptor-Antagonisten** (z. B. Pegvisomant) normalisieren den erhöhten IGF-1-Spiegel.

Prognose: Unbehandelt ist die Lebenserwartung aufgrund von Sekundärkomplikationen deutlich verkürzt.

PRÜFUNGSHIGHLIGHTS

- ‼ **Akromegalie-Symptome**: Vergröberung der Gesichtszüge, Vergrößerung von Händen und Füßen, Auseinanderweichen der Zähne, Karpaltunnelsyndrom, Schlafapnoe, Hypertonie, Hyperhidrosis, pathologische Glukosetoleranz
- ‼ **IGF-1** wird in der Diagnostik als Suchtest genutzt, da er bei Akromegalie-Patienten **erhöht** ist.
- ! Typisch für die Akromegalie ist die fehlende Suppression von **GH** im oGTT.

2.4 Erkrankungen des Hypophysenhinterlappens

Erkrankungen des HHL gehen mit einer Sekretionsstörung des in der Neurohypophyse gespeicherten antidiuretischen Hormons (ADH) einher.

ADH (Vasopressin) wird von den magnozellulären Neuronen in den Ncll. supraopticus et paraventricularis des **Hypothalamus produziert** und über deren Axone in den **HHL transportiert**. Sekretionsreiz stellen u. a. Hyperosmolarität und Volumenmangel, Blutdruckabfall, Übelkeit, Glukokortikoidmangel, Hypoglykämie und Stress dar. Zielorgane sind die distalen Tubuli und Sammelrohre der Nieren (über V_2-Rezeptoren), die mit einer gesteigerten Wasserrückresorption reagieren (Antidiurese), und die Arteriolen des Gefäßsystems (Vasokonstriktion über V_1-Rezeptoren).

2.4.1 Diabetes insipidus

DEFINITION Durch ADH-Mangel (zentraler Diabetes insipidus) oder ADH-Rezeptor-Resistenz (renaler Diabetes insipidus) herabgesetzte Fähigkeit zur Harnkonzentrierung in der Niere.

Einteilung und Ätiologie:
- zentraler Diabetes insipidus (ADH-Mangel):
  - idiopathisch
  - transient bei Frühgeborenen
  - sekundär: Hypophysentumoren, Hypophysitiden, Metastasen, Traumata, neurochirurgische Eingriffe, Infektionen
- renaler Diabetes insipidus (ADH-Rezeptor-Resistenz):
  - angeboren: entweder X-chromosomal-rezessiver Defekt des ADH-Rezeptors oder autosomal-dominanter Defekt des Aquaporin-2-Wassertransporters
  - erworben: Nierenerkrankungen mit Tubulusschädigung, Hypokaliämie, Hyperkalzämie, medikamentös (Lithiumkarbonat).

Pathophysiologie: Durch den Mangel bzw. die fehlende Wirkung von ADH werden große Mengen eines nichtkonzentrierten Urins ausgeschieden (Polyurie und Asthenurie mit **hypertoner Dehydratation**). Dadurch entsteht eine Hypovolämie und die Serumsmolalität steigt massiv an. Das Durstgefühl ist stark gesteigert und eine zwanghafte Polydipsie die Folge. So können die Flüssigkeitsverluste kompensiert werden; **Exsikkosegefahr** besteht bei Störungen des Durstempfindens oder veränderter Bewusstseinslage. Aufgrund der Hypovolämie kommt es reaktiv zu einer erhöhten Aldosteronausschüttung, wodurch die Natriumausscheidung im Urin weiter reduziert wird und die Serumsmolalität infolge der entstehenden Hypernatriämie zusätzlich ansteigt.

Klinik: Die Erkrankung tritt immer plötzlich auf. Klinisch steht die Trias aus **Polyurie**, **Polydipsie** und unkonzentriertem Harn (**Asthenurie**) im Vordergrund. Die Symptome bestehen typischerweise auch nachts. Der Wasserverlust kann bis zu 20 l pro Tag betragen. Dehydratationsbedingt kann es zu zentralnervösen Symptomen wie Somnolenz, Verwirrtheit, Krämpfen und Koma kommen.

LERNTIPP

Denken Sie bei **Polyurie und Polydipsie in der Nacht** vorrangig an einen Diabetes insipidus und prägen Sie sich die Laborbefunde ein, die diesen Verdacht erhärten.

Diagnostik: Die Untersuchung der **Plasma-** und **Urinosmolalität** ermöglicht die Differenzierung zwischen einem Diabetes insipidus (Osmolalität: Urin ↓, Plasma ↑) und einer psychogenen Polydipsie (Osmolalität: Urin ↓, Plasma normal bis ↓). Mittels **Durstversuch** kann die Diagnose gesichert werden. Dabei werden unter Flüssigkeitskarenz (max. 24 h) stündlich Urin- und Plasmaosmolalität sowie Urinvolumen, Körpergewicht und Blutdruck bestimmt. Pathologisch ist der Durstversuch beim Diabetes insipidus, da die Urinosmolalität trotz Flüssigkeitskarenz niedrig bleibt und die Serumosmolalität ansteigt. Bei der psychogenen Polydipsie steigt die Urinosmolalität an und die Plasmaosmolalität bleibt gleich.

Ist die Diagnose gesichert, appliziert man eine Testdosis **Desmopressin** (synthetisch hergestelltes ADH-Analogon), um zwischen einer zentralen und renalen Ursache zu unterscheiden. Bei der peripheren Rezeptor-Resistenz (renaler Diabetes insipidus) zeigt sich keine Veränderung der Urinosmolalität. Tab. 2.3 zeigt die Differenzialdiagnosen eines Diabetes insipidus.

Bestimmt wird auch das ADH im Serum und zur Differenzialdiagnose der Polyurie (Diabetes mellitus, Störungen der Kalziumhomöostase) werden die allgemeinen Laborbefunde erhoben.

Differenzialdiagnosen:
- Diabetes mellitus (Glukose im Urin und Hyperglykämie)
- Missbrauch von Diuretika (Anamnese, klinische Beobachtung)
- hyperkalzämische Krise (Laborkontrolle)
- psychogene Polydipsie (Anamnese → häufig Durchschlafen in der Nacht, Durstversuch).

Bei einer **psychogenen Polydipsie** wird der renale Konzentrationsgradient in der Niere durch die übermäßige Flüssigkeitsaufnahme ausgewaschen und dabei ein partieller renaler Diabetes insipidus generiert, sodass die Patienten u. U. auch nachts Harn lassen müssen. Serumnatrium und Serumosmolalität sind jedoch erniedrigt.

Tab. 2.3 Differenzialdiagnosen des Diabetes insipidus

	zentraler Diabetes insipidus	renaler Diabetes insipidus	psychogene Polydipsie
Plasmaosmolalität	↑	↑	↓
Urinosmolalität	↓	↓	↓
ADH im Serum	↓	↑	↓
Urinosmolalität nach Desmopressin-Test	↑	unverändert	↑

Therapie: Wenn möglich, sollte die zugrunde liegende Erkrankung behandelt werden. Zu achten ist auf eine **ausreichende Flüssigkeitssubstitution**. Symptomatisch wird bei der zentralen Form Desmopressin appliziert (intranasal oder in Tablettenform), beim renalen Diabetes insipidus kann ein Therapieversuch mit Thiaziddiuretika oder – bei guter Nierenfunktion – Indometacin plus ACE-Hemmer zur GFR-Reduktion durchgeführt werden.

2.4.2 Syndrom der inadäquaten ADH-Sekretion (SIADH, Schwartz-Bartter-Syndrom)

> **DEFINITION** Wasserretention und Hyponatriämie infolge pathologisch erhöhter ADH-Sekretion.

Ätiologie: Die übermäßige ADH-Produktion kann sowohl vom Hypothalamus ausgehen als auch ektop bedingt sein:
- **paraneoplastische** Ursache (z. B. kleinzelliges Bronchialkarzinom) in 80 % der Fälle (Diagnosesicherung durch Röntgen-Thorax bzw. CT-Thorax)
- **medikamentös** (z. B. trizyklische Antidepressiva, Carbamazepin, Thiazid-Diuretika, Cyclophosphamid)
- **pulmonale** Erkrankungen (z. B. Pneumonie, COPD, Tuberkulose, auch PEEP-Beatmung)
- **intrakranielle** Erkrankungen (z. B. SHT, Entzündungen, Blutungen)
- **endokrine** Erkrankung (z. B. HVL-Insuffizienz, Hypothyreose, NNR-Insuffizienz)
- idiopathisch.

> **LERNTIPP**
> Die verschiedenen Ursachen für eine übermäßige ADH-Produktion sollten Sie im Hinterkopf haben. Am häufigsten ist zwar die paraneoplastische Sekretion, das IMPP fragt jedoch auch ganz gerne mal nach anderen Auslösern wie einer (Legionellen-)Pneumonie oder einer HVL-Insuffizienz nach einer Geburt, z. B. das sog. Sheehan-Syndrom (S. 11).

Klinik: Meist präsentiert sich das SIADH **klinisch stumm** und fällt nur durch die laborchemisch festgestellte **Hyponatriämie** auf. Das Ausmaß der Beschwerden hängt i. d. R. davon ab, wie schnell sich die Hyponatriämie entwickelt. Es finden sich Kopfschmerzen, Übelkeit, Erbrechen, Appetitlosigkeit, Muskelkrämpfe, psychische Störungen oder Symptome der Grunderkrankung. Da die Wasserretention selten mehr als 3–4 l beträgt, entstehen **keine Ödeme**.

> **LERNTIPP**
> SIADH = Wasserretention, Verdünnungshyponatriämie, aber trotzdem keine peripheren Ödeme.

Diagnostik: Die Diagnose wird anhand der Anamnese, der Klinik (keine Ödeme) und der typischen Laborwerte gestellt. Im Serum finden sich eine Hyponatriämie, Hypoosmolalität sowie erniedrigte Harnstoff- bzw. Harnsäurekonzentrationen. Die Urinosmolalität ist erhöht (> 300 mosmol/kg) infolge der weiterhin bestehenden Na^+-Ausscheidung. Der Nachweis einer **zu niedrigen Serumosmolalität** und **Hyponatriämie** in Verbindung mit einer **erhöhten Urinosmolalität** und **Natriurese (> 30 mmol/L)** sichert die Diagnose.

Differenzialdiagnosen:
- Pseudohyponatriämie: Bei Hypertriglyzeridämie oder Hyperproteinämie sinkt die Natriumkonzentration im Gesamtplasma (das Natrium im Plasmawasser ist jedoch normal!).
- Herz- oder Niereninsuffizienz (periphere Ödeme)
- Hypothyreose (Labor)
- Nebennierenrindeninsuffizienz (Labor)
- psychogene Polydipsie (Anamnese, Labor)
- Medikamenteneinnahme (Anamnese).

Therapie:
- Therapie der Grunderkrankung
- **Flüssigkeitsrestriktion** auf 1 l/d (wichtigste symptomatische Maßnahme!)
- Medikamentöse Therapieansätze sind **Aquaretika** (sog. Vaptane, z. B. Tolvaptan), die spezifisch den V_2-Rezeptor antagonisieren. Auch das Tetrazyklin-Antibiotikum Demeclocyclin hat Einfluss auf die ADH-Wirkung in der Niere, ist allerdings für diese Indikation in Deutschland nicht zugelassen.
- Bei einer lebensbedrohlichen **Wasserintoxikation** mit zentralnervösen Symptomen wie Krämpfen (Na^+ < 110 mmol/l) vorsichtige Infusion einer hypertonen Kochsalzlösung (3 %).

> **PRÜFUNGSHIGHLIGHTS**
>
> **Diabetes insipidus:**
> - ! **ADH** wird im **Hypothalamus** produziert.
> - ! **Ätiologie** des zentralen Diabetes insipidus: z. B. neurochirurgische Eingriffe
> - !! **Klinik:** Trias aus **Polyurie**, **Polydipsie** und unkonzentriertem Harn (**Asthenurie**); Symptome bestehen typischerweise auch nachts.
> - !! **Diagnostik:** Die Urinosmolalität ist niedrig, die Plasmaosmolalität hoch.
> - !! Differenzialdiagnostische Abklärung (renaler vs. zentraler Diabetes insipidus) mittels Testdosis **Desmopressin**: Beim **zentralen** Diabetes insipidus steigt die Urinosmolalität danach an, beim **renalen** Diabetes insipidus nicht.
> - ! **Therapie** des renalen Diabetes insipidus: Thiaziddiuretika, NSAR.
> - ! **Therapie** des zentralen Diabetes insipidus: **Desmopressin** intranasal
>
> **Psychogene Polydipsie:**
> - ! Im **Durstversuch** steigt die Urinosmolalität an und die Plasmaosmolalität bleibt gleich.
>
> **SIADH:**
> - !!! **Klinik:** Symptome der Hyponatriämie: Kopfschmerzen, Übelkeit, Erbrechen, Appetitlosigkeit, Muskelkrämpfe, geringe Wasserretention (keine Ödeme).
> - !! **Ursachen** (z. B. kleinzelliges Bronchialkarzinom [Diagnosesicherung durch Röntgen-Thorax, bzw. CT-Thorax], Thiazid-Diuretika).
> - ! **Diagnosekriterien:** u. a. erhöhte Urinosmolalität und Natriurese (> 30 mmol/L)
> - ! **Differenzialdiagnosen:** z. B. Pseudohyponatriämie, Hypothyreose, Nebenniereninsuffizienz
> - !! **Therapie:** Behandlung der Grunderkrankung, Flüssigkeitsrestriktion, Tolvaptan.

3 Erkrankungen der Schilddrüse

3.1 Grundlagen

> **LERNTIPP**
>
> Schilddrüsenerkrankungen sind häufig und vielgestaltig. Im Frühjahr 2020 stellte das IMPP mehrere Fragen zu diesem Thema.

3.1.1 Physiologie

Die Schilddrüse ist in den hypothalamisch-hypophysären Regelkreis eingebaut:
- TRH (Thyreotropin-Releasing-Hormon) des Hypothalamus stimuliert im Hypophysenvorderlappen die Sekretion von **TSH** (Thyreoidea-stimulierendes Hormon).
- TSH aktiviert die Bildung der Schilddrüsenhormone **Thyroxin** (T_4) und **Triiodthyronin** (T_3) und fördert das Wachstum des Organs.
- T_4 und T_3 wirken negativ rückkoppelnd.

Ausschließlich die Thyreozyten sind mit den nötigen Enzymen zur Schilddrüsenhormonproduktion ausgestattet. Besonders wichtig sind:
- Natrium-Iodid-Symporter (NIS): transportiert Natrium und Iodid aus dem Blut in die Schilddrüsenzellen
- NADPH-abhängige Oxidase: oxidiert I^- zu I_2 (Iodination)
- Thyreoperoxidase (TPO): koppelt im Follikellumen das Iodid an die Tyrosinreste des Thyreoglobulins (Iodisation).

Die entstandenen Produkte T_4 und T_3 werden im **Thyreoglobulin** gespeichert. Bei Bedarf wird dieses von lysosomalen Enzymen gespalten und die Schilddrüsenhormone in das periphere Blut abgegeben (das Verhältnis von T_4 zu T_3 entspricht 10:1). Der Großteil der sezernierten Hormone (75 %) wird dann an das Transportprotein thyroxinbindendes Globulin (**TBG**) bzw. Albumin (10 %) und Transthyretin (15 %) gekoppelt. Nur ein geringer Teil liegt in der biologisch aktiven, freien Form vor. Mit ca. 190 h liegt die Halbwertszeit von T_4 deutlich über der des biologisch aktiveren T_3 (ca. 19 h). Veränderungen von TBG können auf verschiedene Zustände zurückzuführen sein und müssen bei der Interpretation der Schilddrüsenwerte mitbeachtet werden.

Veränderungen von TBG: Weichen die Konzentrationen der Transportproteine von der Norm ab, wirkt sich dies insbesondere auf die Gesamtkonzentration von T_4 aus, weniger auf Gesamt-T_3 und nicht auf die Konzentration der freien Schilddrüsenhormone. Daher werden zur Diagnostik v. a. die freien Schilddrüsenhormone (fT_3, fT_4) bestimmt. Thyroxinbindendes Globulin (TBG) kann beispielsweise erhöht sein bei:
- akuten Lebererkrankungen
- Einnahme von oralen Kontrazeptiva, Östrogenen, Tamoxifen, Clofibrat oder Heroin
- Schwangerschaft.

Erniedrigungen von TBG können sich wiederum finden bei
- enteropathischem Proteinverlust
- nephrotischem Syndrom
- chronischen Lebererkrankungen
- Cushing-Syndrom
- Einnahme von Androgenen oder Kortikosteroiden.

Die T_4-Fraktion muss intrazellulär zu T_3 deiodiert werden, bevor dieses an den Rezeptor binden kann. Eine Rezeptor-Aktivierung ermöglicht dann die Interaktion mit der DNA und führt zu folgenden Phänomenen:
- erhöhter Sauerstoffverbrauch und vermehrte Wärmeproduktion
- β-Rezeptor-Expression im Myokard
- Entwicklung des Nervensystems, Wachstum, Lungenreifung
- beschleunigte Resorption von Kohlenhydraten und Steigerung der Gluconeogenese
- fördernde Wirkung auf Kalzium- und Phosphatumsatz.

Täglicher Iodbedarf: Der Körper benötigt ca. 150–200 µg Iod täglich, um ausreichend Schilddrüsenhormone zu produzieren. In Deutschland beträgt die tatsächliche Iodaufnahme jedoch nur 100 µg/d (Iodmangelgebiet). Erhöht ist der tägliche Bedarf insbesondere in der Wachstumsphase (Kinder und Jugendliche) sowie in der Schwangerschaft und während der Stillzeit.

3.1.2 Allgemeine Schilddrüsendiagnostik

Die Schilddrüse wird systematisch untersucht: klinische Untersuchung → Labordiagnostik → bildgebende Verfahren (Sonografie und Szintigrafie). Erst das Zusammenspiel der Befunde ermöglicht die genaue Diagnose.

> **LERNTIPP**
>
> Damit Sie bei den folgenden Krankheitsbildern die richtigen diagnostischen Schritte einleiten und Rückschlüsse ziehen, ist es sinnvoll, wenn Sie sich vorab über die wesentliche Diagnostik informieren. Das spart später nicht nur Zeit beim Lernen, sondern Sie können damit bereits viele IMPP-Fragen beantworten.

Klinische Untersuchung: Wichtig sind die Untersuchung der Schilddrüse und die Erhebung des internistischen (insbesondere Beurteilung der Haut, Herzfrequenz, Orbitopathie) sowie neurologischen Status.
- **Inspektion:** sichtbare Struma? Halsvenenstauung?
- **Palpation:** Der Untersucher steht hinter dem Patienten und tastet die Schilddrüse mit beiden Händen. Beurteilt werden **Größe, Konsistenz, Abgrenzbarkeit** gegenüber der Umgebung, **Schluckverschieblichkeit** sowie ein **Schwirren** (→ verstärkte Vaskularisation bei Morbus Basedow), Lymphknotenstationen. Eine gesunde Schilddrüse ist nicht tastbar!

> **PRAXIS** Malignomverdächtig sind: fehlende Schluckverschieblichkeit, Schmerzlosigkeit, rasches Wachstum, eine derbe knotige Struktur sowie Fixierung an der Haut und Lymphknotenschwellungen.

Labor:

TSH und periphere Schilddrüsenhormone: Der wichtigste und sensitivste Parameter ist die Bestimmung des **basalen TSH** im Serum (Norm: 0,3–4,5 mU/l). Damit kann man
- eine primäre Schilddrüsenfunktionsstörung ausschließen, wenn TSH im Normbereich liegt
- eine latente Funktionsstörung nachweisen, wenn TSH verändert ist, die peripheren Schilddrüsenhormone aber noch normal sind.

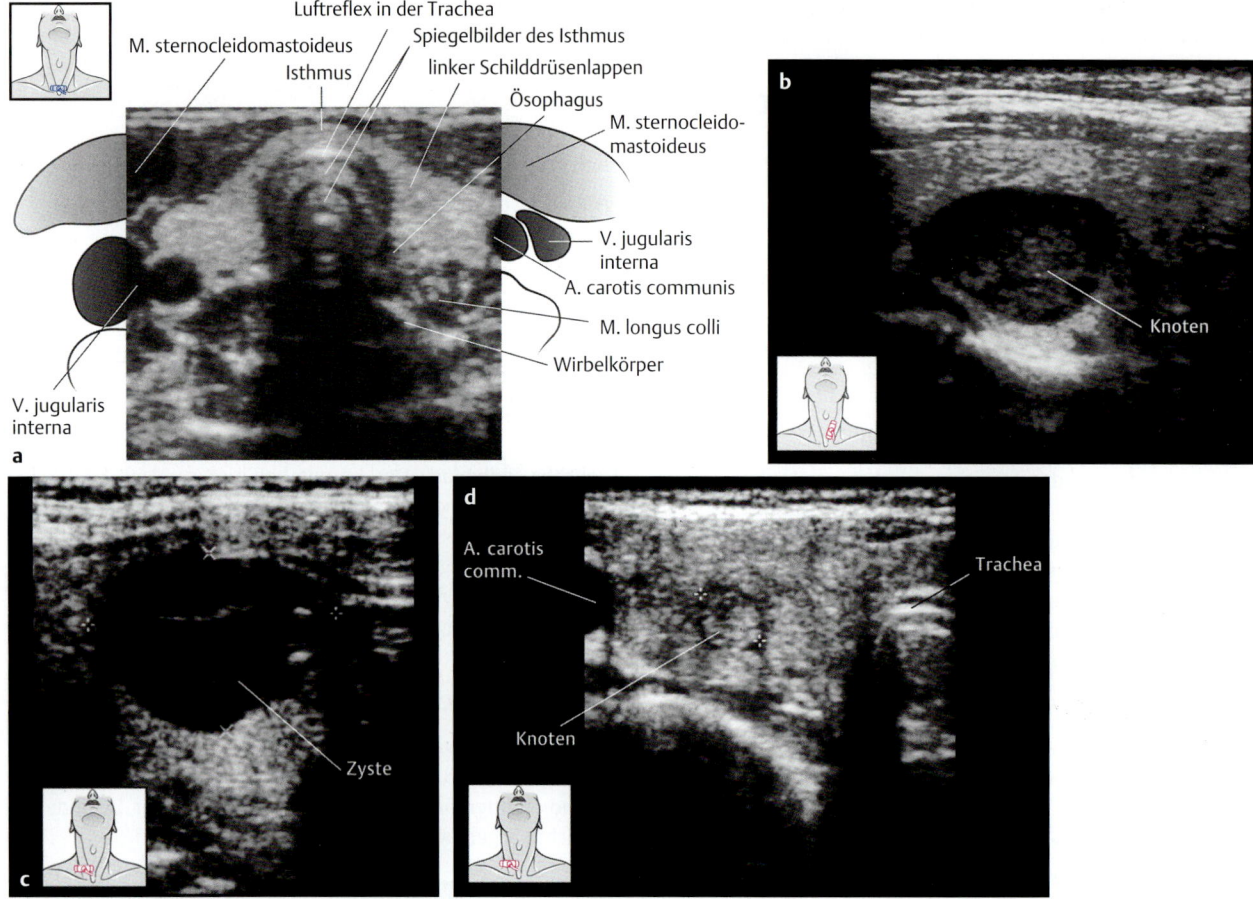

Abb. 3.1 **Sonografiebefunde.**
a Normalbefund. [aus Delorme, Debus, Duale Reihe Sonografie, Thieme, 2012]
b Echoarmer Schilddrüsenknoten. In der Szintigrafie zeigt sich derselbe Knoten als kalter Knoten. In der Sonografie kann man ein Karzinom nicht ausschließen. Die Histologie ergab ein mikrofollikuläres Adenom. [aus Delorme, Debus, Duale Reihe Sonografie, Thieme, 2012]
c Schilddrüsenzyste. Die Zyste ist echofrei und z. T. gekammert. [aus Delorme, Debus, Duale Reihe Sonografie, Thieme, 2012]
d Echodichter, solitärer Knoten. [aus Delorme, Debus, Duale Reihe Sonografie, Thieme, 2012]

Tab. 3.1 **Interpretation der Schilddrüsenlaborwerte**

fT$_4$	fT$_3$	TSH	Beurteilung
n	n	↑	latente (subklinische) Hypothyreose
↓	↓	↑	manifeste (klinische) Hypothyreose (primär)
n	n	↓	latente (subklinische) Hyperthyreose
↑	↑	↓	manifeste (klinische) Hyperthyreose (primär)
↑	↑	↑	sekundäre Hyperthyreose (TSH-produzierendes Adenom, Rarität)
↓	↓	↓/n	sekundäre Hypothyreose
n	↑	↓	sog. „T$_3$-Hyperthyreose"

n = normal, ↑ = erhöht, ↓ = erniedrigt

Die Werte des **freien T$_3$** (fT$_3$, Norm: 2,2–5,5 pg/ml) und **T$_4$** (fT$_4$, Norm: 0,6–1,8 ng/dl) müssen erst nachbestimmt werden, wenn pathologische TSH-Werte gemessen wurden. Sie geben Aufschluss über die Schwere der Erkrankung. Isoliert erhöhte fT$_3$-Werte findet man bereits in frühen Stadien der manifesten Hyperthyreose, wenn fT$_4$ noch normal ist. **Tab. 3.1** zeigt typische Laborkonstellationen. Achtung: Bei Verdacht auf eine zentrale Hypothyreose muss zwingend immer TSH und fT$_4$ bestimmt werden.

PRAXIS Ein Anstieg der T$_3$- und T$_4$-Werte in der Schwangerschaft ist auf das erhöhte TBG zurückzuführen und damit kein Zeichen einer Hyperthyreose. fT$_3$ und fT$_4$ bleiben i. d. R. unverändert. β-HCG stimuliert die Schilddrüse, TSH wird dadurch z. T. supprimiert.

Tumormarker: Thyreoglobulin wird von allen differenzierten Thyreozyten produziert und kann daher als postoperativer „Tumormarker" bei differenzierten Schilddrüsenkarzinomen verwendet werden. Kalzitonin wird von den C-Zellen gebildet und dient somit der Verlaufskontrolle des medullären Schilddrüsenkarzinoms (C-Zell-Karzinom).

Antikörper: wichtig zur Abklärung entzündlicher Läsionen. Schilddrüsenspezifisch sind z. B. Antikörper gegen den TSH-Rezeptor (TRAK), die Schilddrüsenperoxidase (TPO-AK) oder Thyreoglobulin (TG-AK).

Klinische Radiologie:
Sonografie: Sie steht an erster Stelle der Schilddrüsendiagnostik und ermöglicht die morphologische Beurteilung der Schilddrüse (Knoten, Zysten, Verkalkungen) sowie deren Größenabschätzung: Höhe × Breite × Tiefe × 0,5 (Norm: 18–25 ml). Unter Zuschalten der **Duplex**-Funktion können außerdem die Durchblutung und die Größe von Knoten abgeschätzt werden. Typische

Befunde sind in **Tab. 3.2** und **Abb. 3.1** zusammengefasst. Jeder solitäre Herdbefund, insbesondere ein sonografisch echoarmer Knoten > 1 cm, sollte unter Sonografiekontrolle feinnadelpunktiert und einer zytologischen Analyse zugeführt werden.

Szintigrafie: Die Szintigrafie (**Abb. 3.2**) wird bei suspekten Sono-Befunden durchgeführt. Sie bildet die Funktionalität des Gewebes ab, da der γ-Strahler ^{99m}**Technetium**-(Tc-)Pertechnetat (Halbwertszeit: 6 h) über den gleichen Mechanismus wie Iod in die Schilddrüse aufgenommen wird. Sind Schilddrüsenbereiche unterschiedlich funktionell aktiv, zeigt sich das in der abweichenden regionalen Aufnahmekapazität (**Uptake**):

- **kalter Knoten:** keine Speicherung (z. B. Malignom, Zyste, Thyreoiditis)
- **warmer Knoten:** relative Mehrspeicherung im Knoten verglichen mit dem Umgebungsgewebe, z. B. beim autonomen Adenom (S. 29)
- **heißer Knoten:** extreme Speicherung im Knoten, subnormale Speicherung im Umgebungsgewebe (autonomes Adenom).

In **Abb. 3.3** ist das weitere Vorgehen bei szintigrafisch kaltem Knoten dargestellt.

Zusätzlich kann dystop gelegenes Schilddrüsengewebe (z. B. am Zungengrund) mit der Szintigrafie detektiert werden.

TSH über 10 mU/L

> **LERNTIPP !**
>
> Sehr beliebt sind Fragen zu den szintigrafischen Befunden der Schilddrüse. Da Ihnen diese regelmäßig unterkommen werden, sollten Sie sich am besten jetzt schon einen Eindruck verschaffen, wie kalte, warme und heiße Knoten aussehen und was deren Ursache sein kann.
>
> Ein szintigrafisches Bild kann aber ohne sonografische Zusatzinformationen nicht ausreichend beurteilt werden! Beispielsweise deutet ein szintigrafisch kalter Knoten, der sonografisch echoarm ist, stark auf ein Malignom hin. Ein szintigrafisch kalter Knoten, der in der Sonografie echofrei ist, spricht eher für eine Zyste.

Suppressionsszintigrafie: Um die Autonomie besser einschätzen zu können bzw. eine latente Autonomie aufzudecken, gibt man Thyroxin über einen Zeitraum von ca. 2 Wochen vor der Untersuchung (z. B. 150 µg/d), um so den Feedback-Mechanismus zu unterdrücken.

Feinnadelpunktion: Sie dient der präoperativen Abklärung malignomverdächtiger kalter Knoten. Mittels Zytologie lässt sich die Dignität eines follikulären Knotens aber nicht sicher feststellen, also ein follikuläres Adenom nicht sicher von einem follikulären Karzinom unterscheiden. Eine hämorrhagische Diathese bzw. die orale Antikoagulation stellen eine Kontraindikation für die Feinnadelpunktion dar.

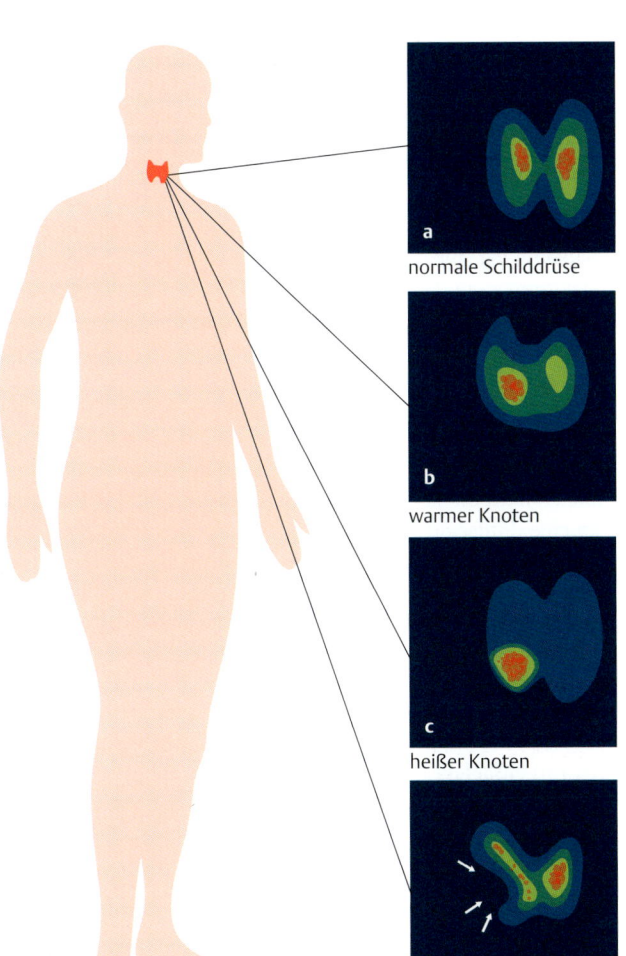

Abb. 3.2 Szintigrafie der Schilddrüse (schematische Darstellung). [aus I care Krankheitslehre, Thieme, 2015]

a normale Schilddrüse
b warmer Knoten
c heißer Knoten
d kalter Knoten

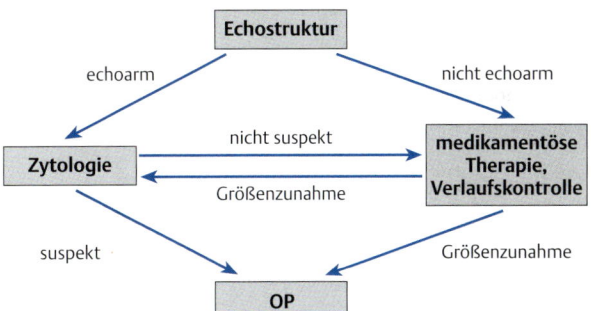

Abb. 3.3 Vorgehen bei szintigrafisch kaltem Knoten. [aus Delorme, Debus, Duale Reihe Sonographie, Thieme, 2005]

Tab. 3.2 Sonografiebefunde der Schilddrüse

Befund	Ursache
echodicht (= echoreich)	- homogen: kolloidgefüllte Follikel („**Schneegestöber**") - inhomogen: große Follikel, echoreiches Adenom, regressiv veränderte Knotenstruma, Verkalkungen (echoreiche Reflexe mit Schallschatten)
echoarm	- kleine, leere Follikel - Morbus Basedow (diffuse Echoarmut) - entzündliche Infiltrate: z. B. Hashimoto-Thyreoiditis (diffuse Echoarmut) - mikrofollikuläres Adenom - Karzinome
echonormal	regressiv veränderte Knoten (Abgrenzung von der Umgebung oft nur durch schmalen, echoarmen Randsaum möglich)
echofrei	mit dorsaler Schallverstärkung: Zysten
Reflexe	echoreiche Reflexe mit Schallschatten: Verkalkungen

Zusätzliche Untersuchungen sind die Röntgen-Thoraxaufnahme, die CT (Cave: iodhaltige Kontrastmittel) des Halses sowie die MRT der Orbita. Geklärt werden sollen damit die Ausdehnung der Struma und die Affektion der Trachea (präoperatives Röntgen), das Staging beim Karzinom (CT) sowie das Vorliegen von Orbitopathien (MRT).

> **LERNTIPP**
>
> Bei einer Schilddrüsenautonomie ist die Gabe von iodhaltigem Röntgenkontrastmittel aufgrund der Gefahr einer thyreotoxischen Krise streng kontraindiziert! Iodhaltige Kontrastmittel verhindern außerdem eine anschließende Szintigrafie und können eine latente Hyperthyreose manifest werden lassen.

Radioiodtherapie: ^{131}Iod findet überwiegend als β-Strahler Einsatz in der Therapie des autonomen Adenoms und differenzierten Schilddrüsenkarzinoms, da es sich selektiv im Gewebe anreichert und damit dessen gezielte Destruktion erlaubt. Häufigste unerwünschte Nebenwirkungen sind (soweit noch Restgewebe vorhanden ist): Strahlenthyreoiditis, -gastritis und -sialadenitis mit konsekutiver Xerostomie (S. 35).

> **PRÜFUNGSHIGHLIGHTS**
>
> - !!! Interpretation der **Schilddrüsenlaborwerte**
> - ! Die **Szintigrafie** bildet die **Funktionalität der Schilddrüse** ab.
> - ! Mit der **Suppressionsszintigrafie** kann man die **Schilddrüsenautonomie** besser einschätzen.
> - ! Ursachen von **kalten Knoten** (sowohl maligner Tumor als auch Zyste)
> - Feinnadelaspiration:
>   - ! Beim follikulären Knoten kann man die Dignität rein zytologisch nicht sicher feststellen.
>   - ! Bei V. a. eine **Schilddrüsenautonomie** dürfen **keine iodhaltigen Kontrastmittel** verwendet werden.

3.1.3 Grundlagen der Schilddrüsenchirurgie

Zugangsweg: Bei allen Struma- und Karzinomoperationen erfolgt der Zugang zur Schilddrüse über einen horizontalen Hautschnitt am Hals (**Kragenschnitt nach Kocher**) und eine anschließende Längsinzision zwischen den kurzen Halsmuskeln. Bei diesem Zugangsweg müssen außer dem Platysma keine Muskeln durchtrennt werden.

OP-Komplikationen:
- **Hypothyreose:** Ihr Ausmaß ist vom verbliebenen Restschilddrüsengewebe abhängig, häufig ist allerdings eine lebenslange Hormonsubstitution (S. 31) zur Strumaprophylaxe notwendig.
- **Rekurrensparese** (→ Verletzung des N. laryngeus recurrens, häufig einseitig): Es besteht eine Stimmbandlähmung mit Paramedianstellung der Stimmlippe. Bei beidseitiger Verletzung des N. laryngeus recurrens besteht die Gefahr einer respiratorischen Insuffizienz, die ggf. eine Tracheostoma-Anlage erforderlich macht. Die Paresen sind meist passager und reversibel. Bei Schilddrüsenoperationen sollte der Nerv aber prophylaktisch immer in seinem Verlauf dargestellt werden, evtl. elektrophysiologisches Monitoring.
- **Nachblutungen:** umgehende chirurgische Versorgung → Gefahr der lebensbedrohlichen Trachealkompression.
- **Hypoparathyreoidismus** (S. 40): selten → wichtigste prophylaktische Maßnahme: Nebenschilddrüsen intraoperativ immer darstellen.

> **LERNTIPP**
>
> Merken Sie sich die **Rekurrensparese** als **typische Komplikation** bei Eingriffen an der Schilddrüse. In der Laryngoskopie erkennt man, dass das Stimmband in Paramedianstellung steht, d. h., die Stimmbänder weichen bei der Phonation nicht wie normal V-förmig auseinander, sondern das gelähmte Band bleibt in der Mittellinie stehen. Bei einer beidseitigen Rekurrensparese besteht demzufolge Atemnot (beide Stimmlippen weichen nicht auseinander), bei der einseitigen Parese besteht nur eine geringe Heiserkeit. Ausführliches dazu gibt es im Skript HNO.

3.2 Struma

Synonym: Kropf

> **DEFINITION** Vergrößerung der Schilddrüse unabhängig von ihrer Ursache.

Epidemiologie: häufigste Endokrinopathie weltweit (30 % der Erwachsenen in Mitteleuropa). 90 % aller Schilddrüsenveränderungen sind euthyreote Strumae (vergrößerte Schilddrüse, ohne dass sich die Stoffwechsellage deshalb ändert). Die Prävalenz ist in Iodmangelgebieten (z. B. Alpen) deutlich erhöht.

Ätiopathogenese: Die häufigste Ursache einer Struma ist ein absoluter oder relativer **Iodmangel**. Hierdurch werden lokale Wachstumsfaktoren aktiviert, die die Thyreozyten zur Proliferation anregen. Gleichzeitig werden aber auch weniger periphere Schilddrüsenhormone produziert. Dadurch fällt die negative Rückkopplung auf die Hypophyse weg und die TSH-Sekretion steigt reaktiv an. Die Konzentration der peripheren Schilddrüsenhormone kann so i. d. R. im Normbereich gehalten werden (**euthyreote Struma**). TSH fördert allerdings selbst auch die Hypertrophie der Thyreozyten.

Anfangs nimmt die Struma homogen an Größe zu (**diffuse Struma**), später kommt es zu regressiven Veränderungen und Knotenbildungen. Histologisch zeigen sich große mit Kolloid gefüllte Follikel, die keine Hormone produzieren (Abb. 3.4 a). Warum eine diffuse Struma in eine multinoduläre Struma (**Knotenstruma**) übergeht, ist noch nicht abschließend geklärt. Genetische Disposition und Mutationen während der gesteigerten Zellproliferationsphase spielen eine Rolle. Eine Knotenstruma kann ein Gewicht von bis zu 2 kg annehmen und ist makroskopisch durch Verkalkungen, Zysten, Narben und Blutungen gekennzeichnet. Im Laufe der Zeit entwickeln sich autonome Bezirke in der Struma, die zu einer hyperthyreoten Stoffwechsellage führen, d. h., TSH basal fällt unter den Normwert ab.

Neben der **euthyreoten** Struma gibt es **hypothyreote** (Schilddrüsenhormone ↓) und **hyperthyreote** (Schilddrüsenhormone ↑) Strumen (Tab. 3.3).

Klinik: Die Struma verursacht i. d. R. keine Beschwerden, sondern tritt häufig erst ab einer gewissen Größe durch mechanische **Kompression** der umgebenden Strukturen (inspiratorischer Stridor, Druckgefühl, Schluckstörungen) oder eine sich entwickelnde **Autonomie** klinisch in Erscheinung. Schilddrüsenge-

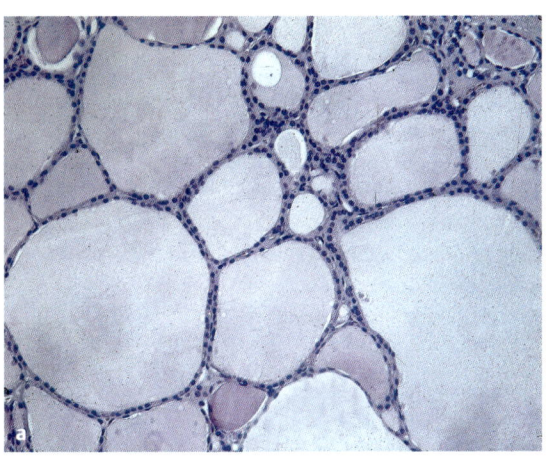
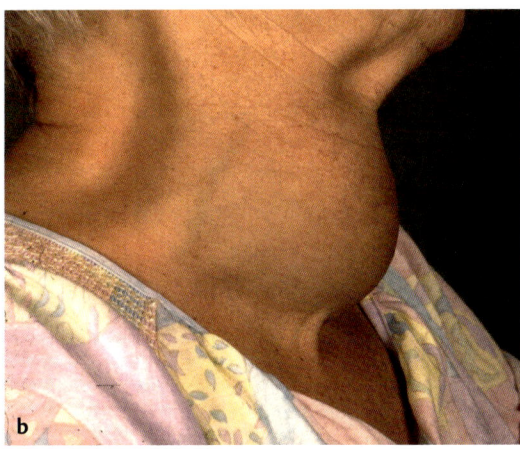

Abb. 3.4 **Euthyreote Struma. a** Histologisches Bild mit kolloidhaltigen Makrofollikeln. **b** Klinik einer Struma nodosa (Stadium III). [a: aus Riede, Werner, Schaefer, Allgemeine und spezielle Radiologie, Thieme, 2004; b: aus Baenkler et al., Kurzlehrbuch Innere Medizin, Thieme, 2015]

Tab. 3.3 Ätiologie und Einteilung der Struma

Stoffwechsellage	Ursache	pathologischer Befund
euthyreot	• **Iodmangel** (am häufigsten; endemisches Vorkommen, z. B. Alpen)	zunächst diffuse Vergrößerung der Follikel (enthalten wenig Kolloid), im Verlauf Übergang in eine multinoduläre Struma mit großen, kolloidgefüllten Follikeln, zusätzlich Verkalkungen, Zysten, Narben
	• sporadisch: relativer Thyroxinmangel bei endokriner Belastung, z. B. Schwangerschaft, Pubertät	
	• auch: Iodfehlverwertung, Hashimoto-Thyreoiditis, strumigene Substanzen	
hypothyreot	• genetischer Defekt mit Hormonsynthesefehlern	kolloidarme Follikel ausgekleidet mit einer Schicht anisomorpher, aktivierter Thyreozyten bei Hashimoto-Thyreoiditis: mit lymphozytärer Infiltration
	• entzündliche Schilddrüsenläsionen (z. B. Hashimoto-Thyreoiditis)	
hyperthyreot	• Morbus Basedow	bei Morbus Basedow typisch: • Makroskopie: symmetrisch vergrößerte Struma mit roter, fleischiger Schnittfläche • Histologie: sternförmig konfigurierte Follikel mit einem geringen Kolloidgehalt und Resorptionsvakuolen, Sanderson-Polster (papilläre hochzylindrische Zellknospen).
	• hyperthyreote Phase einer Thyreoiditis	
	• autonome Adenome	
	• selten: HVL-Tumoren, T_3/T_4-Resistenz	

webe kann auch ektop im Bereich des Zungengrundes gelegen sein (→ Zungengrundstruma).

Komplikationen:
- **Trachea:** Verdrängung und Kompression (Dyspnoe!), u. U. auch Tracheomalazie („Säbelscheidentrachea"). Klinisch finden sich ein inspiratorischer Stridor und evtl. gestaute Halsvenen.
- **Schilddrüsenautonomie** (S. 29): Eine Schilddrüsenautonomie tritt in > 50 % bei älteren Patienten in einer euthyreoten Struma auf. Besteht eine latente Hyperthyreose, kann die exogene Zufuhr von Iod eine Hyperthyreose, u. U. sogar eine thyreotoxische Krise (S. 25), auslösen.
- **kalte Knoten:** z. B. follikuläre Schilddrüsenkarzinome (S. 32) in Strumaendemiegebieten
- **Horner-Syndrom** mit Ptosis, Miosis, Enophthalmus (v. a. bei maligner Struma)
- **Rekurrensparese** (v. a. bei maligner Struma).

Diagnostik:
- klinische Untersuchung (Tab. 3.4)
- TSH-Bestimmung (eu-, hypo- oder hyperthyreote Stoffwechsellage)

Tab. 3.4 Klinische Stadien der Struma

Stadium	klinischer Untersuchungsbefund
I	tastbare Struma, die bei rekliniertem Hals nicht sichtbar (Ia) oder sichtbar (Ib) ist *Volumen 30 mL*
II	Struma bei normaler Kopfhaltung sichtbar *Vol. 60 mL*
III	Struma mit lokalen Stauungs- und Kompressionszeichen (Abb. 3.4 b) *Volumen 120 mL*

STRUMEKTOMIE BEI GRAD III UND MALIGNOMVERDACHT

- Kalzitonin-Bestimmung (erhöhte Kalzitoninkonzentration bei medullärem Schilddrüsenkarzinom)
- Sonografie: Beurteilung der Größenausdehnung und Echobinnenstruktur (z. B. diffuse Echoarmut und Vaskularisationen bei Morbus Basedow)
- Szintigrafie
- Feinnadelpunktion bei suspekten Befunden (also bei szintigrafischer Minderspeicherung und gleichzeitiger sonografischer Echoarmut, Hypervaskularisation und zunehmendem Wachstum)
- Antikörpersuche.

Therapie: Die Behandlung sollte möglichst frühzeitig erfolgen, solange die Struma noch reversibel ist. Zur Verfügung stehen medikamentöse (Mittel der Wahl bei fehlender Autonomie) und operative Maßnahmen sowie die Radioiodtherapie. Sowohl nach der Operation als auch nach Radioiodtherapie ist die prophylaktische Gabe von Iodid (Schilddrüsenrestgewebe erforderlich!) oder L-Thyroxin notwendig.

Medikamentöse Therapie:
- **Substitution von Iodid** bei Iodmangelstruma ohne Autonomie (200 µg/d beim Erwachsenen, 100 µg bei Kindern) zur Reduktion der kompensatorischen Hyperplasie.
- Kombinationstherapie von **Iodid mit L-Thyroxin** (75–150 µg/d; unter regelmäßiger Kontrolle der Serumspiegel). L-Thyroxin reduziert schnell das Volumen, sollte allerdings nicht länger als 1–2 Jahre eingenommen werden, da danach i. d. R. mit keiner weiteren Verkleinerung der Schilddrüse mehr zu rechnen ist. L-Thyroxin ist ebenso bei Iodid-refraktären Strumen indiziert (selten).

Operation:
- **Indikationen** sind (parallel aber medikamentöse Therapie!):
  - schnell wachsende, knotige Veränderungen
  - Verdacht auf Malignität
  - mechanische oder kosmetische Beeinträchtigung
  - mediastinale Ausdehnung. *STRUMA GRAD III*
- **Vorgehen:** Um Komplikationen (S. 22) zu vermeiden, müssen bei größeren Eingriffen der N. laryngeus recurrens und die Nebenschilddrüsen dargestellt werden (**Abb. 3.5**).
  - solitäre Knoten: einzelne Entfernung, Hemithyreoidektomie bei Malignitätsverdacht
  - diffuse Struma: Resektion → je nach Befund: **subtotale** Schilddrüsenresektion (Belassen eines dorsalen Restgewebes von ca. 3–6 g), komplette Entfernung eines Lappens (**Hemithyreoidektomie**) oder **komplette Thyreoidektomie** (insbesondere bei Rezidivgefahr).

Radioiodtherapie:
- bei Kontraindikationen für eine OP
- Strumarezidiv. *bei kleinen diffusen Strumen*

Prophylaxe:
- Konsum von iodiertem Speisesalz
- generelle Prophylaxe bei Schwangeren und während der Stillzeit.

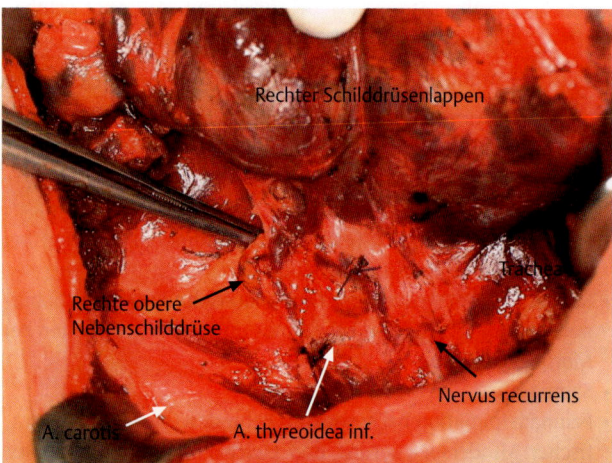

Abb. 3.5 OP-Situs der Schilddrüse. Intraoperativ müssen der N. recurrens und die Nebenschilddrüsen dargestellt werden, um Komplikationen zu vermeiden. [aus Henne-Bruns et al., Duale Reihe Chirurgie, Thieme, 2012]

PRÜFUNGSHIGHLIGHTS
- !! Die **Paramedianstellung** eines Stimmbandes deutet auf eine einseitige Rekurrensparese hin.
- !!! **OP-Komplikationen:** Hypothyreose, Rekurrensparese (ggf. mit Tracheostoma-Anlage), Nachblutungen und Hypoparathyreoidismus
- !! Neben der Läsion des N. laryngeus recurrens und allgemeinen Risiken wie Nachblutung oder Wundinfektion stellt die **Schädigung der Epithelkörperchen** eine häufige Komplikation bei der Thyreoidektomie dar.

Struma
- ! **Definition:** Vergrößerung der Schilddrüse unabhängig von ihrer Ursache.
- !! Bei einer **euthyreoten Stoffwechsellage** liegen die TSH-Konzentrationen im Normbereich.
- ! Bei einer hyperthyreoten Stoffwechsellage fällt der TSH-Wert unter den Normwert ab.
- ! Eine Struma kann ursächlich für **Dyspnoe** sein.
- ! **Diagnostik:** TSH-Bestimmung, Kalzitonin-Bestimmung, Szintigrafie, Feinnadelpunktion
- ! **Therapie:** Bei malignitätsverdächtigen Knoten wird eine **Hemithyreoidektomie** durchgeführt.

3.3 Hyperthyreose

DEFINITION Überfunktionszustand der Schilddrüse mit vermehrter Hormonproduktion, der zu einem pathologisch gesteigerten Stoffwechsel im gesamten Organismus führt.

Ätiopathogenese: Die häufigsten Ursachen sind der **Morbus Basedow** (S. 27) und **Schilddrüsenautonomien** (S. 29). Wesentlich seltener finden sich hyperthyreote Zustände im Rahmen einer Thyreoiditis, eines Schilddrüsenkarzinoms, eines zentralen TSH-produzierenden Hypophysentumors (sekundäre Hyperthyreose) oder iatrogen infolge einer Zufuhr von Schilddrüsenhormonen (Hyperthyreosis factitia).

Die Kombination aus Schilddrüsenautonomie und Morbus Basedow wird **Marine-Lenhart-Syndrom** genannt.

Die vermehrte Produktion und Sekretion von Schilddrüsenhormonen führt zu einem gesteigerten Stoffwechsel des gesamten Organismus (Thermogenese ↑, Oxidation freier Fettsäuren ↑, Glykogen- bzw. Cholesterinabbau ↑ sowie Proteinumbau ↑).

Klinik:
- Struma
- **Hypermetabolismus** mit warmer und feuchter Haut, vermehrtem Schwitzen, Wärmeintoleranz, gesteigertem Hungergefühl und Essverhalten, aber dennoch Gewichtsverlust
- **Insulinresistenz** nimmt zu, Hyperglykämien treten auf.
- **erhöhte Katecholaminsensibilität** am Herzen und an den Gefäßen:
  - Herzrhythmusstörungen (z. B. einzelne supraventrikuläre Extrasystolen, Vorhofflimmern), Palpitationen
  - Sinustachykardie
  - gesteigerte Blutdruckamplitude
- **psychomotorische Symptome** (z. B. Unruhe, Nervosität, vermehrte Reizbarkeit, Adynamie, Psychosen, Tremor)
- Diarrhöen (Obstipation ist nicht typisch, spricht allerdings noch nicht gegen eine Hyperthyreose)

- Haarausfall
- **Schlafstörungen**
- **Myopathie** (rasche Ermüdbarkeit insbesondere der Oberschenkelmuskulatur)
- evtl. Osteoporose (negative Kalziumbilanz), Zyklusstörungen
- bei Morbus Basedow: Exophthalmus, prätibiales Myxödem.

> **LERNTIPP**
>
> Besonders beliebt beim IMPP sind Hyperthyreose-Fragen. Stellen Sie sich den typischen Patienten vor: Er ist unruhig und gereizt, klagt über Herzbeschwerden, hat ständig Hunger, verliert aber trotzdem an Gewicht, schwitzt stark und zittert feinschlägig, ermüdet rasch, klagt über Diarrhö und kann schlecht schlafen.

Altershyperthyreose: Besonders bei alten Menschen verläuft eine Hyperthyreose häufig oligo- bis asymptomatisch: Kardiale (**absolute Arrhythmie**) und **intestinale Beschwerden** stehen i. d. R. im Vordergrund und werden meist falsch interpretiert und auf das Alter zurückgeführt. Aus diesem Grund sollten speziell bei älteren Patienten eine sorgfältige Anamnese und klinische Untersuchung durchgeführt sowie die schilddrüsenspezifischen Laborwerte (TSH) kontrolliert werden.

Komplikationen: Gefürchtet ist die **thyreotoxische Krise**. Potenzielle Auslöser dieser lebensbedrohlichen Komplikation sind:
- die Verabreichung von Iod bei bestehender Schilddrüsenautonomie (z. B. iodhaltige Röntgenkontrastmittel)
- starke Manipulationen im Halsbereich
- Exsikkose
- Absetzen einer thyreostatischen Therapie.

Die Letalität liegt bei 30–50 %. Ein rascher Beginn mit Symptomen einer **übersteigerten Hyperthyreose** und **Fieber > 41 °C** ist nicht selten. Die thyreotoxische Krise wird in 3 Stadien gegliedert: **Bewusstseinsstörungen** mit Erregungszuständen (Stadium I), Halluzinationen (Stadium II) und **Koma** (Stadium III). Daneben kann es auch zu NNR-Insuffizienz und Multiorganversagen kommen.

> **PRAXIS** Wegen der Gefahr der thyreotoxischen Krise darf iodhaltiges Kontrastmittel nicht ohne vorhergehende Bestimmung des TSH-Werts verabreicht werden.

Diagnostik:
- internistischer Status
- klinische Untersuchung der Schilddrüse
- **Labor** (= Funktionsdiagnostik) zur Abklärung der Stoffwechsellage:
  - Messung von **TSH**
    - latente (primäre) Hyperthyreose: TSH ↓, fT$_3$ und fT$_4$ normal
    - manifeste (primäre) Hyperthyreose: TSH ↓, fT$_3$ und fT$_4$ ↑
  - Autoantikörpersuche bei Verdacht auf Morbus Basedow (TSH-Rezeptorantikörper [TRAK]).

> **LERNTIPP**
>
> Wenn Sie eine Hyperthyreose vermuten, müssen Sie die Stoffwechsellage im Labor kontrollieren, d. h., Sie bestimmen TSH, fT$_3$ und fT$_4$ (vgl. **Abb. 3.6**).

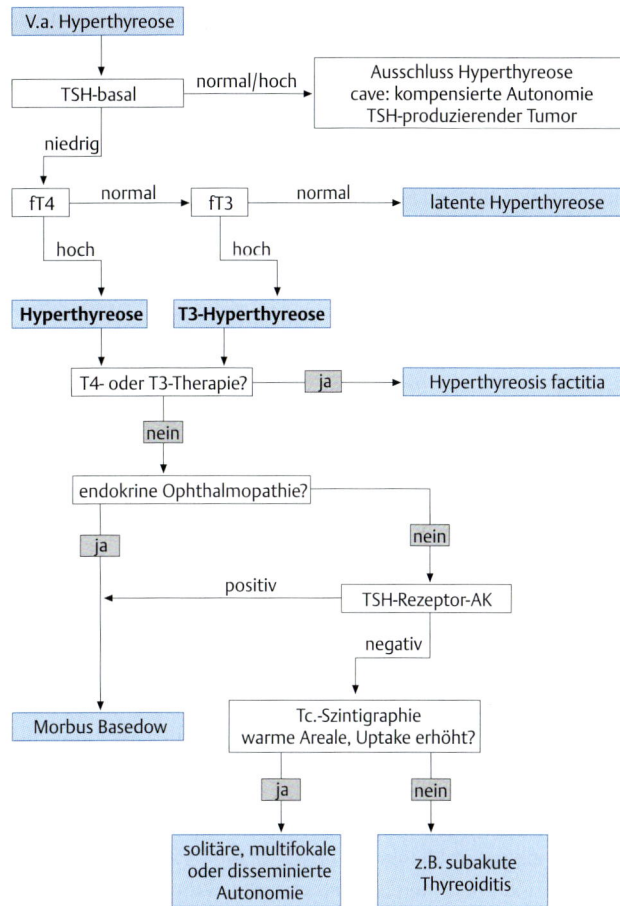

Abb. 3.6 Diagnostik bei Verdacht auf Hyperthyreose. [aus Hahn, Checkliste Innere Medizin, Thieme, 2018]

- **Sonografie** und **Szintigrafie**: Leitbefunde bei der Hyperthyreose sind:
  - autonomes Adenom: stark speichernde („heiße"), echoarme Knoten
  - Morbus Basedow: diffuse Echoarmut, Hypervaskularisation und homogener Radionuklid-Uptake.
- **Feinnadelpunktion**: bei kalten, echoarmen Knoten und unklaren Befunden (→ Karzinom?)
- **Diagnostik der endokrinen Orbitopathie**: Sonografie und MRT der Augenmuskeln.

> **LERNTIPP**
>
> „**Primäre Hyperthyreose**" bedeutet, die Funktionsstörung liegt in der Schilddrüse. Um im Labor eine primäre Hyperthyreose zu erkennen, orientiert man sich am **basalen TSH-Wert** (Screening-Parameter). Er ist in diesem Fall immer **erniedrigt**, da fT$_3$ und fT$_4$ vermehrt produziert werden (negatives Feedback). Liegt TSH basal im Normbereich, kann man daher eine primäre Schilddrüsenfunktionsstörung ausschließen.
>
> **Latente vs. manifeste Hyperthyreose** – prägen Sie sich die Laborkonstellation ein:
> - latente primäre Hyperthyreose: TSH ist niedrig, die peripheren Schilddrüsenhormone (fT$_3$ und fT$_4$) sind normal.
> - manifeste primäre Hyperthyreose: TSH ist niedrig, fT$_3$ und fT$_4$ sind erhöht.

Therapie: **Latente Hyperthyreosen** werden in der Regel nur bei zusätzlichen Risikofaktoren wie einer Osteoporose therapiert. Hier gilt es, Iodexzesse zu verhindern, also z. B. iodhaltige Kontrastmittel bzw. eine Amiodaron-Therapie zu vermeiden. Kann auf den Einsatz dieser Mittel nicht verzichtet werden, muss die Schilddrüse zuvor mit Perchlorat und Thiamazol blockiert werden (s. u.). Funktionelle Untersuchungen sind danach für einen Zeitraum von ca. 3 Wochen allerdings nicht mehr möglich.

Manifeste Hyperthyreosen werden medikamentös (Thyreostatika), operativ oder mittels Radioiodtherapie behandelt. **Abb. 3.7** zeigt die Therapieprinzipien bei Hyperthyreose.

> **LERNTIPP**
>
> Bei einer **iatrogenen hyperthyreoten Stoffwechsellage** infolge einer zu hohen Zufuhr von Schilddrüsenhormonen (Übersubstitution) besteht die Therapie aus einer **Dosisanpassung** der medikamentösen Substitutionstherapie, d. h. einer Senkung der L-Thyroxin-Dosis.
>
> Die **individuelle optimale Dosis** der Substitutionstherapie mit **L-Thyroxin** orientiert sich am **TSH-Wert** (Ziel: 0,5–2,0 mU/l) sowie am Wohlbefinden des Patienten.

Thyreostatika: **Thiamazol** und **Carbimazol** sind die thyreostatischen Medikamente der Wahl. Sie hemmen die Thyreoperoxidase der Thyreozyten und verhindern damit die Iodisation und die Synthese von T_3 und T_4. **Propylthiouracil** hemmt zusätzlich die periphere Umwandlung von T_4 in T_3 und kommt daher bevorzugt in thyreotoxischen Krisen zum Einsatz. Die Thyreostatika haben keinen Einfluss auf bereits synthetisierte Hormone, sodass ihre Wirkung erst mit einer gewissen Verzögerung eintritt (ca. 1 Woche). Die Therapie wird mit einer erhöhten Anfangsdosis begonnen und nach Erreichen der euthyreoten Stoffwechsellage langsam auf eine Erhaltungsdosis reduziert (z. B. Carbimazol anfangs 15–40 mg/d, dann 5–15 mg/d). Eine seltene, aber bedrohliche Nebenwirkung ist die **Agranulozytose** (Achten Sie auf Infektzeichen!). Die Patienten müssen darüber aufgeklärt und darauf hingewiesen werden, dass sie bei Fieber oder Halsschmerzen unverzüglich einen Arzt aufsuchen sollten. Des Weiteren werden allergische Hautreaktionen, gastrointestinale Beschwerden und ein Anstieg der Cholestase-Parameter beobachtet.

Perchlorat hemmt kompetitiv die Aufnahme von Iod in die Thyreozyten. Anwendung findet es z. B. vor der Gabe iodhaltiger Kontrastmittel oder bei iodinduzierter Hyperthyreose.

Die sonstigen Begleiterscheinungen werden symptomatisch behandelt, z. B. β-Blocker bei Tachykardie. **Propranolol** ist dabei besonders geeignet, da es zusätzlich die Deiodierung von T_4 zu T_3 verhindert.

> **LERNTIPP**
>
> Gerne wird nach den medikamentösen Behandlungsmaßnahmen gefragt. Lernen Sie die gebräuchlichen Pharmaka, ihre Einsatzgebiete und auch mögliche Nebenwirkungen.

Radioiodtherapie: ^{131}Iod reichert sich selektiv in den Thyreozyten an und zerstört das umgebende Gewebe. Der Therapieerfolg kann erst nach 3–4 Monaten erreicht werden, daher muss also begleitend mit Thyreostatika vor- und nachbehandelt werden. Bei multifokaler bzw. **disseminierter Autonomie** ist die Radioiodtherapie die Methode der Wahl. Schwangerschaft und Stillzeit sind absolute Kontraindikationen. Abhängig vom Therapiekonzept unterscheidet man zwischen einer **funktionsoptimierten** (die Hyperthyreose wird behoben, möglichst ohne eine Hypothyreose zu verursachen) und einer **ablativen Dosierung** (infolge der Gewebezerstörung entsteht eine Hypothyreose, die eine lebenslange Hormonsubstitution erfordert). Die Nebenwirkungen (S. 35) werden in einem anderen Abschnitt besprochen.

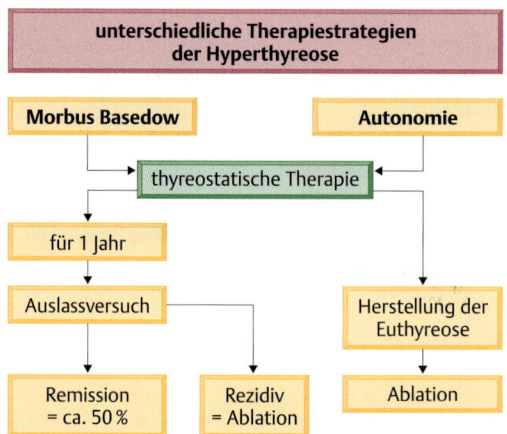

Abb. 3.7 Therapieprinzipien bei Hyperthyreose. [aus Greten, Rinninger, Greten, Innere Medizin, Thieme, 2010]

> **LERNTIPP**
>
> ^{131}Iod verwendet man zur Radioiodtherapie, ^{123}Iod (relativ selten) zur Diagnostik.

Operative Therapie: Indikationen sind
- eine große Struma mit knotiger Umwandlung und Kompressionszeichen (z. B. Stridor)
- Thyreostatikaunverträglichkeit
- Rezidiv
- junge Patienten
- ausgeprägte Orbitopathie
- thyreotoxische Entgleisung.

Vor der Operation muss durch thyreostatische Vorbehandlung eine euthyreote Stoffwechsellage hergestellt werden.
- Vorgehen bei Morbus Basedow: subtotale (dorsaler Rest von 2–4 g) bis totale Thyreoidektomie
- Vorgehen bei funktioneller Autonomie: Entfernung des knotigen Gewebes.

In nahezu 100 % der Fälle wird eine postoperative Hypothyreose erzeugt, sodass sich die Patienten einer **lebenslangen Substitutionstherapie** mit Thyroxin unterziehen müssen. Zu den Komplikationen s. auch Abschnitt Grundlagen der Schilddrüsenchirurgie (S. 22).

Therapie der thyreotoxischen Krise: Die thyreotoxische Krise ist lebensbedrohlich und bedarf einer notfallmäßigen Behandlung auf einer Intensivstation. Zuerst wird **hoch dosiert Thiamazol** i. v. verabreicht, ggf. können Glukokortikoide zum Einsatz kommen (Hemmung der Konversion von T_4 in T_3). Ebenfalls kann die Gabe hoch dosierten Iods die Schilddrüsenhormonsynthese blockieren (Cave: Zuvor muss ausgeschlossen sein, dass die thyreotoxische Krise durch Iod ausgelöst wurde!). Besonders bei der iodinduzierten Form ist die frühzeitige subtotale **Schilddrüsenresektion** die wirksamste kausale Behandlungsmaßnahme (→ Entfernung der gespeicherten Hormone und Verhinderung der Hormonneubildung). Bestehen Kontraindikationen, kann eine Plasmapherese

zur Reduktion der Schilddrüsenhormone versucht werden. **Symptomatische Maßnahmen** umfassen:
- Flüssigkeits- und Elektrolytersatz, parenterale Ernährung
- β-Blocker (Propranolol) zur Behandlung der Tachykardie
- Glukokortikoide bei relativer NNR-Insuffizienz
- ggf. Temperatursenkung (Eisbeutel, gekühlte Infusionen), Sedierung, Intubation und Muskelrelaxation
- Thromboseprophylaxe.

> **PRÜFUNGSHIGHLIGHTS**
> - ! **Hyperthyreose** durch Zufuhr von Schilddrüsenhormonen: Hyperthyreosis factitia
> - ! **Ätiopathogenese:** Schilddrüsenautonomien
> - !!! **Klinik**
> - !!! **Labor:** latente vs. manifeste Hyperthyreose
> - ! gestörte Glukosetoleranz im oGTT
> - **Therapie:**
>   - !! Thyreostatika
>   - ! **Wirkmechanismus**: Thyreostatika hemmen die **Thyreoperoxidase**.
>   - ! Bei einer **iatrogenen hyperthyreoten Stoffwechsellage** infolge einer zu hohen Zufuhr von Schilddrüsenhormonen (Übersubstitution) besteht die Therapie aus einer **Dosisanpassung** der medikamentösen Substitutionstherapie, d. h. einer Senkung der L-Thyroxin-Dosis.
>   - !! NW von Thyreostatika
>   - !!! Propranolol bei Tachykardie
>   - ! Vor der Schilddrüsenresektion muss eine euthyreote Stoffwechsellage hergestellt werden.

3.3.1 Morbus Basedow

Synonym: immunogene Hyperthyreose, Graves' Disease

> **DEFINITION** Immunthyreopathie infolge der Bildung von Autoantikörpern gegen den TSH-Rezeptor mit oder ohne Bildung einer hyperthyreoten Struma.

Epidemiologie: Die Inzidenz beträgt rund 40/100 000 Einwohner im Jahr. Frauen sind weit häufiger betroffen als Männer (bis zu 8:1). Das Hauptmanifestationsalter liegt zwischen dem 20. und 40. Lebensjahr.

Einteilung: Man unterscheidet zwischen einem Morbus Basedow ohne Struma, mit diffuser Struma und mit knotiger Struma.

Ätiopathogenese: Grundlage der Erkrankung sind **autoreaktive IgG-Antikörper** (Thyreoidea stimulierende Immunglobuline), die gegen den TSH-Rezeptor gerichtet sind (TRAK). Da ihre Molekularstruktur der des TSH ähnlich ist, können die Antikörper ebenfalls die Rezeptoren der Thyreozyten aktivieren. Folglich kommt es zu:
- fT_3/fT_4-Überproduktion
- Proliferation der Thyreozyten
- Hemmung der normalen TSH-Bindung
- Wachstum und vermehrter Vaskularisation der Schilddrüse.

Auch **Fibroblasten** besitzen einen ähnlichen Rezeptor, weshalb in der Orbita (**Exophthalmus**) sowie prätibial (**Myxödem**) vermehrt Bindegewebe proliferiert. Auch retroorbitale Präadipozyten exprimieren diesen Rezeptor. Die Aktivierung von Makrophagen und Präadipozyten in der Orbita führt zu einer entzündlichen Reaktion mit Infiltration der Augenmuskulatur und des Fettgewebes. Dadurch treten die Augen verstärkt hervor (Exophthalmus) und sind in ihrer Motilität eingeschränkt (Auftreten von Doppelbildern).

Die Autoantikörper sind plazentagängig und können auch beim Neugeborenen eine transiente Hyperthyreose verursachen.

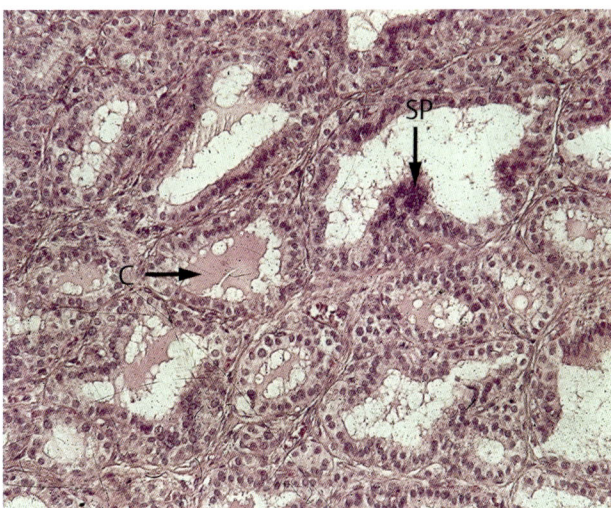

Abb. 3.8 **Histologischer Befund bei Morbus Basedow.** SP: Sanderson-Polster, C: Restkolloid mit randständigen Resorptionsvakuolen. [aus Riede, Werner, Schaefer, Allgemeine und spezielle Pathologie, Thieme, 2004]

Tab. 3.5 Stadieneinteilung der endokrinen Orbitopathie

Stadium	Klinik
I	Fremdkörpergefühl, Augentränen, Lichtscheu, retrookuläres Druckgefühl
II	Retraktion des Oberlids, Konjunktivitis, periorbitale Schwellung
III	Protusio bulbi
IV	gestörte Motilität der Augenmuskeln, Doppelbilder
V	Lagophthalmus, Hornhautulkus
VI	Kompression des N. opticus, Visusverlust bis zur Erblindung

Klinische Pathologie: Makroskopisch ist die Schilddrüse symmetrisch vergrößert und weist eine rote, fleischige Schnittfläche auf. **Histologisch** erkennt man sternförmig konfigurierte Follikel mit einem geringen Kolloidgehalt und Resorptionsvakuolen. Sogenannte Sanderson-Polster entstehen durch papilläre hochzylindrische Zellknospen (**Abb. 3.8**).

Klinik: Zusätzlich zu den Symptomen einer Hyperthyreose (S. 24) bestehen beim Morbus Basedow folgende Charakteristika:
- **endokrine Orbitopathie** (Exophthalmus, Stadieneinteilung s. **Tab. 3.5**): Typische Anzeichen sind
  - seltener Lidschlag (**Stellwag-Zeichen**)
  - sichtbarer Sklerastreifen oberhalb der Hornhaut (**Dalrymple-Zeichen**)
  - Zurückbleiben des oberen Augenlides bei Blicksenkung (**Graefe-Zeichen**)
  - Konvergenzschwäche (**Möbius-Zeichen**)
  - konjunktivale Injektion

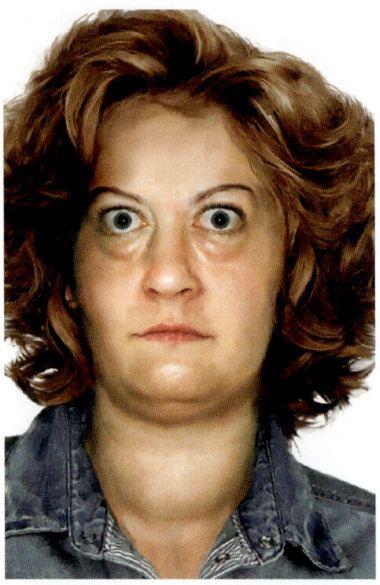

Abb. 3.9 **Exophthalmus bei endokriner Orbitopathie.** Beidseitiger Exophthalmus. Beim Geradeausblick ist ein weißer Sklerastreifen oberhalb der Hornhaut sichtbar (Dalrymple-Zeichen).

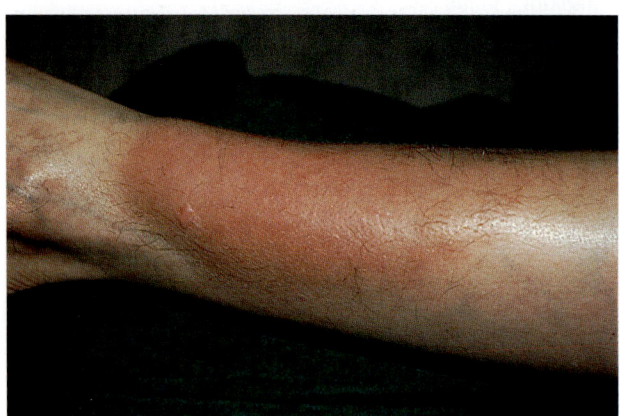

Abb. 3.10 **Prätibiales Myxödem bei Morbus Basedow.** [aus Baenkler et al., Duale Reihe Innere Medizin, Thieme, 2018]

- Lichtscheu, retrookuläres Druckgefühl, Schmerzen und Doppelbilder
- Kompression des Nervus opticus in seltenen Fällen mit Visusverlust
- **Struma** (**Cave:** kann auch fehlen!): mit starker Vaskularisation (→ auskultatorisches oder palpatorisches Schwirren)
- **Tachykardie**
- **prätibiales Myxödem** (plaque- und orangenhautähnliche Schwellung am Unterschenkel, die nicht weggedrückt werden kann, **Abb. 3.10**).

LERNTIPP !

Sowohl bei der Hyperthyreose (Morbus Basedow) als auch bei der Hypothyreose kann ein **Myxödem** auftreten:
- **Morbus Basedow:** lokalisiert an der Unterschenkelvorderseite (prätibial)
- **Hypothyreose:** generalisierte teigige Schwellungen, „aufgeschwemmter" Aspekt.

Myxödeme kann man außerdem – im Unterschied zu Ödemen – nicht wegdrücken.

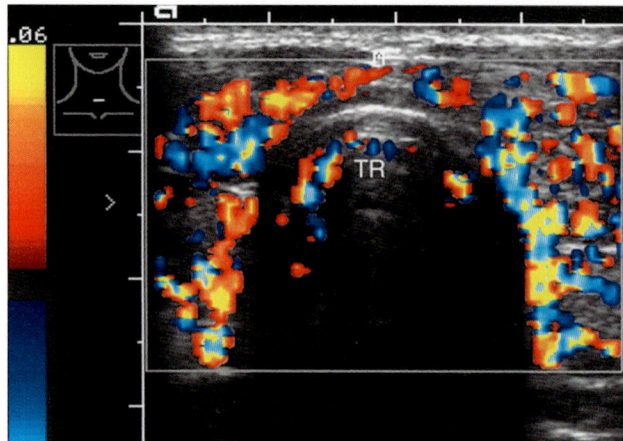

Abb. 3.11 **Farbdoppler-Sonografie bei Morbus Basedow.** Deutliche Hypervaskularisation der Schilddrüse. TR: Trachea. [aus Schmidt, Checkliste Sonografie, Thieme, 2004]

PRAXIS Charakteristisch für den Morbus Basedow ist die **Merseburger Trias** aus Struma, Exophthalmus (**Abb. 3.9**) und Tachykardie.

Diagnostik: In ausgeprägten Fällen (endokrine Orbitopathie, Schwirren der Schilddrüse) lässt sich die Diagnose klinisch stellen. Bestätigt wird sie durch die Bestimmung der Laborwerte (fT_3/fT_4 ↑, TSH ↓). Zusätzlich können auch TSH-Rezeptor-Antikörper (**TRAK, 90 % positive Befunde**) und **Anti-TPO** (70 %) nachgewiesen werden (**Cave:** Antikörper können trotzdem negativ sein!).

PRAXIS Kontrollieren Sie die Schilddrüsenwerte regelmäßig, da eine endokrine Orbitopathie einer Hyperthyreose auch vorausgehen kann. Die typischen Autoantikörper müssen beim Morbus Basedow allerdings nicht zwingend vorhanden sein.

Sonografisch zeigt sich eine vergrößerte Schilddrüse mit **diffuser Echoarmut** und **Hypervaskularisation** (**Abb. 3.11**). Die szintigrafische Untersuchung (**homogene intensive Radionuklidanreicherung**) ist bei eindeutigem sonografischem und laborchemischem Befund nicht notwendig. Bei einer endokrinen Orbitopathie kann mittels MRT das Ausmaß der entzündlichen Aktivität sowie eine Verdickung der geraden äußeren Augenmuskeln festgestellt werden.

Therapie: Therapeutisch stehen die medikamentöse Behandlung mit Thyreostatika (Methode der Wahl), die Radioiodtherapie sowie die operative Entfernung (Letztere v. a. bei Rezidiv und Therapieresistenz) der Schilddrüse zur Verfügung.

Der Morbus Basedow zeigt eine **hohe Spontanremissionsrate**. Aus diesem Grund ist initial eine mindestens 1-jährige Therapie mit Thyreostatika (S. 26) (z. B. Prophylthiouracil) indiziert. Therapieziel ist das Erreichen eines euthyreoten Zustandes. Danach wird ein Auslassversuch unternommen, bei dem in 50 % der Fälle mit einer Langzeitremission gerechnet werden kann. Bei Rauchern und jungen Patienten ist die Rezidivrate höher. Rezidiviert der Morbus Basedow, sollte eine endgültige Sanierung mittels Radioiodtherapie oder Operation angestrebt werden.

Die **endokrine Orbitopathie** kann durch eine euthyreote Stoffwechsellage in rund 60 % der Fälle verbessert werden. **Niko-**

tinkarenz ist obligat (→ Nikotin erhöht das Risiko und verschlechtert den Verlauf einer endokrinen Orbitopathie deutlich). Bei starker entzündlicher Aktivität werden meist parenteral Glukokortikoide appliziert (Methylprednisolon). Gegebenenfalls können Bestrahlung (externe Retrobulbärbestrahlung), chirurgische Maßnahmen (Orbitadekompression bei Beteiligung des N. opticus) und sehr selten Immunsuppressiva (Ciclosporin, Rituximab) zum Einsatz kommen. Symptomatische Maßnahmen (z. B. Sonnenbrille, hochgestelltes Bettkopfende) können die Beschwerden ebenfalls lindern. Bei inkomplettem Lidschluss und seltenem Lidschlag sind außerdem die regelmäßige Benetzung der Kornea mit künstlicher Tränenflüssigkeit und Applikation einer Vitamin-A-haltigen Augensalbe vor Bettruhe notwendig (Gefahr der kornealen Ulzeration).

> **LERNTIPP**
>
> Zur Therapie sollten Sie sich merken, dass man Basedow-Patienten zunächst immer konservativ behandelt (**Thyreostatika**). Außerdem sollten Sie Patienten mit endokriner Orbitopathie unbedingt zur **Nikotinkarenz** raten, damit sich die Erkrankung nicht noch weiter verschlechtert.

Eine **Radioiodtherapie** sollte beim Rezidiv oder einer persistierenden Hyperthyreose in Erwägung gezogen werden und stellt eine gleichwertige Alternative zur Operation dar. Sie kann jedoch eine endokrine Orbitopathie verschlechtern und ist bei ausgeprägtem Befall deshalb kontraindiziert.

Die **totale oder subtotale Strumektomie** stellt eine effektive chirurgische Maßnahme bei rezidivierendem oder therapieresistentem Morbus Basedow dar.

> **PRÜFUNGSHIGHLIGHTS**
>
> – !!! **Klinik:** Hyperthyreose, endokrine Orbitopathie, prätibiales Myxödem, schwirrende Struma
>   – ! typische Anzeichen der endokrinen Orbitopathie
> – !!! **Labor:** fT$_3$/fT$_4$ ↑, TSH ↓ (= primäre Hyperthyreose), Autoantikörper (**TRAK**, > 90 % positive Befunde, Anti-TPO)
> – !! **Sonografie:** große echoarme und hypervaskularisierte Schilddrüse
> – ! **Szintigrafie:** homogene deutliche Anreicherung von Radionuklid
> – ! **MRT:** Verdickung äußerer Augenmuskeln bei endokriner Orbitopathie
> – !!! **Therapie:** Thyreostatika (z. B. Propylthiouracil), Radioiodtherapie oder OP erst bei Basedow-Rezidiv bzw. (subtotale) Thyreoidektomie als definitive Therapie, Nikotinkarenz und Behandlung der endokrinen Orbitopathie

3.3.2 Schilddrüsenautonomie

> **DEFINITION** Vom TSH-Einfluss unabhängige, autonome Hormonproduktion der Thyreozyten.

Epidemiologie: Gehäuftes Auftreten in Iodmangelgebieten, insbesondere im höheren Lebensalter.

Einteilung: Das autonome Schilddrüsengewebe kann disseminiert über das gesamte Organ (**diffus**) verteilt oder auf einen (**unifokal = autonomes Adenom**) bzw. mehrere Bezirke (**multifokal**) beschränkt sein. Abhängig von der funktionellen Aktivität spricht man von warmen (Tracerspeicherung im angrenzenden normalen Gewebe) bzw. heißen (keine Tracerspeicherung mehr im Normalgewebe) Knoten. Kalte Knoten (überhaupt keine Speicherung) können zusätzlich bestehen und sind abklärungsbedürftig (→ Malignomverdacht).

Ätiopathogenese: Zum **autonomen Adenom** führen **aktivierende Mutationen im TSH-Rezeptorgen** oder in den nachgeschalteten intrazellulären Signaltransduktionswegen. Die Folge ist eine andauernde Stimulation der Thyreozyten. Ein Iodmangel scheint das Auftreten von Autonomien zu fördern. Zunächst kann die autonome Sekretion noch zu einem gewissen Grad vom gesunden Gewebe gesteuert werden (**warmer Knoten**). Die Patienten sind euthyreot (kompensierte Funktionslage). Mit zunehmender Hormonproduktion aus dem Adenom (sog. **heißer Knoten**) wird das gesunde Schilddrüsengewebe immer stärker supprimiert (TSH ↓). Die Patienten dekompensieren und eine Hyperthyreose manifestiert sich. Häufig ist eine Iodexposition für die Dekompensation verantwortlich (→ Demaskierung einer latenten Hyperthyreose).

Klinische Pathologie: Autonome Adenome sind meist **abgekapselt** und heller als das umgebende Gewebe. Durch das schnelle Wachstum sprießen Blutgefäße erst nachträglich ein, nichtversorgtes Gewebe geht unter und hinterlässt **Gewebsnekrosen** oder **Blutungen**. Diese verändern sich im Verlauf regressiv und bilden ein **bindegewebiges Netzwerk**, das das Organ durchzieht. Es entsteht ein buntes Bild aus Adenomen und Pseudoknoten (normales Gewebe, das in die Netzmaschen hineingepresst wird).

Klinik: mechanische Symptome und Symptome der Hyperthyreose bei stark gesteigerter autonomer Hormonproduktion. Bei Iodmangel tritt eine Autonomie aufgrund des fehlenden Substrats meist erst spät in Erscheinung, wenn die autonomen Gebiete bereits beträchtliche Ausmaße angenommen haben.

> **PRAXIS** Insbesondere bei älteren Patienten mit absoluter Arrhythmie sollte man an eine Schilddrüsenautonomie denken (→ Bestimmung des TSH-Wertes).

Diagnostik: Die Kontrolle der Schilddrüsenhormone (TSH ↓, fT$_3$ ↑, fT$_4$ ↑; ggf. nur fT$_3$ ↑ bei T$_3$-Hyperthyreose) ist ausschlaggebend für die Diagnosestellung. Autoantikörper sind nicht nachweisbar.

In der **Sonografie** lässt sich ein autonomes Adenom als echoarmer Bezirk mit häufig zentral gelegenem echofreiem Areal (Zystenbildung) darstellen. Diffuse Autonomien erscheinen inhomogen. **Szintigrafisch** können warme (relative Mehrspeicherung im Knoten verglichen mit dem Umgebungsgewebe) oder heiße Knoten (extreme Speicherung im Knoten, subnormale Speicherung im Umgebungsgewebe) nachgewiesen werden (**Abb. 3.12**). Näheres siehe bei der Szintigrafie der Schilddrüse (S. 21).

> **LERNTIPP**
>
> Schilddrüsen-Szintigrafie-Bilder kommen regelmäßig in Examina vor. Machen Sie sich daher nochmals den Unterschied zwischen heißen und kalten Knoten klar (**Abb. 3.2**).

Besteht eine latente Hyperthyreose, muss der Regelkreis ausgeschaltet werden, um die Funktionalität bewerten und quantifizieren zu können. Hierfür muss der Patient einige Wochen vor

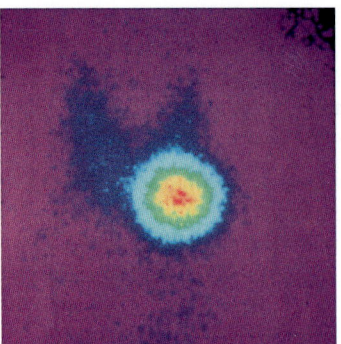

Abb. 3.12 **Autonomes Adenom.** In der Szintigrafie zeigt sich im linken unteren Pol der Schilddrüse ein autonomes Adenom mit starker Isotopanreicherung. [aus Baenkler et al., Duale Reihe Innere Medizin, Thieme, 2018]

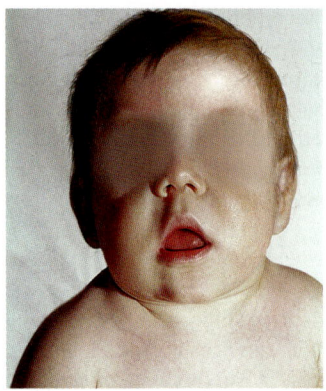

Abb. 3.13 **Typische Facies bei konnataler Hypothyreose.** [aus Gortner, Meyer, Duale Reihe Pädiatrie, Thieme, 2018]

der Untersuchung Thyroxin einnehmen (**Suppressionsszintigrafie**).

Kalte Knoten müssen feinnadelbiopsiert werden, da ein Karzinom vorliegen kann.

Therapie:
- bei Hyperthyreose: **Euthyreose herstellen**, d.h. Behandlung mit Thyreostatika
- danach: **definitive Therapie mittels Radioiod oder Operation**. Die Radioiodtherapie ist v.a. bei diffuser Autonomie, sehr kleinen Adenomen sowie älteren Patienten mit Kontraindikationen gegen eine Operation angezeigt. Bei thyreotoxischer Krise (S. 26) ist die sofortige Operation als Notfallmaßnahme indiziert. Ohne die definitive Therapie tritt immer ein Rezidiv auf.
- Tachykardien werden symptomatisch mit Propranolol behandelt.

Prognose: gut, bei adäquater Therapie sind Rezidive selten. Beim autonomen Adenom und gleichzeitiger latenter Hyperthyreose ist ein abwartendes Verhalten gerechtfertigt. Nur in 5 % der Fälle wird diese manifest, dennoch muss der Patient ausdrücklich darauf hingewiesen werden, Iodexzesse zu vermeiden.

3.4 Hypothyreose

DEFINITION Unterversorgung des Körpers mit den Schilddrüsenhormonen T_3 und T_4.

Einteilung und Ätiologie:
- **angeborene Form = konnatale Hypothyreose** (1:3000–1:4000 Neugeborene): Die Schilddrüse kann fehlen (Athyreose) oder dysplastisch bzw. ektop angelegt sein. Störungen der Hormonsynthese und -inkretion sind selten, eine periphere Hormonresistenz absolute Rarität.
- **erworbene Form:**
  - **primär:** entzündlich, z.B. Hashimoto-Thyreoiditis (S. 31), nach Operation bzw. Radioiodtherapie, extremer Iodmangel, strumigene Substanzen (z.B. Thyreostatika) oder nach medikamentöser Therapie
  - **sekundär** infolge einer Hypophysenvorderlappeninsuffizienz
  - **tertiär** bei hypothalamischer Insuffizienz.

Bei Früh- und Neugeborenen kann eine **transiente Hypothyreose** auftreten (Häufigkeit 1:40 000), wenn z.B. die Mutter an Iodmangel leidet, mütterliche Schilddrüsenautoantikörper oder Thyreostatika transplazentar auf den Fetus übertragen werden oder Schilddrüse bzw. hormonelle Regelkreise noch nicht vollständig entwickelt sind.

Klinik: Tritt die Hypothyreose zum Zeitpunkt der Geburt bzw. kurz danach auf (**Abb. 3.13**), zeigen sich beim **Neugeborenen** Trinkfaulheit, Bewegungsarmut (muskuläre Hypotonie), Müdigkeit, Hypothermie und Bradykardie sowie ein Icterus neonatorum prolongatus. Ohne Therapie kommt es zu schweren Gedeih- und Entwicklungsstörungen mit geistiger Retardierung (IQ ≤ 70, sog. **Kretinismus**). Die konnatale Form infolge einer Iodfehlverwertung führt zudem zur Struma. Ein Kretinismus ist heute selten und tritt v.a. in medizinisch unterversorgten Regionen auf.

Bei **Kindern** mit erworbener Hypothyreose bestehen zusätzlich zu den charakteristischen Symptomen des Erwachsenen (s.u.) ein retardiertes Knochenalter, verzögerte Dentition, Kleinwuchs und Pubertas tarda.

Beim **Erwachsenen** entwickeln sich die typischen Symptome einer Hypothyreose:
- Leistungsabfall, Adynamie, Müdigkeit, Verlangsamung, Desinteresse, Antriebsarmut, depressive Stimmungslage
- Kälteintoleranz
- trockene, teigige, schuppende Haut
- Gewichtszunahme durch generalisiertes Myxödem
- trockenes, brüchiges Haar
- Obstipation
- raue, heisere Stimme durch Stimmbandmyxödem
- Verdickung der Zunge mit kloßiger, verwaschener Sprache
- Bradykardie, Herzvergrößerung, digitalisrefraktäre Herzinsuffizienz
- verlängerte Achillessehnenreflexzeit
- frühzeitige Atherosklerose
- Struma
- evtl. Zyklusstörungen/Infertilität (TRH↑ →Prolaktin↑ →GnRH↓), gestörte Spermatogenese, erhöhte Abortrate.

Bei **alten Menschen** verläuft die Hypothyreose oft uncharakteristisch (häufig Adynamie, Kälteempfindlichkeit und Obstipation) und wird daher häufig verkannt.

Komplikationen: Das **Myxödemkoma** ist die schwerste Ausprägung der Hypothyreose. Es ist mit einer hohen Letalität verbunden, heute aber extrem selten. Symptome zeigen sich in Form von Hypothermie, Hypoventilation mit Hyperkapnie und ggf. CO_2-Narkose, Hyponatriämie, Bradykardie und Hypotonie sowie eines myxödematösen Aspekts.

Diagnostik: Beim Neugeborenen erfolgt am 3. Lebenstag ein **Hypothyreose-Screening** (TSH-Bestimmung aus Fersenblut).

Das Vollbild der Hypothyreose lässt sich häufig bereits klinisch als Blickdiagnose feststellen. Die Bestimmung der **Laborwerte** sichert die Diagnose und gibt Aufschluss über den Schweregrad:

- latente (primäre) Hypothyreose: TSH ↑, fT$_3$ und fT$_4$ noch normal
- manifeste (primäre) Hypothyreose: TSH ↑ ↑, fT$_3$ und fT$_4$ ↓.

Die typischen Befunde der **Hashimoto-Thyreoiditis** (S. 31), als häufigste Ursache der Hypothyreose, werden im Kapitel Schilddrüsenentzündungen besprochen.

Differenzialdiagnosen:
Low-T$_3$/T$_4$-Syndrom (non-thyroidal illness syndrome [NTIS]; euthyroid sick syndrome [ESS]): Bei intensivmedizinisch behandelten Patienten sind häufig fT$_3$ und fT$_4$ erniedrigt, der TSH-Wert normal. Ursächlich sind dabei zentrale Einflüsse auf die hypothalamisch-hypophysär-thyreoidale Achse. Im Unterschied zur echten Hypothyreose ist allerdings das reverse T$_3$ (rT$_3$) erhöht. rT$_3$ ist biologisch inaktiv und entsteht bei der physiologischen Umwandlung von T$_4$ in T$_3$. Da es sich um einen adaptiven Prozess des Organismus handelt, wird keine Therapie mit Levothyroxin durchgeführt.

Therapie:

> **LERNTIPP**
>
> Damit Sie die Fragen zur Therapie beantworten können, müssen Sie die Symptome und Laborbefunde einer Hypothyreose kennen.

Die Therapie besteht in der langsamen Substitution mit Schilddrüsenhormonen. **L-Thyroxin ist das Mittel der Wahl bei manifesten Hypothyreosen.** Ziel ist es, die erhöhten TSH-Werte zu normalisieren. Bei Patienten mit bekannter KHK erhöhen die Schilddrüsenhormone den myokardialen Sauerstoffbedarf und können eine KHK verschlechtern bzw. zu Rhythmusstörungen führen. Der Beginn mit L-Thyroxin sollte in solchen Situationen einschleichend erfolgen. Die Dosierung orientiert sich am TSH-Wert. Ist TSH zu hoch, muss folglich die L-Thyroxin-Dosis erhöht werden und umgekehrt. Die Gabe sollte 30 min vor den Mahlzeiten erfolgen, damit eine ausreichende Resorption gewährleistet ist.

Latente Hypothyreosen sollten wegen des Risikos der Frühatherosklerose und der Infertilität mit niedriger Dosierung behandelt werden.

Therapie der konnatalen Hypothyreose: Bei positivem Neugeborenenscreening sofortige Gabe von L-Thyroxin unter regelmäßigen Kontrollen von TSH und T$_4$.

> **PRAXIS** Bei Neugeborenen mit primärer Hypothyreose muss die **Therapie schnellstmöglich begonnen** werden. Die Substitution mit L-Thyroxin kann zwar das Wachstumsdefizit auch zu einem späteren Zeitpunkt noch ausgleichen, nicht aber die geistige Entwicklung.

Therapie des Myxödemkomas: Das Myxödemkoma ist akut lebensbedrohlich und muss umgehend intensivmedizinisch behandelt werden. **L-Thyroxin** ist **hoch dosiert** zu verabreichen (initial 500 µg, meist i. v., danach 100 µg L-Thyroxin), meist wird zudem parenteral T$_3$ verabreicht, zusätzlich kommen **Glukokortikoide** zum Einsatz. Begleitend sollte der Patient intubiert und langsam wiedererwärmt sowie sein Elektrolythaushalt ausgeglichen werden.

Prognose: Die Prognose ist abhängig vom Zeitpunkt der Diagnosestellung und von der Ausprägung des Iodmangels. Werden erworbene Formen der Hypothyreose ausreichend therapiert, setzt bei Kindern ein Aufholwachstum ein; die prognostische Endgröße kann jedoch nicht immer erreicht werden.

Kinder mit angeborener Hypothyreose können sich geistig normal entwickeln, wenn die Substitutionstherapie innerhalb der Neugeborenenperiode begonnen wird. Mit einer bleibenden geistigen Schädigung ist zu rechnen, wenn eine konnatale Hypothyreose erst im Alter von 3–6 Monaten erkannt wird.

> **PRÜFUNGSHIGHLIGHTS**
>
> – ! Die häufigste Ursache einer **primären, erworbenen Hypothyreose** im Erwachsenenalter ist die Hashimoto-Thyreoiditis (chronische Autoimmunthyreoiditis).
> – !! **Klinik:** Typische Symptome einer Hypothyreose sind u. a. Kälteintoleranz, trockenes, brüchiges Haar, Obstipation, Bradykardie und eine verlängerte Achillessehnenreflexzeit. Evtl. weibliche Infertilität durch Prolaktinanstieg.
> – !! **Therapie** der Hypothyreose: Die Substitution mit L-Thyroxin orientiert sich am TSH-Wert.
> – ! **Komplikation:** Myxödemkoma (Hypothermie, Hyperkapnie, Bradykardie, Hypotonie, myxödematöser Aspekt).

3.5 Schilddrüsenentzündung (Thyreoiditis)

3.5.1 Akute Thyreoiditis

Epidemiologie: selten.

Ätiologie:
- Bakterien (Strepto- und Staphylokokken)
- Viren
- Bestrahlung
- Trauma.

Klinik und Diagnostik: Die Erkrankung beginnt meist akut mit Fieber. Lokal bestehen Druckschmerzen und die Lymphknoten sind geschwollen.
- Labor: BSG ↑, CRP ↑, Leukozyten ↑, meist Euthyreose
- Sonografie: Einschmelzungen und echofreie Areale
- Feinnadelpunktion: Granulozyten, Erregernachweis.

Therapie: Kühlen, bei bakterieller Genese Antibiotikagabe, Antiphlogistika bei Strahlengenese. Abszesse müssen drainiert werden.

3.5.2 Hashimoto-Thyreoiditis

Synonym: Autoimmunthyreoiditis, chronisch-lymphozytäre Thyreoiditis

Epidemiologie: häufigste Schilddrüsenentzündung (ca. 80 %). Die Erkrankung betrifft überwiegend **Frauen** (w:m = 10:1) zwischen dem 30. und 50. Lebensjahr.

Ätiologie: Die genaue Ursache ist unklar, man geht von einer autoimmunologischen Pathogenese aus. Es besteht eine familiäre Veranlagung (HLA-Marker) und eine **Assoziation mit weiteren Autoimmunopathien.**

Klinik: Die Erkrankung beginnt oft ohne Beschwerden („silent thyroiditis") und die Diagnose wird oft erst spät im Rahmen einer Strumaabklärung gestellt.

Diagnostik:
- Klinik: Schilddrüse kann unterschiedlich groß sein
- Labor:
  - zunächst evtl. milde Hyperthyreose, später Hypothyreose (T_3 und T_4 ↓, TSH ↑).
  - charakteristische Antikörper:
    - **TPO-Antikörper** positiv (95%)
    - **Tg-Antikörper** positiv (70%)
    - TRAK negativ.
- Sonografie: homogene Echoarmut
- Szintigrafie: verminderte ^{99m}Tc-Aufnahme
- Feinnadelpunktion: **lymphozytäre Infiltrate** mit Hürthle-Zellen (onkozytäre Transformation von Thyreozyten)
- Histologie: lymphozytäre Entzündung, im Verlauf Fibrose und Atrophie der Schilddrüse (**Abb. 3.14**).

Therapie: Bei euthyreoter Stoffwechsellage sollten die Patienten über das erhöhte Risiko einer Hypothyreoseentwicklung aufgeklärt sowie regelmäßige Kontrollen der Schilddrüsenparameter durchgeführt werden. **Bei hypothyreoter Stoffwechsellage** sollte eine medikamentöse Therapie mit L-Thyroxin eingeleitet werden.

> **LERNTIPP**
>
> Von den Schilddrüsenentzündungen wird eigentlich nur nach der **Hashimoto-Thyreoiditis** gefragt, das dafür aber regelmäßig: Wenn Sie sich v. a. die typischen Antikörper, also **Anti-TPO** und **Anti-Tg**, merken, können Sie aber die meisten Fragen relativ leicht beantworten.

3.5.3 Thyreoiditis de Quervain

Synonym: subakut granulomatöse Thyreoiditis

Epidemiologie: selten (ca. 1%), Frauen erkranken häufiger als Männer (w:m = 3:1). Der Altersgipfel liegt zwischen dem 30. und 60. Lebensjahr, eine Häufung im Sommer/Herbst tritt auf.

Ätiologie: unklar, häufige Assoziation mit viralen Infekten der oberen Atemwege.

Klinik: allgemeines Krankheitsgefühl, Fieber, Kraftlosigkeit sowie lokaler Druckschmerz und Hals- und Kieferschmerzen.

Diagnostik:
- Labor: BSG ↑↑, CRP ↑, außerdem anfangs meist Hyperthyreose, später Hypothyreose
- Sonografie: inhomogen und echoarm
- Feinnadelpunktion: Granulome aus ungeordneten Langerhans-Riesenzellen (zur Diagnosestellung aber i. d. R. nicht notwendig).

Therapie: Spontanremissionen sind sehr häufig. Symptomatisch werden NSAR oder selten Glukokortikoide verabreicht; bei Symptomen der Hyperthyreose wie einer Tachykardie Gabe von β-Blockern. Thyreostatika sind nicht wirksam (die Hyperthyreose ist entzündlich bedingt und nur vorübergehend!).

3.5.4 Seltene Formen

- **Riedel-Thyreoiditis**: Sie tritt sehr selten auf und führt zu einer chronischen Fibrosierung („eisenharte" Riedel-Struma) und Verhärtung der Schilddrüse, die auch auf Nachbarstrukturen übergreifen kann. Als Ursache wird ein Autoimmungeschehen angenommen. Therapie der Wahl ist die chirurgische Resektion.
- Thyreoiditis im Rahmen **chronischer Infektionserkrankungen** (z. B. Lues, Tuberkulose).

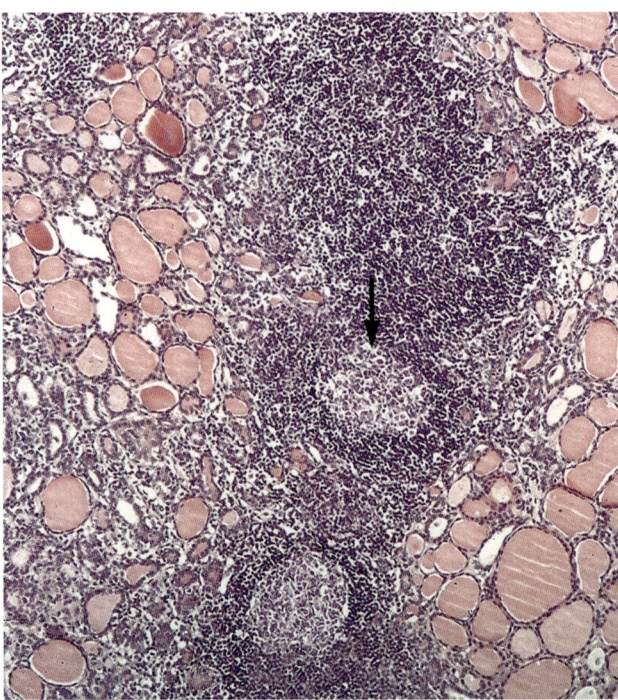

Abb. 3.14 Chronisch-lymphozytäre Thyreoiditis (Hashimoto-Thyreoiditis). Erkennbar sind lymphozytäre Infiltrate, die keimzentrumhaltige Follikelstrukturen ausbilden und das Schilddrüsengewebe zerstören (Pfeil). [aus Riede, Werner, Schaefer, Allgemeine und spezielle Pathologie, Thieme, 2004]

> **PRÜFUNGSHIGHLIGHTS**
>
> **Hashimoto-Thyreoiditis:**
> - ! Autoimmunerkrankung
> - ! Labor: Hypothyreose (T_3 und T_4 ↓, TSH ↑)
> - !!! Autoantikörper
> - !! Sonografie: homogene Echoarmut
> - ! Therapie bei euthyreoter Stoffwechsellage: Aufklärung der Patienten über das erhöhte Risiko einer Hypothyreoseentwicklung, regelmäßige Kontrollen der Schilddrüsenparameter.

3.6 Tumoren der Schilddrüse

3.6.1 Autonomes Adenom

Siehe Abschnitt Schilddrüsenautonomie (S. 29).

3.6.2 Schilddrüsenkarzinom

Synonym: Struma maligna

> **LERNTIPP**
>
> Schilddrüsenkarzinome sind ein beliebtes Prüfungsthema. Leider gibt es aber keine typischen Fragen dazu, daher sollten Sie den folgenden Abschnitt ein wenig genauer lernen.

Epidemiologie und Formen: Schilddrüsenkarzinome sind die häufigste endokrine Neoplasie: jährlich erkranken etwa 3/100 000 Einwohner. Man unterscheidet folgende Typen (**Tab. 3.6**):
- papilläres Karzinom
- follikuläres Karzinom
- anaplastisches Karzinom
- medulläres Karzinom.

3.6 Tumoren der Schilddrüse

Tab. 3.6 Übersicht über Schilddrüsenmalignome

	papilläres Karzinom	follikuläres Karzinom	anaplastisches Karzinom	medulläres Karzinom
Häufigkeit	häufigster Typ (60 %); w:m = 3:1	30 %; w:m = 3:1	5 %; w:m = 1:1	5 % (85 % sporadisch, 15 % hereditär)
Altersgipfel	25.–50. Lebensjahr	25.–50. Lebensjahr	70. Lebensjahr	50.–60. Lebensjahr (sporadisch)
Ätiologie	Bestrahlung (je jünger der Patient zum Bestrahlungszeitpunkt war, desto höher ist das Risiko) JODMANGEL, HASHIMOTO-ERKRANKUNG	unbekannt		hereditäre Form: autosomal-dominante Mutationen des RET-Protoonkogens (isoliertes C-Zell-Karzinom oder im Rahmen eines MEN II) PHAOCHROMOZYTOM PRIMÄRER HYPERPARATHYREO. sporadisch: unbekannt
Ausgangsgewebe	Follikelepithelien der Schilddrüse			C-Zellen (→ neuroendokrine Neoplasie)
Histologie	differenziertes Karzinom, papilläre (obligat!) und follikuläre Strukturen; charakteristisch sind blasse, große Tumorzellkerne (sog. Milchglaskerne) und Kalkablagerungen (Psammomkörperchen); Abb. 3.15 a	differenziertes Karzinom, starke Ähnlichkeit mit ausgereiftem oder sich entwickelndem Schilddrüsengewebe, definitionsgemäß keine papillären Strukturen (Abb. 3.15 b)	undifferenziertes Karzinom, histologisch weder papilläre noch follikuläre Strukturen, vielfältige Zellgestalten (Nebeneinander von Spindelzellen, kleinen und großen undifferenzierten Epithelzellen)	runde bis spindelförmige Tumorzellen; charakteristische AE-Amyloid-Ablagerungen
Immunhistochemie	Nachweis von Thyreoglobulin		kein Thyreoglobulinnachweis	Nachweis von CEA, Somatostatin, Serotonin
Besonderheiten	gehäuftes Auftreten in Gebieten ohne Iodmangel	gehäuftes Auftreten in Strumaendemiegebieten (Iodmangelgebiete)	sehr aggressives Wachstum; keine Teilnahme am Iodstoffwechsel (→ keine Radioiodtherapie)	keine Teilnahme am Iodstoffwechsel (→ keine Radioiodtherapie); Tumorzellen produzieren Kalzitonin ($^{1}/_{3}$ d. Pat. leidet an einer Kalzitonin-induzierten therapierefraktären Diarrhö)
Metastasierung	v. a. lymphogen (in reg. Halslymphknoten)	v. a. hämatogen (Lunge, Knochen)	hämatogen und lymphogen, rasches infiltratives Wachstum	hämatogen und lymphogen
Tumormarker	Thyreoglobulin		–	Kalzitonin
Therapie der Wahl	radikale Thyreoidektomie und Lymphadenektomie (Ausnahme: papilläres Mikrokarzinom: ggf. Hemithyreoidektomie), postoperative Radioiodtherapie, L-Thyroxin; fortgeschrittene Tumoren: postoperative Strahlentherapie		radikale Thyreoidektomie und Lymphadenektomie (selten möglich), postoperative Radioiodtherapie; bei Inoperabilität: Strahlentherapie	radikale Thyreoidektomie, Lymphadenektomie
Prognose	10-Jahres-Überlebensrate: 70–90 % (speziell in Stadium I bei jungem Patienten hervorragend)	10-Jahres-Überlebensrate: 70–80 %	mittlere Überlebenszeit: 6 Monate	10-Jahres-Überlebensrate: ca. 50 %

× MEN - MULTIPLE ENDOKRINE NEOPLASIE

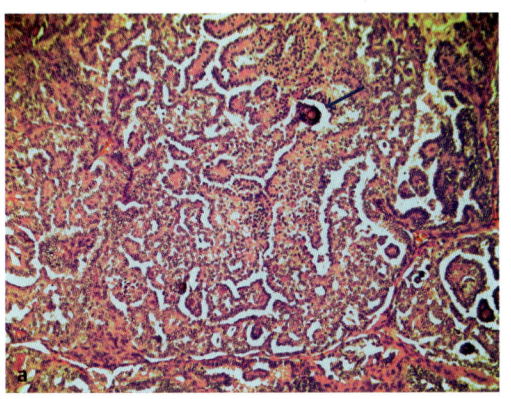
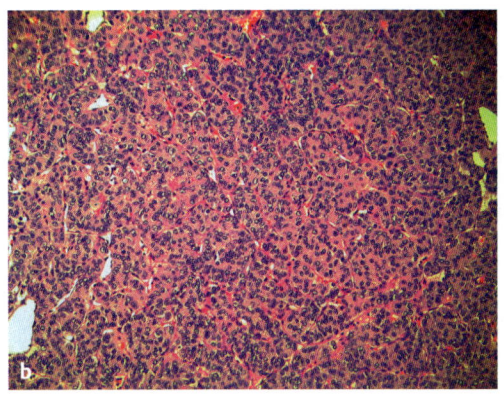

Abb. 3.15 Histologische Befunde bei Schilddrüsenkarzinom. a Papilläres Schilddrüsenkarzinom mit Psammomkörperchen (Pfeil). b Folliküläres Schilddrüsenkarzinom. [aus Krams et al., Kurzlehrbuch Pathologie, Thieme, 2013]

> **LERNTIPP**
>
> Das follikuläre Karzinom ist das häufigste Schilddrüsenkarzinom in Strumaendemiegebieten. Das papilläre Karzinom ist zwar absolut gesehen häufiger, findet sich aber bevorzugt in Gebieten ohne Iodmangel.

Klinik: Das erste Symptom ist häufig ein schnell wachsender, derber und schmerzloser **Strumaknoten**, der mit der Umgebung „verbacken" ist. Klinische Symptome treten auf, wenn der Tumor wächst und Nachbarstrukturen infiltriert oder komprimiert:
- **Dysphagie** und **Globusgefühl** (→ Ösophagus)
- **Heiserkeit** (→ N. laryngeus recurrens)
- **inspiratorischer Stridor** und **Dyspnoe** (→ Trachea)
- **Horner-Syndrom** (→ Ganglion stellatum).

Diagnostik:
- **Familienanamnese:** v. a. relevant beim medullären Karzinom (→ familiäre Häufung)
- **klinische Untersuchung:** Schilddrüse ist nicht schluckverschieblich, derbe Lymphknotenvergrößerung am Hals
- **Labor:**
  - Überprüfen der **Schilddrüsenfunktion** (→ Bestimmung von T_4, T_3 und TSH im Serum, i. d. R. Euthyreose)
  - Tumormarker:
    - **Thyreoglobulin** (→ differenzierte Karzinome)
    - **Kalzitonin** (→ medulläres Schilddrüsenkarzinom)
    - **CEA** (karzinoembryonales Antigen): v. a. medulläres Schilddrüsenkarzinom.

> **LERNTIPP**
>
> Besonders beliebt sind Fragen nach den Tumormarkern! Merken Sie sich:
> – differenzierte Schilddrüsenkarzinome: Thyreoglobulin
> – medulläres Schilddrüsenkarzinom: Kalzitonin.
> Die Bestimmung des Thyreoglobulins als Tumormarker ist erst nach der Operation und thyreoablativen Radioiodtherapie sinnvoll, da dann kein Schilddrüsengewebe mehr vorhanden ist und physiologischerweise kein Thyreoglobulin mehr produziert wird.

- **Bildgebung:**
  - **Sonografie** der Schilddrüse (Abb. 3.16): unscharf begrenzte, echoarme, häufig hypervaskularisierte Areale mit einem Durchmesser > 1 cm. Manchmal lässt sich Mikrokalk darstellen.
  - **Szintigrafie:** kalter Knoten (Abb. 3.2 c)
- **Feinnadelpunktion** und **zytologische Untersuchung:** bei auffälligen sono- und/oder szintigrafischen Befunden. Da aber nicht alle Malignome zytologisch verifiziert werden können, schließt ein negativer Zytologiebefund ein Malignom nicht aus. Daher: bei klinischem Malignomverdacht trotz negativer Zytologie Operation und histologische Aufarbeitung (Tab. 3.6).

> **PRAXIS** Ein szintigrafisch **kalter Knoten**, der sonografisch **echoarm** ist, ist immer **malignomverdächtig**! Ein szintigrafisch kalter Knoten, der sonografisch echofrei ist, spricht hingegen für eine Zyste.

- **Staging:**
  - CT und MRT der Halsregion: Achtung! Bei Verdacht auf ein Schilddrüsenkarzinom dürfen **keine iodhaltigen Kontrastmittel** verwendet werden (Metastasen können durch die funktionelle Iodblockade in der Szintigrafie nicht mehr dargestellt werden).
  - zum Ausschluss von Metastasen: Ganzkörperszintigrafie (z. B. mit ^{131}Iod- oder als PET-Szintigrafie), Röntgen-Thoraxaufnahme und Skelettszintigrafie
- **Laryngoskopie:** präoperativ zur Beurteilung der Stimmbandfunktion
- **außerdem:** Beim hereditären C-Zell-Karzinom sollte an ein MEN-Syndrom (S.53) gedacht werden, weshalb man vor der Operation ein Phäochromozytom ausschließen muss (Labor: Metanephrin im Plasma/Urin und evtl. CT) gefolgt von einer molekulargenetischen Untersuchung des RET-Protoonkogens.

> **LERNTIPP**
>
> Vergegenwärtigen Sie sich, wie ein Schilddrüsenkarzinom in der Bildgebung aussieht: Sie sollten einen kalten Knoten im Szintigramm (Abb. 3.2 c) erkennen und in der Sonografie echoreiche und echoarme Areale unterscheiden können.

Differenzialdiagnosen:
- gutartige regressive Knoten (Struma nodosa): Abgrenzung schwierig, im Zweifelsfall Thyreoidektomie und histologische Aufarbeitung
- andere Raumforderungen: Zysten, Adenome, Metastasen
- Thyreoiditis.

Stadieneinteilung: Siehe Tab. 3.7.

Therapie: Die moderne Behandlung von Patienten mit Schilddrüsenmalignom kombiniert chirurgische, pharmakologische und nuklearmedizinische Verfahren und sollte immer in spezialisierten Zentren erfolgen.

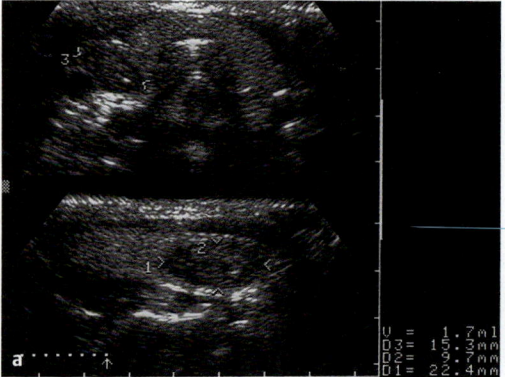
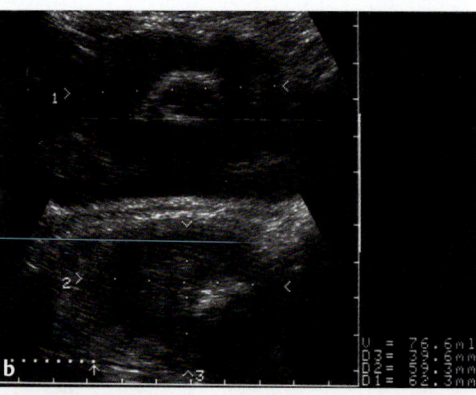

Abb. 3.16 Sonografie bei Schilddrüsenkarzinom.
a Follikuläres Schilddrüsenkarzinom. Der Knoten ist inhomogen und echoarm.
b Anaplastisches Karzinom. Der Knoten ist ebenfalls inhomogen und echoarm und kann von der Umgebung nur schwer abgegrenzt werden. [aus Baenkler et al., Duale Reihe Innere Medizin, Thieme, 2018]

Tab. 3.7 TNM-Klassifikation des Schilddrüsenkarzinoms

Stadium	Ausdehnung
T 1	Tumor auf Schilddrüse begrenzt, Durchmesser ≤ 2 cm
▪ T 1a	Tumordurchmesser ≤ 1 cm
▪ T 1b	Tumordurchmesser > 1–2 cm
T 2	Tumor auf Schilddrüse begrenzt, Durchmesser > 2 cm und ≤ 4 cm
T 3	Tumor auf Schilddrüse begrenzt mit Durchmesser > 4 cm oder Tumoren mit minimaler extrathyreoidaler Ausbreitung (Infiltration des M. sternocleidomastoideus oder des perithyreoidalen Weichteilgewebes)
T 4	Tumor durchbricht Schilddrüsenkapsel und infiltriert subkutanes Weichteilgewebe, Larynx, Trachea, Ösophagus, N. recurrens
N0	keine regionären Lymphknotenmetastasen
N1	regionäre Lymphknotenmetastasen
M0	keine Fernmetastasen
M1	Fernmetastasen

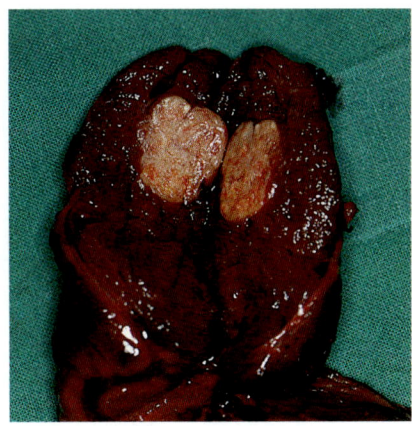

Abb. 3.17 OP-Resektat eines medullären Schilddrüsenkarzinoms. Man erkennt ein solitäres Karzinom bei ansonsten unauffälligem Schilddrüsengewebe. [aus Henne-Bruns et al., Duale Reihe Chirurgie, Thieme, 2012]

Chirurgische Therapie: An erster Stelle steht bei allen Karzinomtypen die **komplette Entfernung der Schilddrüse** inkl. der Kapsel (**radikale Thyreoidektomie**) unter **Mitnahme** der **ipsilateralen** und **zentralen Halslymphknoten** (sog. Neck Dissection). Allein beim papillären Mikrokarzinom (< 1,0 cm Durchmesser) kann eine Hemithyreoidektomie diskutiert werden. Anaplastische Karzinome können aufgrund ihres aggressiven und infiltrativen Wachstums häufig nicht komplett entfernt werden. In **Abb. 3.17** ist ein OP-Resektat bei medullärem Schilddrüsenkarzinom dargestellt.

Nuklearmedizinische und strahlentherapeutische Verfahren: Bei **differenzierten Schilddrüsenkarzinomen** sollte 2 Wochen nach Thyreoidektomie eine ^{131}Iod-**Ganzkörperszintigrafie** zum Nachweis iodspeichernder Schilddrüsenreste und von Metastasen erfolgen (→ ggf. Nachresektion). Im Anschluss wird eine thyreoablative **Radioiodtherapie** (Dauer i. d. R. 3–7 Tage) durchgeführt und damit das postoperativ verbliebene Schilddrüsengewebe zerstört. Unerwünschte Wirkungen der Radioiodtherapie sind:
- unmittelbar nach Therapieende: Sialadenitis und Gastritis
- im weiteren Verlauf: Xerostomie und Geschmacksveränderungen (als Folge der Sialadenitis), Sekundärmalignome, Leukämie, Lungenfibrose.

Anaplastische und medulläre Schilddrüsenkarzinome nehmen nicht am Iodstoffwechsel teil, sodass eine Radioiodtherapie unwirksam ist.

Eine **perkutane Bestrahlung** empfiehlt sich bei fortgeschrittenen (T 4) differenzierten Karzinomen und anaplastischen Karzinomen, die nicht komplett entfernt werden konnten.

Pharmakotherapie: Bei differenzierten Schilddrüsenmalignomen wird im Anschluss an Tumorentfernung und Radioiodtherapie eine Therapie mit **L-Thyroxin** begonnen. Bei metastasierten bzw. High-risk-Karzinomen wird ein supprimiertes TSH (< 0,1 mU/l) angestrebt. Ziel ist es, den TSH-vermittelten Wachstumsreiz auf Metastasen zu unterbinden. Abhängig vom postoperativ gemessenen Kalziumwert (Normwert: 2,2–2,65 mmol/l) muss evtl. Kalzium substituiert werden.

> **LERNTIPP**
>
> Rufen Sie sich eine der möglichen postoperativen Komplikationen nach einer radikalen Thyreoidektomie (S. 22) wieder in Erinnerung: Wenn alle Nebenschilddrüsen mitentfernt wurden, resultiert ein Hypoparathyreoidismus mit Hypokalzämie. Das IMPP hatte einen solchen Fall und wollte das weitere Vorgehen wissen. Bei einer reinen Hypokalzämie (keine Tetanie) substituiert man Kalzium oral.

> **PRÜFUNGSHIGHLIGHTS**
>
> - ! Das **anaplastische Schilddrüsenkarzinom** zeigt ein **aggressives Größenwachstum**.
> - **differenzierte Schilddrüsenkarzinome:**
>   - ! Ätiologie: Bestrahlung
>   - ! Histo-Befund: papilläre Karzinome enthalten Kalkablagerungen, sog. Psammomkörperchen
>   - ! Sonografie-Befund
>   - !! Metastasierungswege: v. a. hämatogen bei follikulären und lymphogen-zervikal bei papillären Karzinomen
>   - ! Tumormarker: Thyreoglobulin
>   - !!! Therapie: radikale Thyreoidektomie mit Lymphadenektomie, anschließend Radioiodtherapie und lebenslang L-Thyroxin, ggf. Kalziumsubstitution
>   - !! Stadieneinteilung und Prognose: papilläres Karzinom im Stadium I bei jungem Patienten → sehr gute Prognose.
>   - !! andere Tumormarker: Kalzitonin beim medullären Schilddrüsenkarzinom
> - !! **Radioiodtherapie:** Dabei sollten Sie sich v. a. die Nebenwirkungen und die Tatsache, dass ^{131}Iod ein β-Strahler (S. 22) ist, einprägen.
> - ! Bei Verdacht auf ein Schilddrüsenkarzinom **keine iodhaltigen Kontrastmittel!**

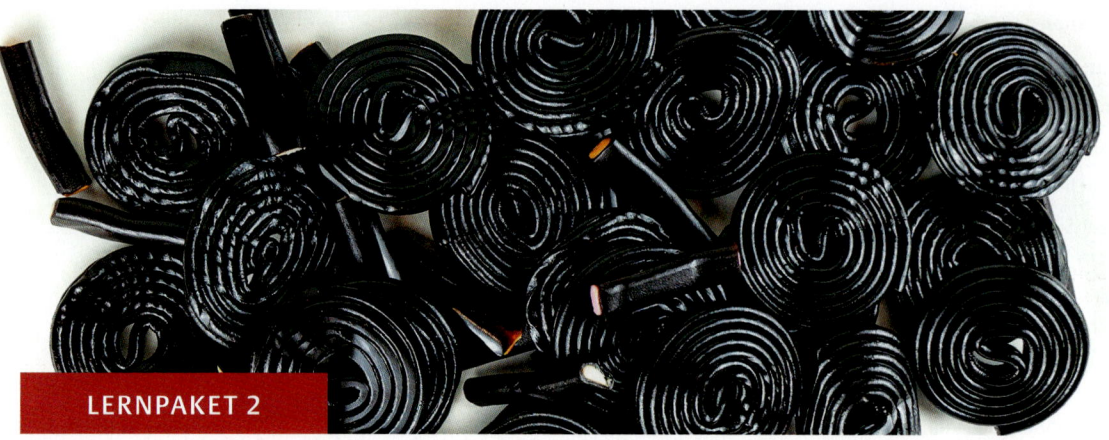

LERNPAKET 2

4 Erkrankungen der Nebenschilddrüse

4.1 Grundlagen

4.1.1 Physiologie und Pathophysiologie

Nebenschilddrüse und Schilddrüse sind für die Kalziumhomöostase des Körpers verantwortlich. Die von ihnen produzierten Hormone **Parathormon** (Nebenschilddrüse) und **Kalzitonin** (C-Zellen der Schilddrüse) regulieren zusammen mit dem aktiven **Vitamin-D_3-Hormon** (Niere) die Freisetzung, Rückresorption und Ausscheidung von Kalzium und Phosphat.

Erkrankungen der Nebenschilddrüse betreffen die Sekretion von Parathormon und gehen mit dessen Über- oder Unterproduktion einher. Als häufige Auslöser kommen Tumoren, anlagebedingte Störungen oder iatrogene Schädigungen in Frage.

Kalzium: Ausführliches s. Steckbrief Kalzium (S. 144). Im Serum ist Kalzium zu 45 % an Proteine gebunden (Albumin, Globulin), 5 % liegen in Komplexen vor (Bikarbonat, Citrat, Phosphat) und 50 % stellen als freie Kalziumionen (Ca^{2+}) die biologisch aktive Form dar. Normwerte im Serum:

- Gesamtkalzium: 2,2–2,65 mmol/l
- ionisiertes Kalzium: 1,12–1,23 mmol/l.

Beeinflusst wird dieses Gleichgewicht durch 2 Faktoren:
- **Proteingehalt:** Mit sinkendem Albumin steigt das freie Ca^{2+} und umgekehrt.
- **Blut-pH:** Bei Azidose verdrängen H^+-Ionen das Ca^{2+} aus den Proteinbindungen und erhöhen dadurch die Konzentration von freiem Ca^{2+}. Bei einer Alkalose ist das freie Ca^{2+} demzufolge erniedrigt.

> **PRAXIS** Da man im Labor das Gesamtkalzium im Serum bestimmt, muss man bei der Bewertung den Proteingehalt und Blut-pH berücksichtigen.

Kalziumhomöostase: An der Kalziumhomöostase sind **Parathormon**, das aktive Vitamin D_3 (**Kalzitriol**) und **Kalzitonin** beteiligt (**Tab. 4.1**). Relevant sind dabei v. a. die beiden Ersteren. Die Regulation der Kalziumhomöostase wird in **Abb. 4.1** erklärt.

Tab. 4.1 An der Kalziumhomöostase beteiligte Hormone

	Parathormon	Kalzitriol (aktives Vitamin D_3)	Kalzitonin**
Kalzium i. S.	↑	↑	↓
Bildungsort	Nebenschilddrüse	Niere	C-Zellen der Schilddrüse
Sekretionsreiz	↓: Kalzium, Magnesium (leichte Hypomagnesiämie) ↑: Phosphat	↓: Phosphat	↑: Kalzium, Cholezystokinin, Gastrin, Glukagon
Funktion			
Niere	Phosphatresorption ↓ Kalziumresorption ↑ 1α-Hydroxylase-Expression ↑	Kalzium- und Phosphatausscheidung ↓	–
Darm	Kalziumabsorption ↑ (indirekt über Stimulation von Kalzitriol)	Kalzium- und Phosphatabsorption ↑	Verzögerung des Verdauungsvorgangs
Knochen	Osteoklastenaktivität ↑ *	Osteoklastenaktivität ↓ (also Knochenmineralisation ↑)	Osteoklastenaktivität ↓

* Eine negative Knochenbilanz wird nur bei pathologisch erhöhten PTH-Werten erreicht, nicht durch physiologische Schwankungen. ** Außerdem Tumormarker für das medulläre Schilddrüsenkarzinom.
↑ = erhöht, ↓ = vermindert

4.2 Primärer Hyperparathyreoidismus (pHPT)

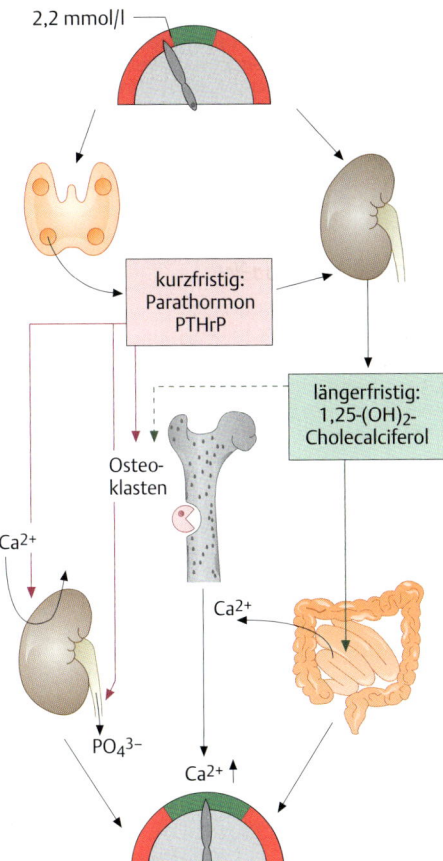

Abb. 4.1 Regulation der Kalziumhomöostase. Sinkt der Kalziumspiegel im Blut unter den Normwert ab, wird aus der Nebenschilddrüse vermehrt Parathormon ausgeschüttet. **Parathormon** steigert in der Niere die Absorption von Kalzium, die Ausscheidung von Phosphat und die Bildung von Kalzitriol (1,25-[OH]$_2$-Cholecalciferol). Am Knochen fördert es die Osteoklastenaktivität. **Kalzitriol** steigert die Absorption von Kalzium und Phosphat aus dem Darm und – bei pathologisch hohen PTH-Spiegeln – die Osteoklastenaktivität. Diese Mechanismen führen zur Steigerung des Kalziumspiegels im Blut. **Kalzitonin** ist für die Kalziumhomöostase von geringerer Bedeutung. Kalzitonin vermag bei erhöhten Kalziumspiegeln die Kalziumfreisetzung aus dem Knochen zu hemmen. [aus Greten, Rinninger, Greten, Innere Medizin, Thieme, 2010]

Vitamin D wird enteral mit der Nahrung aufgenommen oder unter dem Einfluss von UV-Licht in der Haut gebildet. In der Leber wird es zu 25-OH-D$_3$ (Kalzidiol) hydroxyliert und anschließend in der Niere in seine biologisch aktive Form 1,25(OH)$_2$-D$_3$ (**Kalzitriol**) umgewandelt.

4.1.2 Diagnostik

Wegweisend für die Diagnosestellung ist die Bestimmung der Serumwerte von Kalzium, Phosphat und PTH. Die alkalische Phosphatase spiegelt die Knochenbeteiligung wider. **Tab. 4.2** zeigt die Laborveränderungen bei unterschiedlichen Nebenschilddrüsenerkrankungen.

Tab. 4.2 Interpretation der Laborveränderungen bei Nebenschilddrüsenerkrankungen

PTH	Kalzium	Phosphat	Diagnose
↑	↑	↓	primärer Hyperparathyreoidismus
↑	↓	↑	sekundärer Hyperparathyreoidismus (renale Osteopathie)
↑	↑	↑	tertiärer Hyperparathyreoidismus
↓	↓	↑	Hypoparathyreoidismus
↓	↑	normal	Tumor-Hyperkalzämie, Sarkoidose, Vitamin-D-Intoxikation*

* Hier sind die negativen Feedback-Mechanismen noch intakt, daher ist die Parathormonausschüttung vermindert bzw. die PTH-Spiegel supprimiert.

4.2 Primärer Hyperparathyreoidismus (pHPT)

Synonym: autonomer Hyperparathyreoidismus (HPT)

> **DEFINITION** Überfunktionszustand der Nebenschilddrüsen mit autonomer Produktion und Sekretion von Parathormon.

Epidemiologie: Der primäre Hyperparathyreoidismus ist eine häufige Erkrankung mit einer jährlichen Inzidenz von 25/100 000 Einwohnern (Prävalenz bei stationären Patienten 1/1000). Frauen erkranken häufiger als Männer.

Ätiologie:
- ca. 80% **solitäre Adenome** der Nebenschilddrüsenzellen
- ca. 15% nichtneoplastische Hyperplasie der Nebenschilddrüse
- ca. 5% multiple Adenome
- <1% Nebenschilddrüsenkarzinom.

Ein primärer HPT kann zudem mit einer multiplen endokrinen Neoplasie (MEN I oder II) kombiniert sein.

> **LERNTIPP**
> Auf die Kombination mit MEN-Syndromen geht das IMPP gerne ein, denken Sie deshalb immer auch an die assoziierten Erkrankungen.

Pathogenese: Die exzessive Sekretion von Parathormon hat folgende Konsequenzen:
- **gesteigerte Bildung von Vitamin D$_3$** (Kalzitriol) → Stimulation der renalen Kalzium-Rückresorption und der intestinalen Kalzium-Aufnahme
- **verstärkte Mobilisation des Knochen-Kalziums** durch aktivierte Osteoklasten → Knochenumbau mit negativer Knochenbilanz. Skelettschäden entstehen infolge der generalisiert verminderten Knochenmineralisierung (**Fibroosteoklasie**). Im Spätstadium finden sich u. U. Pseudotumoren aus Osteoklasten („**braune Tumoren**") als Zeichen der Ostitis fibrosa cystica generalisata von Recklinghausen (heute selten).

Beide Mechanismen erhöhen den Kalzium-Spiegel im Blut (**Hyperkalzämie**) und erhöhen so das Kalzium- und Phosphatangebot in der Niere (Hyperkalziurie und Hyperphosphaturie), was mit der Entwicklung einer **Nephrolithiasis** und **Nephrokalzinose** einhergeht. Darüber hinaus wird die Gastrinsekretion gesteigert → erhöhte Azidität und Ausbildung von **Magenulzera**.

Klinik: Die meisten Patienten haben keine Beschwerden. Typisch sind die Organmanifestationen an Skelettsystem, Niere und Intestinaltrakt sowie das Hyperkalzämiesyndrom.

- **Hyperkalzämiesyndrom:** Die Hyperkalziurie bedingt einen partiellen renalen Diabetes insipidus mit Polyurie und konsekutiver Polydipsie. Übelkeit und Erbrechen sind Folge der Hyperkalzämie. Die gastrointestinalen und renalen Flüssigkeitsverluste führen zu Elektrolytverschiebungen (Hypokaliämie) und fördern zusätzlich das Auftreten von Herzrhythmusstörungen (QT-Zeit-Verkürzung bei Hyperkalzämie). **Cave:** Bei Neugeborenen und Säuglingen kann ein Hyperparathyreoidismus wegen der Flüssigkeitsverluste lebensbedrohlich sein!
- **Knochenschmerzen** durch die Osteoporose und pathologische Frakturen sind häufig. Radiologisch fassbar sind Osteolysen (50 %), die bevorzugt an Händen und Füßen, seltener am Schädel, an den Rippen und der Wirbelsäule sowie dem Becken auftreten.
- **Nephrolithiasis** (40–50 %) und selten eine Nephrokalzinose sind die Folge des hohen Kalzium-Phosphat-Produkts im Urin. Klinisch können Nieren- oder Harnleiterkoliken auftreten.
- **Magen-** und **Duodenalulzera** (50 %) entstehen durch eine gesteigerte Gastrinproduktion und gehen mit epigastrischen Schmerzen einher. Unspezifische Symptome wie Übelkeit, Appetitlosigkeit, Obstipation, Meteorismus oder Gewichtsverlust werden ebenso beobachtet.
- **Pankreatitiden** (10 %) können den Kalziumspiegel senken und so einen pHPT maskieren.
- Des Weiteren können **neuromuskuläre** Symptome (Muskelschwäche, rasche Ermüdbarkeit) und psychische Auffälligkeiten (Depression) vorhanden sein.

> **LERNTIPP**
> Die Trias „Stein-, Bein-, Magenpein" ist typisch für den pHPT: Nierensteine, Knochenschmerzen und Magenulzera.

Komplikationen: Die **hyperkalzämische Krise** (akuter Anstieg des Serumkalziums > 3,5 mmol/l) wird durch eine akute Exazerbation eines pHPT ausgelöst und kann nach einer Behandlung mit Vitamin-D-Präparaten, Thiaziden (→ fördert die Ca^{2+}-Retention) oder Kalzium auftreten. Dabei werden folgende Symptome beobachtet:

- Polyurie, Polydipsie bzw. Eintreten eines Nierenversagens mit Oligo/Anurie
- Erbrechen, Exsikkose, Adynamie
- psychotische Erscheinungen, Somnolenz, Koma.

Die Letalität ist aufgrund der häufig auftretenden Herzrhythmusstörungen sehr hoch (50 %). Des Weiteren bilden sich durch den Anstieg des Serum-Phosphats Kalzium-Phosphat-Komplexe, die ausfallen und zu Kalzifizierungserscheinungen im gesamten Körper (z. B. Herz, Lunge, Gelenke) führen.

Diagnostik:
- **Labor:** Wegweisend ist ein erhöhter Serum-Kalzium-Spiegel (> 2,6 mmol/l) bei gleichzeitiger Erhöhung des Parathormons (Tab. 4.2). Zusätzlich bestehen eine Hypophosphatämie und eine Erhöhung der alkalischen Phosphatase. Polyuriebedingt kann sich eine Hypokaliämie finden.
- **Sonografie:**
  - **Niere:** zur Beurteilung des Erkrankungsfortschritts
    - **Nierensteine:** echodichte rundliche Struktur mit Schallauslöschung
    - **Nephrokalzinose:** diffuse Kalkablagerungen im Parenchym

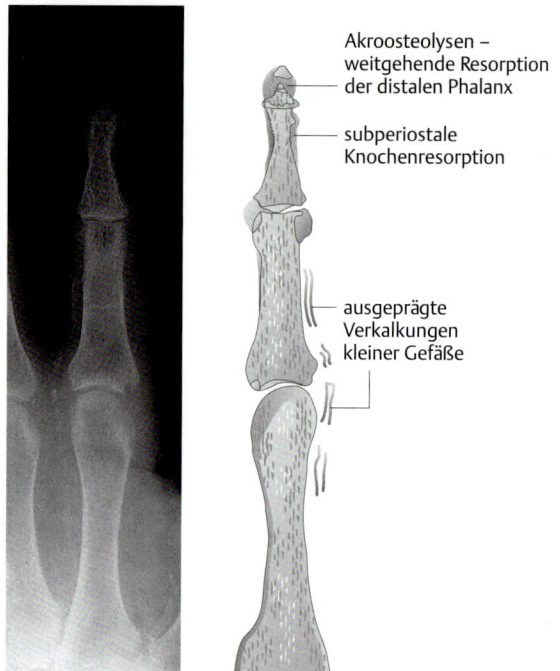

Abb. 4.2 Knochenbefunde bei Hyperparathyreoidismus. [aus Greten, Rinninger, Greten, Innere Medizin, Thieme, 2010]

  - **Nebenschilddrüse:** zum Nachweis von Adenomen (echoarme Raumforderung mit echoreichem Saum)
- **Szintigrafie (99m-Tc-Sestamibi):** zur Lokalisationsdiagnostik vor Parathyreoidektomie und zur Lokalisation von ektop gelegenen Nebenschilddrüsenadenomen
- **Röntgenbild:** zur Beurteilung von Skelettveränderungen: subperiostale Osteolysezonen an den Fingern (**Abb. 4.2**), Händen und Füßen sowie an Schädel, Wirbelsäule, Becken und Rippen
- **Knochendichtemessung** zur Erfassung einer Osteopenie/Osteoporose.

Differenzialdiagnosen: Ebenfalls mit einer Hyperkalzämie gehen einher:
- **Osteolysen** (PTH ↓): z. B. infolge von Metastasen oder eines Plasmozytoms
- **paraneoplastische Hyperkalzämie** (parathormonverwandtes Peptid [PTHrP] ↑, PTH ↓): z. B. bei Bronchialkarzinom
- **Morbus Paget** (häufige Koinzidenz mit pHPT)
- **Erkrankungen mit Granulombildung** (Sarkoidose, Tuberkulose): Verantwortlich für die Hyperkalzämie ist die von den Makrophagen verstärkt gebildete 1α-Hydroxylase. Dadurch kommt es zu einer gesteigerten Bildung von Kalzitriol.
- **Immobilisation:** führt zu Ca^{2+}-Freisetzung aus dem Skelett.
- **medikamentös induzierte Hyperkalzämie:** z. B. Vitamin-D-Intoxikation, ASS-Intoxikation, Tamoxifen-Behandlung bei Brustkrebsmetastasen
- **familiäre hypokalziurische Hyperkalzämie:** harmlos, keine Symptome, laborchemische Hyperkalzämie bei relativer Hypokalziurie, evtl. Parathormon leicht erhöht, autosomal-dominanter Erbgang, Mutation im kalziumsensitiven Rezeptorgen von Niere und Nebenschilddrüse
- **fehlende Glukokortikoide** (z. B. Morbus Addison): Glukokortikoide steigern die Kalzium- und Phosphatausscheidung.

PRAXIS Bei den meisten Hyperkalzämie-Patienten ist eine **Tumorerkrankung** für die Erhöhung des Kalziumspiegels verantwortlich (→ daran denken und danach fahnden!). Die wichtigste Laborbestimmung zur Differenzialdiagnostik ist die Bestimmung des PTH-Wertes (der in diesem Falle erniedrigt/supprimiert ist).

Therapie:
Therapie der Hyperkalzämie: Prinzipiell gilt es, die Kalziumzufuhr möglichst niedrig zu halten (aufpassen: Mineralwasser oder Milch enthalten viel Kalzium), aber trotzdem eine ausreichende **Flüssigkeitszufuhr** zu gewährleisten (Urinmenge > 2 l/d).
- bei ausgeprägter Hyperkalzämie Infusion physiologischer **NaCl-Lösungen**
- bei Flüssigkeitsretention **Furosemid** i. v. (→ Kalziurie)
- **Bisphosphonate** (z. B. Pamidronat) hemmen die Osteoklastenaktivität und führen innerhalb weniger Tage zur Normalisierung des Kalziumspiegels.
- Auch Kalzitonin i. v. senkt den Kalziumspiegel.

PRAXIS Thiaziddiuretika (reduzieren die Ca^{2+}-Ausscheidung) und Digitalis (erhöht die intrazelluläre Ca^{2+}-Konzentration und steigert so die Kontraktionskraft des Myokards) sind streng kontraindiziert!

Operative Therapie: Die operative Entfernung des autonomen Nebenschilddrüsengewebes gilt bei symptomatischem pHPT als **Therapie der Wahl**. Der Zugang erfolgt ebenfalls über den Kocher-Schnitt. Heute wird meistens eine fokussierte bzw. selektive Parathyreoidektomie mit intraoperativer PTH-Messung durchgeführt, d. h. die selektive Entfernung der präoperativ lokalisierten Nebenschilddrüse(n) (**Abb. 4.3**). Bei Entfernung eines solitären Adenoms normalisieren sich die PTH-Werte rasch intraoperativ. Wenn PTH nicht abfällt, müssen die anderen Nebenschilddrüsen chirurgisch exploriert und ggf. reseziert werden. Es bieten sich dafür folgende Operationsmöglichkeiten an:
- **subtotale Parathyreoidektomie:** Entfernung von 3½ Nebenschilddrüsen sowie des Thymus
- **totale Parathyreoidektomie mit Autotransplantation:** Transplantation von kleinen Stücken einer Nebenschilddrüse in den Unterarm und anschließende Entfernung der restlichen Nebenschilddrüsen und des Thymus. Der Vorteil der Autotransplantation ist die leichte Zugänglichkeit der Nebenschilddrüsen bei Rezidiven.

Das Gewebe der Nebenschilddrüse braucht nach der Operation einige Zeit, bis es ausreichend PTH freisetzt. Ist der PTH-Spiegel postoperativ niedrig, kann es zu **Hypokalzämie** kommen. Daher müssen postoperativ engmaschige Laborkontrollen (Ca^{2+}, PTH) durchgeführt werden. Postoperativ ist evtl. eine Substitution mit Kalzium und Kalzitriol (1,25-OH-Vitamin-D) erforderlich.

Therapie der hyperkalzämischen Krise:
- stationäre Aufnahme und intensives Monitoring
- **Therapie der Grunderkrankung**, Reduktion der alimentären Kalziumzufuhr
- **forcierte Diurese**, z. B. mit 5 l 0,9 % NaCl und Furosemid unter engmaschiger Elektrolytkontrolle
- bei prärenaler Niereninsuffizienz mit Oligo-/Anurie **kalziumfreie Hämodialyse**
- Bisphosphonate bei tumorbedingter Hyperkalzämie, Glukokortikoide bei Vitamin-D-Intoxikation.

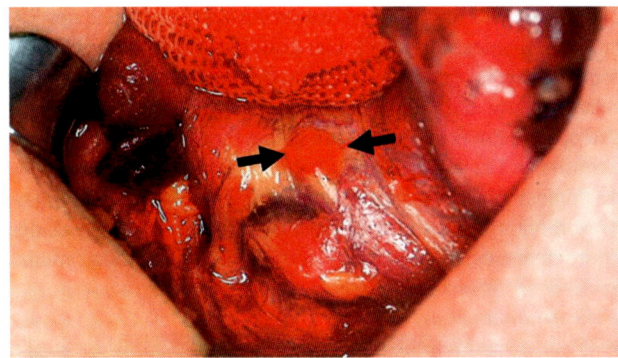

Abb. 4.3 Intraoperative Darstellung. Man erkennt die rechte untere Nebenschilddrüse (Pfeile). [aus Henne-Bruns et al., Duale Reihe Chirurgie, Thieme, 2012]

PRÜFUNGSHIGHLIGHTS

- !!! **Klinik**: Assoziation mit MEN-Syndromen, Polyurie, Nephrolithiasis, Magenulkus, Osteopenie, psychische Symptome
- !! **Labor**: Serum-Kalzium ↑, AP ↑, Phosphat ↓
- !! **DD:** Hier wurde nach der familiären hypokalziurischen Hyperkalzämie gefragt. Da das IMPP aber auch weitere Ursachen einer Hyperkalzämie wissen will, informieren Sie sich am besten zusätzlich im Kap. Niere unter Hyperkalzämie (S. 145).
- ! Therapie der Wahl ist die **operative Entfernung** des autonomen Gewebes.
  - ! Postoperativ kann eine **Hypokalzämie** auftreten.
  - !! postoperativ ggf. Substitution von Kalzium und Kalzitriol (1,25-OH-Vitamin-D)
- !! Therapie der hyperkalzämischen Krise: stationäre Aufnahme, intensives Monitoring und forcierte Diurese, z. B. mit 5 l 0,9 % NaCl und Furosemid.

4.3 Sekundärer und tertiärer Hyperparathyreoidismus

DEFINITION
- **sekundärer HPT** (sHPT): reaktive Erhöhung von Parathormon aufgrund niedriger Kalzium-Spiegel im Serum durch kontinuierliche Stimulation der Nebenschilddrüsen.
- **tertiärer HPT** (tHPT): Extremvariante eines sHPT mit gestörtem negativem Feedback-Mechanismus und überschießender Sekretion von PTH.

Ätiologie:
- Der sHPT tritt meist im Rahmen einer **chronischen Niereninsuffizienz** (renale Osteopathie (S. 101)), bei einem Vitamin-D-Mangel (Osteomalazie), seltener bei Malassimilationssyndromen, Leberzirrhose oder Cholestase (Vitamin-D-Synthese-Störung) auf.
- tHPT als autonomes Adenom oder hyperplastischer Bereich nach **langjähriger chronischer Niereninsuffizienz**.

Klinik: Die klinischen Symptome der Grunderkrankung stehen im Vordergrund. Typischerweise kommt es zu Beschwerden am Bewegungsapparat wie Knochenschmerzen, Deformitäten der Wirbelsäule und der langen Röhrenknochen sowie pathologischen Frakturen. Bei Kindern kann sich ein renaler Minderwuchs entwickeln (→ die Azotämie bei Niereninsuffizienz hemmt zusätzlich die GH-Sekretion).

Beim tHPT werden häufig extraossäre Verkalkungen gefunden.

Diagnostik: Die Bestimmung des Serum-Kalziums sowie des Parathormon-Spiegels ist auch hier ausschlaggebend. Charakteristisch für den sekundären Hyperparathyreoidismus ist die **Hypokalzämie** bzw. das tiefnormale Serumkalzium. Bei der renalen Osteopathie findet sich gleichzeitig eine Hyperphosphatämie, bei intestinalen Ursachen ist Phosphat erniedrigt. Durch die Niereninsuffizienz sind normalerweise harnpflichtige Substanzen ebenfalls erhöht. Die alkalische Phosphatase spiegelt das Ausmaß der Knochenbeteiligung wider. Bei tertiärem Hyperparathyreoidismus ist das Serumkalzium erhöht.

> **LERNTIPP**
>
> Merken Sie sich: Der primäre Hyperparathyreoidismus führt zur Hyperkalzämie (PTH ↑↑ → Ca^{2+} ↑↑), bei sekundärem Hyperparathyreoidismus ist das Kalzium jedoch niedrig (Ca^{2+} ↓ → PTH ↑). Steigt Kalzium durch PTH wieder an, spricht man vom tertiären Hyperparathyreoidismus.

Die Diagnose wird mithilfe des **Röntgenbefundes** gesichert. Typisch sind die subperiostalen und subchondralen **Knochenresorptionen** an den Händen sowie im Schulter- und Beckenbereich. Das Ausmaß der **Osteomalazie** lässt sich durch die erhöhte Strahlentransparenz recht gut beurteilen. Charakteristisch sind auch die Looser-Umbauzonen (streifenförmige Aufhellung im Röhrenknochen durch die verminderte Knochenmineralisierung und kompensatorische Bildung von osteoidem Gewebe), die bevorzugte Bruchstellen darstellen.

Therapie: Die Therapie der Grunderkrankung steht im Vordergrund. Zusätzlich werden Vitamin-D-Metaboliten (z. B. Kalzitriol) und zur Therapie der Hyperphosphatämie Phosphatbinder verabreicht. Ggf. kommt zusätzlich ein Calcimimetikum (Cinacalcet) zum Einsatz, das die PTH-Sekretion hemmt. Beim tHPT ist eine Operation indiziert, wenn die Patienten nicht auf die medikamentöse Therapie ansprechen.

> **PRÜFUNGSHIGHLIGHTS**
>
> – ! Labor: Hypokalzämie
> – ! Therapie: Vitamin D.

4.4 Hypoparathyreoidismus

> **DEFINITION** Unterfunktion der Nebenschilddrüsen mit einer Mangelsekretion von Parathormon.

Ätiologie:
- **iatrogene Schädigung:** Am häufigsten tritt ein Hypoparathyreoidismus nach Schilddrüsenresektion bzw. Operation der Nebenschilddrüsen auf. Wesentlich seltener nach Bestrahlung.
- **idiopathische Funktionsstörung:** wahrscheinlich im Rahmen einer autoimmunen Reaktion (Spätmanifestation)
- langfristige **Hypomagnesiämie**
- Aplasie der Epithelkörperchen und des Thymus (**Di-George-Syndrom**).

Klinik: Die klinische Symptomatik wird durch die **Hypokalzämie** bestimmt:
- **Tetanie:** Niedrige Kalziumkonzentrationen führen zu einer verstärkten neuromuskulären Erregbarkeit und damit zu Krämpfen, Pfötchenstellung der Hände, Spitzfußstellung, „Karpfenmund" und Laryngospasmus. Bei viszeraler Beteiligung bestehen abdominelle Spasmen mit Bauchschmerzen und ggf. begleitender Diarrhö sowie ein verstärkter Harndrang.
- periorale Parästhesien
- **Organschäden:** Durch die Hyperphosphatämie verursachte paradoxe Verkalkungen der Augenlinse (tetanische Katarakt) und der Basalganglien (Morbus Fahr), Zahnentwicklungsstörungen, Alopezie, Osteosklerose, psychische Veränderungen, Minderwuchs.

Diagnostik: Bei der klinischen Untersuchung lassen sich das **Chvostek-Zeichen** (Zucken des Mundwinkels nach Beklopfen des N. facialis) und das **Trousseau-Zeichen** (Pfötchenstellung nach Anlegen und Aufpumpen einer Blutdruckmanschette bzw. spontanes Auftreten) nachweisen. Im EKG zeigt sich eine Verlängerung der QT-Zeit.

Richtungsweisend ist die Bestimmung der entsprechenden Laborparameter (Ca^{2+} und Mg^{2+} ↓, Phosphat ↑, PTH ↓, AP normal). Im Urin finden sich ferner niedrige Ca^{2+}- und Phosphat-Konzentrationen.

Differenzialdiagnosen: Vom Hypoparathyreoidismus gilt es folgende Erkrankungen abzugrenzen:
- **andere Ursachen einer Hypokalzämie:**
  - Pseudohypoparathyreoidismus
  - Rachitis, Osteomalazie (Vitamin-D-Mangel)
  - akute Pankreatitis (Labor, Klinik)
  - Malabsorptionssyndrome
  - EDTA/Citrat-Blutgabe
  - Niereninsuffizienz
- **normokalzämische Tetanie:** respiratorische Alkalose im Rahmen einer Hyperventilation
- **Pseudohypoparathyreoidismus:** Parathormonresistenz infolge eines Defekts im PTH-Rezeptor-Gens. Bildung und Sekretion von PTH sind nicht beeinträchtigt. Befund: Hypokalzämie, Hyperphosphatämie, reaktiv erhöhtes PTH, keine Hyperkalziurie.

Als **Pseudo-Pseudohypoparathyreoidismus** wird ein Krankheitsbild bezeichnet, das den charakteristischen Phänotyp der hereditären Albright-Osteodystrophie aufweist, jedoch mit völlig normalen Laborbefunden einhergeht.

Therapie:

> **LERNTIPP**
>
> Der Hypoparathyreoidismus tritt v. a. als Komplikation bei Schilddrüsen-OPs auf. Wenn postoperativ eine Hypokalzämie eintritt, müssen die Patienten Kalzium erhalten. Vergleichen Sie auch die Pharmakotherapie des Schilddrüsenkarzinoms (S. 35).

Akute Tetanie: Nach einer Blutentnahme (ggf. später Ca^{2+}-Bestimmungen) werden 20 ml einer 10%igen **Kalziumglukonatlösung** langsam infundiert und die Blutwerte kontrolliert (**Cave:** besonders langsame Infusion beim digitalisierten Patienten!).

Dauertherapie: Der Kalziumspiegel sollte möglichst im unteren Normbereich gehalten und der Phosphatspiegel gesenkt werden. Dies gelingt mittels
- **Kalzium-Präparaten** (Erhöhung des intestinalen Ca^{2+}-Angebots)
- **Kalzitriol** (1,25-OH-Vitamin-D) (steigert die Ca^{2+}-Resorption, 25-OH-Vitamin-D ist bei Hypoparathyreoidismus wirkungslos).

PRAXIS Vorsicht bei Digitalis-Patienten: Kalzium und Digitalis wirken synergistisch, sodass es bei gleichzeitiger Applikation zu Herzrhythmusstörungen kommen kann!

Prognose: Bei gut eingestellter medikamentöser Behandlung ist die Prognose gut. Bei Überdosierung kann eine Hyperkalzämie mit Nephrolithiasis/Nephrokalzinose auftreten, daher sind die engmaschige Kontrolle von Blut- und Urinwerten sowie die regelmäßige Sonografie der Nieren obligat. Den Patienten wird ein Notfallausweis ausgestellt und sie müssen über die Symptome einer Hyperkalzämie aufgeklärt werden.

BEISPIEL
Bevor Sie sich nun dem nächsten Kapitel widmen, versuchen Sie an dieser Stelle folgende Situation zu interpretieren. Das könnte auch vom IMPP gefragt werden:
Eine Patientin, 32, wird mit zunehmender Schwäche und Polyurie in die Notaufnahme gebracht. Sie denken an einen Diabetes mellitus und veranlassen eine Blutzuckerschnellbestimmung. Ergebnis: kapilläre Blutglukose 85 mg/dl. Die weitere Blutbilduntersuchung ergibt Folgendes: Natrium 149 mmol/l, Kalium 4,8 mmol/l, Kalzium 3,9 mmol/l, Kreatinin 181 µmol/l. Sie fragen die Patientin nach ihrer Medikation. Sie nimmt Vitamin D und Kalzium ein, außerdem auch L-Thyroxin, seitdem sie vor 3 Jahren an der Schilddrüse operiert werden musste.
Wie interpretieren Sie die Laborbefunde? Welche Erkrankung liegt vor? Und welche therapeutischen Maßnahmen würden Sie einleiten?

Antwort: Es handelt sich um eine hyperkalzämische Krise (Kalzium > 3,5 mmol), die durch die Medikation der Patientin verursacht worden ist. Auch Natrium (hyperkalzämiebedingter renaler Diabetes insipidus) und Kreatinin (Nierenversagen) sind zu hoch. Therapie: stationäre Aufnahme, Absetzen der Medikation, intensives Monitoring und forcierte Diurese.

PRÜFUNGSHIGHLIGHTS

– **!** **Trousseau-Zeichen:** typisches Tetaniezeichen bei Hypokalzämie, das sich in einer Pfötchenstellung der Hand mit Beugung von Hand und Fingergelenken äußert, spontanes Auftreten oder Auslösen durch Anlegen und Aufpumpen einer Blutdruckmanschette möglich
– **!** richtungsweisende **Laborparameter:** Ca^{2+} und $Mg^{2+}\downarrow$, Phosphat $\uparrow$, PTH $\downarrow$.

5 Erkrankungen der Nebenniere

5.1 Grundlagen

5.1.1 Anatomie

Die Nebenniere besteht aus Rinde und Mark. Die **Nebennierenrinde** (NNR) ist mesodermalen Ursprungs und gliedert sich in 3 Zonen, die jeweils unterschiedliche Hormone (allesamt Steroidhormone) produzieren: die außen gelegene Zona glomerulosa (**Aldosteron-Produktion**), die mittlere Zona fasciculata (**Glukokortikoid-Produktion**) und die dem Mark anliegende Zona reticularis (**Androgen-Produktion**).

Neuroektodermale Zellen, die während der Ontogenese aus dem Sympathikusgrenzstrang eingewandert sind, bilden das **Mark**. Sie produzieren die Katecholamine **Adrenalin** und **Noradrenalin**.

5.1.2 Physiologie und Pathophysiologie

Die Nebennierenrinde unterliegt der parakrinen Steuerung des Renin-Angiotensin-Systems (RAS) und des adrenokortikotropen Hormons (ACTH). Sie stellen klassische Regelkreise dar, in denen über Feedback-Mechanismen die hormonelle Produktion gesteuert wird.

Alle Steroidhormone werden aus Cholesterin gebildet (Abb. 5.1) und sind durch ihre lipophile Struktur membrangängig. Die Nebenniere kann keine nennenswerte Menge an Cholesterin speichern, sodass die situationsabhängige Feinregulierung besonders wichtig ist.

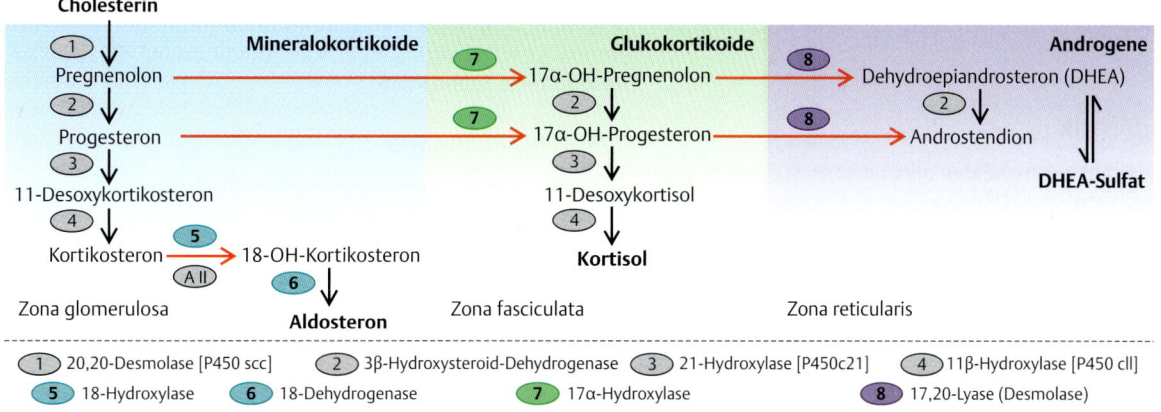

Abb. 5.1 **Biosynthese der Steroidhormone.** [aus Klinke, Silbernagl et al., Physiologie, Thieme, 2010]

Aldosteron: Renin wird in den juxtaglomerulären Zellen der Niere aus Prorenin freigesetzt. Reize hierfür sind niedrige Natriumkonzentrationen sowie Volumen- oder Blutdruckminderungen. In der Leber spaltet Renin Angiotensinogen in Angiotensin I. Angiotensin I wird wiederum vom vorwiegend in der Lunge gebildeten Angiotensin-Converting-Enzym (**ACE**) in das biologisch aktive Angiotensin II (AT II) gespalten. AT II bindet in der Zona glomerulosa an die membranständigen Angiotensin-II-Rezeptoren Typ 1 (**AT₁**) und stimuliert so die Aldosteronproduktion. ACTH und bereits geringfügig erhöhte Kaliumkonzentrationen stimulieren die Aldosteronproduktion. Aldosteron wirkt auf die distalen Tubuluszellen der Niere und führt zu einer **Natrium-** und **Wasserretention** sowie **Kaliumexkretion**. Des Weiteren sensibilisiert es die Katecholaminrezeptoren der peripheren Gefäße (→ Erhöhung des peripheren Widerstands). Dadurch wird die Reninproduktion gedrosselt und der Regelkreis geschlossen. In seiner biologisch aktiven Form hat Aldosteron eine Plasmahalbwertszeit von 20–30 min; bei der inaktiven, an Transcortin gebundenen Form ist sie deutlich länger.

Kortisol: Die Kortisolproduktion ist Teil der hypothalamisch-hypophysären Achse. Corticotropin-Releasing-Hormon (CRH) erreicht die Hypophyse über deren Portalsystem und stimuliert im HVL die ACTH-Produktion. Dieses aktiviert die Kortisolausschüttung in den Zellen der Zona fasciculata. Kortisol wirkt wiederum negativ rückkoppelnd auf CRH. Viele Stimuli können auf diesen Mechanismus flexibel einwirken, dazu gehören kortikale Reize, Katecholamine und Zytokine. Proopiomelanocortin (POMC) ist das Vorläuferprotein von ACTH. Es ist Grundlage einer Reihe von kleineren Peptiden, denen ebenfalls ein geringer Einfluss auf die Kortisolproduktion nachgewiesen werden konnte. Kortisol wird in einem **zirkadianen Rhythmus** freigesetzt: Besonders hoch ist die Sekretion morgens nach dem Aufwachen. Die Halbwertszeit ist kurz (60–90 min). Circa 80 % des Kortisols sind an Transcortin gebunden, deutlich weniger an Albumin.

Kortisol löst systemisch folgende **Effekte** aus:
- Stoffwechsel: **katabole** Wirkung (Eiweißabbau in Muskulatur, Knochen, Haut und lymphatischem Gewebe), Steigerung der Lipolyse, Erhöhung der Glukoneogenese (diabetogene Wirkung)
- **mineralokortikoide** Wirkung
- **antiinflammatorische und immunsuppressive** Wirkung
- gesteigerter **Abbau** von Bindegewebe und Knochen, zusätzlich **Vitamin-D-antagonistische** Wirkung
- erhöhte **Empfindlichkeit** gegen **Katecholamine**.

Androgene: Die Androgenproduktion wird ebenfalls über ACTH reguliert. Es induziert die Synthese von **Androstendion** und Dehydroepiandrosteron (**DHEA**). Der Hauptanteil von DHEA liegt als Sulfat vor.

5.1.3 Diagnostik

Nebennierenerkrankungen werden anhand eines Stufenschemas bestehend aus Anamnese, Hormonbestimmung, Funktionstests und bildgebenden Verfahren zur Lokalisationsdiagnostik diagnostiziert. Zu den Funktionstests zählen **Stimulations-** (z. B. ACTH-Test und CRH-Test) und **Suppressionstests** (z. B. Dexamethasontest). Sie ermöglichen die Beurteilung der Nebennierenfunktion sowie die differenzialdiagnostische Unterscheidung zwischen primären (z. B. Adenom der NNR) und sekundären (z. B. Adenom der Hypophyse) Ursachen. Es stehen folgende Funktionstests zur Verfügung:

Dexamethasontest: Er ist indiziert zum Ausschluss eines Cushing-Syndroms und kann sowohl als Kurztest wie auch als hoch dosierter Hemmtest durchgeführt werden. Das Testprinzip beruht auf der physiologischen Suppression von ACTH, wenn man exogene Glukokortikoide zuführt. Beim **Kurztest** (**niedrig dosierter Dexamethason-Hemmtest**) wird spätabends 1 mg Dexamethason oral verabreicht und am nächsten Morgen die Konzentration von Kortisol im Plasma bestimmt. Normalerweise wird Kortisol auf < 2–3 µg/dl supprimiert (**Cave:** Unter anderem bei Stress oder Alkoholabusus wird Dexamethason beschleunigt verstoffwechselt, sodass eine ausreichende Suppression ausbleibt). Fehlt die physiologische Suppression, muss eine erweitere Hormonanalyse zur Ursachenabklärung angeschlossen werden. Mithilfe des **hoch dosierten Dexamethason-Hemmtests** lässt sich ein Hyperkortisolismus differenzialdiagnostisch abklären. Dabei werden nach einer morgendlichen Blutentnahme um 23 Uhr 8 mg Dexamethason oral verabreicht und am nächsten Morgen erneut die Plasmakonzentrationen von Kortisol und ACTH bestimmt. Bei einem hypophysären Cushing-Syndrom wird das Kortisol um die Hälfte unterdrückt, bei paraneoplastischer Sekretion bleibt jede Suppression aus.

CRH-Stimulationstest: ACTH wird vor und nach der i. v.-Applikation von CRH bestimmt. Indiziert ist er bei Verdacht auf Cushing-Syndrom (Anstieg von ACTH bei zentralem Morbus Cushing, kein Ansprechen bei ektoper ACTH-Produktion). In der Diagnostik der Hypophysenvorderlappeninsuffizienz wurde er mittlerweile vom ACTH-Test oder dem Insulin-Hypoglykämie-Test abgelöst.

ACTH-Stimulationstest: Vor und nach i. v.-Gabe von ACTH wird das Kortisol im Plasma gemessen. Eine primäre NNR-Insuffizienz ist durch erhöhte basale ACTH- und erniedrigte Kortisolspiegel gekennzeichnet, die auch nach Stimulation mit ACTH nicht ansteigen. Bei einer kurzzeitig bestehenden sekundären Insuffizienz steigt das Serumkortisol (abgeschwächt bis normal) an. Besteht die sekundäre Insuffizienz bereits längerfristig, steigt das Serumkortisol durch die Hypo- bzw. Atrophie der NNR jedoch, wie bei der primären Form, nicht an.

Aldosteron-Suppressionstest: Die Gabe eines ACE-Hemmers führt zur Senkung des Plasma-Aldosterons, die beim primären Hyperaldosteronismus ausbleibt.

Clonidin-Suppressionstest: Clonidin hemmt präsynaptisch die Noradrenalinfreisetzung. Bei essenziellen Hypertonikern sollte folglich nach 180 min die Katecholaminkonzentration im Plasma erniedrigt sein. Indiziert ist er bei Verdacht auf ein Phäochromozytom (keine Suppression).

> **PRÜFUNGSHIGHLIGHTS**
>
> - ! Bei Zufallsbefund einer unklaren **Raumforderung in der Nebenniere** (Abdomen-CT) sollte eine Überweisung zum Endokrinologen zur Klärung der Differenzialdiagnosen erfolgen. Zu den Grundlagen wurde bisher lediglich gefragt nach dem
> - ! Auslöser für die Reninfreisetzung (Blutdruck ↓↓) und dem
> - ! Prinzip des Dexamethason-Kurztests.

5.2 Erkrankungen der Nebennierenrinde

5.2.1 Hyperkortisolismus (Cushing-Syndrom)

DEFINITION Das **Cushing-Syndrom** entsteht infolge eines chronisch erhöhten Kortisolspiegels und ist durch die Kardinalsymptome Stammfettsucht, Vollmondgesicht, Hypertonus und Muskelschwäche charakterisiert. Der Begriff **Morbus Cushing** bezeichnet den zentral ausgelösten, ACTH-abhängigen Hyperkortisolismus (ACTH-produzierendes Adenom des HVL).

Epidemiologie: Die häufigste Form ist der **iatrogene** (exogene) **Hyperkortisolismus**, der nach einer Langzeitbehandlung mit Glukokortikoiden oder ACTH auftritt. Die endogenen Formen sind selten (Inzidenz 1 : 100 000 Einwohner pro Jahr).

Ätiologie und Einteilung: Folgende Formen werden unterschieden (Abb. 5.2):
- exogener Hyperkortisolismus:
  – Langzeitbehandlung mit Glukokortikoiden oder ACTH
- endogener Hyperkortisolismus:
  – **ACTH-abhängig** mit sekundärer NNR-Hyperplasie (zentral)
    – **Morbus Cushing** (70 %): meist Mikroadenom des HVL
    – **paraneoplastische** ACTH-Produktion (v. a. Bronchialkarzinom) oder CRH-Produktion = ektope Form
  – **ACTH-unabhängige**, primäre Form (adrenal):
    – NNR-Tumoren (15 %, Erwachsene: meist Adenome, Kinder: meist Karzinome)
    – mikronoduläre Hyperplasie oder Dysplasie (selten).

> **LERNTIPP**
>
> Auch die **regelmäßige Einnahme von Ethinylestradiol**, z. B. im Rahmen einer **hormonellen Kontrazeption**, kann die **Gesamtserumkortisolkonzentration deutlich erhöhen**. Ethinylestradiol führt zur Erhöhung des kortisolbindenden Globulins (Transcortin), des wichtigsten Transportproteins für endogene Glukokortikoide. Dadurch werden mehr Glukokortikoidmoleküle gebunden (und inaktiv) im Plasma transportiert, die Konzentration des freien (und biologisch aktiven) Kortisols wird jedoch konstant gehalten. Dadurch steigt die Gesamtserumkortisolkonzentration, auch wenn **funktionell kein Hyperkortisolimus** besteht: Die Konzentration des freien Kortisols (Messung z. B. in Speichel oder Urin) ist normal.

Hyperkortisolismus-Ursachen

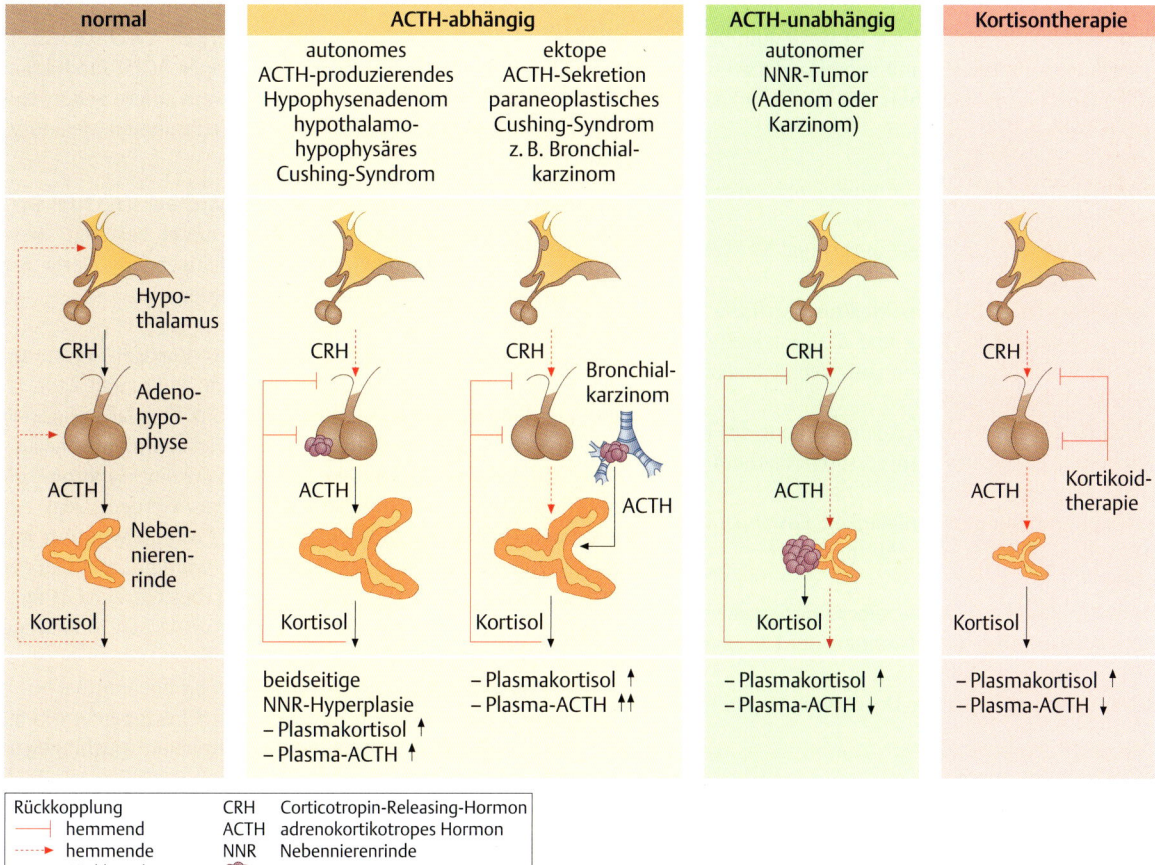

Abb. 5.2 Ätiologie des Hyperkortisolismus. Zentrale Form (Hypophysenadenom): Die Zonae fasciculata et reticularis der NNR sind gleichmäßig hyperplastisch und spongiozytär verändert. **Adrenale Form** (Tumor der Nebenniere): Meist unilateral gelegenes Adenom mit gleichzeitiger NNR-Hypoplasie der ipsi- und kontralateralen Seite. **Iatrogene Form:** Bei Glukokortiokoidtherapie: atrophiert die NNR (Atrophiebeginn nach Anwendungsdauer von 5–30 Tagen); bei ACTH-Therapie: Veränderungen wie bei zentraler Form. **Paraneoplastische Form** (z. B. bei Bronchialkarzinom): diffuse Hyperplasie der Zonae fasciculata et reticularis. [aus Thiemes Innere Medizin, Thieme, 1999]

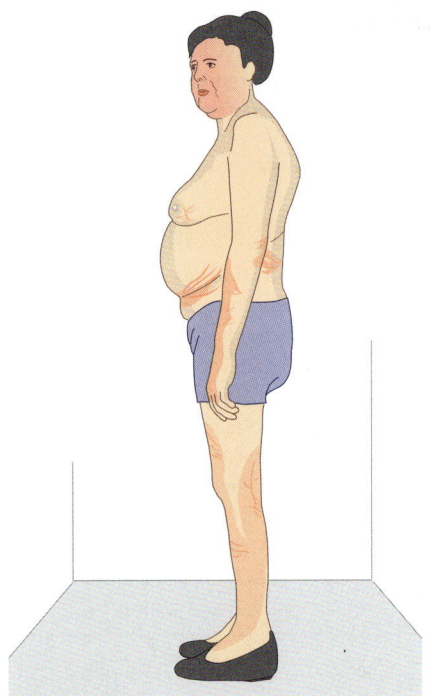

Abb. 5.3 Klinik bei Cushing-Syndrom. Stammfettsucht, Vollmondgesicht, Gesichtsrötung und livide Striae. [aus Baenkler et al., Duale Reihe Innere Medizin, Thieme, 2018]

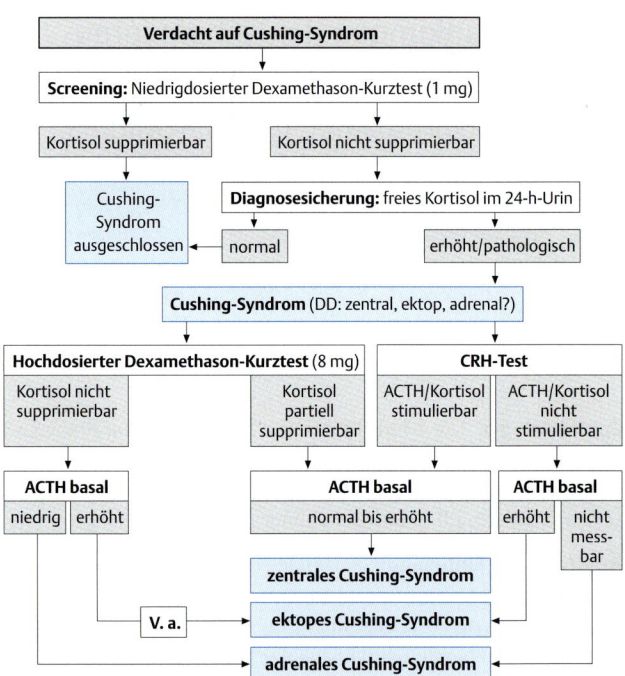

Abb. 5.4 Diagnostisches Vorgehen bei Cushing-Syndrom. [aus Hahn, Checkliste Innere Medizin, Thieme, 2018]

Klinik:

Kortisol-induzierte Effekte:
- **Adipositas:** Besonders charakteristisch ist die stammbetonte Fetteinlagerung (**Stammfettsucht**) mit supraklavikulären Fettpolstern, einem Stiernacken und dem sog. „Vollmondgesicht" (**Abb. 5.3**)
- **Osteoporose**
- **Pergamenthaut** (Ekchymosen und multiple Einblutungen der Haut, sog. „easy bruising")
- **Muskelschwäche** (vermehrter Eiweißabbau) und Muskelatrophie an den Extremitäten
- Glukokortikoid-induzierter **Diabetes mellitus** durch die Insulin-antagonistische Kortisolwirkung und die gesteigerte Glukoneogenese (→ Glukoseproduktion aus den Aminosäuren durch den vermehrten Eiweißabbau)
- **Hypertonus** durch die mineralokortikoide Wirkung des Kortisols und Aktivierung endogener Vasopressoren (Plethora = rote Wangen), außerdem Hypokaliämie
- Lymphopenie mit **erhöhter Infektanfälligkeit**, Eosinopenie, bei gleichzeitiger Leuko-, Thrombo- und Erythrozytose
- **Hyperlipidämie**
- **Wundheilungsstörungen** und **Striae rubrae distensae** (mind. 1 cm breit und livide) infolge der Hemmung der Fibroblastenaktivität
- **psychische Veränderungen** (häufig Depression, Impotenz, Libidoverlust).

> **LERNTIPP**
>
> Die Klinik wird sehr gerne geprüft. Vergessen Sie nicht, dass auch eine Therapie mit Glukokortikoiden dieselben klinischen Effekte hervorruft wie ein endogener Hyperkortisolismus.

ACTH-induzierte Effekte: Beim sekundären Hyperkortisolismus kommt es aufgrund der hohen ACTH-Spiegel zusätzlich zu einer Vermehrung von Androgenen. Klinisch äußert sich dies mit Akne sowie Virilisierungserscheinungen, Hirsutismus und Zyklusstörungen bei Frauen sowie einem frühzeitigen Wachstumsstillstand bei Kindern. Insbesondere bei ektoper ACTH-Produktion kommt es darüber hinaus zu einer Hyperpigmentierung der Haut (→ exzessiv hohe ACTH-Konzentrationen stimulieren Melanozyten).

Diagnostik: Im Vordergrund steht der laborchemische Nachweis eines Hyperkortisolismus (**Abb. 5.4**). Ist dieser bestätigt, muss seine Ursache mittels Funktionstests und bildgebender Verfahren differenzialdiagnostisch weiter geklärt werden.

Nachweis eines Hyperkortisolismus: Das **Kortisol-Tagesprofil** zeigt eine aufgehobene Tagesrhythmik, im 24-Stunden-Urin ist die Ausscheidung von freiem Kortisol erhöht. Ebenfalls zeigt sich eine erhöhte Kortisolkonzentration im Speichel um Mitternacht.

Im **Dexamethason-Kurztest** kann beim Cushing-Syndrom keine Suppression des Plasmakortisols erzielt werden. Liegt der Plasmakortisolspiegel < 3 μg/dl, kann ein Cushing-Syndrom mit großer Wahrscheinlichkeit ausgeschlossen werden. Lässt sich der Plasmakortisolspiegel nicht unterdrücken, besteht ein Cushing-Syndrom. Zur weiteren differenzialdiagnostischen Abklärung stehen folgende Methoden zur Verfügung:
- **Messung des ACTH-Plasma-Spiegels:** ACTH hochnormal bis ↑ bei zentralem Morbus Cushing und ↑↑ bei ektopem Cushing-Syndrom, ACTH ↓/supprimiert bei adrenalem Cushing-Syndrom.
- **hoch dosierter Dexamethason-Hemmtest:** Das Kortisol lässt sich durch hohe Dexamethasondosen beim Morbus Cushing supprimieren, bei ektopen Cushing-Syndrom ist eine Suppression nicht möglich.
- **CRH-Stimulationstest:** Beim zentralen Morbus Cushing ist ACTH durch die CRH-Gabe stimulierbar, nicht jedoch bei der adrenalen Form bzw. der ektopen ACTH-Sekretion.

- **selektive Katheterisierung des Sinus petrosus inferior:** Über eine Katheterisierung der Vv. jugulares und des Sinus petrosus inferior können Seitendifferenzen oder Konzentrationsgefälle von ACTH nach CRH-Stimulation aufgedeckt werden. Hierdurch lässt sich ein hypothalamisch bzw. hypophysär bedingter Hyperkortisolismus (vorhandener Konzentrationsgradient) von der ektopen Form (kein Konzentrationsgradient) unterscheiden.

> **LERNTIPP** !
>
> Merken Sie sich das diagnostische Vorgehen und die charakteristischen Laborbefunde, v. a. bei der adrenalen Form. Mittels **Dexamethason-Kurztest** kann man ein Cushing-Syndrom ausschließen, wenn das Kortisol im Plasma ausreichend unterdrückt wird. Auch DDs wie die alimentäre Adipositas lassen sich problemlos hiermit ausschließen.

Lokalisationsdiagnostik:
- **MRT/CT des Kopfes:** Darstellung der Hypophyse bei Verdacht auf ein zentrales Cushing-Syndrom.
- **CT des Thorax:** Tumorsuche bei ektop produziertem ACTH (z. B. bei Verdacht auf ein Bronchialkarzinom), evtl. ergänzend nuklearmedizinische, bildgebende Verfahren (z. B. DOTATATE-PET).
- **CT der Nebennieren** zur Adenomsuche: Häufiger Befund sind eine Raumforderung in der NNR und eine kontralateral atrophierte Nebenniere.

Differenzialdiagnosen: Mit dem niedrig dosierten Dexamethason-Hemmtest (Kurztest) kann eine **alimentäre Adipositas** einfach ausgeschlossen werden.

Therapie:
Operative Therapie: Hypophysenadenome werden **transnasal-transsphenoidal** operativ entfernt. Gelingt es nicht, den Tumor vollständig zu resezieren (Reste von Makroadenomen, nicht auffindbare Mikroadenome), oder bestehen Kontraindikationen für eine Operation, kann eine stereotaktische Bestrahlung oder ein radiochirurgisches Verfahren (z. B. Gammaknife) angeschlossen werden. Ein postoperativ tiefes Kortisol bzw. die Entwicklung einer Addisonkrise (s. u.) sprechen für einen erfolgreichen Eingriff.

Besteht der Hyperkortisolismus weiterhin oder entwickelt sich ein Rezidiv, müssen beide Nebennieren entfernt werden (**bilaterale Adrenalektomie**). Die Ursache wird dadurch jedoch nicht beseitigt. Weitere Indikationen für die bilaterale Adrenalektomie sind die mikronoduläre Hyperplasie der Nebennieren (Methode der Wahl) und eine ektope ACTH-Produktion, wenn der dafür verantwortliche Tumor nicht entfernt werden kann. Mit der Entfernung beider Nebennieren wird eine lebenslange Substitution mit Glukokortikoiden und Mineralokortikoiden notwendig. In ca. 20 % der Fälle entwickelt sich nach mehrjähriger Latenz ein invasiv wachsender ACTH-produzierender Hypophysentumor als postoperative Komplikation. Klinisch äußert sich die Erkrankung mit einer verstärkten Braunfärbung der Haut (sog. **Nelson-Syndrom**).

Die **einseitige Adrenalektomie** ist beim adrenalen Cushing-Syndrom indiziert. Hieran schließt sich eine bis zu 2-jährige Substitutionstherapie mit Glukokortikoiden an, da die kontralaterale, verbleibende Seite unter dem Kortisonexzess atrophiert.

Hormonell inaktive und daher meist zufällig entdeckte Tumoren (Inzidentalome) werden abhängig von ihrer Größe operativ entfernt (> 4 cm) oder beobachtet (< 4 cm).

Pharmakotherapie: Die Nebennierenfunktion kann ebenfalls medikamentös durch Adrenostatika (Ketokonazol/Metopiron) oder Adrenolytika (Mitotan) gehemmt werden:
- Ketoconazol und Metyrapon: Hemmung der NNR-Enzyme
- o-p-DDD (Mitotan): Inoperable NNR-Karzinome werden nur mit Mitotan therapiert.
- Octreotid und Pasireotid: Somatostatin-Analoga (hemmen ACTH-Produktion).

Beim iatrogenen Cushing-Syndrom sind die Dosierungen von Kortisol zu überprüfen und ggf. zu verringern.

Prophylaxe des iatrogenen Cushing-Syndroms: Bei einer längerfristigen Kortisongabe muss unter Beachtung der zirkadianen Rhythmik unterhalb der sog. „Cushing-Schwelle" von 7,5 mg Prednisolonäquivalent therapiert werden. Ist dies nicht möglich, müssen die Nebenwirkungen anderweitig behandelt werden (Lipidsenker, Protonenpumpeninhibitoren, Vitamin D, Kalzium, Bisphosphonate, Insulintherapie).

> **PRAXIS** Niemals eine hoch dosierte Glukokortikoid-Therapie abrupt beenden! Da die hypothalamisch-hypophysär-adrenale Achse durch die Behandlung unterdrückt wurde, muss man die Dosis langsam reduzieren, um eine Nebenniereninsuffizienz oder Addison-Krise zu vermeiden. Nach längerer Glukokortikoidtherapie muss man die Nebennierenfunktion erst mittels ACTH-Test überprüfen, bevor die Glukokortikoide abgesetzt werden.

> **PRÜFUNGSHIGHLIGHTS** ✗
>
> – ‼ **Ätiologie: iatrogen** (am häufigsten), **paraneoplastische** ACTH-Produktion bei Bronchialkarzinom
> – ! Die regelmäßige Einnahme von Ethinylestradiol, z. B. im Rahmen einer **hormonellen Kontrazeption**, kann die **Gesamtserumkortisolkonzentration deutlich erhöhen**, auch wenn funktionell kein Hyperkortisolismus besteht.
> – ‼‼ **Klinik bei Cushing-Syndrom:** v. a. Vollmondgesicht, Plethora, Hypertonie, Pergamenthaut, Lymphopenie, Diabetes mellitus, Striae rubrae
> – ‼‼ **Diagnostik: Dexamethason-Kurztest** (keine Suppression des Plasmakortisons), **ACTH**-Messung (ACTH ↓ bei adrenalem Cushing-Syndrom), **hoch dosierter Dexamethason-Hemmtest** (fehlende Suppression des Serumkortisols beim ektopen Cushing-Syndrom), **CRH-Test** (ACTH stimulierbar beim zentralen Morbus Cushing), **Sinus petrosus inferior-Katheterisierung** (Seitenlokalisation bei zentralem Morbus Cushing)
> – ! **DD:** alimentäre Adipositas (Ausschluss mittels eines niedrig dosierten Dexamethasonhemmtests)
> – ! Inoperable NNR-Karzinome behandelt man mit **Mitotan**.

5.2.2 Nebennierenrindeninsuffizienz

Synonym: Hypokortisolismus

> **DEFINITION** Chronisch verminderte Produktion von NNR-Hormonen infolge einer insuffizienten Stimulation durch Hypophyse bzw. Hypothalamus oder einer primären Zerstörung des NNR-Gewebes (**Morbus Addison**).
>
> Die Addison-Krise ist durch den plötzlichen Abfall der Kortisolproduktion gekennzeichnet und stellt einen akuten Notfall dar (akute NNR-Insuffizienz).

Tab. 5.1 Ätiologie und Einteilung der Nebennierenrindeninsuffizienz

Form	Hormone	Ursache
primäre NNR-Insuffizienz (Morbus Addison)	ACTH ↑ Glukokortikoide ↓ Mineralokortikoide ↓ Androgene ↓	Autoimmunadrenalitis (Autoantikörper gegen 21-Hydroxylase), häufig vergesellschaftet mit polyendokrinen Autoimmunsyndromen
		Tuberkulose der NNR
		Karzinommetastasen (z. B. Bronchial-, Mamma-, Nierenkarzinom, malignes Melanom)
		andere Infektionen (z. B. CMV, Meningokokkensepsis mit Waterhouse-Friderichsen-Syndrom)
		Hypo- oder Aplasie der NNR
		adrenogenitales Syndrom (am häufigsten 21-Hydroxylase-Mangel)
zentrale (sekundäre/tertiäre) NNR-Insuffizienz	ACTH ↓, CRH ↑ (bei HVL-Insuffizienz), CRH ↓ (bei Hypothalamusinsuffizienz), Glukokortikoide ↓, Androgene ↓, Mineralokortikoide normal	HVL-Insuffizienz infolge eines Tumors, Blutungen (postpartales Sheehan-Syndrom), Infektionen bzw. Entzündung (Hypophysitiden) Hypothalamusinsuffizienz
		Langzeittherapie mit Kortikosteroiden (häufigste Ursache einer zentralen Nebennierenrindeninsuffizienz)

↑ = erhöht, ↓ = vermindert

Ätiopathogenese: Man unterscheidet die primäre von der sekundären NNR-Insuffizienz (**Tab. 5.1**). Zu den Hauptursachen der **primären NNR-Insuffizienz** (**Morbus Addison**) zählen autoimmune Entzündungen der NNR oder die Tuberkulose. Einhergehend mit der Gewebezerstörung kommt es zur Verminderung aller 3 NNR-Hormone (Glukokortikoide, Mineralokortikoide und Androgene). ACTH ist durch die fehlende negative Rückkoppelung reaktiv erhöht und führt gemeinsam mit anderen ebenfalls erhöhten POMC-abhängigen Peptiden zur Stimulation der Melanozyten (→ typische Hyperpigmentierung des Morbus Addison).

Die **sekundäre NNR-Insuffizienz** führt zur Verminderung von Kortisol und Androgenen. Sie ist häufig auf eine hypophysär bedingte Störung (HVL-Insuffizienz) bzw. ein abruptes Absetzen einer Langzeittherapie mit Kortison zurückzuführen (→ therapiebedingte NNR-Atrophie mit verzögert einsetzender CRH-Produktion im Hypothalamus). Einzig die Mineralokortikoide sind nicht betroffen, da deren Sekretion zum überwiegenden Teil durch das RAA-System gesteuert wird.

Klinik: Symptomatisch wird die Erkrankung erst nach einem Untergang von ca. 90 % der NNR-Zellen oder bei einer akuten Exazerbation einer latenten NNR-Insuffizienz (abruptes Absetzen von Steroiden, Infektionen). Zu den Kardinalsymptomen gehören:

- **Schwäche**, rasche Ermüdbarkeit, Adynamie (→ Folge des Kortisolmangels)
- **Hyperpigmentierung der Haut** (Abb. 5.5): nur bei Morbus Addison. Die Pigmentierungserscheinungen treten besonders an den **Handlinien** und sonnenexponierten Stellen auf (→ melanozytenstimulierende Wirkung von ACTH und POMC-abhängigen Peptiden). Bei den sekundären Formen (ACTH- und POMC-Peptid-Mangel) ist die Haut hingegen blass und pigmentlos.
- Gewichtsverlust und Dehydratation (→ fehlende Aldosteronstimulation)
- niedriger arterieller Blutdruck (→ fehlende Aldosteronstimulation).

Weitere Symptome sind **Bauchschmerzen** (Pseudoperitonismus), Erbrechen, Diarrhö, Hypoglykämien und Verlust der weiblichen Sekundärbehaarung.

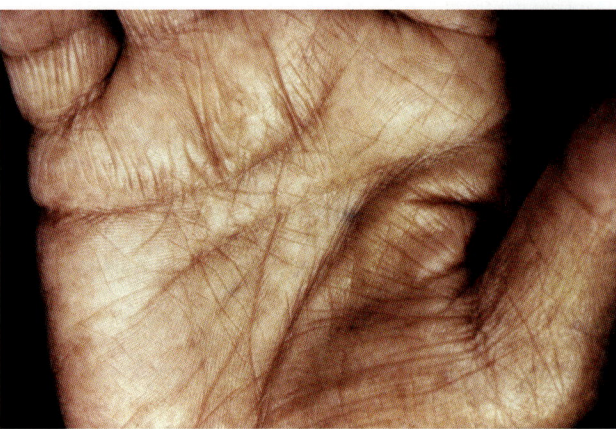

Abb. 5.5 **Pigmentierte Handlinien beim Morbus Addison.** [aus Spinas, Fischli, Endokrinologie und Stoffwechsel kompakt, Thieme, 2011]

> **LERNTIPP**
>
> Die Nebenniereninsuffizienz hat grundsätzlich folgende Konsequenzen:
> - **Adynamie** und Schwäche als Zeichen des fehlenden Kortisols
> - **arterielle Hypotonie** und Dehydratation als Folge des fehlenden Aldosterons
> - **Fehlen** der **weiblichen Sekundärbehaarung** durch den Androgenmangel
> - außerdem: Bauchschmerzen, Erbrechen, Diarrhö, Hypoglykämie.
>
> **Beim Morbus Addison** (primäre NNR-Insuffizienz) findet sich typischerweise eine **hyperpigmentierte Haut** (ACTH ↑ → stimuliert Melanozyten), bei der sekundären NNR-Insuffizienz ist die Haut hypopigmentiert (ACTH ↓) und andere Symptome der Hypophysenstörung treten auf (z. B. Hypothyreose, Hypogonadismus).

Komplikationen:

Addison-Krise: Belastungssituationen (z. B. Stress, Infektionen, Erbrechen und Diarrhö) führen zu einem relativen Mangel an Kortisol und Aldosteron und können eine akute Dekompensation verursachen. Es kommt zu **pseudoperitonitischen Bauchschmerzen** und lebensbedrohlichen **Elektrolytentgleisungen**: Hyponatriämie, Hyperkaliämie (nur bei primärer Form), Hypoglykämie, Hypovolämie bis Exsikkose, Hypotonie, Kreatininanstieg, metabolischer Azidose, Kollaps und Bewusstlosigkeit bis hin zum Koma.

5.2 Erkrankungen der Nebennierenrinde

> **LERNTIPP** !
> Denken Sie bei Bauchschmerzen und Elektrolytentgleisungen nach Belastungssituationen an eine dekompensierte NNR-Insuffizienz.

Diagnostik: Die Laboruntersuchung zeigt beim Morbus Addison eine **typische Befundkonstellation** mit Hyponatriämie und Hyperkaliämie (Na^+/K^+-Quotient < 30, Aldosteronmangel) sowie eine metabolische Azidose. Bei der sekundären NNR-Insuffizienz liegt i. d. R. nur eine Hyponatriämie vor, da die Mineralokortikoide nicht beeinträchtigt sind.

Weitere Laborbefunde bei NNR-Insuffizienz: Hyperkalzämie sowie Lymphozytose und Eosinophilie.

Die Diagnose einer Nebennierenrindeninsuffizienz kann mit dem ACTH-Test gestellt werden. Mit diesem kann aber nicht zwischen primärer und sekundärer NNR-Insuffizienz unterschieden werden (**Abb. 5.6**).

- Beim **Morbus Addison** ist das ACTH erhöht und der Kortisol-Basalwert erniedrigt, nach ACTH-Gabe steigt das Serumkortisol nicht an.
- Bei der **sekundären Form** ist das basale ACTH erniedrigt. Nach ACTH-Gabe steigt auch hier das Kortisol nicht an, da es durch die längerfristig fehlende ACTH-Wirkung zu einer NNR-Atrophie kommt.
- Der Kortisolanstieg im ACTH-Test bleibt auch bei einer langfristigen Kortisolbehandlung aus, da die NNR atrophiert (durch fehlende ACTH-Wirkung auf die Nebennierenrinde).

Aufschluss über die Genese können auch NNR-Autoantikörper, z. B. gegen die 21-Hydroxylase, geben (positiv bei Autoimmunadrenalitis). Anschließend folgen bildgebende Verfahren wie MRT, CT und Sonografie zur weiteren Abklärung.

Klinische Pathologie:
- **Autoimmunadrenalitis:** insgesamt verschmälerte Rinde mit Fibrosierungen. Mit fortschreitender Erkrankungsdauer nimmt die lymphozytäre Infiltration ab.
- **Waterhouse-Friderichsen-Syndrom:** bilaterale Einblutungen in die NNR infolge einer disseminierten intravasalen Gerinnung mit Nekrose. Ausgelöst wird es durch septische Streuung von bakteriellem Endotoxin (meist Neisseria meningitidis).
- **ACTH-Mangel:** gleichmäßige bilaterale Verschmälerung der NNR mit Ausnahme der Zona glomerulosa (intakte Mineralokortikoid-Produktion).

Differenzialdiagnosen:
- adrenogenitales Syndrom (S. 50): bei Kleinkindern
- Adynamie, Abdominalbeschwerden, Elektrolytstörungen, Hypoglykämie anderer Genese
- akutes Abdomen bei Addison-Krise.

Therapie:
- **Therapie der sekundären NNR-Insuffizienz:** Behandlung des Glukokortikoidmangels durch Kortisolsubstitution (z. B. Hydrocortison 15 mg morgens und 10 mg mittags).
- **Therapie der primären NNR-Insuffizienz:** Zusätzlich zur Kortisolsubstitution ist die Gabe von 9α-Fludrocortison (z. B. 0,05–0,2 mg/d) obligat. Es hat die gleiche mineralokortikoide Aktivität wie Aldosteron und gleicht dessen Defizit aus. Bei beiden Substitutionstherapien muss die Dosis individuell im Verlauf angepasst werden. Gelegentlich ist die Gabe von DHEA angezeigt, z. B. bei über Libidoverlust klagenden Frauen.
- Die Addison-Krise ist ein lebensbedrohlicher Notfall und muss intensivmedizinisch behandelt werden. Erste Maßnahmen sind

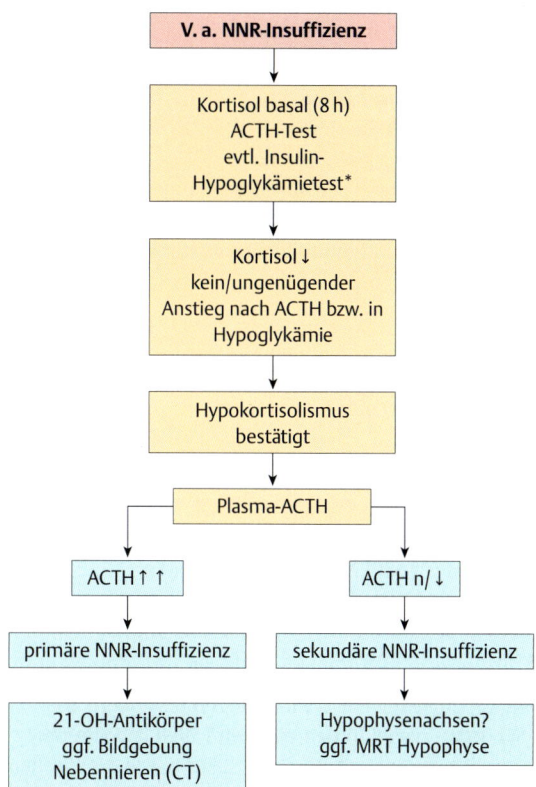

* Insulinhypoglykämietest nur bei Verdacht auf sekundäre NNR-Insuffizienz

Abb. 5.6 Diagnostisches Vorgehen bei V. a. Nebennierenrindeninsuffizienz. [aus Spinas, Fischli, Endokrinologie und Stoffwechsel kompakt, Thieme, 2011]

Blutabnahme und Bestimmung der Kortisol- bzw. ACTH-Konzentration. Anschließend: Gabe von 200 mg **Hydrocortison**/24 h, Infusionslösung von 0,9 % NaCl und 5 % Glukose zum Volumenausgleich sowie vorsichtige Behandlung der Hyponatriämie (**Cave:** keine Kalium-haltigen Lösungen). Achtung: Die Behandlung mit intravenösem Hydrocortison darf nicht durch die Diagnostik verzögert werden (kein Abwarten der Blutresultate).

Prophylaxe der Addison-Krise: In Stresssituationen muss die **Substitutionstherapie** mit **Glukokortikoiden intensiviert** werden: Bei leichten Infektionen, sportlicher Aktivität sowie kleineren operativen Eingriffen muss die Dosis verdoppelt, bei schweren Infektionen oder unter der Geburt sogar auf das 5-Fache erhöht werden. Darüber hinaus ist es wichtig, die Patienten über die Erkrankung und die damit verbundenen Gefahren gut zu informieren. Jeder Patient mit einer Nebennierenrindeninsuffizienz erhält einen Notfallausweis, den er mit sich tragen sollte.

> **PRÜFUNGSHIGHLIGHTS**
>
> **NNR-Insuffizienz**
> – Ätiopathogenese:
>   – ! **primäre** NNR-Insuffizienz (Morbus Addison): v. a. **Autoimmunerkrankungen**
>   – ! **sekundäre** NNR-Insuffizienz: **Mineralokortikoide** sind **nicht** betroffen, da deren Sekretion zum überwiegenden Teil durch das RAA-System gesteuert wird.
> – !! **klinische Befunde**
>   – !!! **Hyperpigmentierung** bei **primärer** NNR-Insuffizienz, **blasses** Hautkolorit bei **sekundären** Formen

- **Diagnostik**:
  - **!** Typische Elektrolytkonstellation: Hyponatriämie und Hyperkaliämie, metabolische Azidose
  - **!** Lymphozytose und Eosinophilie
  - **!** ACTH-Test: zur Diagnosesicherung
- **!!** **Therapie**: Hydrocortison und 9α-Fludrocortison
- **!!!** Klinik und Therapie der Addison-Krise.
- **!** Prophylaxe der Addison-Krise: Erhöhung der **Glukokortikoiddosis**, z. B. bei Infektionen.

5.2.3 Primärer Hyperaldosteronismus (Conn-Syndrom)

DEFINITION Autonome Überproduktion von Aldosteron in der NNR bei erniedrigten Renin-Spiegeln, die klinisch mit Hypertonie, Hypokaliämie und metabolischer Alkalose einhergeht. Ist neben dem Aldosteron auch das Renin erhöht (z. B. bei Herzinsuffizienz, Leberzirrhose, nephrotischem Syndrom, Nierenarterienstenose), spricht man vom **sekundären Hyperaldosteronismus**.

Epidemiologie: Ungefähr bei 1 von 100 Hypertonikern besteht ein Conn-Syndrom, wobei in den meisten Fällen Aldosteron erhöht, Kalium aber normal ist. Nur < 1 % zeigen den klassischen hypokaliämischen Hyperaldosteronismus.

Ätiologie:
- ca. 50–60 %: **bilaterale Hyperplasie der Zona glomerulosa** (idiopathischer Hyperaldosteronismus, IHA)
- ca. 40 %: **Aldosteron-produzierendes Adenom** der NNR
- selten: Ein **familiärer Hyperaldosteronismus** kann entweder durch die Fusion zwischen den Genen der Aldosteronsynthase und der 11β-Hydroxylase entstehen (Typ 1) oder sich als Adenom oder Hyperplasie (Typ 2) äußern. Beim Typ 1 ist die Aldosteronsynthase ACTH-sensitiv – und der Hyperaldosteronismus damit im Unterschied zum Typ 2 durch Dexamethason supprimierbar (Glukokortikoid-supprimierbarer Hyperaldosteronismus [GSH] bzw. glucocorticoid remediable aldoderonism [GRA]).
- Rarität: Aldosteron-produzierendes Karzinom.

Klinische Pathologie: Adenome zeigen sich meist als kleine, homogen gelbe und gut abgrenzbare Tumoren mit klarzelligen, lipidreichen Zellen und vakuolärem Zytoplasma. Hinweise für ein Karzinom sind ein Gewicht von > 100 g, breite Fibrosen, Gefäßinvasion und eine Infiltration in das umgebende Gewebe.

Klinik: Das Vollbild des PHA zeichnet sich durch einen therapierefraktären **Hypertonus**, eine **Hypokaliämie mit Muskelschwäche und Müdigkeit** sowie eine **metabolische Alkalose** aus. Häufig kommt es noch zu Kopfschmerzen, Sehstörungen, Ödemen, Dysurie, Obstipation, Polydipsie und Polyurie. Interessanterweise findet sich keine Hypernatriämie, da die Niere trotz Hyperaldosteronismus nach einiger Zeit vermehrt Natrium ausscheidet (**Escape-Phänomen**). Dieses Phänomen ist möglicherweise auf eine erhöhte Sekretion des atrialen natriuretischen Peptids (ANP) zurückzuführen.

PRAXIS Die klassische Trias aus Hypertonie, Hypokaliämie und metabolischer Alkalose findet man eher selten. Häufiger präsentieren sich die Patienten mit einem normokaliämischen Hypertonus.

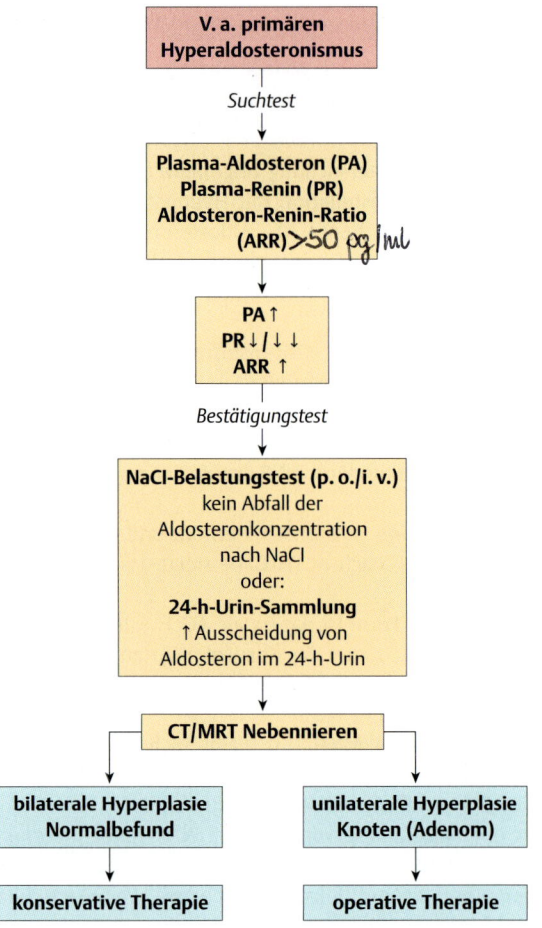

Abb. 5.7 **Diagnostisches Vorgehen bei Conn-Syndrom.** [aus Spinas, Fischli, Endokrinologie und Stoffwechsel kompakt, Thieme, 2011]

Diagnostik: Abb. 5.7 gibt einen Überblick über das diagnostische Vorgehen bei V. a. einen primären Hyperaldosteronismus. Als Zeichen der Hypokaliämie können im EKG ST-Strecken-Senkungen nachweisbar sein.

LERNTIPP

So gehen Sie vor:
- bei klinischem Verdacht (d. h. Hypertonie, Muskelschwäche, Müdigkeit, metabolische Alkalose) → Aldosteron-Renin-Quotienten bestimmen
- zur Diagnosebestätigung → Suppressionstest
- zur Ursachenabklärung → Orthostasetest
- zur Lokalisation → CT und MRT.

Bei Verdacht auf einen primären Hyperaldosteronismus bestimmt man die Konzentrationen von Aldosteron (↑) und Renin (↓) im Plasma und berechnet den sog. **Aldosteron-Renin-Quotienten.** Er ist beim Conn-Syndrom pathologisch erhöht (> 50), da die Plasmareninaktivität durch die erhöhte Aldosteronkonzentration supprimiert wird. Mit Aldosteron interferierende Medikamente (z. B. Spironolacton, β-Blocker, ACE-Hemmer, Hydrochlorthiazid, Aliskiren) müssen vor der Durchführung stets abgesetzt werden. Ein latenter Hyperaldosteronismus wird gelegentlich durch eine Hypokaliämie während einer Diuretika-Therapie entdeckt.

Tab. 5.2 Differenzialdiagnosen des primären Hyperaldosteronismus

	Ursache	Labor
reninunabhängige Hypertonie	Low-Renin-Hypertonie (→ essenzielle Hypertonie)	Renin ↓, Aldosteron normal, K⁺ normal
	Liddle-Syndrom (→ Mutation im Na⁺-Kanal mit erhöhter Na⁺-Resorption)	Renin ↓, Aldosteron ↓, K⁺ normal bis ↓
	11β-Hydroxylase- und 17α-Hydroxylase-Mangel (seltene AGS-Formen)	Renin ↓, Aldosteron ↓, K⁺ normal bis ↓, Kortisol ↓ und ACTH, Hormonvorstufen ↑
	Pseudohyperaldosteronismus (→ übermäßiger Lakritzkonsum)	Renin ↓, Aldosteron ↓, K⁺ normal bis ↓
	Cushing-Syndrom (→ Kortisol wirkt wie Mineralokortikoide)	
reninabhängige Hypertonie (→ sekundärer Hyperaldosteronismus)	Therapie mit Diuretika (→ Na⁺-Mangel)	Renin ↑, Aldosteron ↑, K⁺ normal bis ↓
	Nierenarterienstenose (→ Ischämie)	
	renoparenchymatöse Hypertonie (→ Ischämie)	
keine Hypertonie	funktionell (→ Hyponatriämie, Hypovolämie)	Renin ↑, Aldosteron ↑, K⁺ normal
	Einschränkung der Leberfunktion	

Die Messung der Reninkonzentration erlaubt die differenzialdiagnostische Abgrenzung von einem sekundären Hyperaldosteronismus (**Tab. 5.2**). **Bestätigt** wird die Diagnose mithilfe von **Suppressionstests**:

- **Kochsalzbelastungstest:** Die Infusion von 2000 ml 0,9 % NaCl-Lösung führt zu einer schnellen Hypervolämie und supprimiert Aldosteron beim Gesunden, beim NNR-Adenom bleibt die Aldosteron-Konzentration unverändert.
- **Fludrocortison**-Suppressionstest: sehr aufwendig, aber hochsensitiv und -spezifisch. Die Gabe von 0,1 mg Fludrocortison (alle 6 h über 4 Tage) hat beim Conn-Syndrom keine ausreichende Aldosteronsuppression zur Folge. **Cave:** hohe Gefahr für Hypokaliämie und hypertensive Krisen!
- **ACE-Hemmer-Gabe** (25 mg Captopril): Physiologischerweise wird dadurch Aldosteron supprimiert, bei einem autonomen Prozess bleibt die Aldosteronkonzentration unverändert.

Die erhöhte Aldosteronkonzentration kann darüber hinaus auch im 24-h-Sammelurin bestimmt werden.

Zur Ursachenabklärung führt man nach Bestätigung der Diagnose den sog. **Orthostasetest** durch. Er ermöglicht die Unterscheidung zwischen einem Adenom und einer bilateralen Hyperplasie. Bei der bilateralen Hyperplasie findet sich – ebenso wie bei Gesunden – ein Anstieg (> 30 %) von Aldosteron im Plasma nach 2–3 h aufrechtem Stehen (verminderte Nierendurchblutung mit Aktivierung des RAAS → die Niere bleibt reninsensitiv). Gleichzeitig sollte Kortisol bestimmt werden, um ein ACTH-bedingtes Ansteigen von Aldosteron auszuschließen.

Zur **Lokalisationsdiagnostik** wird die MRT- oder CT-Untersuchung der Nebennieren eingesetzt. In der MRT (T2-Wichtung) sind Adenome meist mäßig signalintensiv. In der CT imponieren sie häufig hypodens, was auf ihren hohen Fettgehalt zurückzuführen ist. Außerdem nehmen sie Kontrastmittel auf. Bei unklaren Befunden kann per Katheter seitengetrennt die Aldosteronkonzentration in den Nebennierenvenen bestimmt werden: Ein Gradient spricht für ein Adenom, ein seitengleich erhöhtes Aldosteron für eine bilaterale Hyperplasie. Sehr selten (z. B. zur Metastasensuche) findet die ¹³¹Iod-Cholesterin-Szintigrafie Anwendung.

Die exakte Differenzierung zwischen Adenom und einfacher Hyperplasie der NNR hat Konsequenzen für die Behandlung.

Differenzialdiagnosen: Siehe **Tab. 5.2**.

> **LERNTIPP**
>
> Denken Sie daran: Auch Lakritze kann zu Hyperaldosteronismus-ähnlichen Symptomen führen!

Therapie: Die therapeutischen Möglichkeiten orientieren sich an der Genese des Hyperaldosteronismus:
- **bilaterale Hyperplasie:** lebenslange Gabe von Spironolacton (50–100 mg/d) und antihypertensive Therapie
- **Adenom:** laparoskopische Adrenalektomie
- **glukokortikoidsupprimierbarer Hyperaldosteronismus** (GSH): niedrig dosierte Dexamethason-Gabe und familiäres Screening
- **Karzinom:** Operation und Chemotherapie mit Mitotan, ggf. Bestrahlung.

> **PRÜFUNGSHIGHLIGHTS**
>
> – ! **Klinik:** arterielle Hypertonie, Muskelschwäche, metabolische Alkalose, Hypokaliämie
> – !!! **Diagnostik:** Verinnerlichen Sie insbesondere das systematische **diagnostische Vorgehen** bei V. a. ein Conn-Syndrom.
> – ! Die **Reninkonzentration** im Plasma ist beim Conn-Syndrom **erniedrigt**.
>   – ! **CT-Befund** eines NNR-Adenoms
> – ! Differenzialdiagnose: **Lakritzgenuss**
> – ! Therapie: **Spironolacton**

5.2.4 Hypoaldosteronismus

DEFINITION Mangel an Aldosteron adrenaler (primär) oder extraadrenaler (sekundär) Genese.

Ätiologie und Einteilung: Der Hypoaldosteronismus wird anhand der Höhe des Reninwertes in **primäre** und **sekundäre** Störungen eingeteilt (**Tab. 5.3**).

Tab. 5.3 Ätiologie und Einteilung des Hypoaldosteronismus

Form	Renin	Ursache
primär	↑	Morbus Addison
		Aldosteronsynthesestörung
sekundär	↓	Diabetes mellitus (hyporeninämischer Hypoaldosteronismus)
		akute Glomerulonephritiden
		Liddle-Syndrom (hyperaktiver Natriumkanal → gesteigerte Na^+-Rückresorption)
		einseitige Adrenalektomie
		medikamentös (z. B. Therapie mit Mineralokortikoiden, Prostaglandinsynthesehemmern)

↑ = erhöht, ↓ = vermindert

Klinik und Diagnostik: Klinisch im Vordergrund stehen die Symptome der Hypotonie und Hypovolämie – u. U. tritt eine lebensbedrohliche Hyperkaliämie hinzu. Daneben kann es zur metabolischen Azidose kommen. Im Labor finden sich zudem ein niedriges Plasmaaldosteron sowie je nach Ursache erhöhte oder erniedrigte Reninwerte.

Differenzialdiagnosen:
- **Pseudohypoaldosteronismus Typ I:** Mineralokortikoidrezeptordefekt im distalen Tubulus und in den Sammelrohrzellen, im Plasma ist Aldosteron normal oder sogar erhöht.

Therapie:
- **primäre Formen:** Substitutionstherapie mit Mineralokortikoiden (9α-Fludrocortison).
- **sekundäre Formen:** wenn medikamentös bedingt, Absetzen der auslösenden Medikamente, sonst evtl. Substitutionstherapie.

Die Therapiesteuerung erfolgt über die Kontrolle der Elektrolytwerte und des Plasmareninspiegels.

5.2.5 Adrenaler Androgenexzess

NNR-Adenome und -Karzinome sind selten, können aber auch zu einer autonomen Produktion von Androgenen führen. Häufiger ist das adrenogenitale Syndrom Ursache eines adrenalen Androgenexzesses (s. u.). Bei der Frau führt der Androgenexzess zu Hirsutismus und Virilisierung.

Adrenogenitales Syndrom (AGS)

DEFINITION Autosomal-rezessiv vererbte Störung der Kortisol- und evtl. Mineralokortikoidsynthese bei gleichzeitig erhöhter Androgenbildung.

Die Ursache für das AGS besteht in einem Enzymdefekt der Steroidsynthese. Die verminderte Bildung von Kortisol führt über die fehlende negative Rückkopplung zu einer überschießenden ACTH-Produktion. Die Nebennierenrinde wird hyperplastisch. Die Androgenproduktion ist dadurch gesteigert und prägt die Symptomatik.

Die wichtigsten Enzymdefekte sind:
- **21-Hydroxylase-Mangel** (90 %): Man unterscheidet das **unkomplizierte AGS**, das aus einer reinen Kortisolsynthesestörung und einer Virilisierung besteht („Simply-Virilizing-Form"), vom **komplizierten AGS**, bei dem zusätzlich die Aldosteronsynthese gestört ist (adrenogenitales **Salzverlustsyndrom**). Circa die Hälfte der betroffenen Säuglinge entwickelt dieses lebensbedrohliche Krankheitsbild, bei dem neben den Virilisierungserscheinungen v. a. Erbrechen, Durchfälle, Exsikkose und Elektrolytstörungen im Vordergrund stehen (DD: Pylorusstenose). Manifestiert sich die gesteigerte Androgenproduktion in der frühen Kindheit, spricht man vom **klassischen AGS**, bei Manifestation in der Pubertät vom **Late-Onset-AGS**).
- **11β-Hydroxylase-Mangel** (ca. 5 %): Hyperandrogenismus und hypokaliämische Hypertonie
- sehr selten: 17α-Hydroxylase-Defekt, 3β-Hydroxysteroid-Dehydrogenase-Defekt.

Therapeutisch ist eine **lebenslange Kortisonsubstitution** notwendig. Bei Salzverlustsyndrom werden zusätzlich Mineralokortikoide substituiert.

> **LERNTIPP**
> Das AGS wird v. a. in der Pädiatrie geprüft. Verschaffen Sie sich hier einen ersten Eindruck von diesem Krankheitsbild, im Pädiatrie-Skript können Sie sich in die prüfungsrelevanten Themen weiter vertiefen.

5.2.6 Nebennierenrindenkarzinom

Synonym: adrenokortikales Karzinom

Epidemiologie: sehr selten. Der Altersgipfel liegt im 6. Lebensjahrzehnt.

Klinische Pathologie: Aldosteronproduzierende NNR-Tumoren (→ Conn-Syndrom) sind meist gutartig. Androgenbildende Tumoren sind in 75 % der Fälle, östrogenproduzierende Tumoren sind immer bösartig.

Klinik:
- überschießende Hormonproduktion (Kortisol, Aldosteron, Androgene, Östrogene) oder klinisch hormoninaktive Tumoren
- Symptome des lokalen Wachstums bzw. Infiltration (z. B. Cavathrombose).

Diagnostik:
- **Hormonanalysen** inkl. entsprechender **Belastungs-** und **Suppressionstests** (z. B. Dexamethasonhemmtest, Kortisolbestimmung im Serum, Aldosteron-Renin-Quotient)
- Sonografie, MRT, CT, ^{131}**J-MIGB-Szintigrafie** bei Hormonrezeptor-positiven Tumoren.

Therapie:
- **vollständige Entfernung** des **Tumors** (Adrenalektomie mit Lymphadenektomie)
- Mitotan (o,p'-DDD) ab Stadium II.

Prognose: sehr schlecht.

5.3 Erkrankungen des Nebennierenmarks

5.3.1 Physiologie und Pathophysiologie

Im Nebennierenmark (NNM) und in den extraadrenalen Paraganglien befinden sich chromaffine Zellen. Die Katecholamine **Adrenalin** und **Noradrenalin** sind die wichtigsten Hormone des Nebennierenmarks. **Dopamin** ist eine Vorstufe in der Synthese von Adrenalin und Noradrenalin. Es wird ebenfalls in geringen Mengen sezerniert. Adrenalin und Noradrenalin werden in hoher Konzentration in den Granula des NNM gespeichert. Reize wie Acetylcholin, Insulin oder Histamin führen zur Freisetzung von Noradrenalin ins Blut. Über die **N-Methyltransferase** wird Noradrenalin in Adrenalin umgewandelt. Noradrenalin wird nach seiner Freisetzung größtenteils wieder von den Nervenendigungen aufgenommen und in den Granula gespeichert. Der **Katecholamin-Abbau** erfolgt über Methylierung (Catechol-O-Methyltransferase) und oxidative Desaminierung (Monoaminoxidase). Die entstehenden Zwischenprodukte werden in der Leber konjugiert und im Urin ausgeschieden. Zu den **Metaboliten** der Katecholamine zählen u. a. **Metanephrin** und Vanillinmandelsäure. Die produzierten Katecholamine wirken systemisch:

- Anstieg der Glukose und der freien Fettsäuren im Blut (Glykogenolyse und Lipolyse ↑)
- Erhöhung des Grundumsatzes
- vermehrte Muskeldurchblutung
- kardiovaskulär: Steigerung der Herzfrequenz, Kontraktilität und Leitungsgeschwindigkeit am Myokard sowie periphere Vasokonstriktion
- Bronchodilatation
- Abnahme der Durchblutung des Splanchnikusgebiets
- Mydriasis
- zentralnervöse Effekte.

Im NNM können sich abhängig von der Entwicklungsstufe verschiedene Tumorarten finden (Neuroblastome, Ganglioneurome oder Phäochromozytome). Zu endokrinen Symptomen führt allein das Phäochromozytom. Neuroblastome und Ganglioneurome zeigen aber auch die gesteigerte Ausscheidung von Katecholamin-Metaboliten im Urin.

> **LERNTIPP** !
>
> Die typischen Hormone des Nebennierenmarks und ihre Metaboliten sollten Sie kennen – sie sind sowohl für das IMPP als auch in der Phäochromozytom-Diagnostik relevant.

5.3.2 Phäochromozytom/Paragangliom

> **DEFINITION** Katecholaminproduzierender, neuroendokriner Tumor des NNM (Phäochromozytom) oder der extraadrenalen Paraganglien (Paragangliom) des sympathischen Grenzstranges.

Epidemiologie: Insgesamt ein seltenes Krankheitsbild (Inzidenz 1:100 000), das aber bei der sekundären Hypertonie (0,2–0,4 %) mit hypertensiver Krise differenzialdiagnostisch in Betracht gezogen werden sollte. Das mediane Alter bei Erstmanifestation liegt bei 40–50 Jahren.

Lokalisation: 85 % der Tumoren finden sich im NNM, 15 % extraadrenal (Mediastinum, Aortenbifurkation, Harnblase, Zuckerkandl-Organ) = Paragangliome. 90 % der Tumoren treten einseitig auf, 10 % beidseitig.

Ätiologie: meist **sporadisches Auftreten,** ca. 25 % auch familiär. Häufig assoziierte Syndrome sind:
- multiple endokrine Neoplasie (MEN) Typ 2 (30–60 %)
- von-Hippel-Lindau-Syndrom (VHL) (15–20 %)
- Neurofibromatose (NF) Typ 1 (3–5 %).

Klinische Pathologie: **Makroskopisch** imponiert ein fleischig brauner, kapselartig abgegrenzter Tumor des NNM mit einem Gewicht von wenigen Gramm bis zu 3 kg. **Mikroskopisch** fallen die „ballenartig" angeordneten Zellhaufen auf, die einen hyperchromatischen Kern mit schwach basophilem Zytoplasma und chromaffine Granula aufweisen.

Die meisten Tumoren sind benigne und wachsen innerhalb der Organgrenze. 75 % sind endokrin aktiv und produzieren Adrenalin und Noradrenalin. Circa 15 % sind maligne (meist zusätzliche Dopamin-Produktion) und metastasieren bevorzugt lymphogen in die paraaortalen Lymphknoten oder hämatogen in die Leber oder das Skelett.

Klinik:
- **hypertensive Krisen** (50 %)
- **konstant erhöhter Blutdruck** (50 %, bei Kindern bis zu 90 %).

Hinzu kommen unspezifische Symptome wie Palpitationen, Kopfschmerzen, Schwitzen, Tremor, innere Unruhe, abdominelle Schmerzen oder Übelkeit. Nachts fällt der Blutdruck nicht ab, nach β-Blocker-Gabe steigt er paradoxerweise an. Bei konstant stark erhöhtem Blutdruck kann im Verlauf eine hypertensive Kardiomyopathie auftreten. Eine blasse Haut (vasokonstriktorische Wirkung der Katecholamine!), Diabetes mellitus, Gewichtsverlust und Leukozytose sprechen ebenfalls für ein Phäochromozytom. Ein Phäochromozytom kann manchmal auch eine anfallsartige Flush-Symptomatik bewirken.

Differenzialdiagnosen:
- hypertensive Krisen anderer Genese (98 % der Fälle!)
- Hyperthyreose
- Kokain- oder Amphetaminmissbrauch
- Panikattacke, Angststörung

Diagnostik: Aufgrund der niedrigen Prävalenz der Erkrankung ist ein Screening aller Hypertoniker nicht empfehlenswert. **Screening-Indikationen** sind z. B. familiär vorbelastete Patienten (z. B. MEN-2-Syndrom), Patienten mit Inzidentalomen, paradoxen Reaktionen bei Operationen bzw. im Rahmen von Narkosen sowie einer neu aufgetretenen therapierefraktären Hypertonie.

Ein begründeter klinischer Verdacht (Hypertonie und hypertensive Krisen mit Palpitationen, Kopfschmerzen, Schweißausbrüchen und Blässe) sowie eine **fehlende nächtliche Blutdrucksenkung** in der 24-h-Blutdruckmessung sollten Anlass zur weiteren Abklärung geben.

Screening bei Verdacht: Als Screeningmethode eignet sich der 2-malige **Nachweis von Katecholaminen** bzw. ihrer **Metaboliten** (Metanephrin, Normetanephrin) im angesäuerten **24-h-Urin**. Eine ähnliche Sensitivität hat die Bestimmung der freien Metanephrine und Normetanephrine im **Plasma**. Wichtig sind dabei strenge Bedingungen bei der Blutabnahme (→ Blut nicht direkt nach dem Legen der Braunüle abnehmen), um falsch positive Befunde zu vermeiden.

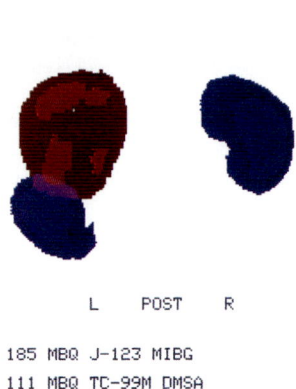
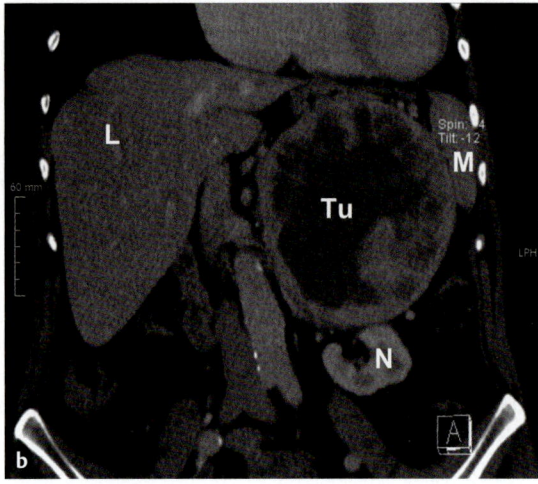

Abb. 5.8 **Phäochromozytom. a** Der szintigrafische Befund zeigt in der linken Nebenniere eine deutliche Mehrspeicherung. **b** CT des Abdomens. Großer Tumor der linken Nebenniere (Tu), der bereits Milz (M) und Niere (N) verdrängt. L = Leber. [aus Spinas, Fischli, Endokrinologie und Stoffwechsel kompakt, Thieme, 2011]

Bei nicht eindeutigen Ergebnissen empfiehlt sich ein **Clonidin-Hemmtest**. Bei Patienten mit einem Phäochromozytom ist aufgrund der autonomen Produktion keine Suppression erkennbar. 2 Wochen vor der Testung sollten Medikamente, die mit der Messung interferieren, abgesetzt werden (z. B. Tetrazykline, Clonidin, Theophyllin).

Lokalisationsdiagnostik: Der Tumor lässt sich gut in der T_2-gewichteten **MRT**-Aufnahme bzw. in der **CT** (Abb. 5.8a) darstellen.

Zur Lokalisationsdiagnostik v. a. von extraadrenalen Tumoren findet die ^{123}**Iod-Metaiodbenzylguanidin-(MIBG-)Szintigrafie** oder -SPECT Anwendung (**Abb. 5.8**b). ^{123}Iod-MIBG lagert sich spezifisch in den chromaffinen Zellen des NNM ein und wird vorwiegend auch zur Rezidivdiagnostik eingesetzt. Zusätzlich kann diese Untersuchung Aufschluss über bereits vorhandene Metastasen geben und zu deren Behandlung eingesetzt werden.

Noch sensitiver – insbesondere bei metastasierten Phäochromozytomen – ist eine **DOPA-PET**-Untersuchung.

Therapie: Methode der Wahl ist die **chirurgische Entfernung** des Tumors. Vor der Operation ist eine Behandlung mit dem **α-Rezeptor-Blocker Phenoxybenzamin** obligat (einschleichend mit 10 mg, in 1–2 Wochen Dosissteigerung auf 60–120 mg/d). Dies führt zu einer Blutdrucksenkung und damit auch zu einer „Entwöhnung" des Körpers von den zuvor chronisch erhöhten Katecholaminwerten.

Für maligne inoperable Phäochromozytome oder deren Metastasen wird α-Methyl-p-Tyrosin verwendet (→ hemmt die Katecholaminproduktion).

β-Blocker finden zusätzlich bei tachykarden Rhythmusstörungen ihren Einsatz, dürfen jedoch niemals allein ohne gleichzeitige α-Rezeptor-Blockade verabreicht werden. Metastasen können darüber hinaus nuklearmedizinisch mit ^{131}Iod-MIBG behandelt werden.

PRAXIS Vor der Behandlung mit β-Blockern muss eine **α-Rezeptor-Blockade** durchgeführt werden, da es sonst zu einer schweren hypertensiven Krise kommen kann (→ verstärkte Katecholamin-Wirkung über die α-Rezeptoren). Ebenso ist vor jeder Operation eines Phäochromozytoms eine Therapie mit α-Rezeptor-Blockern obligat.

Die Operation besteht aus einer **Resektion des gesamten Tumors**. Sporadische (unilaterale) Phäochromozytome werden laparoskopisch oder ggf. offen im Rahmen einer totalen Adrenalektomie entfernt. Bei bilateralen Tumoren wird versucht, die Nebenniere zu schonen und nur den Tumor zu resezieren, um eine lebenslange Substitutionstherapie mit Gluko- und Mineralokortikoiden zu vermeiden. Tritt der Tumor im Rahmen einer MEN-2-Erkrankung auf, ist eine subtotale Resektion indiziert (→ Funktionserhalt). Intraoperativ sind Manipulationen am Tumor zu vermeiden (sog. **No-Touch-Technik**), damit nicht vermehrt Katecholamine in den systemischen Kreislauf ausgeschüttet werden. Aus diesem Grund sollte auch die V. suprarenalis frühzeitig unterbunden werden.

Prognose: Die Prognose von benignen Phäochromozytomen ist gut, wenn die Behandlung rechtzeitig erfolgt. Bei rund 15 % der Patienten tritt ein Rezidiv auf, daher sind über 5 Jahre Kontrolluntersuchungen indiziert. Maligne Phäochromozytome sind nur schlecht behandelbar (schlechte Prognose). Häufig demaskiert sich erst postoperativ eine essenzielle Hypertonie.

PRÜFUNGSHIGHLIGHTS

- **!!** Phäochromozytome sind **katecholaminproduzierte** neuroendokrine **Tumoren**. Die produzierten Hormone wirken systemisch und stimulieren u. a. die Glykogenolyse.
- **!** Ätiologie: Zusammenhang mit der **MEN-2-Erkrankung**.
- **!!!** **Klinik:** hypertensive Krise, Kopfschmerzen, Schwindel, innere Unruhe, Tremor, Palpitationen, blasse Haut, Gewichtsverlust. Im Verlauf mögliche Entwicklung einer hypertensiven Kardiomyopathie bei dauerhaft stark erhöhtem Blutdruck.
- **!** **Diagnostik:** typische Metaboliten (**Metanephrin**, Normetanephrin) im Urin bzw. Plasma.
- **!** **Bildgebung:** gute Darstellung in T 2 gewichteter MRT-Aufnahme und im CT.
- **!** **makroskopisch** imponiert ein fleischig-brauner, kapselartig abgegrenzter Tumor
- **!** **Histologie:** „ballenartig" angeordnete Zellhaufen
- **!** Lokalisationsdiagnostik
- **!** **Therapie:** 1–2 Wochen vor der Operation ist eine Behandlung mit **Phenoxybenzamin** obligat.
- **!** Vor der Behandlung mit β-Blockern muss eine **α-Rezeptor-Blockade** (z. B. mit Phenoxybenzamin) durchgeführt werden.

5.4 Syndrome mit kombinierten endokrinen Erkrankungen

Tab. 5.4 gibt eine Übersicht über endokrine Krankheitsbilder, die mehrere Drüsen betreffen (polyglanduläre Syndrome) und in jeweils charakteristischen Kombinationen an verschiedenen Organsystemen auftreten können.

5.4.1 MEN-Syndrome

MEN-Syndrome werden **autosomal-dominant** vererbt. Sie sind selten und verursachen hormonelle Überfunktionszustände. Die Häufigkeit für MEN-1- und MEN-2-Syndrome beträgt jeweils 1:50 000. Unter den MEN-2-Syndromen findet sich der Typ 2a (70 %) wesentlich häufiger als der Typ 2b (10 %) und das familiäre medulläre Schilddrüsenkarzinom (20 %). Sporadisch auftretende Fälle erklären sich durch **Neumutation**. Bei der **MEN 1** ist das **Menin-Gen** (Tumorsuppressorgen), bei der **MEN 2** das **Ret-Protoonkogen** mutiert.

Therapeutisch steht die **operative Tumorentfernung** im Vordergrund. Die **Prophylaxe** umfasst die humangenetische Diagnostik und Beratung von Familienangehörigen, regelmäßige Vorsorgeuntersuchungen bei Mutationsträgern und die prophylaktische Thyreoidektomie bei MEN 2.

> **LERNTIPP**
>
> Wenn Sie die MEN-Syndrome kennen, sind viele IMPP-Fragen kein Problem mehr. Merken Sie sich, dass der **primäre Hyperparathyreoidismus** sowohl bei MEN-1- als auch bei MEN-2a-Erkrankungen vorkommt. Patienten mit MEN 2a haben zusätzlich Blutdruckkrisen und ein C-Zell-Karzinom der Schilddrüse. In **Tab. 5.4** finden Sie alle Syndrome mitsamt ihrer Klinik einander gegenübergestellt.

5.4.2 Polyglanduläres endokrines Syndrom

Beim **polyglandulären endokrinen Syndrom** (APS) kommt es infolge autoimmuner Prozesse zu Insuffizienzerscheinungen an verschiedenen Organen (auch: multiglanduläre Autoimmuninsuffizienz oder polyglanduläre Insuffizienz). Ein Beispiel ist die Kombination aus Morbus Addison, Autoimmunthyreoiditis und perniziöser Anämie.

> **PRÜFUNGSHIGHLIGHTS**
>
> – ! MEN-Syndrome werden **autosomal-dominant** vererbt (Erkrankungsrisiko der Kinder von Merkmalsträgern: 50 %).
> – !!! **Klinik** der MEN-Syndrome
> – !! **Klinik** der autoimmunen polyglandulären Insuffizienz (APS Typ I und II).

Tab. 5.4 Syndrome mit kombinierten endokrinen Erkrankungen

Syndrom	Klinik
MEN-Syndrome	
MEN 1 (Wermer-Syndrom)	primärer Hyperparathyreoidismus (95 %), endokrine Tumoren des Pankreas (50 %), Hypophysenadenom (30 %)
MEN 2a (Sipple-Syndrom)	medulläres (C-Zellen-)Schilddrüsenkarzinom (100 %), Phäochromozytom, (50 %), primärer Hyperparathyreoidismus (20 %)
MEN 2b (Gorlin-Syndrom)	medulläres (C-Zellen-)Schilddrüsenkarzinom (100 %), Phäochromozytom (50 %), Schleimhautneurinome (v. a. an der Zunge und gastrointestinal) sowie marfanoider Habitus
familiäres medulläres (C-Zellen-)Schilddrüsenkarzinom (FMTC-only)	ausschließlich medulläres (C-Zellen-)Schilddrüsenkarzinom (95 %)
autoimmune polyglanduläre Syndrome (APS)	
APS Typ I (juvenile Form)	primärer Hypoparathyreoidismus, Morbus Addison, mukokutane Candidiasis
APS Typ II (adulte Form)	Morbus Addison und • Autoimmunthyreoiditis (Schmidt-Syndrom) oder • Diabetes mellitus Typ 1 (Carpenter-Syndrom) evtl. Zöliakie, Myasthenia gravis, primärer Hypogonadismus (Östradiolmangel)
APS Typ III	Kombination von Autoimmunthyreoiditis und 2 anderen Autoimmunerkrankungen, inklusive perniziöser Anämie

MEN = multiple endokrine Neoplasie, APS = autoimmunes polyglanduläres Syndrom

6 Neuroendokrine Tumoren des gastroentero-pankreatischen Systems (NET)

6.1 Grundlagen

Synonym: ältere Bezeichnungen: APUDome, Karzinoide oder Neuroendokrinome

Das **disseminierte** oder **diffuse neuroendokrine System** umfasst alle neuroendokrinen Zellen, die **einzeln** oder **gruppenweise verstreut** in den unterschiedlichen Organsystemen vorkommen. Die neuroendokrinen Zellen können dabei auch an Aufbau und Funktion der klassischen endokrinen Organe beteiligt sein, z. B. C-Zellen der Schilddrüse, Inselzellen des Pankreas oder neuroendokrine Zellen des Nebennierenmarks. Auch die Melanozyten und Merkel-Zellen der Haut zählen zum disseminierten neuroendokrinen System. Die Zellen zeichnen sich durch die gemeinsame Fähigkeit aus, **biogene Amine** oder **Peptide** zu produzieren und zu speichern. Immunhistochemisch lassen sich sie sich durch den Nachweis von **neuronenspezifischer Enolase** (**NSE**), von in Sekretgranula gespeichertem **Chromogranin A** und von in präsynaptischen Vesikeln gespeichertem **Synaptophysin** klassifizieren.

Epidemiologie: sehr selten. NET des Pankreas können im Rahmen eines MEN-1-Syndroms auftreten.

Einteilung: unter histopathologischen (Grading, **Tab. 6.1**) und funktionellen Gesichtspunkten (endokrin aktiv/inaktiv). Das Verhältnis von endokrin aktiven zu inaktiven Tumoren beträgt 1:1.

Diagnostik: Der erste diagnostische Schritt bei V. a. NET ist eine Bestimmung des **Hormonspiegels**. Bestätigt sich der Verdacht, wird anschließend mithilfe verschiedener bildgebender Verfahren der Tumor lokalisiert. Hierzu zählen insbesondere:
- Somatostatinrezeptor-PET/CT (Somatostatinanaloga DOTATATE, DOTATOC und DOTANOC)
- Endosonografie
- CT und MRT
- Octreotid- bzw. Somatostatin-Rezeptor-Szintigrafie
- Endoskopie.

Chromogranin A kann als Tumormarker zur Therapiekontrolle verwendet werden, wenn die Werte zum Zeitpunkt der Diagnosestellung erhöht waren.

Tab. 6.1 **Grading der NET** (WHO 2017)

Grad	Differenzierung	Mitosen Ki-67 index
1 (tief) – NET	gut differenziert	< 2 Mitosen / 10 GF < 3 % Ki-67 index
2 (intermediär) – NET	gut differenziert	2–20 Mitosen / 10 GF 3–20 % Ki-67 index
3 (hoch) – NET	gut differenziert	> 20 Mitosen / 10 GF > 20 % Ki-67 index
3 (hoch) – NEC	wenig differenziert	> 20 Mitosen / 10 GF > 20 % Ki-67 index

NET: Neuroendokriner Tumor; NEC: Neuroendokrines Karzinom; Ki-67: Ki-67-Protein (Proliferationsmarker); GF: Gesichtsfeld

Therapie: Die einzige kurative Therapieoption ist die **operative Tumorentfernung**. Bei inoperablen metastasierten Tumoren oder allgemeiner Inoperabilität des Patienten kann die Hormonfreisetzung durch **Somatostatinanaloga** wie **Octreotid** oder Lanreotid unterdrückt werden. Eine palliative Chemotherapie mit Streptozotocin und 5-Fluoruracil ist nur selten indiziert. Alternativ kann systemisch mit Tyrosinkinase-Inhibitoren behandelt werden. Bei Somatostatin-Rezeptor-positiven NET kann alternativ eine **Radionuklidtherapie** durchgeführt werden. Symptomatische Therapiemaßnahmen umfassen
- die Gabe von Serotoninantagonisten wie Methysergid bei Karzinoid
- die Hemmung der Tryptophan-Hydroxylase durch Telotristat (symptomatische Behandlung der Diarrhoe bei Karzinoid-Syndrom)
- die Gabe von Diazoxid zur Hemmung der Insulinfreisetzung bei Insulinom
- die Gabe von Protonenpumpenhemmern bei Gastrinom.

6.1.1 Karzinoide

DEFINITION Karzinoide sind epitheliale Tumoren, die sich von den enterochromaffinen Zellen (EC-Zellen) des diffusen neuroendokrinen Systems ableiten (**Abb. 6.1**). Sie produzieren Serotonin, Kallikrein, Prostaglandine und Tachykinine.

Lokalisation:
- 90 %: **Gastrointestinaltrakt** (Appendix 45 %, distales Ileum 30 %, Rektum 10 %)
- 10 %: **Bronchialsystem** (sog. Bronchuskarzinoide).

Dignität: Karzinoide der Appendix sind i. d. R. benigne. Die übrigen Karzinoide sind maligne und metastasieren (v. a. in die Leber).

Klinik: Die Symptome des Karzinoidsyndroms treten erst auf, wenn das Karzinoid in die Leber metastasiert hat, da Serotonin in der Leber abgebaut wird:
- **Flush**
- diffuse oder kolikartige Bauchschmerzen und **Diarrhö**
- **Asthmaanfälle**, Angstgefühle
- paroxysmale **Tachykardie**
- Hedinger-Syndrom: **Endokardfibrose** der Trikuspidalklappe mit Trikuspidal- bzw. in der Folge Rechtsherzinsuffizienz, evtl. auch der Pulmonalklappe mit Pulmonalstenose (→ infolge dauerhaft erhöhter Serotoninkonzentration).

Bei einigen Patienten kann das Karzinoidsyndrom durch Stress, Alkohol und Essen provoziert werden. Beim nichtmetastasierten Karzinoid kann es zu Stenosesymptomen, Bauchschmerzen (Karzinoid im GI-Trakt) bzw. Hämoptysen oder Pneumonien (Karzinoid im Bronchialsystem) kommen.

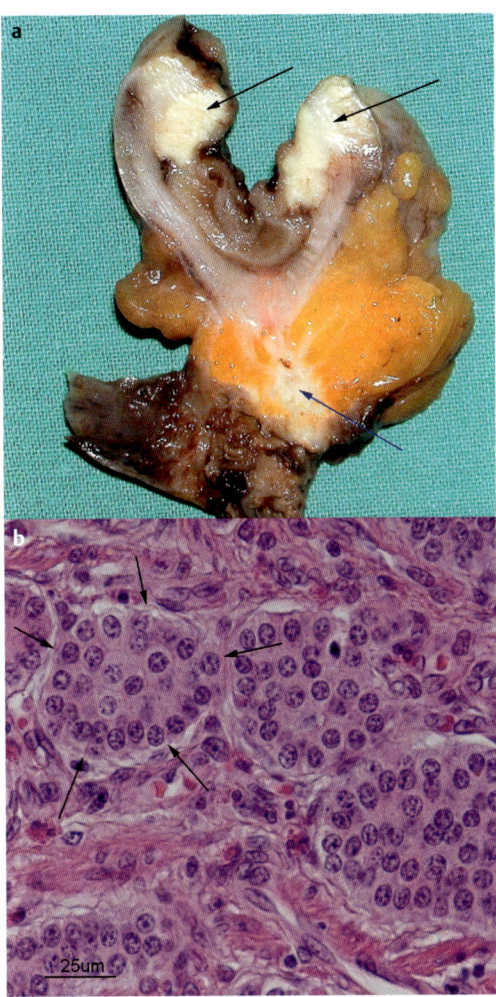

Abb. 6.1 **Karzinoid. a** Makroskopischer Tumor (Pfeile) mit Durchsetzung aller Wandschichten. **b** Histologie: multiple Karzinoidgruppen (Pfeile). [aus Krams et al., Kurzlehrbuch Pathologie, Thieme, 2013]

> **LERNTIPP**
>
> Voraussetzung für die Symptomatik des Karzinoidsyndroms sind Lebermetastasen (→ Serotonin wird in der Leber abgebaut!). Merken Sie sich Chromogranin A als Tumormarker.

Diagnostik:
- Bestimmung der **5-Hydroxy-Indolessigsäure** im **angesäuerten 24-h-Urin** (Serotoninabbauprodukt), interferierende Medikamente (z. B. Antihistaminika) absetzen und Nahrungsmittel wie Käse oder Bananen meiden
- **Lokalisationsdiagnostik** (z. B. Bronchoskopie, CT Thorax/Abdomen, Somatostatin-Rezeptor-Szintigrafie)
- Diagnosesicherung: **Feinnadelbiopsie**.

Therapie: Siehe Abschnitt Therapie neuroendokriner Tumoren (S. 54).

Prognose: Die Prognose des nichtmetastasierten Karzinoids ist gut. Die 5-Jahres-Überlebensrate beim nicht resezierbaren Karzinoid beträgt nur 30–40 %.

> **PRÜFUNGSHIGHLIGHTS**
>
> - **!** Immunhistochemie: Nachweis von **Chromogranin A** und **Synaptophysin**
> - **!** Lokalisation: am häufigsten in der **Appendix vermiformis**
> - **!!** **Karzinoidsymptome** (Flush, Durchfall, Bronchospasmus, Tachykardie) treten erst bei **Lebermetastasen** auf und können z. B. durch **Essen** provoziert werden
> - **!** Komplikationen: bei langdauerndem Verlauf Endokardfibrose mit Rechtsherzinsuffizienz
> - **!** Im angesäuerten 24-h-Urin ist **5-Hydroxy-Indolessigsäure** erhöht.
> - **!!** **Chromogranin A** als Tumormarker
> - Therapie:
>   - **!!** Octreotid
>   - **!** bei Gastrinom: PPI wie Omeprazol.

6.1.2 Insulinom

Synonym: Inselzelltumor

> **DEFINITION** Das Insulinom leitet sich von den Inselzellen (B-Zellen) des Pankreas ab und ist durch eine autonome Insulinproduktion gekennzeichnet.

Epidemiologie und Dignität: Das Insulinom ist der häufigste endokrine Tumor des Pankreas. Frauen sind etwa doppelt so häufig betroffen wie Männer. 4 % der Insulinome treten im Rahmen eines MEN-1-Syndroms (S. 53) auf. Das Insulinom ist in > 90 % der Fälle **gutartig** und tritt solitär auf. 5 % der Insulinome liegen außerhalb des Pankreas.

Klinik: Klinisch führt die autonome, vom Blutzuckerspiegel unabhängige Insulinproduktion zur sog. **Whipple-Trias**:
- Spontanhypoglykämie bei Nahrungskarenz (BZ < 40 mg/dl)
- hypoglykämische vegetative und neurologische Symptome (Schwitzen, Tachykardien, Heißhunger, Übelkeit, Schwindel, Verwirrtheit, Kopfschmerzen, Krampfanfälle, Koma)
- prompte Besserung der Symptome nach Nahrungsaufnahme.

Die Hypoglykämie führt zu einer Steigerung des Hungergefühls mit **Gewichtszunahme** („Insulinmast"). Bei langer Dauer kann die Glukoseunterversorgung des Gehirns zu **Sehstörungen**, **Verhaltensänderungen** und **Psychosen** führen.

Diagnostik:
- **72-h-Hungerversuch** (Fastentest) mit regelmäßiger Bestimmung von Blutzucker- (↓), Insulin- und C-Peptid-Konzentrationen (beide ↑). Typisch für das Insulinom ist die fehlende physiologische Suppression der Insulinsekretion bei Hypoglykämie (Insulin-Glukose-Quotient > 0,3).
- Lokalisationsdiagnostik: MRI, Endosonografie, nuklearmedizinische Verfahren, intraarterieller Kalziumstimulationstest.

Differenzialdiagnosen:
- Hypoglycaemia factitia durch exogene Insulinzufuhr (Insulin ↑, C-Peptid ↓)
- psychische Erkrankungen (Angstattacken, Hyperventilationssyndrom)
- andere endokrin aktive Tumoren.

Therapie: Bei einem kleinen, gut abgrenzbaren Befund ist eine operative Enukleation des meist gutartigen Tumors häufig ausreichend. Siehe auch Therapie neuroendokriner Tumoren (S. 54).

Tab. 6.2 Übersicht über VIPom und Glukagonom

	VIPom (Werner-Morrison-Syndrom)	Glukagonom
Epidemiologie	sehr selten	sehr selten
Dignität	meist maligne	meist maligne
Klinik	wässrige Diarrhö, Hypokaliämie, Achlorhydrie	Erythema necrolyticum migrans (Gesicht, Akren), pathologische Glukosetoleranz, Hypoaminoazidämie, atrophische Glossitis
Labor	VIP i. S. ↑	Glukagon i. S. ↑, evtl. Stimulation mit Arginin oder Tolbutamid
Therapie	Resektion, symptomatisch Somatostatinanaloga, Chemotherapie (Streptozotocin, 5-FU), bei Somatostatin-Rezeptor-Expression Radionuklidtherapie	

6.1.3 Gastrinom (Zollinger-Ellison-Syndrom)

DEFINITION Gastrinproduzierender Tumor, der zu einer überschießenden Magensäuresekretion der Belegzellen führt (Zollinger-Ellison-Syndrom).

Lokalisation und Dignität: Das Gastrinom ist am häufigsten (80 %) im Pankreas, seltener in der Duodenalwand, im Antrum oder Lig. hepatoduodenale lokalisiert. Circa 70 % der Gastrinome sind maligne. In 25 % ist das Gastrinom mit einem MEN-1-Syndrom assoziiert.

Klinik: Leitsymptom sind rezidivierende, therapieresistente **Magen-** und **Duodenalulzera** infolge der exzessiven Säuresekretion. Häufig treten die Ulzera auch an atypischen Lokalisationen wie Ösophagus oder Jejunum auf. Die Hälfte der Patienten leidet unter einer chronischen Diarrhö und Steatorrhö, die auf der säureabhängigen Inaktivierung der Pankreaslipase beruhen.

Diagnostik: Diagnostisch werden zunächst der **nüchterne, basale Serumgastrinspiegel** (wichtig: medikamentöse Säureblocker müssen 2 Wochen zuvor abgesetzt werden) und der Gastrinspiegel nach intravenöser Sekretinapplikation (**Sekretintest**) bestimmt. Typisch für das Gastrinom sind ein erhöhter basaler Nüchterngastrinspiegel (beweisend sind > 1000 ng/l) und ein starker Anstieg (> 100 %) nach Sekretingabe.
Anschließend **Lokalisationsdiagnostik** mittels Endosonografie, CT, MRT, Somatostatin-Rezeptor-Szintigrafie und Endoskopie.

Histologisch zeigt sich eine Belegzell- bzw. glanduläre Hyperplasie (**G**astrinom = **g**landuläre Hyperplasie).

Differenzialdiagnosen: reaktive Hypergastrinämie, z. B. bei Therapie mit Protonenpumpenhemmern, chronisch-atrophischer Gastritis oder Magenausgangsstenose (Gastrinspiegel steigt nach Sekretingabe nicht an).

Therapie: Siehe Therapie neuroendokriner Tumoren (S. 54).

6.1.4 VIPom und Glukagonom

Siehe **Tab. 6.2**.

> **PRÜFUNGSHIGHLIGHTS**
> - ! **Insulinom:** bei kleinem, gutartigem Befund ist eine operative Enukleation als Therapie häufig ausreichend.
> - **Gastrinom:**
>   - ! Bei klinischem Verdacht bestimmt man den Gastrinspiegel i. S.
>   - ! Zur differenzialdiagnostischen Abklärung einer Hypergastrinämie wird der Sekretintest durchgeführt.
>   - ! Die auftretende Diarrhö ist auf die säureabhängige Inaktivierung der Pankreaslipase zurückzuführen.
> - ! Klinik des **VIPoms**: wässrige Diarrhö, Hypokaliämie, Achlorhydrie

7 Erkrankungen der Gonaden

Im Skript Gynäkologie werden die Amenorrhö und das Syndrom der polyzystischen Ovarien besprochen. Zum Hypogonadismus s. Skript Pädiatrie. Auch die Störungen der Geschlechts- und Pubertätsentwicklung werden im Skript Pädiatrie besprochen.

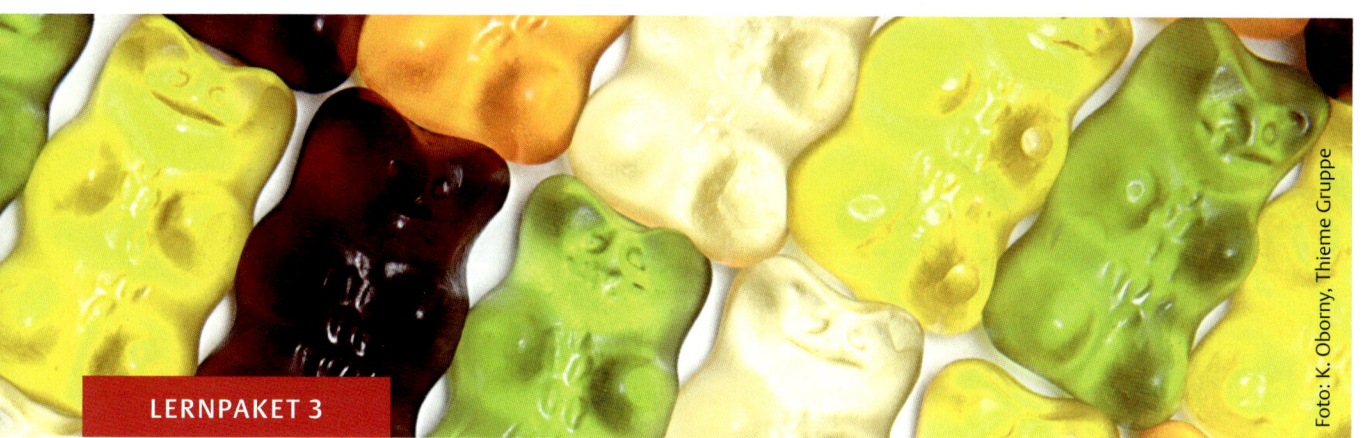

LERNPAKET 3

8 Stoffwechselerkrankungen

8.1 Überblick

Es existiert eine Vielzahl von Stoffwechselstörungen, denen zumeist ein genetischer Enzymdefekt zugrunde liegt. Dies betrifft v. a. den Kohlenhydrat-, Lipid- und Eiweißstoffwechsel. Die meisten Stoffwechselerkrankungen führen bereits im Säuglings- und Kindesalter zu schweren Symptomen und werden daher im Skript Pädiatrie besprochen.

8.2 Diabetes mellitus

> **DEFINITION** Diabetes mellitus ist eine chronische Stoffwechselerkrankung, die durch einen absoluten (**Typ 1**) oder relativen (**Typ 2**) Mangel an Insulin gekennzeichnet ist. Leitsymptom ist die Hyperglykämie. Man spricht von einem Diabetes mellitus ab einem
> – einmalig gemessenen Nüchternblutzuckerwert von ≥ 126 mg/dl,
> – wiederholt gemessenen Gelegenheitsblutzuckerwert von ≥ 200 mg/dl oder
> – einmalig gemessenen Gelegenheitsblutzuckerwert von ≥ 200 mg/dl, der mit einer entsprechenden Symptomatik verbunden ist,
> – HbA_{1c} ≥ 6,5 %.

8.2.1 Glukosestoffwechsel

Glukose, Fruktose, Galaktose und ihre Derivate sind die wichtigsten Bausteine der Kohlenhydrate. Ihre Funktion sind Energiebereitstellung und -speicherung für Körperzellen. Des Weiteren sind sie Bestandteil von Strukturelementen, Glykoproteinen und -lipiden, Nukleotiden, nichtessenziellen Aminosäuren und bestimmten Fettsäuren.

Um den Blutglukosespiegel auf 80 ± 20 mg/dl (3,9–4,4 mmol/l) zu halten, beeinflusst ein hormonell gesteuerter Regulationsmechanismus (s. u.) die Glukoseaufnahme in Zellen, die Glykogenese, Glykolyse und Glukoneogenese. Die Leber nimmt dabei eine zentrale Stellung ein: Sie kann – ebenso wie die Muskelzellen – in kurzer Zeit Glukose aufnehmen und diese entweder als Glykogen speichern oder in Energie umwandeln. Besonders die Zellen des ZNS (insulinunabhängig) und Erythrozyten sind auf eine stetige Glukosezufuhr angewiesen, da Glukose deren einzig verwertbare Energieträger darstellt (nach längerem Fasten können auch Zellen des ZNS Ketonkörper abbauen).

Insulin. Insulin ist notwendig, um Glukose aus dem Blut in die Zellen aufzunehmen. Es stellt in diesem Regelkreis das **wichtigste blutzuckersenkende Hormon** dar. Insulin wird in einer zirkadianen Rhythmik aus den **β-Zellen** der Pankreasinseln sezerniert. Dabei wird Proinsulin von Endopeptidasen gespalten und die Produkte Insulin und das **C-Peptid** äquimolar in die Peripherie freigesetzt. Der wichtigste Reiz für die Insulin-Sekretion ist ein erhöhter Glukosewert im Blut. Eine Reihe anderer Faktoren kann diesen Prozess aber ebenfalls beeinflussen (Tab. 8.1). Initial wird in einer schnellen Ausschüttungsphase ein sofort verfügbarer Insulin-Bolus abgegeben. Darauf folgt eine der Glukosekonzentration angepasste länger andauernde Phase der Sekretion, die schließlich ganz sistiert (Desensibilisierungsphase).

An den Zielzellen bindet Insulin an den Insulinrezeptor und löst intrazelluläre Signalkaskaden aus, die die insulintypischen anabolen Effekte stimulieren. **Abb. 8.1** zeigt die Effekte von Insulin und die Folgeerscheinungen bei Insulinmangel. 50–70 % des Insulins werden bereits während der ersten Passage in der Leber extrahiert und hemmen die hepatische Glukoneogenese. Der restliche Anteil beschleunigt die postprandiale Aufnahme von Glukose in die peripheren Gewebe.

Zu den **insulinantagonistischen Hormonen** zählen Glukagon, Glukokortikoide, ACTH, Katecholamine, Thyroxin und Wachstumshormon. Glukagon hat lediglich einen Effekt auf die Hepatozyten und Muskelzellen, während Adrenalin und Noradrenalin

Tab. 8.1 Einflussfaktoren der Insulinsekretion

Insulinsekretion	Einflussfaktoren
fördernd	Glukose, Aminosäuren, Stimulation von $β_2$-Rezeptoren, gastrointestinale Hormone (GIP, CCK, Sekretin, Gastrin, glucagon-like-peptide), Fettsäuren, Ketonkörper, Acetylcholin
hemmend	Insulin, insulinantagonistische Hormone (Noradrenalin, Adrenalin, GH, Glukagon, Thyroxin, Kortikosteroide, ACTH), chronische Hyperglykämie

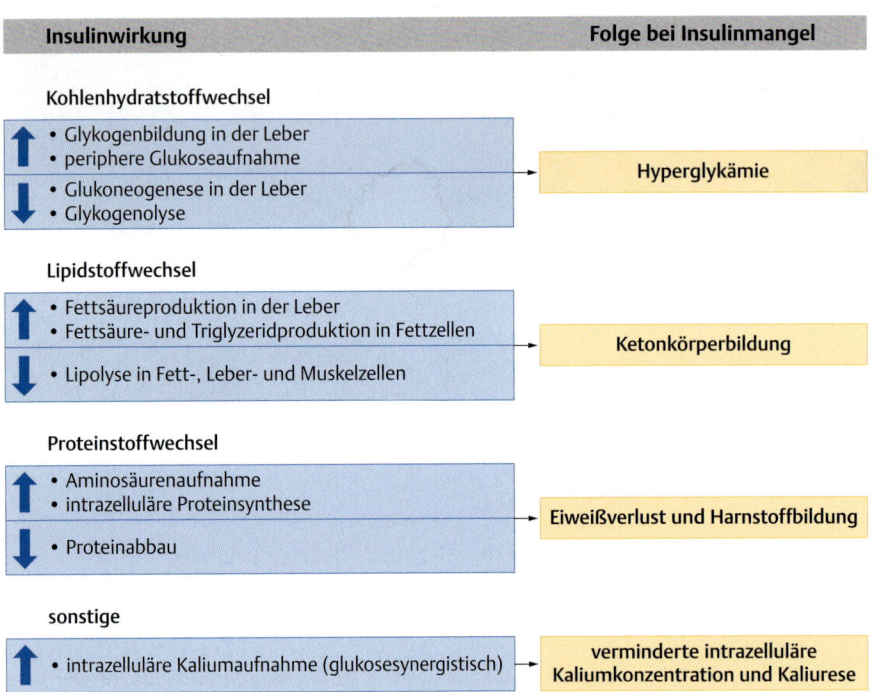

Abb. 8.1 Insulineffekte und Folgen bei Insulinmangel. ↑: stimuliert, ↓: hemmt.

auch in Adipozyten die Lipolyse und Proteolyse verstärken können. Glukokortikoide können zusätzlich die Glukoneogenese in der Niere beeinflussen sowie die Glukoseutilisation der Muskulatur herabsetzen und so den Blutzuckerspiegel anheben. Wachstumshormone stimulieren neben der Lipolyse auch die Glykogen- und Proteinsynthese.

PRAXIS Die Sekretion von Glukokortikoiden und Wachstumshormonen folgt einer zirkadianen Rhythmik mit einem Hoch am frühen Morgen bzw. Nachmittag und steigert den Insulinbedarf zu dieser Zeit. Dies muss insbesondere bei der Therapie beachtet werden.

8.2.2 Epidemiologie

In Deutschland leiden rund 8 % der Bevölkerung an einem Diabetes mellitus, davon sind rund 90 % von einem Typ-2-Diabetes betroffen und nur rund 10 % von einem Typ-1-Diabetes. 1–2 % der < 50-Jährigen und ca. 10 % der > 65-Jährigen weisen einen Diabetes mellitus auf. Durch die Zunahme der Adipositas insbesondere auch bei Kindern und Jugendlichen tritt der Typ-2-Diabetes mittlerweile zunehmend auch bei jüngeren Patienten auf. Jährlich steigt die Inzidenz um 3–4 %.

8.2.3 Einteilung und Ätiologie

Die Einteilung der verschiedenen Formen des Diabetes mellitus orientiert sich an den Ursachen (**Tab. 8.2**).

8.2.4 Pathogenese

Typ-1-Diabetes

Dem Typ-1-Diabetes liegt eine **autoreaktive Insulitis** zugrunde, d. h., die β-Zellen des Pankreas werden vom Immunsystem als körperfremd erkannt und zerstört. Als Auslöser wird eine Kombination von mehreren Faktoren angenommen:

- **genetische Prädisposition**, die mit den HLA-Molekülen DR3 und DR4 korreliert.
- **Umweltfaktoren**: Möglicherweise spielen eine frühzeitige Ernährung mit Milchprodukten und Infektionen (z. B. Coxsackie-B-Virus) eine Rolle.
- **Assoziationen mit anderen Autoimmunkrankheiten** (z. B. Autoimmunthyreoiditis).

Die selektive Zerstörung der β-Zellen verläuft progredient und führt ab einem Verlust von ca. 80 % der pankreatischen β-Zellen zur klinisch manifesten Insulinmangelsymptomatik (s. u.). Die davor bestehende sog. **prädiabetische Phase** kann nur mittels oraler Glukosetoleranztests (oGTT) diagnostiziert werden. Nach Therapiebeginn setzt eine zeitlich begrenzte Remissionsphase ein (**Honeymoon-Phase**), die durch eine vorübergehende Zellerholung gekennzeichnet ist. Im Verlauf der Erkrankung verliert der Körper dann alle funktionsfähigen β-Zellen (**absoluter Insulinmangel**).

Typ-2-Diabetes

Ursache für die Entstehung eines Typ-2-Diabetes ist eine **Insulinresistenz** in Kombination mit einem **relativen Insulinmangel**. Die **genetische Prädisposition** spielt hierbei eine weitaus größere Rolle als bei der Typ-1-Erkrankung. Mehrere genetisch konservierte sog. „single nucleotide polymorphisms" (SNP) sind identifiziert und mit der Erkrankung in Verbindung gebracht worden. Sie beeinflussen u. a. Insulinresistenz und -sekretion. **Überernährung** und **Bewegungsmangel** stellen in der westlichen Welt die größten Risikofaktoren für einen Typ-2-Diabetes dar:

- Die vermehrte Nahrungszufuhr führt zu **hohen postprandialen Blutzuckerspiegeln** und damit zur gesteigerten Insulinausschüttung.
- Hohe Insulinspiegel wiederum fördern die **Resistenz** der peripheren **Insulinrezeptoren** in den wesentlichen Zielgeweben Muskel, Fett und Leber.
- Damit weiterhin Glukose ins Gewebe aufgenommen werden kann, werden höhere Insulinspiegel notwendig: Durch die gestörte postprandiale Sekretion entsteht ein **relativer Insulinmangel**.
- Bewegungsmangel mindert gleichzeitig die insulinunabhängige Glukoseaufnahme in die Zelle, wodurch die Hyperglykämie weiter verstärkt wird. Gleichzeitig ist die insulinabhängige Hem-

mung der Freisetzung von Glukose und Fettsäuren aus Leber und Fettgewebe gestört, sodass Glukose vermehrt freigesetzt wird.
- Die Folge ist ein chronischer Anstieg von Fettsäuren und Glukose im Blut, es entsteht eine Gluko- und Lipotoxizität, die langfristig die β-Zellen schädigt (**sekundäre β-Zell-Insuffizienz**).

Die Übergänge zum **metabolischen Syndrom** (S. 73) sind fließend. Zurzeit wird davon ausgegangen, dass der Typ-2-Diabetes nur die „Spitze des Eisberges" bei dieser Erkrankung darstellt.

> **LERNTIPP**
>
> Prägen Sie sich die Pathophysiologie des Diabetes mellitus Typ 2 ein. Die Zusammenhänge sollten Sie nicht nur für das Examen verstanden haben – sie sind insbesondere wichtig, da diese Erkrankung aus sozialmedizinischer Sicht immer bedeutender wird (→ Prävention!).

Andere Diabetes-Typen

Pankreopriver Diabetes mellitus: Zerstörung der Inselorgane infolge einer **chronischen Pankreatitis** (10–30 %). Weitere Ursachen: Mukoviszidose und Pankreatektomie. Durch die gleichzeitige Zerstörung der Glukagon-produzierenden α-Zellen ist die Hypoglykämiegefahr bei Insulintherapie sehr hoch, da die Gegenregulation nicht mehr existiert.

MODY (Maturity-Onset Diabetes of the Young): heterogene Gruppe von Erkrankungen, die auf genetischen Defekten der β-Zellen beruht. Klinisch unterscheidet man derzeit mehr als 10 verschiedene Subtypen mit jeweils unterschiedlichen Gendefekten. Die Erkrankung wird autosomal-dominant vererbt. Typisch ist der frühe Manifestationszeitpunkt noch vor dem 25. Lebensjahr. Die Klinik reicht – je nach Defekt bzw. MODY-Typ – von einer leichten gestörten Glukosetoleranz bis zum insulinabhängigen Diabetes.

LADA (Latent Autoimmune Diabetes in Adults): Sonderform des klassischen Typ-1-Diabetes und daher von der ADA nicht gesondert erwähnt. Charakteristisch ist der späte Manifestationszeitpunkt im mittleren Lebensalter. Antikörper gegen die pankreatischen β-Zellen sind nachweisbar.

Hormonelle Ursachen: Glukokortikoide, Adrenalin, Wachstumsfaktoren und ACTH führen zur gesteigerten Glukoneogenese und Hemmung der Insulinsekretion (z. B. **Glukokortikoid-induzierter Diabetes** unter Kortisontherapie).

Gestationsdiabetes: Hierunter versteht man die Erstmanifestation eines Diabetes mellitus bzw. einer gestörten Glukosetoleranz während der Schwangerschaft. Ursächlich ist die gesteigerte Insulinresistenz zu diesem Zeitpunkt. Risikofaktoren sind
- Alter der Patientin > 30 Jahre
- Diabetes mellitus Typ 2 in der Familienanamnese
- Übergewicht der Patientin (BMI > 27)
- erhöhtes Geburtsgewicht eines früher geborenen Kindes.

8.2.5 Klinik

Die beiden Diabetesformen manifestieren sich klinisch unterschiedlich:

Menschen mit **Typ-1-Diabetes** erkranken meist im jüngeren Lebensalter. Die Krankheit verläuft relativ rasch und dramatisch und ist durch Symptome wie **Polyurie, Polydipsie, Gewichtsverlust**, Exsikkose, Inappetenz, Leistungsminderung, Kraftlosigkeit und Müdigkeit gekennzeichnet. Häufig exazerbiert ein latenter Diabetes in Stresssituationen, z. B. bei Infektionen oder vor Operationen. Auch Zeichen einer diabetischen Ketoazidose (z. B. Bauchschmerzen) können bereits ein Erstmanifestationssymptom sein.

Menschen mit **Typ-2-Diabetes** sind in aller Regel älter (> 40 Jahre) und adipös, begleitend bestehen meist arterielle Hypertonie und erhöhte Triglyzeridwerte (**metabolisches Syndrom**). Da nur selten die klassischen Insulinmangelsymptome im Vordergrund stehen, bleibt die Erkrankung lange Zeit unbemerkt und wird häufig im Rahmen einer Routineuntersuchung zufällig festgestellt.

> **PRAXIS** Aufgrund der zunehmenden Häufigkeit von Adipositaserkrankungen bei Kindern und Jugendlichen manifestiert sich ein Diabetes-Typ-2 nicht selten bereits in jüngeren Jahren.

Tab. 8.2 Einteilung des Diabetes mellitus nach der American Diabetes Association (ADA), der Weltgesundheitsorganisation (WHO) und der Deutschen Diabetes Gesellschaft (DDG)

Form	Ursache	Kennzeichen
I: Typ 1	Autoimmunerkrankung (Typ 1A)	β-Zell-Destruktion und absoluter Insulinmangel
	idiopathisch (Typ 1B)	
II: Typ 2	genetische Prädisposition in Kombination mit Umweltfaktoren	Insulinresistenz mit relativem Insulinmangel, später auch absoluter Insulinmangel
III: andere	genetische Defekte der β-Zell-Funktion (MODY)	keine Antikörper, keine Adipositas, Manifestation vor dem 25. Lebensjahr
	genetische Defekte der Insulinwirkung	hohe Insulinkonzentration im Plasma
	Erkrankungen des endokrinen Pankreas (pankreopriver Diabetes)	z. B. chronische Pankreatitis, Pankreaskarzinom, Hämochromatose, zystische Fibrose
	Endokrinopathien	z. B. Cushing-Syndrom
	iatrogen	Medikamente (z. B. Glukokortikoide, Schilddrüsenhormone, Diazoxid, Thiazide)
	Infektionen	z. B. kongenitale Röteln, CMV
	seltene immunologische Formen	z. B. Anti-Insulinrezeptor-Antikörper bei SLE
	genetische Syndrome	z. B. Down-, Klinefelter-, Turner-Syndrom
IV: Gestationsdiabetes	gestörte Glukosetoleranz während der Schwangerschaft	erstmals während der Schwangerschaft aufgetreten

Typische Diabetes-Klinik:
- allgemeine Symptome wie Müdigkeit, Leistungsminderung, Gewichtsabnahme (eher Typ 1)
- Polyurie, Polydipsie, Exsikkose (eher Typ 1) als **Zeichen der Hyperglykämie**
- nächtliche Wadenkrämpfe oder Sehstörungen durch die Elektrolytstörungen
- Pruritus, bakterielle Hautinfektionen (Furunkulose), Kandida- bzw. Harnwegsinfektionen infolge der **Abwehrschwäche.**

Mit zunehmend entgleister Stoffwechsellage können Übelkeit, Bauchschmerzen, Pseudoperitonismus, Kußmaul-Atmung (nur bei diabetischer Ketoazidose) und ZNS-Symptome (Schläfrigkeit bis zum Koma) hinzutreten.

> **LERNTIPP**
>
> **Typ-1-Diabetes:** Folgende Anamnese sollte Sie hellhörig machen: Patient klagt über Müdigkeit, Gewichtsverlust, ein gesteigertes Durstempfinden, obwohl er eigentlich viel trinkt, und ständigen Harndrang. Die Symptome bestehen seit einem fieberhaften respiratorischen Infekt. Auch Bauchschmerzen als Ausdruck einer beginnenden diabetischen Ketoazidose können ein Erstmanifestationssymptom sein. Diagnostischer Schritt: Blutglukose messen!

Frauen mit **Gestationsdiabetes** zeigen **keine** wirklichen **Diabetes-Symptome**. Die Erkrankung manifestiert sich hingegen mit fetalen Entwicklungsstörungen bzw. erst mit den assoziierten Folgeerkrankungen.

> **PRÜFUNGSHIGHLIGHTS**
>
> - !!! **Ätiopathogenese** des Typ-1- und -2-Diabetes
> - !! **Gestationsdiabetes:** Er wird zwar im Gyn-Skript noch einmal ausführlich behandelt, wird allerdings relativ häufig geprüft, weshalb Sie sich Diagnosekriterien und Risikofaktoren auch in diesem Zusammenhang merken sollten.
> - !! **Klinik**
> - ! Das absichtliche **Weglassen** einer **Insulintherapie** („Insulin-Purging", z. B. bei Patienten mit Bulimia nervosa) führt zu **verminderter Glukoseaufnahme** in die Zellen und damit längerfristig zur Gewichtsabnahme.
> - ! Bei der **basalunterstützten oralen Therapie (BOT)** liegt der Fokus auf einem gut eingestellten **morgendlichen Nüchternblutzuckerwert**.

8.2.6 Komplikationen

Frühkomplikationen

- erhöhte **Infektanfälligkeit** aufgrund einer Immunschwäche (v. a. Haut- und Harnwegsinfekte, aber z. B. auch infektiöse Spondylodiszitis)
- **Lipidstoffwechselstörungen** und Steatosis hepatis infolge der gesteigerten VLDL-Synthese bei Insulinmangel in der Leber
- **hyporeninämischer Hypoaldosteronismus:** häufigste Form des sekundären Hypoaldosteronismus (S. 49), wird mit Diabetes mellitus in Verbindung gebracht
- **Hyperglykämie:** Coma diabeticum (s. u.).
- **Hypoglykämie** (S. 70).
- **Kaliummangel:** Bei absolutem Insulinmangel und bei ketoazidotischer Stoffwechsellage ist der K$^+$-Transport von extrazellulär nach intrazellulär gestört. **Cave:** Der intrazelluläre Kaliummangel kann jedoch durch das deshalb erhöhte extrazelluläre K$^+$ maskiert sein, d. h., initial besteht evtl. ein normaler/erhöhter Serumkaliumwert trotz generellen Kaliumdefizits.

Coma diabeticum

Abhängig davon, ob Ketonkörper gebildet werden oder nicht, unterscheidet man zwischen einem **ketoazidotischen** (Ketonkörper) und einem **hyperosmolaren Koma** (keine Ketonkörper). Beide hyperglykämischen Zustände (Tab. 8.3) stellen eine lebensbedrohliche Stoffwechselentgleisung dar und bedürfen einer umgehenden Intensivbehandlung (s. u.). Die wesentlichen klinischen Gemeinsamkeiten sind:

- über Tage **einschleichender Beginn**
- **Exsikkose** durch osmotische Diurese
- **Somnolenz bis Koma** durch Dehydratation und Elektrolytentgleisung
- **Oligo-/Anurie** bis zum akuten Nierenversagen infolge des Volumenmangels
- evtl. Herzrhythmusstörungen.

Pathophysiologisch liegt dem **ketoazidotischen Koma** eine gesteigerte Lipolyse zugrunde, die zur Bildung von Ketonkörpern (Aceton, Acetessigsäure, β-Hydroxybuttersäure) führt (Abb. 8.2).

Beim **hyperosmolaren Koma** ist die periphere Lipolyse durch die Restproduktion von Insulin (relativer Insulinmangel) gehemmt, wodurch die Ketogenese verhindert wird. Damit stehen der Wasser- und Elektrolytverlust im Vordergrund. Überwiegend tritt diese Komplikation bei Menschen mit Typ-2-Diabetes auf, denen Diätfehler unterlaufen oder die schlecht medikamentös eingestellt sind. Auch ein gesteigerter Insulinbedarf ohne adäquate Dosiserhöhung in Stresssituationen kann die Ursache sein. Zur Behandlung des Coma diabeticum s. Therapie (S. 68).

Die Letalität des Coma diabeticum liegt zwischen 5 und 30 %.

Tab. 8.3 Unterscheidungskriterien des Coma diabeticum

	ketoazidotisches Koma (Menschen mit Typ-1-Diabetes)	hyperosmolares Koma (Menschen mit Typ-2-Diabetes)
Blutzucker	300–700 mg/dl (16,6–39 mmol/l)	> 800 mg/dl (> 41 mmol/l)
pH-Wert	< 7,3	normal
Standardbikarbonat	< 15 mmol/l	normal
Plasmaosmolalität	normal	stark erhöht
Ketonkörper	+++	(+)
Klinik	metabolische Azidose mit Ketonkörpern, Kußmaul-Atmung und Azetongeruch	selten Ketonurie
	Erbrechen, Bauchschmerzen und Pseudoperitonismus	keine Säurebelastungszeichen

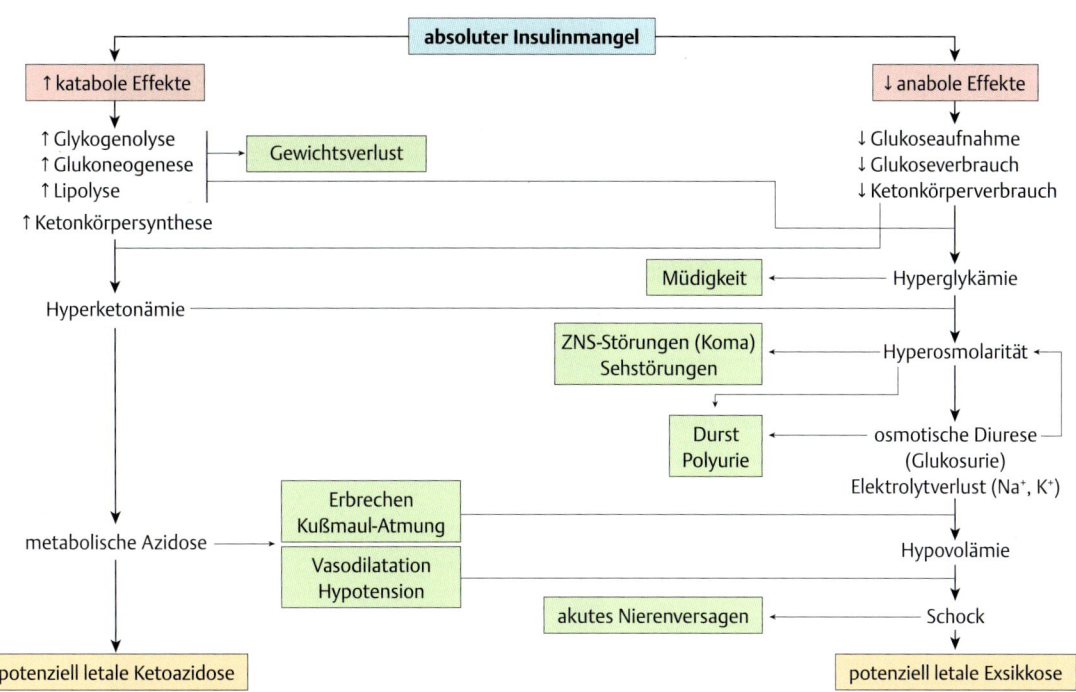

Abb. 8.2 **Pathogenese des ketoazidotischen Komas.** [aus Spinas, Fischli, Endokrinologie und Stoffwechsel kompakt, Thieme, 2011]

> **LERNTIPP**
> Charakteristika der Ketoazidose sind der niedrige pH-Wert, die Ketonkörper und die Exsikkose.

Der Schweregrad einer diabetischen Ketoazidose lässt sich anhand des pH-Werts beurteilen.

Langzeitkomplikationen

> **LERNTIPP**
> Langzeitkomplikationen bestimmen den Verlauf der Erkrankung und haben großen Einfluss auf die Lebensqualität und Mortalität der Patienten. Sie führen weitaus häufiger als die Hyperglykämie per se oder die akuten Komplikationen zum Tod der Patienten. Außerdem fragt auch das IMPP sehr gerne danach!

Die wichtigsten Langzeitkomplikationen sind Veränderungen an den Gefäßen:
- große Gefäße (Makroangiopathie): Atherosklerose mit KHK, pAVK oder Hirninfarkt.
- kleine Gefäße (Mikroangiopathie): Glomerulosklerose, Retinopathie, Neuropathie

Sie korrelieren mit Höhe und Dauer der Hyperglykämie.

Makroangiopathien

Die typischen atherosklerotischen Veränderungen treten bei Menschen mit Diabetes früher und schwerer in Erscheinung als bei Menschen ohne Diabetes – betroffen sind die mittleren und großen Gefäße. Bereits bei einer pathologischen Glukosetoleranz weisen Patienten ein doppelt so hohes Risiko auf, an einer Makroangiopathie zu erkranken. Hauptmanifestationen sind:
- **koronare Herzkrankheit** (**KHK**): Da eine KHK aufgrund der häufig bestehenden Neuropathie bei Menschen mit Diabetes auch schmerzlos ablaufen kann, sind regelmäßige Kontrolluntersuchungen indiziert. Ebenso können Myokardinfarkte, bedingt durch die eingeschränkte Schmerzwahrnehmung, auch stumm bleiben.
- **zentrale oder periphere arterielle Verschlusskrankheit** (**pAVK, Hirninfarkt**).

Bei Menschen mit Diabetes können Myokardinfarkte oder eine Claudicatio intermittens aufgrund der Neuropathie auch gänzlich schmerzlos bleiben.

Mikroangiopathien

Die im Blut zirkulierende Glukose kann nichtenzymatisch Proteine glykieren (z. B. HbA_{1c}). Dieser Prozess tritt physiologischerweise mit zunehmenden Alter verstärkt auf, kann aber durch hyperglykämische Zustände beschleunigt werden. Die hierdurch entstehenden sog. **AGE** (advanced glycation endproducts) lagern sich v. a. an extrazelluläre Bindegewebsprodukte und Strukturproteine an. In der Folge verdicken sich die Basalmembranen der Gefäße (Vasa nervorum, glomeruläre Kapillaren, Augengefäße) und der Nierenglomeruli, sodass es zu funktionellen Einschränkungen im Rahmen des Sauerstofftransports und der glomerulären Filtrationsleistung kommt.

Neben der direkten Matrixschädigung werden insbesondere durch die **Hypoxie** vermehrt Wachstumsfaktoren produziert und Rezeptoren exprimiert (→ verursacht die retinale Gefäßeinsprossung).

Parallel zu diesen Vorgängen wird speziell in insulinunabhängigen Geweben (z. B. Retina, Augenlinse, Niere, Nerven) Glukose über den Sorbitolweg verstoffwechselt. Hohe intrazelluläre Sorbitolkonzentrationen führen zu Wassereinlagerung und Inaktivierung der Na^+/K^+-ATPase. Das Zellödem entspricht einer Pseudohypoxie. Ebenfalls aus diesem Stoffwechselweg gehen die Produkte Polyol und Myoinosit hervor, die zu einer Myelinscheidenaffektion führen.

> **PRAXIS** Wird die Normoglykämie frühzeitig wiederhergestellt, können die bereits entstandenen Schäden teilweise wieder rückgängig gemacht werden: Also unbedingt rechtzeitig mit der Therapie beginnen bzw. regelmäßige Screening-Untersuchungen zur Früherkennung (z. B. Fundoskopie, Bestimmung der Albuminausscheidung im Urin).

Diabetische Nephropathie: Die diabetische Nephropathie (S. 111) (Glomerulosklerose Kimmelstiel-Wilson) entwickelt sich langsam und verläuft in Stadien (**Tab. 12.2**). Durch die fortschreitende Niereninsuffizienz stehen klinisch **Albuminurie, Proteinurie** und **Hypertonie** im Vordergrund. Für die Prognose wesentlich sind eine frühzeitige Erfassung der Mikroalbuminurie (20–200 mg/l) und eine **konsequente Blutzucker-** und **Blutdruckeinstellung**. Hierfür eignen sich insbesondere ACE-Hemmer oder Angiotensin-II-Rezeptorblocker (s. u.). Sie wirken nierenprotektiv und sollten bei Menschen mit Diabetes mit einer Grenzwerthypertonie frühzeitig eingesetzt werden.

In der Histologie erkennt man eine verbreiterte glomeruläre Basalmembran und Ablagerungen von PAS-positivem Material zwischen Bowman-Kapsel und Kapselepithel (**noduläre diabetische Glomerulosklerose**). Sie tritt häufiger beim Typ-1-Diabetes auf. Beim Typ 2 werden zudem eher unspezifische Veränderungen der vaskulären und tubulointerstitiellen Struktur beobachtet. Zusätzlich sind häufig auch die Arterien und Arteriolen der Niere arteriosklerotisch verändert.

> **LERNTIPP**
>
> Die noduläre diabetische Glomerulosklerose ist das histologische Bild der diabetischen Nephropathie. Die leicht erhöhte Albuminausscheidung (Mikroalbuminurie) kennzeichnet das Frühstadium. In der Folge kann sich daraus eine Niereninsuffizienz (GFR ↓↓) mit Dialysepflichtigkeit entwickeln.

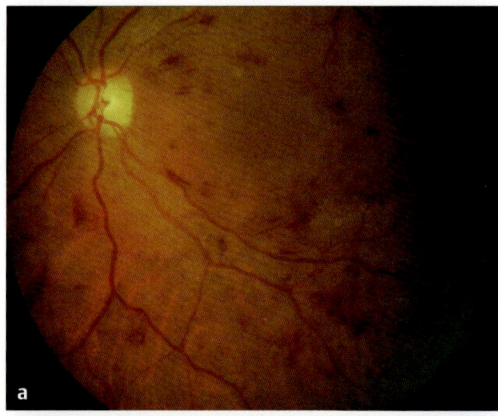
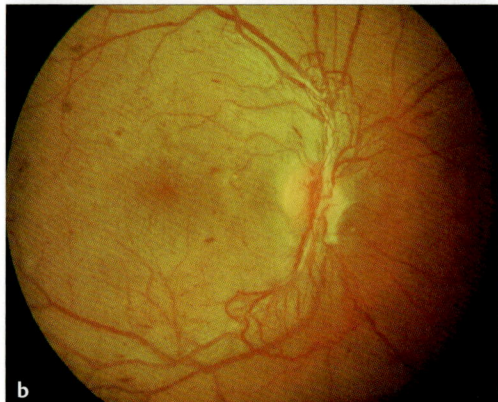

Abb. 8.3 Ophthalmologische Komplikationen bei Diabetes mellitus. **a** Nichtproliferative diabetische Retinopathie. Man erkennt streifige intraretinale Blutungen, dilatierte geschlängelte Kapillaren und Gefäßkaliberschwankungen. **b** Proliferative diabetische Retinopathie mit deutlichen Papillenneovaskularisationen. [aus Hahn, Kurzlehrbuch Augenheilkunde, Thieme, 2012]

Diabetische Retinopathie (Abb. 8.3): 90 % der Menschen mit Typ-1-Diabetes entwickeln nach 15 Jahren eine diabetische Retinopathie. Sie ist die häufigste Erblindungsursache in der westlichen Welt.

Zunächst wird eine **nichtproliferative Retinopathie** mit Mikroaneurysmen und punktförmigen Einblutungen sowie harten Exsudaten (abgelagerte Lipide) beobachtet. Die leichte Form ist noch reversibel, die schwere irreversibel. Ist auch die Makula mitbetroffen, spricht man von einer **diabetischen Makulopathie**.

Die **proliferative Retinopathie** wird häufiger bei Menschen mit Typ-1-Diabetes beobachtet. Kennzeichen sind Neovaskularisationen der Papille (neovascularization of disc = NVD) oder entlang der Gefäßbögen (neovascularization elsewhere = NVE). Die Gefahr von Netzhautablösungen oder **Sekundärglaukomen** ist deutlich erhöht. Sekundärglaukome entstehen durch Gefäßneubildungen an der Iris (sog. Rubeosis iridis); es handelt sich um sekundäre Offenwinkelglaukome.

Eine frühe Erkennung und Laserkoagulation (Therapie der Wahl) reduzieren die Wahrscheinlichkeit des Sehverlustes auf 5 %.

Weitere ophthalmologische Komplikationen:
- Cataracta diabetica: Linsentrübung infolge einer Sorbitol-Anhäufung in der hinteren Linsenepithelschicht.
- Sicca-Symptomatik
- transitorische Refraktionsänderungen
- Optikusneuropathie
- Augenmuskelparesen.

> **PRAXIS** Die Sehbeeinträchtigungen entstehen hauptsächlich durch die diabetische Retinopathie, die diabetische Makulopathie bzw. die Rubeosis iridis (→ Sekundärglaukom).

Diabetische (Poly-)Neuropathie: Die diabetische Neuropathie kann sowohl das sensomotorische als auch das autonome Nervensystem befallen:
- **sensomotorische Neuropathie:** Sie kann sich unterschiedlich manifestieren:
  - **symmetrisch:** symmetrisch ausgeprägte, strumpfförmige **Sensibilitätsausfälle** an den unteren Extremitäten (**periphere sensomotorische Neuropathie**), seltener an den Armen. Begleiterscheinungen sind Kribbelparästhesien, Temperaturmissempfindungen, ein vermindertes Vibrationsempfinden (Frühsymptom, mit Stimmgabeltest überprüfen!) oder Schmerzen. Der Achillessehnenreflex kann beidseits nicht ausgelöst werden.
  - **asymmetrisch:** Beteiligung des Plexus lumbalis und N. femoralis (plötzliche und schmerzhafte einseitige Schwäche der Hüftbeuger und des M. quadrizeps, auch mit Sensibilitätsstörungen)
  - **Mononeuropathien:** betroffen sind v. a. der N. oculomotorius oder andere periphere Nerven
- **autonome Neuropathie:**
  - eingeschränkte Schmerzwahrnehmung (**Cave:** Ein Myokardinfarkt kann schmerzlos sein!)
  - Motilitätsstörungen des Gastrointestinaltrakts (**diabetische Gastroparese**, Völle- und Druckgefühl im Oberbauch, Obstipation und Diarrhö)
  - **verminderte Hypoglykämiewahrnehmung** (durch Abnahme der gegenregulatorischen Mechanismen, z. B. Katecholaminsekretion)
  - orthostatische Dysregulation

- Ruhetachykardie und fehlende Herzfrequenzmodulation
- Blasenentleerungsstörungen, Impotenz, reduzierte Schweißsekretion, Akkommodationsstörungen.

> **LERNTIPP**
>
> Menschen mit Diabetes mit einer Neuropathie können nicht nur sensomotorische (Kribbeln, vermindertes Temperatur- und Vibrationsempfinden), sondern auch vegetative Symptome zeigen. Gerne gefragt wird nach der diabetischen Gastroparese (denken Sie daran bei Völle- und Druckgefühl im Oberbauch) und der verminderten Hypoglykämiewahrnehmung. Übrigens: Normoglykäme Blutzuckerspiegel können das Auftreten der diabetischen Neuropathie deutlich verzögern, dennoch weisen nahezu alle Menschen mit Diabetes minimale Symptome auf (Vibrationssinn, Achillessehnenreflex testen)!

Diabetisches Fußsyndrom (DFS): Das DFS ist eine Kombination aus diabetischer Neuropathie, pAVK und Mikroangiopathie (Tab. 8.4). Die gehäufte Infektanfälligkeit und Osteopathie erschweren das Krankheitsbild.

Neuropathischer Fuß: Leitsymptom ist das **Malum perforans** (Abb. 8.4). Hierunter versteht man ein ohne vorherige Verletzung entstandenes, wie ausgestanzt wirkendes Fußulkus, das meist **schmerzlos** ist und an den Druckstellen der Füße entsteht (Ballen, Ferse, Zehen). Im Gegensatz zum ischämischen Fuß sind die Fußpulse tastbar und die Haut ist normal warm. Neben dem **verminderten Vibrationsempfinden** kann es zur **Osteoarthropathie des Fußskeletts** kommen. Die **Osteoarthropathie** ist ein destruktiver Prozess mit Entzündungszeichen, der zu Frakturen, Subluxationen und Nekrosen führt. Die Schweißsekretion ist vermindert und unter den Mittelfußköpfchen entwickeln sich hyperkeratotische Schwielen.

Ischämisch-gangränöser Fuß (feuchte Gangrän): Er entsteht durch chronischen Druck an stark belasteten Stellen bzw. Zehen und ist meist **schmerzhaft**. Aggraviert wird das Beschwerdebild durch schlechte Wundheilung, Infektionen und Osteomyelitiden. Unzureichende Behandlung macht häufig Amputationen der betroffenen Zehen und ggf. der ganzen Extremität notwendig.

> **LERNTIPP**
>
> Wiederholen Sie nochmals die Charakteristika des neuropathischen Fußes und prägen Sie sich das Bild eines Malum perforans gut ein (Abb. 8.4).

Dermatologische Komplikationen:
- schlecht heilende **Ulzera** an den Unterschenkeln
- **Hautinfektionen:** insbesondere Pilze (v. a. Tinea pedis, Kandidosen) und Bakterien (häufig Pyodermien wie z. B. Follikulitiden, diabetische Fußgangrän)
- **lokalisierte Lipodystrophie:** insbesondere im Bereich der Applikationsstellen subkutaner Injektionen (Bauch, Oberschenkel, Oberarm)
- **Acanthosis nigricans:** graubräunlich schmutzig pigmentierte, unscharf begrenzte Herde, die häufig im Nacken und in den Intertrigines (Leiste, Achseln) auftreten, Zeichen für eine Insulinresistenz
- **Necrobiosis lipoidica:** dermale Entzündung mit Lipideinlagerungen an den Schienbeinvorderseiten (selten)
- **Xerosis cutis** (trockene Haut) und häufig **Pruritus**
- **Xanthelasmen.**

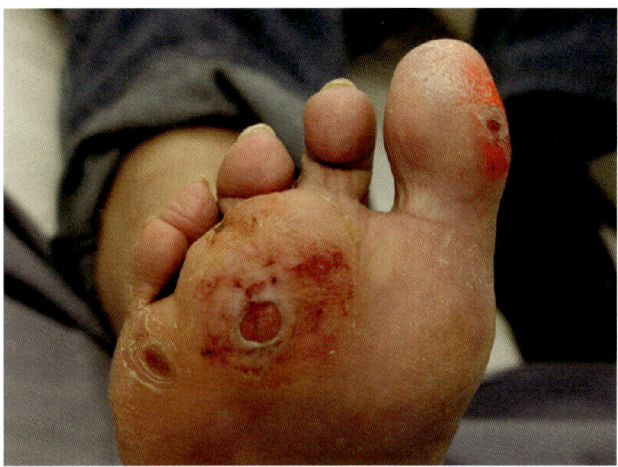

Abb. 8.4 **Diabetischer Fuß mit Malum perforans.** [aus Baenkler et al., Kurzlehrbuch Innere Medizin, Thieme, 2010]

Tab. 8.4 Neuropathischer vs. ischämischer Fuß

	neuropathischer Fuß	ischämischer Fuß
Schmerzen	nein	ja
Sensibilität	vermindertes Vibrationsempfinden, Kribbelparästhesien, verminderte Thermosensibilität	erhalten
Haut	normal warm	kalt
Ulzera	an druckbelasteten Stellen	an den Zehen bzw. chronisch druckbelasteten Stellen
Fußpulse	vorhanden	fehlen
weitere Besonderheiten	Malum perforans (Leitsymptom), Osteoarthropathie des Fußskeletts	u. U. Nekrosen bis hin zur Gangrän

> **PRÜFUNGSHIGHLIGHTS**
>
> Von den **Diabetes-Komplikationen** fragt das IMPP gerne nach
> - **Symptomen** der/des
>   - !! diabetischen (Poly-)Neuropathie
>   - !!! diabetischen Fußsyndroms
>   - !!! diabetischen Nephropathie
> - ! **Kaliummangel:** Ketoazidotische Stoffwechsellage führt zur Kaliumverschiebung von intra- nach extrazellulär.
> - !!! Laborbefunden, Klinik und Ursache des **ketoazidotischen** Komas
> - ! dem **Unterschied** zwischen ketoazidotischem und **hyperosmolarem** Koma
> - ! der Beurteilung des **Schweregrades** einer diabetischer Ketoazidose. Diese ist anhand des **pH-Werts** möglich
> - ! der Klinik der diabetischen **Retinopathie**
> - ! der diabetischen **Katarakt**: Prägen Sie sich die dazugehörige Abbildung ein (s. Skript Augenheilkunde).
> - ! Acanthosis nigricans
> - ! lokalisierter Lipodystrophie
> - ! Necrobiosis lipoidica.

Tab. 8.5 Diagnosekriterien des Diabetes mellitus (nach DDG)

	Nüchtern-BZ	oGTT-2-h-Wert
normal	< 101 mg/dl (< 5,6 mmol/l)	< 140 mg/dl (< 7,8 mmol/l)
abnormer Nüchternblutzucker (IFG: impaired fasting glucose)	≥ 101 und < 126 mg/dl (≥ 5,6 mmol/l und < 7,0 mmol/l)	–
pathologische Glukosetoleranz (IGT: impaired glucose tolerance)	–	≥ 140 mg/dl und < 200 mg/dl (≥ 7,8 mmol/l und < 11,1 mmol/l)
Diabetes mellitus	≥ 126 mg/dl (≥ 7,0 mmol/l)	≥ 200 mg/dl (≥ 11,1 mmol/l)
	oder: Gelegenheitsblutzucker ≥ 200 mg/dl (≥ 11,1 mmol/l) mit Symptomen	
	oder: Mehrfachmessung des Gelegenheitsblutzuckers ≥ 200 mg/dl (≥ 11,1 mmol/l)	
	oder: HbA_{1c} ≥ 6,5 %	

Die genannten Werte beziehen sich auf venös gewonnenes Plasma – Ergebnisse arterieller oder kapillärer Blutproben können davon abweichen.

Komplikationen eines Gestationsdiabetes

> **LERNTIPP**
>
> Der Gestationsdiabetes und seine Auswirkungen auf Mutter und Kind sind ein beliebtes Prüfungsthema. Näheres dazu – sowie die passenden Fragen zum Kreuzen – finden Sie im Skript Gynäkologie sowie in der Pädiatrie. Es ist aber in jedem Fall vorteilhaft, auch unabhängig vom Fachgebiet über die wichtigsten Auswirkungen Bescheid zu wissen.

Komplikationen können auftreten, wenn der Diabetes während der Schwangerschaft gar nicht oder nur schlecht eingestellt ist:

- **bei der Mutter:** Harnwegsinfekte, hypertensive Erkrankung inklusive einer (Prä-)Eklampsie, Verschlechterung einer vorbestehenden Retinopathie, Hyperglykämie
- **beim Kind:**
  - Fehlbildungen aller Art (**Fetopathia diabetica**): v. a. Herzfehler, kaudales Regressionssyndrom (Fehlbildung der unteren Wirbelsäule und unteren Körperhälfte)
  - Wachstumsretardierungen (gestörte plazentare Durchblutung), **Polyhydramnion** (→ fetale Polyurie durch die Hyperglykämie), **Makrosomie** (→ durch die übersteigerte Insulinproduktion, Geburtsprobleme, z. B. Schulterdystokien)
  - **Hypoglykämie** und **funktionellen Unreife** z. B. der Lunge (→ Atemnot-Syndrom) oder der Leber (→ Hyperbilirubinämie), außerdem Hypokalzämie und Polyglobulie
  - später: erhöhtes Risiko, an Adipositas, Diabetes Typ 2 und den damit verbundenen Folgen zu erkranken (fetale Programmierung).

8.2.7 Diagnostik

Notfalldiagnostik

Da sowohl die Hyper- als auch die Hypoglykämie zu einer Stoffwechselentgleisung führen können, ist bei Auffinden einer bewusstlosen Person die sofortige Bestimmung des Blutzuckers obligat.

Erstdiagnostik

Goldstandard ist die **Bestimmung des Nüchternblutzuckerwertes** (Nüchternplasmaglukose) oder des HbA_{1c}. Häufig stellen sich die Patienten bereits mit typischen Diabetes-assoziierten Symptomen vor: In diesem Fall ist es ausreichend, den **Gelegenheitsblutzuckerwert** zu bestimmen. Der orale Glukosetoleranztest (**oGTT**) kann in unklaren Fällen eine pathologische Glukosetoleranz aufdecken, wird jedoch nicht routinemäßig empfohlen. Anhand der **Ketonkörper im Harn** – oder einfacher und schneller im **Blut** mittels Bestimmung von ß-Hydroxybutyrat im Plasma und einer Blutgasanalyse – kann eine ketoazidotische Entgleisung analysiert werden. Die Glukosemessung im Urin hat keine diagnostische Relevanz mehr. Die Diagnosekriterien sind in **Tab. 8.5** zusammengefasst.

Als **serologische Marker** können bei Diabetes mellitus Typ 1 Inselzellantikörper (ICA), Autoantikörper gegen Glutamatdecarboxylase (GADA), Insulinautoantikörper (IAA) und Tyrosinphosphatase (IA-2) bestimmt werden. Bei einem positiven Befund im Zusammenhang mit einer Erstmanifestation bei einem über 40-jährigen, insulinpflichtigen Patienten ist von einem LADA (s. o.) auszugehen.

Unklare Hypoglykämien und spezielle seltene Ursachen eines Diabetes mellitus können durch die Bestimmung des **C-Peptids** abgeklärt werden. C-Peptid wird äquimolar bei der Synthese von Insulin aus Proinsulin abgespalten und besitzt eine deutlich längere Halbwertszeit als Insulin. Es ist ein Maß für die vorhandene eigene Insulinproduktion. Daher finden sich bei Patienten mit Typ-1-Diabetes auch postprandial trotz des erhöhten Blutzuckerspiegels sehr niedrige C-Peptid-Konzentrationen im Blut. Bei Menschen mit Typ-2-Diabetes finden sich in der Phase der Insulinresistenz erhöhte C-Peptid-Spiegel, da vermehrt Insulin gebildet wird. Tritt ein Insulinmangel hinzu, sinkt die C-Peptidkonzentration ab.

> **LERNTIPP**
>
> Die beiden Diabetes-Typen kann man anhand der C-Peptid-Konzentration, die ja die körpereigene Insulinproduktion widerspiegelt, leicht unterscheiden:
> - Typ-1-Diabetes: C-Peptid ↓↓ (Insulinmangel → wenig bis gar kein Insulin wird gebildet)
> - Typ-2-Diabetes: C-Peptid ↑ (Insulinresistenz → kompensatorisch wird mehr Insulin gebildet).

Screeninguntersuchung

Bei Patienten über 45 Jahre sollte alle 3 Jahre der **Nüchternblutzucker** bestimmt werden, bei Patienten mit Risikoprofil bereits früher. Risikofaktoren sind:
- Übergewicht, Hyperlipoproteinämie, Bluthochdruck
- positive Familienanamnese

- Entbindung eines Kindes mit Geburtsgewicht > 4500 g
- Gestationsdiabetes in der Familie
- abnormer Nüchternblutzucker oder gestörte Glukosetoleranz in der Anamnese

Verlaufskontrolle

Im Verlauf müssen die Blutzuckerwerte **selbstständig gemessen** und sorgfältig dokumentiert werden. Geschulte Patienten können anhand der gemessenen Werte ihre Therapie eigenständig durchführen und brauchen sich nur im Intervall beim Hausarzt oder Diabetologen vorzustellen. Gerade bei Typ-1-Patienten ist eine 4-malige Messung am Tag obligat, bei gut eingestellten Patienten mit Typ-2-Diabetes reicht häufig eine „Stichprobenuntersuchung".

Ein sehr sensitiver Langzeitwert, der die Glukosehomöostase der vorangegangenen 6–8 Wochen berücksichtigt, ist das **HbA$_{1c}$**. Es stellt das glykierte Hämoglobin dar und sollte ca. 4,0–6,2 % des Gesamthämoglobins betragen. Falsch hohe Werte können bei Niereninsuffizienz, Alkoholabusus, Hyperlipoproteinämie und hoch dosierter Salizylattherapie entstehen, falsch niedrige bei verkürzter Erythrozytenlebensdauer. In diesen Fällen kann auf die **Bestimmung von Fruktosamin** ausgewichen werden.

Diagnostik der diabetischen Folgeerkrankungen

Da diabetische Folgeerkrankungen sehr schleichend eintreten, ist eine kontinuierliche Wiedervorstellung der Patienten und der Vergleich mit Voruntersuchungen wichtig. Die Untersuchungen umfassen:
- vierteljährliche **Gewichts- und Blutdruckmessung** sowie die klinische Untersuchung (v. a. Inspektion der Füße) durch den Hausarzt
- **regelmäßige Kontrolle** von Glukose, HbA$_{1c}$, Cholesterin, Triglyzeriden, HDL, LDL, Kreatinin-Clearance, TSH-Werten und Glukose sowie Albumin im Urin.
- jährliche Erhebung des **Pulsstatus** mit Gefäßauskultation
- jährliche **neurologische** (Schmerz-, Berührungs-, Temperaturempfindung, Muskeleigenreflexe) und **ophthalmologische** (Sehschärfe, Augeninnendruck, Augenhintergrund) Untersuchungen
- Nikotinkarenz und Gewichtsnormalisierung sollten im ärztlichen Gespräch thematisiert werden, denn sie beeinflussen die Progression der Krankheit und besonders die Komplikationsrate.

8.2.8 Therapie

Das oberste **Therapieziel** ist die **Normoglykämie**. Sie reduziert die Komorbiditäten signifikant. Sekundärziele sind die Reduktion der begleitenden Risikofaktoren, die Vermeidung von Stoffwechselentgleisungen und Langzeitkomplikationen sowie der Erhalt einer bestmöglichen Flexibilität im Alltag. Die Therapie des Diabetes mellitus verfolgt einen multimodalen Ansatz und kombiniert medikamentöse mit allgemeinen Maßnahmen.

Allgemeine Therapie

Regelmäßige körperliche Bewegung (v. a. Schwimmen, Radfahren, Spazierengehen), **Erreichen des Normalgewichts** und eine ausgewogene **Ernährung** (Verminderung der Gesamtkalorienmenge mit anteilsmäßig 30 % Fett, 55 % Kohlenhydraten [v. a. langsam resorbierbare Kohlenhydrate], 15 % Proteinen) inklusive einer Broteinheitenrestriktion stellen die Basis der Diabetestherapie dar. Sie senken effektiv den Blutzuckerspiegel und beugen damit Komplikationen vor. Im ärztlichen Gespräch und in Schulungen für Menschen mit Diabetes sollte auf die „schlafenden" Risiken verständlich hingewiesen werden. Erst die Krankheitseinsicht – besonders bei sich gesund fühlenden Patienten – erhöht die Compliance und damit die Erfolgsrate der Therapie.

> **LERNTIPP**
>
> Menschen mit Diabetes sollen genauso wie Menschen ohne Diabetes Kohlenhydrate (also Zucker) essen: Der Kohlenhydratanteil sollte 50–60 % der täglichen Gesamtkalorienmenge ausmachen. Es eignen sich dazu insbesondere Polysaccharide (z. B. Vollkornprodukte), da diese langsam resorbiert werden.
>
> Ein überwiegender Ersatz von Glukose durch **Zuckeraustauschstoffe** (z. B. Sorbit) wird bei Diabetes mellitus **nicht empfohlen**. Zuckeraustauschstoffe führen zwar nach dem Verzehr zu einem etwas geringeren Blutzuckeranstieg als Saccharose, aber es gibt keine Belege dafür, dass sie langfristig einen positiven Nutzen für Menschen mit Diabetes haben.

Therapie des Diabetes mellitus Typ 1

> **LERNTIPP**
>
> Lernen Sie vor allem die Therapie des Typ-1-Diabetes genau. Sie wird regelmäßig und in verschiedenen Varianten geprüft. Prägen Sie sich auch die verschiedenen Insulinpräparate ein, v. a. nach deren Wirkdauer fragt das IMPP.
>
> Beim Typ 2 werden dafür immer wieder dieselben Fragen gestellt. Besonders beliebt dabei ist Metformin und seine Kontraindikation, die Niereninsuffizienz (Kreatinin Clearance < 30 ml/min).

Der absolute Insulinmangel muss unbedingt durch **Insulin**(analoga) ausgeglichen werden. Dazu stehen unterschiedliche Produkte zur Verfügung, die sich hauptsächlich in ihrer zeitlichen Kinetik unterscheiden (Tab. 8.6). Es existieren ebenfalls unterschiedliche Schemata, die den individuellen Gegebenheiten der Patienten angepasst sind:
- **intensivierte Insulintherapie:** v. a. bei Menschen mit Typ-1-Diabetes, jüngeren insulinpflichtigen Patienten mit Typ-2-Diabetes sowie Frauen mit Diabetes in der Schwangerschaft
- **konventionelle Insulintherapie:** am ehesten bei älteren Menschen mit Typ-2-Diabetes (s. u.)
- kontinuierliche subkutane Insulininfusion (sog. **Insulinpumpe**): bei Menschen mit Typ-1-Diabetes.

Konventionelle Insulintherapie: Sie entspricht einem starren Schema aus einem **morgens** und **abends injizierten Mischinsulin** (Normalinsulin und Verzögerungsinsulin). Der kurzwirksame Teil der Dosis puffert die Mahlzeiten ab, der langwirksame ersetzt die Basalsekretion. Dieses Regime wird heute bei Menschen mit Typ-1-Diabetes kaum mehr verfolgt, da es eine strikte Diät erfordert und wenig Flexibilität besteht.

Intensivierte Insulintherapie: Die intensivierte Therapie (Abb. 8.5) wird als sog. **Basis-Bolus-Prinzip** durchgeführt: d. h., man appliziert eine tägliche **Basaldosis** aus einem langwirksamen Verzögerungsinsulin und zusätzlich zu den Mahlzeiten jeweils einen schneller wirksamen Insulin-Bolus – entweder mit Normalinsulin oder kurzwirksamen Insulinanaloga, um den postprandialen Insulinbedarf ausreichend zu decken. Wichtig sind die korrekte Anpassung der Dosis an die gemessenen Blutzuckerwerte (regelmäßig messen) zur Therapieoptimierung und eine entsprechende Ernährung.

Tab. 8.6 Übersicht über die verschiedenen Insulinpräparate

	Wirkungsbeginn	Wirkungsmaximum	Einsatzgebiet	Bemerkung
kurzwirksame Insuline				
Normalinsulin	15–30 min	1–3 h	intensivierte Insulintherapie, Insulinpumpe	i.v.-Gabe möglich! Spritz-Ess-Abstand: 15–30 min
rasch wirksame Insulinanaloga (z. B. Insulin aspart, Insulin lispro, Insulin glulisin)	5–15 min	1 h	intensivierte Insulintherapie, Insulinpumpe	kein Spritz-Ess-Abstand
Verzögerungsinsuline				
Intermediärinsulin (NPH-Insulin)	45–90 min	4–10 h	Basistherapie bei Typ-2-Diabetes	Spritz-Ess-Abstand 30–60 min
langwirksame Insulin-Analoga (z. B. Insulin detemir, Insulin glargin)	2–4 h	4–14 h	Basistherapie bei intensivierter Insulintherapie	Basisinsulingabe 1 × /d
Langzeitinsuline	2–4 h	7–20 h	Basistherapie bei intensivierter Insulintherapie	Steady State nach 3–5 Tagen

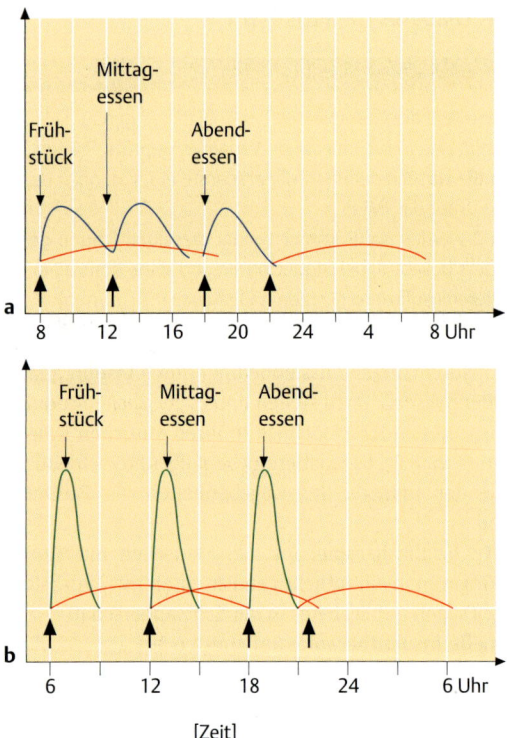

Abb. 8.5 **Intensivierte Insulintherapie (ICT).** Häufig verwendete Verzögerungsinsuline sind Intermediärinsuline (NPH-[Neutrale-Protamin-Hagedorn-]Insulin) oder Insulinanaloga. Als kurzwirksame Insuline werden v. a. Normalinsulin und schnell wirksame Insulinanaloga (z. B. Insulin aspart, Insulin lispro) eingesetzt. **a** Intensivierte Insulintherapie mit Normalinsulin. **b** Intensivierte Insulintherapie mit sehr kurzwirksamen Insulinanaloga. [aus Greten, Rinninger, Greten, Innere Medizin, Thieme, 2010]

Insulinbedarf und -dosierung: Die notwendige Insulindosis ist abhängig von der Kohlenhydratzufuhr, dem vor der jeweiligen Mahlzeit gemessenen Blutzuckerwert, der geplanten körperlichen Aktivität und der Tageszeit (morgens >> abends). Der basale Insulinbedarf beträgt 0,3–0,5 E./kg KG. Er wird mit 1–2 Injektionen eines langwirksamen Insulinanalogons gedeckt (alternativ auch 2–3 Injektionen z. B. von Intermediärinsulin, NPH-Insulin); dies entspricht in etwa 40 % des gesamten Tagesbedarfs an Insulin. Die zusätzlichen kurzwirksamen Insulinanaloga puffern den postprandialen Glukoseanstieg. Die **Ernährung** sollte aus 3 Hauptmahlzeiten bestehen – und sofern die Therapie mit Normalinsulin durchgeführt wird – auch aus 3–4 zusätzlichen kleinen Zwischenmahlzeiten. Dies ist aufgrund der längeren Wirkdauer von Normalinsulin (ca. 5 h) notwendig. Bei der intensivierten Therapie mit sehr kurzwirksamen Insulinanaloga (z. B. Insulin aspart) können die Zwischenmahlzeiten entfallen. Ein Spritz-Ess-Abstand muss i. d. R. auch nur von Patienten, die Normalinsulin erhalten, eingehalten werden (Injektion ca. 15–30 min vor der Mahlzeit), da Insulinanaloga wie Insulin aspart rascher resorbiert werden.

Die Kohlenhydratzusammensetzung der Mahlzeiten wird in Broteinheiten (**BE**) berechnet. Der Insulinbedarf pro BE entspricht ca. 2 E. morgens, 1 E. mittags und 1,5 E. abends. Erfahrungsgemäß kann davon ausgegangen werden, dass bei Blutzuckerwerten ≤ 300 mg/dl 1 E. Normalinsulin den Blutzucker um ca. 60 mg/dl senkt, ab Werten ≥ 300 mg/dl jeweils um ca. 30 mg/dl (**Korrekturfaktor**). Dabei darf jedoch keine Insulinresistenz bestehen. Eine BE hebt den Blutzucker wiederum um ca. 20–80 mg/dl an. Ist der postprandial gemessene Blutzuckerspiegel noch zu hoch, muss entsprechend mit Insulin korrigiert werden. Präprandiale Hypoglykämien können wiederum einfach durch Glukoseaufnahme ausgeglichen werden (z. B. Traubenzucker, ca. 1 BE).

Darüber hinaus lässt sich auch die **Resorptionszeit** von Insulin beeinflussen: Sie ist z. B. kürzer, wenn man vor der Injektion die betroffene Hautstelle massiert.

In **Belastungssituationen** wie bei Sport, Infektionen, malignen Erkrankungen, Fieber und Stress (sozial und z. B. durch Krankenhausaufenthalte) sind andere Insulindosen erforderlich als unter normalen Umständen (vgl. Tab. 8.7). Bei vielen Patienten setzt darüber hinaus kurz nach der Erstmanifestation bzw. nach Insulintherapiebeginn eine **vorübergehende Remissionsphase** (sog. Honeymoon-Phase) ein (verminderter Insulinbedarf!).

Die intensivierte Therapie erfordert eine sorgfältige **Schulung** der Patienten (Ernährungsberatung, Anleitung zur Injektion etc.) und setzt ihre **Kooperation** und ein gewissenhaftes Verhalten voraus, da sich der Patient das Insulin mehrmals täglich selbst inji-

Tab. 8.7 Einflussfaktoren des Insulinbedarfs

	Insulinbedarf ↑	Insulinbedarf ↓
Medikamente	β-Sympathomimetika, Glukokortikoide, orale Kontrazeptiva, Diuretika, Phenothiazine, Schilddrüsenhormone	β-Blocker, ASS, MAO-Hemmer, Reserpin
endogene Faktoren	Fieber, Stress, Hyperthyreose, Wachstum, Cushing-Syndrom, Postaggressionsstoffwechsel	Alkohol, Sport, HVL-Insuffizienz, Nieren-/Leberinsuffizienz, Hypothyreose, Nebennierenrindeninsuffizienz

zieren muss und regelmäßige Blutzuckerselbstkontrollen notwendig sind (mindestens 4/d). Durch die verbesserte Stoffwechseleinstellung hilft sie aber, das Risiko für diabetische Spätschäden zu vermindern.

Hyperglykämie am Morgen: Ursachen **morgendlicher Hyperglykämien** sind:
- eine **zu geringe Insulindosis abends** (→ nachts nachlassende Wirkung)
- eine zu hohe Insulindosis abends (→ niedrige Blutzuckerspiegel in der Nacht und reaktive Hyperglykämie in den frühen Morgenstunden, sog. **Somogyi-Phänomen**) sowie
- der erhöhte Insulinbedarf ab 6 Uhr morgens (→ gesteigerte GH- und Kortisolausschüttung zu dieser Zeit, sog. **Dawn-Phänomen**).

Alkohol und Diabetes: Der physiologische Brennwert von Alkohol beträgt ca. 30 kJ (7,2 kcal/g), im Vergleich dazu liegt der Brennwert von Fett bei ca. 39 kJ (9,3 kcal/g), der von Proteinen und Kohlenhydraten bei ca. 17 kJ (4,1 kcal/g). Alkohol kann auch nach mehreren Stunden zur Hypoglykämie führen, da die hepatische Glukoneogenese durch den Alkohol gehemmt und die Wahrnehmung der Hypoglykämie-Symptome bei erhöhten Blutalkoholspiegeln vermindert ist.

Insulinpumpentherapie: Darüber hinaus kann auch eine **Insulinpumpe** eingesetzt werden. Über einen Katheter wird das Insulin von der Pumpe unter die Haut geleitet. Das Prinzip gleicht dem der intensivierten Therapie: Man programmiert den Grundbedarf an Insulin, der kontinuierlich über 24 Stunden von der Pumpe abgegeben wird (sog. Basalrate). Abhängig von der Mahlzeit kann der Patient auch den zusätzlichen Bedarf mittels Knopfdruck (Bolusgabe) regulieren. Die BZ-Messung und die Dosisanpassung muss allerdings der Patient selbst durchführen. Kurzfristig kann die Pumpe auch vom Katheter abgenommen werden (z. B. beim Duschen). Die Insulinpumpe bietet den Vorteil, dass das tägliche Spritzen wegfällt (Vorteil insbesondere bei Kindern!), eine gleichmäßigere Insulinresorption gewährleistet ist und die Insulinabgabe kurzfristig angepasst werden kann (z. B. Reduktion der Insulinabgabe bei Sport). Allerdings liegt der Katheter dauerhaft im Körper und muss regelmäßig gewechselt werden. Neuere Pumpmodelle sind mit Messsensoren gekoppelt, die die subkutane Glukosekonzentration erfassen, bei raschem Abfall der Glukosekonzentration wird die Insulinpumpe gestoppt (sog. sensorgestützte Insulinpumpentherapie).

Pankreas-Nieren-Transplantation, Pankreasinselzelltransplantation: stellt die therapeutische **Ultima Ratio** beim Typ-1-Diabetes dar und wird hauptsächlich bei Patienten mit eingeschränkter Nierenfunktion durchgeführt.

> **PRÜFUNGSHIGHLIGHTS**
> - ! Bei jedem bewusstlosen Patienten **Blutzucker kontrollieren**!
> - ! Bei Patienten mit Typ-1-Diabetes finden sich trotz des erhöhten Blutzuckerspiegels sehr niedrige C-Peptid-Konzentrationen im Blut.
> - ! Anhand des HbA_{1c} lässt sich die Blutglukoseeinstellung der letzten 6–8 Wochen zurückverfolgen.
> - !! **Allgemeine Therapie:** Regelmäßige körperliche Aktivität, Erreichen des Normalgewichts, ausgewogene Ernährung
> - ! Ein überwiegender Ersatz von Glukose durch **Zuckeraustauschstoffe** (z. B. Sorbit) wird bei Diabetes mellitus **nicht empfohlen**.
> - Zur **Insulintherapie** sollten Sie wissen,
> - ! dass Insulin detemir und Insulin glargin langwirksame Insulin-Analoga sind,
> - ! dass NPH-Insulin kein Insulinanalogon ist,
> - ! dass die ICT gemäß dem **Basis-Bolus-Prinzip** durchgeführt wird,
> - ! dass bei der ICT Normalinsulin als **Insulin-Bolus** und nicht als basales Insulin eingesetzt wird,
> - !! wovon der **Insulinbedarf** (Tageszeit, Belastungssituationen etc.) und die **Resorption** von Insulin abhängig sind,
> - ! dass durch die **verbesserte Stoffwechseleinstellung** bei der intensivierten Insulintherapie **Spätschäden vermieden** werden können,
> - !! dass rasch wirksame Insulinanaloga (z. B. **Insulin aspart**) schneller als Normalinsulin **resorbiert** werden,
> - ! dass **1 E. Normalinsulin** bei einem Erwachsenen den Blutzuckerspiegel um **ca. 30–50 mg/dl senkt**,
> - ! dass oft nach Diagnosestellung eine **vorübergehende Remissionsphase** eintritt,
> - !! was man unter dem **Somogyi**- sowie **Dawn-Phänomen** versteht.
> - Außerdem gibt es Fragen zum Thema **Alkohol**:
> - ! Brennwert ca. 30 kJ/g
> - ! späte Hypoglykämieneigung.

Therapie des Diabetes mellitus Typ 2

Beim Typ 2 steht die **Änderung des Lebensstils** (z. B. Stressreduktion) und v. a. die Gewichtsreduktion oder -normalisierung im Vordergrund. Beides senkt die chronische Hyperglykämie und wirkt sich protektiv auf die Langzeitkomplikationen aus. Besonders mäßige körperliche Belastung (3 × 30 min pro Woche) hilft beim Durchbrechen der Insulinresistenz. Bei der Diagnosestellung wird außerdem standardmäßig eine Therapie mit **Metformin über 3–6 Monate** begonnen, sofern keine Kontraindikationen (Niereninsuffizienz!) vorliegen. Metformin ist insbesondere bei übergewichtigen Menschen mit Typ-2-Diabetes vorteilhaft, da es zusätzlich zur Gewichtsreduktion führt. Liegt der HbA_{1c}-Wert nach 3–6 Monaten zwischen 6,5 und 7,5 %, wird eine dauerhafte Kombinationstherapie aus Metformin plus einem weiteren oralen Antidiabetikum (OAD) gestartet. Bei Werten ≥ 7,5 % oder Versagen der Metformin-OAD-Kombinationstherapie (> 6,5 % nach 3–6 Monaten) sollte mit einem Basalinsulin begleitend begonnen werden. Bei der sog. basal unterstützten oralen Therapie (BOT) wird zu oralen Antidiabetika ein langwirksames Insulin i. d. R. 1x/d spätabends gegeben. Im Fokus steht dabei ein normnaher morgendlicher Nüchternblutzucker. Bei morgendlich erhöhten Blutzuckerwerten kann zusätzlich abends ein langwirksames Insulin gegeben werden (Bedtime-Insulin). Bleibt auch dieser Ansatz erfolglos, ist eine intensivierte Insulintherapie indiziert.

Vor Therapiebeginn mit Metformin muss in jedem Fall eine **Niereninsuffizienz** ausgeschlossen werden (Kreatinin Clearance < 30 ml/min → **Kontraindikation**!). In Stresssituationen ist darüber hinaus die Gefahr der Laktatazidose erhöht, weshalb man Metformin vor größeren chirurgischen Eingriffen absetzen sollte.

Abb. 8.6 gibt eine Übersicht über die Therapiestrategien, Tab. 8.8 über die verschiedenen Antidiabetika bei Diabetes mellitus Typ 2 (außer Insulin).

PRAXIS Bei einem Prädiabetes und bei Risikopatienten ist die Lebensstiländerung jeder medikamentösen Therapie überlegen.

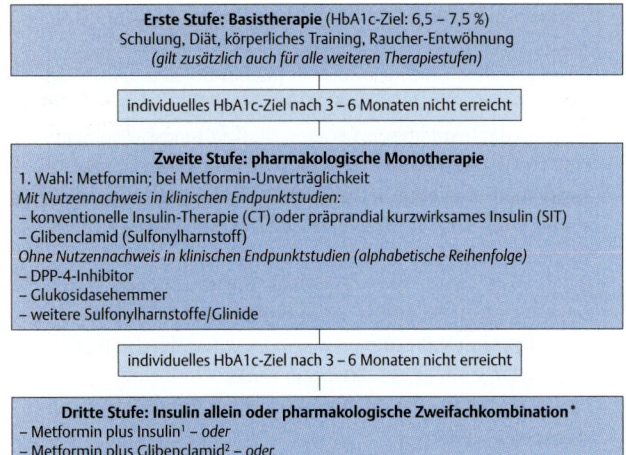

Abb. 8.6 Therapiestrategie des Diabetes mellitus Typ 2 (DEGAM/AkdÄ 2013).
*Wegen der unterschiedlichen Vor- und Nachteile muss für jeden Patienten entschieden werden, welches der 3 Schemata individuell angemessen ist:
[1] Vorteil: methodisch zuverlässige Endpunktstudien – Nachteil: Hypoglykämie, Gewichtszunahme
[2] Vorteil: orale Gabe – Nachteil: höhere kardiovaskuläre Mortalität (in methodisch nicht sehr guten Studien), Hypoglykämie, Gewichtszunahme
[3] Vorteil: orale Gabe, kaum Hypoglykämien, gewichtsneutral – Nachteil: keine Daten zu klinischen Endpunkten [nach Hahn, Checkliste Innere Medizin, Thieme, 2018]

LERNTIPP

Metformin ist das Mittel der Wahl zur Ersteinstellung eines Patienten mit Typ-2-Diabetes. Merken Sie sich, dass eine **Niereninsuffizienz** eine **Kontraindikation** für eine Metformintherapie darstellt. Danach wird gerne gefragt. Die schwerste Nebenwirkung von Metformin ist die **Laktatazidose**. Daran sollten Sie v. a. bei einem Menschen mit Typ-2-Diabetes denken, der sich mit Bauchschmerzen, erhöhten Laktat- und Kreatinin-Werten (Kreatinin > 1,2 mg/dl) sowie einem azidotisch entgleisten BGA-Befund (S. 149) präsentiert.

Therapie der Komplikationen

Neben den regelmäßigen Kontrolluntersuchungen (s. o.) ist die kontinuierliche Therapie der Früh- und Langzeitkomplikationen wichtig.

Coma diabeticum:
- **notärztliche Therapie:** meist **keine spezifische Therapie** möglich, evtl. Atemwegssicherung, Volumentherapie zur Kreislaufstabilisierung (mit 0,9 % NaCl), Insulingabe erst in der Klinik (→ durch die zu schnelle BZ-Senkung kann es zu Störungen im Kaliumhaushalt kommen!)
- **Therapie in der Klinik: Flüssigkeitssubstitution** (initial 1 l Ringerlösung, dann je nach zentralvenösem Druck und Urinmenge), Insulingabe i. v., langsame (!) Blutzuckersenkung und Elektrolytausgleich (v. a. des Kaliumhaushalts) sollten in der Notfallsituation vorrangig sein. Durch die Insulingabe wird die überschießende Ketonkörperproduktion gehemmt und es kommt zum Ausgleich der metabolischen Azidose. **Cave:** Bei forcierter Rehydratation droht die Entwicklung eines Hirnödems!

PRAXIS Achtung! Insulin fördert die intrazelluläre Kaliumaufnahme, daher fällt K⁺ im Serum ab. K⁺ substituiert man je nach Serumspiegel und pH-Wert. Bei einem pH-Wert > 7,1 bedeutet das Folgendes:
– 20–25 mmol/h K + /h bei Serum-Kalium < 3 mmol/l
– 15–20 mmol/h K + /h bei Serum-Kalium zwischen 3 und 4 mmol/l
– 10–15 mmol/h K + /h bei Serum-Kalium > 4 mmol/l.

LERNTIPP

Nicht nur fürs Examen, sondern auch in der Praxis sollten Sie wissen, wie Sie vorgehen, wenn Sie einen bewusstlosen Menschen mit Diabetes vorfinden. Wenn Sie sich nicht sicher sind, ob eine Hypo- oder Hyperglykämie vorliegt, müssen Sie im Zweifelsfall eine Hypoglykämie annehmen und den Patienten mit Glukose behandeln. Denn die Hypoglykämie führt ziemlich rasch zum Untergang von Gehirnzellen.

Retinopathie: Kausale Therapien sind nicht verfügbar. Wichtigste Maßnahme sind die möglichst normoglykäme Blutzuckereinstellung und die Kontrolle der Blutdruckwerte. Weitere Standardtherapie bei proliferativer Retinopathie sind intravitreale Kortisongabe, Gefäßproliferationshemmung durch VEGF-Antikörper und Laserkoagulation.

Tab. 8.8 Übersicht über die oralen Antidiabetika und Inkretinmimetika

Gruppe (Substanz)	Wirkung	Indikation	Kontraindikation	Nebenwirkung
Biguanide (z. B. Metformin)	• Insulinwirkung ↑ • Gewichtsreduktion • assoziierte Komplikationen ↓	Einstellung eines Typ-2-Diabetes (Medikament der 1. Wahl)	**Niereninsuffizienz**, Leberfunktionsstörung, dekompensierte Herzinsuffizienz	Laktatazidose!
Sulfonylharnstoffe (z. B. Tolbutamid, Glipizid, Glimepirid, Glibenclamid)	• Insulinfreisetzung aus β-Zellen ↑ • hepatische Glukosebildung ↓ • Insulinrezeptor-Sensibilität ↑	Typ-2-Diabetes (bei KI oder nicht ausreichender Wirkung von Metformin)	Schwangerschaft, Stillzeit, Typ-1-Diabetes, schwere Niereninsuffizienz, diabetisches Koma	Hypoglykämie, Gewichtszunahme
Glinide (Repaglinid, Nateglinid)	Insulinfreisetzung ↑	Kombinationspartner bei Typ-2-Diabetes (Repaglinid auch zur Monotherapie)	Schwangerschaft, Stillzeit, Typ-1-Diabetes, schwere Leberinsuffizienz	Gewichtszunahme, Hypoglykämie
Inkretinmimetika/GLP-1 Rezeptoragonisten** (z. B. Exenatide, Liraglutid)	glukoseabhängige Insulinfreisetzung ↑, Gewichtsabnahme	Kombinationspartner bei Typ-2-Diabetes	Typ-1-Diabetes, schwere Niereninsuffizienz	Diarrhö, Erbrechen
Gliptine (z. B. Sitagliptin)	Insulinfreisetzung ↑ (bei Hyperglykämie)	Kombinationspartner bei Typ-2-Diabetes	Schwangerschaft, Stillzeit, Typ-1-Diabetes, schwere Niereninsuffizienz	Kopfschmerzen, nasopharyngeale Infekte
α-Glukosidasehemmer (z. B. Acarbose)	verzögerte Glukoseresorption	Kombinationspartner bei Typ-2-Diabetes	Gravidität, Malassimilation	Meteorismus, Diarrhö
Glitazone* (Pioglitazon)	Insulinsensitizer (Insulinwirkung ↑, Insulinresistenz ↓)	Typ-2-Diabetes in Verbindung mit Metformin oder Sulfonylharnstoffen	Herzinsuffizienz, schwere Niereninsuffizienz, Leberfunktionsstörung	Gewichtszunahme Abnahme der Knochendichte, Verschlechterung einer Herzinsuffizienz
SGLT-2 Hemmer (z. B. Dapagliflozin, Empagliflozin, Canagliflozin)	• Hemmung der renalen Glukosereabsorption (→ Glukosurie ↑) • EMPA-REG-OUTCOME- Studie: Empagliflozin senkt die Rate der KH-Aufenthalte wg. Herzinsuffizienz und senkt die kardiovaskuläre Mortalität	Typ 2-Diabetes in Kombination mit oralen Antidiabetika oder Insulin	Typ-1-Diabetes, akute Erkrankungen, Operationen	urogenitale Infektionen (Genitalmykosen, Harnwegsinfekte), euglykäme diabetische Ketoazidose

* Rosiglitazon ist aufgrund vermehrt aufgetretener kardiovaskulärer Ereignisse vom Markt genommen worden.
** Inkretinmimetika werden im Gegensatz zu den übrigen Medikamenten („orale Antidiabetika") subkutan gespritzt.

Nephropathie: Eine gute **Einstellung des Blutdrucks** (≤ 130/80 mmHg) und seine engmaschige Kontrolle wirken grundsätzlich positiv. Für ACE-Hemmer und AT$_1$-Rezeptor-Antagonisten in nicht blutdrucksenkender Dosis wurde ebenfalls eine nierenprotektive Wirkung nachgewiesen. Kalziumantagonisten vom Verapamil-Typ beugen einem intraglomerulären Hochdruck vor. Erythropoetin kann bei renaler Anämie gegeben werden. Patienten mit diabetischer Nephropathie sollten außerdem auf eine begrenzte Proteinzufuhr achten. **Cave:** Bei fortschreitender Niereninsuffizienz kann der Insulinbedarf sinken (verminderter Insulinabbau, verminderte Glukoneogenese)!

> **LERNTIPP**
>
> Denken Sie dran: ACE-Hemmer und AT$_1$-Antagonisten wirken nephroprotektiv und sollten bei diabetischer Nephropathie verordnet werden. Dabei muss gar nicht unbedingt ein arterieller Hochdruck vorliegen.

Arterielle Hypertonie: ACE-Hemmern und AT$_1$-Antagonisten sollte der Vorzug gegeben werden (β-Blocker mindern die Insulinsensitivität).

Hyperlipidämie: Statine sind die 1. Wahl, sie senken zuverlässig das LDL und im Zuge dessen das kardiovaskuläre Risiko.

(Poly-)Neuropathie: Bei neuropathischen Schmerzen zeigen **Antidepressiva** (Duloxetin) oder **Antiepileptika** (Pregabalin, Gabapentin) gute Erfolge. Nichtsteroidale Antirheumatika sind aufgrund ihrer nephrotoxischen Wirkung streng kontraindiziert. Durch die optimale Einstellung des Blutzuckers kann auch in fortgeschrittenen Stadien eine Beschwerdebesserung eintreten, dann sollte eine analgetische Therapie abgesetzt oder reduziert werden.
Die diabetische Gastroparese erfordert einen verkürzten Spritz-Ess-Abstand, ggf. Insulin erst nach der Mahlzeit spritzen. Es können Prokinetika gegeben werden.

Diabetisches Fußsyndrom: Druckentlastung (Bettruhe nur beim akuten Charcot-Fuß) sowie rekanalisierende Therapie durch die interventionelle Radiologie stehen bei symptomatischen Patienten an erster Stelle. Eine systemische Antibiotikatherapie sollte zur Behandlung von Infektionen Anwendung finden. Lassen sich diese nicht mehr medikamentös kontrollieren, ist eine Amputation, z. B. der betroffenen Zehen, angezeigt. Prophylaktisch gilt es, auf weiches Schuhwerk zu achten, täglich die Füße auf Bagatellverletzungen zu inspizieren (Erregereintrittspforten) und eine gute **Fußpflege** und -hygiene zu betreiben.

> **PRÜFUNGSHIGHLIGHTS**
> - ! **Therapie:** Gewichtsreduktion bzw. -normalisierung, mäßige körperliche Belastung, hypokalorische ballaststoffreiche Ernährung
> - **Metformin:**
>   - !! Standardtherapie bei **Typ-2-Diabetes**
>   - !!! **Kontraindikation:** Niereninsuffizienz
>   - !! **Nebenwirkung:** Laktatazidose
> - ! Basal unterstützte orale Therapie (BOT)
> - !! **Sulfonylharnstoffe** (wie Glimepirid oder Glibenclamid) bergen ein hohes **Hypoglykämierisiko**
> - !! **SGLT-2-Inhibitoren:** Empagliflozin **senkt die Rate der Krankenhausaufenthalte wegen Herzinsuffizienz** und senkt das kardiovaskuläre Risiko, jedoch erhöhen SGLT-2-Inhibitoren das Risiko **urogenitaler Infektionen**.
> - !! Therapie des **diabetischen Komas**: Flüssigkeitssubstitution, langsame BZ-Senkung, Elektrolytausgleich, aufpassen: Bei forcierter Rehydratation kann ein Hirnödem entstehen!
> - ! **Serumkaliumspiegel** ↓ bei ketoazidotischer Entgleisung durch: Insulin, Flüssigkeit, Na-Bikarbonat, Verbesserung der Nierenfunktion.
> - ! Therapie der **Nephropathie**: ACE-Hemmer und AT$_1$-Rezeptor-Antagonisten
> - bei neuropathischen Schmerzen:
>   - ! Antidepressiva oder **Antiepileptika** (Pregabalin, Gabapentin)
>   - ! Eine **optimale Blutzuckereinstellung** führt oft zur Besserung, auch in fortgeschrittenen Stadien.
> - ! **Prophylaxe** des diabetischen Fußes (Fußhygiene etc.)
> - ! Bei fortgeschrittener Niereninsuffizienz kann der Insulinbedarf sinken.

8.3 Hypoglykämie

DEFINITION Absinken des Blutzuckerspiegels unter 50 mg/dl (2,77 mmol/l). Die Symptome sind von der Geschwindigkeit des Blutzuckerabfalls abhängig und können demnach nur gering (sympathikotone Begleitreaktion) oder stark (Bewusstlosigkeit, Koma) ausgeprägt sein.

Einteilung:
- **leichte** Hypoglykämie: keine Bewusstlosigkeit, Patient kann sich selbst helfen
- **schwere** Hypoglykämie (<40 mg/dl; <2,2 mmol/l): Fremdhilfe ist notwendig, Bewusstlosigkeit, Krampfanfälle, Koma.

Ätiologie: Viele Umstände können zu einer Hypoglykämie führen. Häufig ist jedoch eine **Überdosierung mit Insulin** bzw. oralen Antidiabetika.

Spontane Hypoglykämien: im Rahmen anderer Grunderkrankungen:
- β-Zell-Tumor (Insulinom)
- extrapankreatische Tumoren (z. B. hepatozelluläres Karzinom, Lymphome, gastrointestinale Tumoren)
- paraneoplastische Produktion Insulin-ähnlicher Substanzen
- Nesidioblastose (Inselzell-Hyperplasie): häufigste Ursache bei Kleinkindern
- Lebererkrankungen (→ verminderte Glukoneogenese)
- endokrine Störungen (NNR- bzw. HVL-Insuffizienz mit Ausfall der antiinsulinären Hormone)
- angeborene Kohlenhydratstoffwechselerkrankungen.

Reaktive Hypoglykämien:
- Prädiabetes-Stadium
- diabetische Neuropathie
- nach Magenresektionen (Spätdumping-Syndrom)
- Überstimulierung der β-Zellen, z. B. bei vegetativ labilen Menschen oder Kohlenhydratexzessen
- Leucin-reiche Ernährung, z. B. Fleisch, Fisch.

Exogene Hypoglykämien:
- medikamentös: Überdosierung von Insulin oder Sulfonylharnstoffen, β-Blocker, Salizylate sowie selten MAO-Hemmer, Disopyramid oder Pentamidin
- Alkohol (→ hemmt die hepatische Glukoneogenese und kann auch nach mehreren Stunden noch zur Hypoglykämie führen).

> **LERNTIPP**
> Die Gefahr von Hypoglykämien besteht bei Menschen mit Diabetes v. a. dann, wenn die Insulindosis an Belastungssituationen nicht korrekt angepasst wird. Beispiel: Patient mit Diabetes mit Gastrointestinalinfektion und verminderter Nahrungsaufnahme, aber gleichbleibender Insulindosis.

Klinik: Der manifesten Hypoglykämie geht meist ein **Prodromalstadium** mit plötzlichem Heißhunger, Kopfschmerzen und sympathikotoner Begleitreaktion (Unruhe, Schwitzen, Tremor, Mydriasis, Tachykardie etc.) voraus. Die Haut ist häufig feucht und schweißig. Nach dem Essen bessern sich die Symptome charakteristischerweise wieder.

Die Schwere der Symptomatik entspricht der Geschwindigkeit des Blutzuckerabfalls. Sinkt der Blutzuckerspiegel rasch ab, treten **Delir** und **Bewusstseinsstörungen** bis hin zum **hypoglykämischen Koma** = hypoglykämischer Schock, fokalneurologische Defizite (DD Infarkt!), **epileptische Anfälle**, Hungergefühl, Hyperhidrosis, Mydriasis, Blässe, flache Atmung und Pyramidenbahnzeichen auf. Subakute Hypoglykämien gehen mit kognitiver Verlangsamung, Aufmerksamkeitsstörungen, Hypothermie sowie Ataxie einher.

> **PRAXIS** Bei schlecht eingestellten Menschen mit Diabetes können Hypoglykämiesymptome auch bei Blutglukosekonzentrationen <100 mg/dl auftreten.

Problematisch ist häufig die **gestörte Hypoglykämiewahrnehmung**. Dies ist insbesondere bei chronischer Unterzuckerung der Fall, wenn die gegenregulatorische Antwort der antiinsulinären Hormone fehlt. Dadurch entfallen Prodromi, der Patient kann nicht mehr reagieren und wird bewusstlos.

8.3 Hypoglykämie

Tab. 8.9 Unterschiede zwischen einer Hypo- und einer Hyperglykämie

	Hypoglykämie	Hyperglykämie
Entwicklung	plötzlich	über Stunden bis Tage
Hunger/Durst	Heißhunger	Durst
Haut	schweißig, feucht	trocken
Atmung	normale, evtl. auch pathologische Atmung bis hin zur Apnoe	Kußmaul-Atmung und Acetongeruch der Atemluft bei diabetischer Ketoazidose
Muskulatur	hyperton	hypoton
Bewusstsein	Erregung, Verwirrtheit, Krampfanfälle, Koma	Verwirrtheit, zerebrale Krampfanfälle, Bewusstseinstrübung bis hin zum Koma
weitere Symptome	vegetative Symptome (Schwitzen, Schwindel, Tachykardie, Palpitationen), Seh-/Sprachstörungen	Durst, Polyurie, Sehstörungen, Bauchschmerzen

Im Unterschied zu **Nüchternhypoglykämien** entstehen **reaktive Hypoglykämien** rund 2–5 h nach Einnahme von kohlenhydratreichen Mahlzeiten, der Blutzuckerspiegel sinkt dabei auf < 50 mg/dl ab. Die typischen Hypoglykämiebeschwerden bestehen meist 15 min und verschwinden anschließend spontan. Gegebenenfalls ist eine Glukosezufuhr notwendig.

> **LERNTIPP** !
> Gehen Sie noch mal die typischen Symptome einer Hypoglykämie durch und machen Sie sich die Unterschiede zur Hyperglykämie bewusst (s. **Tab. 8.9**)

Diagnostik:

> **PRAXIS** Jeder bewusstlos aufgefundene Patient muss auf eine Unterzuckerung getestet werden.

Entscheidend für die Diagnose ist die sog. **Whipple-Trias**: Nachweis einer BZ-Erniedrigung < 50 mg/dl bei typischer klinischer Symptomatik (s.o.) mit Besserung nach Glukosegabe. Anamnestisch muss nach Medikamenteneinnahme, Alkoholgenuss bzw. Infektionen gefragt werden.

Die **Laboruntersuchung** umfasst:
- Bestimmung des Blutzuckers
- Bestimmung von C-Peptid zum Ausschluss einer Hypoglycaemia factitia → bei exogener Insulin-Zufuhr ist das C-Peptid erniedrigt bzw. supprimiert.
- Mahlzeitentest mit BZ-Bestimmung über 5 h bei V.a. reaktive Hypoglykämien
- 72-h-Hungerversuch unter stationären Bedingungen und Messung des Insulin-Glukose-Quotienten bei V.a. eine Nüchternhypoglykämie (z.B. Insulinom).

Differenzialdiagnosen:
- Alkohol-, Drogenintoxikation
- Coma diabeticum (S. 60)
- Apoplex
- Anorexia nervosa, Fasten.

Therapie: In der Akutsituation ist die rasche Anhebung des Glukosespiegels entscheidend:
- bei erhaltenem **Bewusstsein**: Gabe von Fruchtsaft, Traubenzucker, langanhaltenden Kohlenhydraten (z.B. Vollkornbrot nach sportlicher Aktivität am Abend)
- bei **bewusstlosen** Patienten: 40 ml 40%ige Glukose i.v. (alternativ 50–100 ml 20%ige Glukose i.v.) unter Blutzuckerkontrolle, bis der Patient das Bewusstsein wiedererlangt, danach 10%ige Glukoselösung. Alternativ (z.B. wenn kein i.v.-Zugang gelegt werden kann): Glukagon i.m. (standardmäßig in Notfallsets für Menschen mit Diabetes enthalten).

Im Anschluss ist es sinnvoll, das Therapieregime zu überprüfen und ggf. neu anzupassen. Um einen hypoglykämischen Schock zu vermeiden, kann der Blutzucker vorübergehend auf höhere Werte eingestellt werden.

> **LERNTIPP** !
> **Bei unklarer Bewusstlosigkeit** muss man – wie bereits erwähnt – im Zweifel eine Hypoglykämie annehmen und den Patienten mit Glukose behandeln, da länger anhaltende Hypoglykämien das Gehirn schädigen. Die Gabe von **40 ml 40%iger Glukose i.v.** gilt dabei als unkritisch!

> **PRÜFUNGSHIGHLIGHTS**
> - ! **Ursachen** einer Hypoglykämie (Insulinüberdosierung, Alkohol (!), Insulinom)
> - ! Ein typisches **Symptom** der Hypoglykämie ist Verwirrtheit.
> - !! **Klinik**: Unruhe, Schwitzen, Tremor, schnelle Besserung nach Nahrungsaufnahme
> - !! **40 ml 40%ige Glukose i.v.** oder 50–100 ml 20%ige Glukose i.v. sind beim Bewusstlosen Therapie der Wahl.
> - ! Reaktive Hypoglykämien treten wenige Stunden nach Mahlzeiten auf.
> - ! bei V.a. Nüchternhypoglykämie: Fastentest (Hungerversuch) unter stationären Bedingungen.

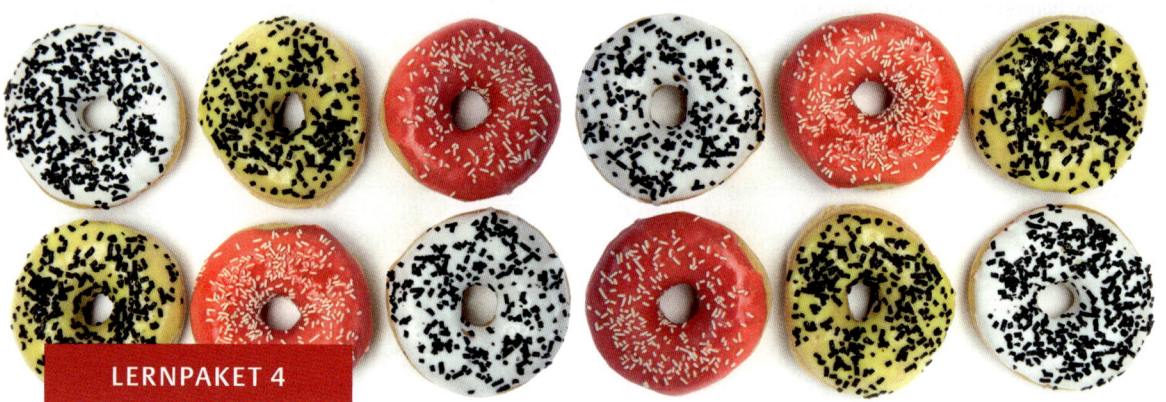

LERNPAKET 4

8.4 Adipositas und metabolisches Syndrom

Adipositas und das metabolische Syndrom sind chronische Erkrankungen, die insbesondere in den Industrieländern auftreten. Sie sind mit einer eingeschränkten Lebensqualität verbunden und erhalten ihren eigentlichen Krankheitswert erst durch die zahlreichen Komorbiditäten und die erhöhte Mortalität. In Europa sind ca. ⅓ der Erwachsenen und ¼ der schulpflichtigen Kinder übergewichtig. Neben den gesundheitlichen Problemen für den Patienten kommt es auch in der täglichen Praxis zu Hindernissen im Umgang mit fettleibigen Patienten (z. B. Blutentnahmen, OP-Tische).

8.4.1 Adipositas

DEFINITION Übersteigt der Fettanteil 30 % des Körpergewichts bei Frauen bzw. 20 % bei Männern, spricht man von Adipositas. Zur Abschätzung der Fettmasse wird die Berechnung des Body-Mass-Index (BMI) empfohlen.

$$BMI = \frac{\text{Körpergewicht in kg}}{(\text{Körpergröße in m})^2}$$

Einteilung: Die Adipositas wird anhand des BMI in unterschiedliche Schweregrade eingeteilt (Tab. 8.10).

Die **Broca-Formel** dient der Berechnung des Normalgewichts (Körpergröße in cm minus 100). Adipositas entspricht wiederum einer Erhöhung um 20 % über das Normalgewicht.

Entsprechend der Fettverteilung unterscheidet man (Abb. 8.7):
- **den androiden Typ:** stammbetonte Verteilung („Apfelform"), prognostisch ungünstig
- **den gynäkoiden Typ:** hüftbetonte Verteilung („Birnenform"), prognostisch günstig.

Ein erhöhtes Risiko kardiovaskulärer oder metabolischer Komplikationen tritt bei einem **Taillenumfang** > 88 cm (Frauen) und > 102 cm (Männer) auf.

PRAXIS Denken Sie daran, der BMI verfälscht sich durch die Konstitution des Patienten:
- falsch hohe Werte bei muskulösen Menschen
- falsch niedrige Werte bei Patienten mit verringerter Muskelmasse.

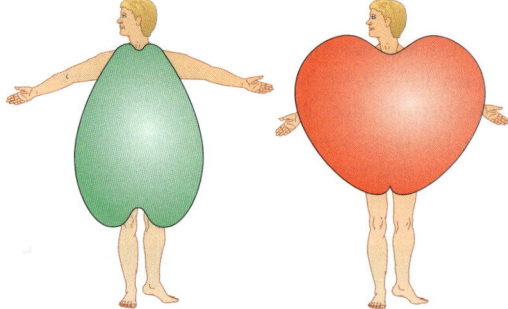

Periphere Adipositas (mit gluteofemoraler Fettverteilung) „Birnenform"

Viszerale Adipositas (mit abdominaler Fettverteilung) „Apfelform"

Abb. 8.7 Fettverteilung. [aus Henne-Bruns et al., Duale Reihe Chirurgie, Thieme, 2012]

Tab. 8.10 Adipositas-Einteilung nach BMI

Schweregrad	BMI in kg/m²
Normalgewicht	18,5–24,9
Übergewicht (Präadipositas)	25,0–29,9
Adipositas Grad I	30,0–34,9
Adipositas Grad II	35,0–39,9
Adipositas Grad III	> 40,0

Ätiologie:
- **primäre Adipositas:**
  - genetische Ursachen: z. B. Mutationen im Melanocortin-4-Rezeptor- (MC4R) oder im ob-Gen (kodiert für Leptinsynthese).
  - Über- und Fehlernährung, Lebensweise, körperliche Inaktivität
  - psychische Faktoren: z. B. Stress, Frustration, Einsamkeit
- **sekundäre Adipositas:**
  - endokrinologische Erkrankungen: z. B. Morbus Cushing, Hypothyreose, Insulinom
  - zentral bedingt: z. B. bei Hirntumoren oder nach deren Behandlung
  - medikamentös bedingt: z. B. trizyklische Antidepressiva, Östrogenpräparate, β-Blocker, Lithium.

Pathogenese: Ein **Ungleichgewicht zwischen Energiezufuhr und Energieverbrauch** ist die Grundlage der Erkrankung. Pathogenetisch unterscheidet man zwischen einer Vermehrung der Adipozyten (**Hyperplasie**), die besonders während der frühen Kindheit noch stattfinden kann (prognostisch ungünstig), und eine Vergrößerung der einzelnen Fettzelle (**Hypertrophie**). Etwa 75 % der Gewichtszunahme entstehen durch die Hypertrophie des Fettgewebes, 25 % durch Zunahme der fettfreien Masse.

Bei bestehender genetischer Prädisposition führen Überernährung und mangelnde körperliche Aktivität zur Ausprägung der Erkrankung. Physiologischerweise wird Leptin aus Adipozyten ausgeschüttet, wodurch der Appetit gedrosselt wird. Bei Adipösen sind deutlich erhöhte Leptinspiegel nachweisbar, weshalb man von einer **Leptinresistenz** ausgeht.

Klinik:
- verminderte Leistungsfähigkeit und Belastungsdyspnoe
- verstärkte Schweißneigung
- evtl. psychische Beeinträchtigung (vermindertes Selbstwertgefühl)
- mechanische Überbeanspruchung der Gelenke und der Wirbelsäule.

Komplikationen: metabolisches Syndrom (s. u.), kardiovaskuläre Folgen (arterieller Hypertonus, KHK, Herzinsuffizienz, Thrombosen), Fettstoffwechselstörungen, Steatosis hepatis, Diabetes mellitus, Abnahme der Libido bei Männern, frühe Menarche und Menopause bei Frauen, erhöhtes Karzinomrisiko mit z. T. ungeklärter Ursache, Schlafapnoe-Syndrom (Maximalvariante: Pickwick-Syndrom), Hyperurikämie, Cholezystolithiasis, Abnutzungserscheinungen der Gelenke, soziale Folgen (z. B. reaktive Depression).

Diagnostik:
- Abschätzung des Übergewichtgrades mittels BMI
- Bestimmung des Fettverteilungstyps
- Erfassung von kardiovaskulären Risikofaktoren
- Ernährungsanamnese und Aktivitätserfassung
- Abklärung möglicher endokrinologischer Ursachen (TSH, Dexamethason-Hemmtest, Nüchternplasmaglukose oder HbA_{1c}).

Therapie: Ein BMI ≥ 30 ist eine Therapieindikation. Aber auch ein BMI von 25 bis 29 in Kombination mit zusätzlichen Risikofaktoren (wie Hypertonie, Diabetes mellitus, Hyperlipoproteinämien oder abdominelle Adipositas) sollte behandelt werden.

Basistherapie: Sie soll in den gestörten Energiehaushalt eingreifen. Zielführend ist daher eine Kombination aus folgenden Möglichkeiten (**multimodale Therapie**). Wichtig sind:
- **Ernährungsumstellung** mit hypokalorischer Diät (unter ärztlicher Kontrolle, wenn < 1000 kcal): optimale Zusammensetzung der Nahrung: 15 % Proteine, 30 % Fette und 55 % Kohlenhydrate.
- **körperliche Bewegung** (Ausdauertraining) Formulaprodukte
- **Verhaltenstherapie** und gruppendynamische Therapie (→ Krankheitseinsicht).

Einbezogen werden in die Therapieplanung müssen auch individuelle Faktoren wie Lebensumstände (z. B. Schichtdienst), Krankheitsverständnis und Lebenspartner.

Pharmakotherapie:
- **Orlistat** ist ein nichtresorbierbarer Lipase-Hemmer, der die Fettaufnahme um 30 % reduzieren kann.
- **Appetitzügler** (Amphetamine) können hypothalamisch das Hungergefühl hemmen, bringen jedoch eine Reihe Nachteile mit sich (z. B. Reboundeffekt nach Therapieende, Missbrauch, geringe Wirksamkeit, Nebenwirkungen). Wegen erhöhten kardiovaskulären Risikos wurde die Zulassung von amphetaminbasierten Appetitzüglern sistiert (z. B. Sibutramin 2010).
- SSRI und NSRI sind mäßig effektiv, aber reich an Nebenwirkungen.
- Eine neuere Therapieoption ist die Gabe von Liraglutid (GLP-1 Rezeptoragonist), das zentral Appetit- und Sättigungsmechanismen beeinflusst. Das Präparat wird höher dosiert als bei der Behandlung des Typ 2-Diabetes.

> **PRAXIS** Die medikamentöse Behandlung ersetzt keineswegs die Basistherapie.

Adipositaschirurgie: Die Indikation zur chirurgischen Therapie der Adipositas ist **kritisch** zu stellen, da die Mitarbeit des Patienten für den langfristigen Therapieerfolg entscheidend ist. Nach den Kriterien der Deutschen Gesellschaft für die Chirurgie der Adipositas ist die Indikation bei folgenden Kriterien möglich:
- BMI > 40 oder
- BMI > 35 und
  - vorliegende adipositasassoziierte Erkrankung
  - ausreichende Motivation und Compliance des Patienten
  - erfolglose konservative Therapie über die letzten Jahre
  - Ausschluss von konsumierenden, immundefizitären sowie endokrinen Erkrankungen oder einer Alkohol-, Medikamenten- und Drogenabhängigkeit.

Über die Kostenübernahme durch die Krankenkasse wird individuell entschieden.

Zu den verschiedenen Verfahren s. Tab. 8.11

8.4.2 Metabolisches Syndrom

Synonym: Wohlstandssyndrom, tödliches Quartett, Syndrom X

> **DEFINITION** Adipositas, arterielle Hypertonie, Insulinresistenz (Glukosetoleranzstörung) und Dyslipoproteinämie.

Kriterien: Zurzeit existiert eine uneinheitliche Klassifikation. Zu den klassischen Befunden zählen Adipositas, Dyslipoproteinämie, arterielle Hypertonie und Glukosetoleranzstörung bzw. Insulinresistenz. Enger fasst die Internationale Diabetes Federation (IDF) die Kriterien. Sie definiert die Erkrankung als **stammbetonte Adipositas** plus die Erfüllung von (mind.) 2 der folgenden Kriterien:
- Triglyzeride > 150 mg/dl
- Nüchtern-BZ > 100 mg/dl oder Diabetes mellitus Typ 2
- Blutdruck systolisch > 130 mmHg oder diastolisch > 85 mmHg
- HDL < 40 mg/dl (Männer), < 50 mg/dl (Frauen).

> **LERNTIPP**
>
> Tödliches Quartett = Adipositas, arterielle Hypertonie, Insulinresistenz bzw. Glukosetoleranzstörung und Dyslipoproteinämie.

Pathogenese: Die Kombination aus der **peripheren Insulinresistenz** (→ Folge der chronisch erhöhten Insulinspiegel) und einem **proinflammatorischen Zustand** gilt als ursächlich:
- Chronisch erhöhte Insulinspiegel aktivieren die Triglyzeridsynthese in der Leber.

Tab. 8.11 Verfahren der Adipositaschirurgie

	Prinzip	Vorgehen	Bemerkung
Gastric Banding/ Gastroplastik	Abtrennen eines kleineren Vormagens (15–30 ml) vom Restmagen durch eine Engstelle (Banding)		Beim Gastric Banding kann die Weite der Engstelle postoperativ reguliert werden (Port in der Rektusscheide).
Gastric Sleeve Resection (Schlauchmagen)	laparoskopische longitudinale Resektion von ca. 80 % des Magens		definitive Magenteilentfernung, kann nicht rückgängig gemacht werden
Magenbypass	komplette Trennung eines kleineren Vormagens (15–30 ml) vom Restmagen	▪ Trennen des Jejunums 45 cm distal des Treitz-Bandes ▪ distaler Anteil: Anastomose mit neuem Vormagen ▪ proximaler Anteil: Anastomose mit Jejunum 90–150 cm aboral der Gastroenterostomie mit dem Vormagen	aufgenommene Nahrung trifft erst 90–150 cm nach dem Vormagen auf die Verdauungssekrete; geringe Malabsorption → lebenslange Substitution von Vitamin B_{12}, Eiweiß, Eisen und Kalzium
biliopankreatische Diversion			
▪ ohne duodenalen Switch (nach Scopinario)	$2/3$-Resektion des Magens, blinder Verschluss des Duodenums, Durchtrennung des Ileums ca. 300 cm proximal der Bauhin-Klappe	▪ distaler Anteil (Alimentary Limb, AL): Anastomose mit Magen ▪ proximaler Anteil mit Verdauungssekreten (Biliary Limb, BL): Anastomose mit Ileum ca. 50 cm vor dem Dickdarm.	Darmteile werden nicht ausgeschaltet, Substitution von fettlöslichen Vitaminen, Vitamin B_{12}, Eiweiß, Eisen und Kalzium
▪ mit duodenalem Switch (Sleeve-Gastrektomie)	Magen wird nicht reseziert, sondern als Magenschlauch vernäht	Pylorus bleibt erhalten, danach wird das Duodenum blind verschlossen	Vitamin B_{12} weniger ausgeprägt
Gastric Pacing	Implantation eines Magenschrittmachers	elektrischer Stimulator subkutan im linken Oberbauch, Elektrokabel in der Muskelschicht des Antrums	verlangsamte Magenentleerung, schnelleres Sättigungsgefühl
Ballonimplantation	endoskopische Einbringung eines Ballons mit variablem Flüssigkeitszustand		weniger effektiv, aber vollständig reversibel oft als präoperative Initialtherapie zur Risikoreduktion

- Insulinresistenz führt zu einer vermehrten **Lipolyse** (hemmende Wirkung des Insulins auf die Fettsäurefreisetzung aus Leber und Fettgewebe lässt nach).
- Hyperinsulinämie führt zur **Natriumretention** und damit zur Steigerung der arteriellen Hypertonie.

Das **gesteigerte Hungergefühl** bedingt die vermehrte Aufnahme von Kohlenhydraten und Fetten, die zusätzlich zur Hyperinsulinämie und Triglyzeridsynthese beitragen.

Adiponektin wird von den Fettzellen gebildet und wirkt antidiabetogen, d. h., es verbessert die Glukoseverwertung und Fettsäureoxidation. Bei Patienten mit metabolischem Syndrom sind die Adiponektin-Spiegel im Blut vermindert und können als prädiktive Marker herangezogen werden.

Verlauf und Folgen: Die Erkrankung bleibt lange Zeit unerkannt bzw. ist nur anhand der Laborwerte nachweisbar. Langzeitfolgen sind Hypertriglyzeridämie, Atherosklerose mit erhöhtem Risiko von Schlaganfällen und kardiovaskulären Komplikationen, Aggravation der peripheren Insulinresistenz, Endothelschäden und eine manifeste arterielle Hypertonie.

Diagnostik: Die Diagnostik orientiert sich an der Anamnese (Ernährung? körperliche Bewegung?), der klinischen Untersuchung (z. B. Bestimmung von Körpergewicht, Körpergröße, Taillenumfang und Blutdruck) und der Laboruntersuchung. Dem sollte sich eine vorsorgliche kardiologische Stufendiagnostik anschließen (z. B. EKG, Echokardiografie, Belastungsuntersuchungen, Koronarangiografie), da Menschen mit Diabetes als Hochrisikopatienten anzusehen sind (Risiko so hoch wie bei Menschen ohne Diabetes nach durchgemachtem Infarkt).

Therapie: Das therapeutische Ziel kann nur über eine Gewichtsreduktion, Nahrungsrestriktion und besonders durch eine ausgeglichene, energiereduzierte Ernährung (Diabetes-gerechte Diät mit < 1300 kcal/d) erreicht werden. Bewegung ist in dieser Hinsicht doppelt protektiv: Sie senkt den Blutzuckerspiegel und wandelt Fett in Muskelmasse um.

Medikamentös behandelt werden sollten die Dyslipoproteinämie, der Diabetes mellitus sowie eine arterielle Hypertonie.

> **PRÜFUNGSHIGHLIGHTS**
> - ! Der **Taillenumfang** lässt Rückschlüsse auf das Risiko metabolischer Komplikationen (z. B. Diabetes mellitus) zu.
> - !! **BMI**: Berechnung und Einteilung der Adipositas
> - !!! **Symptomenkomplex** beim metabolischen Syndrom: Adipositas, arterielle Hypertonie, Insulinresistenz bzw. Glukosetoleranzstörung und Dyslipoproteinämie (Triglyzeride nüchtern > 150 mg/dl)
> - !! **präventive Zusatzuntersuchungen** (kardiologische Stufendiagnostik) und empfohlene **Ernährung** (energiereduziert) beim metabolischen Syndrom.
> - ! **Liraglutid** kann eine **Gewichtsreduktion** bewirken.

8.5 Störungen des Lipidstoffwechsels

8.5.1 Grundlagen

Lipide spielen als Energieträger bzw. Strukturkomponenten der Zellmembran eine wichtige Rolle im Körperstoffwechsel. Cholesterin ist zudem Ausgangspunkt der Steroidhormonsynthese. Lipide können teilweise vom Körper selbst synthetisiert werden, teilweise müssen sie mit der Nahrung aufgenommen werden.

Einteilung der Lipoproteine: Lipoproteine sind kugelförmige Moleküle mit einem lipophilen Zentrum (Triglyzeride, Cholesterinester) und einer amphiphilen Hülle (Phospholipide, Cholesterin). Ihre Hauptaufgabe ist der Transport von Lipiden im Blut. Zusätzlich enthalten sie **Apolipoproteine**, die auch selbst wichtige Eigenschaften für den Fettstoffwechsel besitzen (z. B. Enzymaktivierung, Ligandenfunktion) und damit häufig die Funktion eines Lipoproteins bestimmen.

Die Lipoproteine werden anhand ihrer Dichte eingeteilt:
- **Chylomikronen** (größte Lipoproteine, aber geringste Dichte, daher erscheint das Serum/Plasma trübe und rahmt beim Lagern im Kühlschrank auf)
- Very-low-Density-Lipoproteine (**VLDL**)
- Intermediary-Density-Lipoproteine (**IDL**)
- Low-Density-Lipoproteine (**LDL**)
- High-Density-Lipoproteine (**HDL**)

Die einzelnen Fraktionen unterscheiden sich in ihrem elektrophoretischen Wanderungsverhalten, ihrer Funktion im Stoffwechsel, ihrem Syntheseort und in ihrer Apolipoproteinzusammensetzung. Eine Übersicht gibt **Tab. 8.12**.

Pathophysiologie: Abb. 8.8 zeigt den Fetttransport im Plasma.

8.5.2 Hyperlipoproteinämien

Synonym: Hyperlipidämien, Dyslipoproteinämien

> **DEFINITION** Fettstoffwechselstörungen mit Erhöhung einer oder mehrerer Lipidfraktionen im Nüchternplasma.

Einteilung: Hyperlipoproteinämien können anhand verschiedener Kriterien eingeteilt werden:
- nach der vorwiegend vermehrten Lipidfraktion
  - **Hypercholesterinämie** (Serum-Cholesterin > 200 mg/dl)
  - **Hypertriglyzeridämie** (Serum-Triglyzeride > 180 mg/dl bzw. strenger > 150 mg/dl)
  - **kombinierte Hyperlipidämie** (Hypercholesterinämie und Hypertriglyzeridämie)
- nach Lipoproteinelektrophorese (Typen nach **Frederickson**, Tab. 8.13)
- nach ätiologischen Gesichtspunkten (primäre und sekundäre Hyperlipoproteinämie).

Epidemiologie:
- Cholesterinwerte > 200 mg/dl finden sich bei mehr als der Hälfte der über 40-Jährigen in der westlichen Welt.
- Lipidstoffwechselstörungen sind häufig in Kombination mit anderen „Zivilisationskrankheiten", besonders dem metabolischen Syndrom (S. 73), vergesellschaftet.

Ätiologie: Man unterscheidet zwischen reaktiven physiologischen Formen, die infolge einer Stoffwechselüberlastung (z. B. Fehlernährung) entstehen, von den primären und sekundären Hyperlipoproteinämien.
- **Primäre Hyperlipoproteinämien** sind hereditäre Erkrankungen des Fettstoffwechsels und treten familiär gehäuft auf (**Tab. 8.13**).
- **Sekundäre Hyperlipoproteinämien** kommen im Rahmen verschiedenster Grunderkrankungen vor:
  - **Hypertriglyzeridämie** u. a. bei Alkoholgenuss, schlecht eingestelltem Diabetes mellitus, metabolischem Syndrom, Adipositas, chronischer Niereninsuffizienz, Schwangerschaft und Therapie mit oralen Kontrazeptiva bzw. Diuretika.
  - **Hypercholesterinämie** u. a. bei nephrotischem Syndrom, Hypothyreose, Diabetes mellitus, Lebererkrankungen mit Cholestase, Cushing-Syndrom und Therapie mit Diuretika bzw. β-Blockern.
- **Reaktive physiologische Formen** entstehen durch Stoffwechselüberlastung. Meist sind Fehlernährung und ein ungünstiger Lebensstil ausschlaggebend (hoher Alkoholkonsum bzw. kalorienreiche Ernährung → Hypertriglyzeridämie, fettreiche Ernährung → Hypercholesterinämie). Der Serum-Lipid-Spiegel ist leicht erhöht.

Klinik: Besonders in frühen Erkrankungsstadien ist die Klinik meist stumm und die Patienten sind i. d. R. nur **laborchemisch auffällig**. Zeichen der Hyperlipoproteinämie sind (Abb. 8.9):
- **Atherosklerose** mit ihren Folgeerkrankungen KHK, pAVK und Apoplex: **Lipoprotein(a)** gilt dabei als eigenständiger Risikofaktor. Es besteht aus LDL und einem Apolipoprotein, das eine strukturelle Ähnlichkeit mit Plasmin aufweist und mit ihm um die Bindungsstellen am Endothel konkurriert. Man vermutet, dass so die lokale Thrombolyse gehemmt und die Plaquebildung begünstigt wird.
- **Pankreatitis** (bei Hypertriglyzeridämie)

Tab. 8.12 Aufbau und Eigenschaften der Lipoproteine

	Chylomikronen	VLDL	LDL	HDL
Dichteklasse (g/nl)	< 0,95	0,95–1,006	1,019–1,063	1,063–1,121
Elektrophorese	keine Wanderung	Prä-β-Position	β-Position	δ-Position
physiologischer Anteil im Nüchternserum	nur postprandial messbar	< 10 %	< 70 %	< 20 %
Syntheseort	Darm	Leber	aus IDL	Leber, Darm
Zusammensetzung	3 % Cholesterin 90 % Triglyzeride	15 % Cholesterin 65 % Triglyzeride	45 % Cholesterin 10 % Triglyzeride	20 % Cholesterin 5 % Triglyzeride
wichtige beteiligte Apolipoproteine	B_{48}, E, C	B_{100}, C 2, E	B_{100}	A1, E
Funktion	Lipidtransport vom Darm zur Leber und zu extrahepatischem Gewebe	Lipidtransport von der Leber in extrahepatisches Gewebe	Cholesterintransport von der Leber in extrahepatisches Gewebe	Cholesterintransport von extrahepatischem Gewebe zur Leber

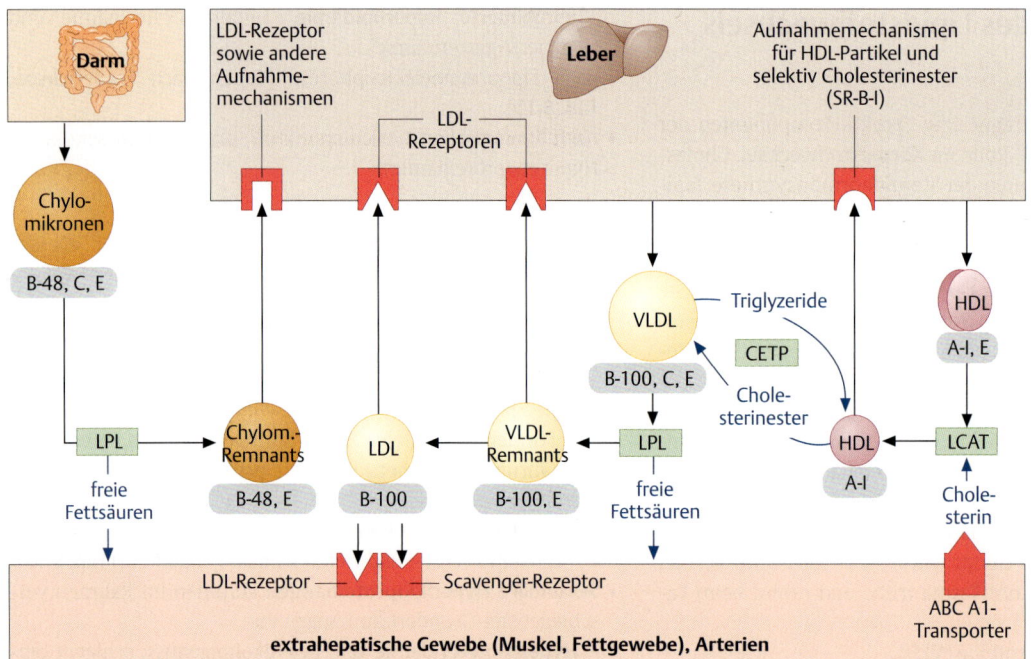

Abb. 8.8 Wege des Fetttransportes im Blut. Mit der Nahrung aufgenommene **Triglyzeride** werden von Lipasen aus Pankreas und Dünndarm gespalten, durch Gallensäuren in **Mizellen** gelöst und von den jejunalen Enterozyten aufgenommen. Intrazellulär werden wieder Triglyzeride synthetisiert, die anschließend mit Cholesterin, ApoB$_{48}$ und ApoC und E als **Chylomikronen** in die Lymphbahnen sezerniert werden. In den peripheren Kapillaren spalten Lipoprotein-Lipasen aus den Chylomikronen freie Fettsäuren ab, die die Muskel- und Fettzellen anschließend aufnehmen. Die verbleibenden **Chylomikronenreste** (sog. Remnants) sind cholesterinreich und werden von Hepatozyten aufgenommen. In der Leber werden aus den importierten Cholesterinen bzw. aus neu synthetisierten Triglyzeriden, Cholesterin und Phospholipiden sog. **VLDL** gebildet und ins Blut sezerniert. Aus VLDL werden in der Peripherie (über ApoC 2) ebenfalls freie Fettsäuren freigesetzt. Die kleinen, cholesterinesterreichen Reste von VLDL (sog. IDL) werden entweder zurück zur Leber transportiert und neuerlich in VLDL überführt oder zu **LDL** weiter abgebaut. LDL sind cholesterinreich und enthalten ApoB$_{100}$, welches die Peripherie mit Cholesterin versorgt. Das überschüssige Cholesterin wird durch die Lecithin-Cholesterin-Acyltransferase (LCAT) verestert und als **HDL** in die Leber zurücktransportiert (**reverser Cholesterintransport**). Die Cholesterinester der HDL können zusätzlich zur direkten Aufnahme (Endozytose) auch über andere Wege zur Leber gelangen: Mittels Cholesterinester-Transferprotein (CETP) werden sie über VLDL und LDL transportiert oder aber durch den Scavenger-Rezeptor-BI (SR-BI) von der Leber selektiv aufgenommen. Chylomikronen oder VLDL können zudem über CETP eigene Triglyzeride gegen Cholesterinester der HDL austauschen. Die Folge sind kleinere HDL- und LDL-Moleküle, da die Triglyzeride durch die hepatische Lipase wieder hydrolysiert werden (→ erhöhte Atherogenität durch die geringere Kapazität der kleineren HDL-Moleküle). Dieser Mechanismus wird insbesondere bei der Hypertriglyzeridämie relevant. [aus Greten, Rinninger, Greten, Innere Medizin, Thieme, 2010]

Tab. 8.13 Überblick über die primären Dyslipoproteinämien

Hyperlipoproteinämie	Häufigkeit	Einteilung nach Frederickson	erhöhte Lipoproteinfraktion	erhöhte Serumlipide	Erbgang
Hypercholesterinämien					
polygene Hypercholesterinämie	+++	Typ IIa	LDL	Cholesterin	polygen
familiärer ApoB$_{100}$-Defekt	++	Typ IIa	LDL	Cholesterin	autosomal-dominant
familiäre Hypercholesterinämie	heterozygot: ++ homozygot: (+)	Typ IIa	LDL	Cholesterin	autosomal-dominant (kodominant)
gemischte Hyperlipidämien					
familiär kombinierte Hyperlipidämie	++	Typ IIa, Typ IIb, Typ IV	LDL und/oder VLDL	Cholesterin und/oder Triglyzeride	autosomal-dominant
familiäre Dysbetalipoproteinämie (Typ-III-Hyperlipidämie)	(+)	Typ III	Chylomikronen und IDL	Cholesterin und Triglyzeride	autosomal-rezessiv
Hypertriglyzeridämien					
familiäre Hypertriglyzeridämie	++	Typ IV, Typ V	VLDL ± Chylomikronen	Triglyzeride	autosomal-dominant
familiäre Chylomikronämie	(+)	Typ V	VLDL ± Chylomikronen	Triglyzeride	autosomal-rezessiv
familiärer Lipoproteinlipasen- und familiärer Apolipoprotein-C 2-Mangel	(+)	Typ I	Chylomikronen	Triglyzeride	autosomal-rezessiv

(+) = sehr selten, ++ = mäßig häufig, +++ = sehr häufig

8.5 Störungen des Lipidstoffwechsels

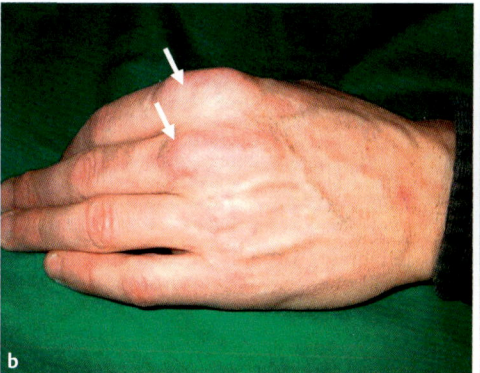
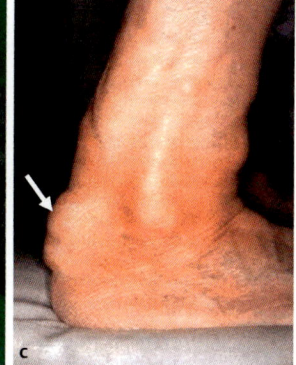

Abb. 8.9 Klinische Befunde bei Hypercholesterinämie. a Xanthelasmen. b Xanthome am Handrücken. c Xanthome an der Achillessehne. [a: aus AllEx – Alles fürs Examen, Thieme, 2014; b und c: aus Dörner, Klinische Chemie, Thieme, 2009]

- **Xanthome** sind gelbliche Hautknoten, die eine tumorartige Ansammlung von fettspeichernden Makrophagen (Lipophagen) im subepidermalen Gewebe darstellen. Man unterscheidet folgende Formen:
  - **tuberöse Xanthome:** verschiebliche, gelblich gefärbte, halbkugelige Knoten vor allem über den Gelenken (Knie, Ellenbogen) und an den Sehnen (Druckbelastung)
  - **eruptive Xanthome:** gruppierte, teilweise disseminierte, symmetrische, hellgelbe Papeln mit einem rötlichen Saum, die sich teilweise schnell entwickeln. Vorkommen insbesondere an Gesäß und Rumpf
  - **Xanthome** an den **Handlinien** (bei familiärer Dysbetalipoproteinämie)
  - **plane Xanthome:** flache gelbliche Flecken häufig am Oberkörper, bei LDL-Erhöhung oder als Ausdruck einer lokalen Fettstoffwechselstörung

  Mikroskopisch fallen Lipophagen mit schaumigem Zytoplasma auf, ggf. mit Fusion zu Touton-Riesenzellen. Gehen die Lipophagen zugrunde und entleert sich ihr Inhalt, resultiert häufig eine entzündliche Fremdkörperreaktion.
- **Xanthelasmen:** Medial am Auge/Oberlid finden sich scharf begrenzte, flache, hellgelbe Plaques, die meist bogenförmig und gegen die Unterlage verschieblich sind (Xanthelasma palpebrarum).
- **Arcus corneae**
- **Steatosis hepatis.**

Komplikationen: Das **Atherosklerose**-Risiko ist ab Cholesterinwerten > 240 mg/dl auf das Doppelte, ab Werten > 280 mg/dl sogar auf das Vierfache erhöht. Ein extrem hohes Risiko haben Patienten mit homozygoter familiärer Hypercholersterinämie (Cholesterin-Werte bis zu 1000 mg/dl bereits im Kindesalter). Hohe LDL- und niedrige HDL-Werte gelten in Hinblick auf kardiovaskuläre Komplikationen als prognostisch besonders ungünstig.

Deutlich erhöhte Triglyzeridkonzentrationen (insbesondere bei hohem Chylomikronenanteil) können eine akute **Pankreatitis** auslösen.

Diagnostik:
- Anamnese (mit Erfassung des **Atherosklerose-Risikoprofils**): Zur Risikoabschätzung ist zusätzlich die Berechnung des **LDL-HDL-Quotienten** sinnvoll (erhöhtes Risiko bei einem Quotienten > 4,5). Als Risikofaktoren gelten ungesunde Ernährung, Übergewicht, Rauchen, arterielle Hypertonie, das metabolische Syndrom, ein Diabetes mellitus sowie eine positive Familienanamnese.
- klinische Untersuchung: Xanthome? Xanthelasmen? Arcus lipoides?
- **Labor:** Triglyzeride, Gesamtcholesterin, HDL- bzw. LDL-Fraktion der Lipoproteine, Lipidelektrophorese. Das LDL-Cholesterin kann auch mit der **Friedewald-Formel** berechnet werden:

LDL-Cholesterin = Gesamtcholesterin – (Triglyzeride/5) – HDL-Cholesterin

> **PRAXIS** Die Messung der Triglyzeride ist – anders als z. B. Gesamtcholesterin, LDL oder HDL – erst nach 12-stündiger Nahrungskarenz aussagekräftig. Aufgrund der tageszeitabhängigen Schwankungen sollten mindestens 2 voneinander unabhängige Bestimmungen durchgeführt werden.

Differenzialdiagnosen: Xanthome und Xanthelasmen können Ausdruck einer lokalen Stoffwechselstörung sein. Plane Xanthome können auch paraneoplastisch bedingt sein (z. B. Leukämie oder multiples Myelom).

> **PRAXIS** Xanthome müssen nicht zwingend mit einer Hyperlipidämie einhergehen, sondern können auch bei normalen Blutfettwerten auftreten.

Therapie: Die Therapieempfehlungen sind für jeden Patienten unterschiedlich und beziehen dessen Krankheitsverständnis mit ein. Erst nach Ausschöpfung der allgemeinen und diätetischen Maßnahmen sollten Medikamente eingesetzt werden. Die Therapieziele sind abhängig vom Risikoprofil und in **Tab. 8.14** aufgeführt.

Allgemeine Maßnahmen:
- Umstellen des **Lebensstils** (z. B. sportliche Aktivität)
- cholesterinarme und ballaststoffreiche **Ernährung** (→ vermehrt Obst und Gemüse, Meiden gesättigter Fettsäuren, Umstieg auf pflanzliche Fette wie Olivenöl sowie komplexe Kohlenhydrate, sog. mediterrane Kost, Alkoholkarenz)
- **Behandlung der Grunderkrankung** und Minimierung der Risikofaktoren (z. B. gute Einstellung eines Diabetes mellitus, Gewichtsnormalisierung, Behandlung einer Hypothyreose)
- **Fettreduktion und -austausch:** Anteil des Fetts an den Kalorien < 30 %, Meiden tierischer Fettsäuren, mehr Omega-3-Fettsäuren.

Medikamentöse Therapie:
- **Cholesterinsenker:**
  - **Statine** sind **Mittel der Wahl**, da sie die HMG-CoA-Reduktase und damit die Cholesterinsynthese selektiv hemmen. Durch verminderte Cholesterinproduktion wird reaktiv die LDL-Re-

Tab. 8.14 Therapieziele in Abhängigkeit vom Risikoprofil

	Gesamtcholesterin (mg/dl)	LDL (mg/dl)	HDL (mg/dl)	LDL-HDL-Quotient
keine Risikofaktoren	<250	<116	>40	<4
Risikofaktoren, aber keine KHK	<200	<70	>40	<3
manifeste KHK	<180	<55	>40	<2

zeptorenexpression gesteigert, wodurch das LDL besser verstoffwechselt werden kann. Statine sind nebenwirkungsreich und können Myopathien (Muskelkater bis hin zur Rhabdomyolyse) auslösen, weshalb die Kreatinkinase (CK) kontrolliert werden sollte. Die Kombination mit Fibraten ist prinzipiell zwar möglich, birgt aber ein erhöhtes Risiko von Myopathien (daher engmaschige Kontrolle). Bei Myopathien mit CK-Erhöhung (>5-Fache) muss das Medikament abgesetzt werden.

> **LERNTIPP**
>
> Statine können zur CK-Erhöhung führen und im schlimmsten Fall eine Rhabdomyolyse hervorrufen (Alarmsymptom: Muskelschmerzen). Aber natürlich ist nicht jede CK-Erhöhung pathologisch: Zum Beispiel kann CK auch aufgrund einer vorausgegangenen Muskelbeanspruchung erhöht sein (z. B. Laufen am Vortag). In einem solchen Fall sollten die Werte ein paar Tage später erneut kontrolliert werden.

- **Ezetimib** blockiert den Cholesterin-Transporter NPC 1L 1 und reduziert die Cholesterinaufnahme über die Enterozyten. Als Monotherapie senkt es schwach die LDL-Werte und findet hauptsächlich Einsatz in Kombination mit Statinen. Da Ezetimib im Dünndarm und in der Leber über Glukuronidkonjugation (Phase-II-Reaktion) metabolisiert und anschließend über die Galle ausgeschieden wird, ist eine Dosisanpassung bei Niereninsuffizienz nicht notwendig.
- **Anionenaustauscherharze** (z. B. Colestyramin) binden Gallensäuren und verhindern deren Rückresorption im Ileum. Dadurch verliert der Körper die 10-fache Menge an Gallensäuren; entsprechend niedriger fällt die Emulsion der Fettsäuren im Darmlumen aus. Eine große Anzahl von Arzneimittelinteraktionen ist bekannt, daher sollten die Präparate nur zurückhaltend und vorzugsweise in Kombination mit Statinen eingesetzt werden. Beispiel für eine Kombinationsbehandlung: Patient mit KHK hat unter Statinbehandlung immer noch eine erhöhte LDL-Konzentration (Ziel-LDL bei KHK: < 100 mg/dl).
- Eine neue Medikamentenklasse sind die sog. **PCSK9-Hemmer** (Alirocumab, Evolocumab). Es handelt sich dabei um monoklonale Antikörper, die an das PCSK9-Protein (Proproteinkonvertase Subtilisin Kexin Typ 9) binden und so die Aufnahme von LDL in der Leber erhöhen, was zur Senkung des LDL-Cholesterins im Blut führt. PCSK9-Hemmer sind die potentesten LDL-Senker (über 50 %). Zum jetzigen Zeitpunkt gibt es noch keine genügenden Langzeitdaten hinsichtlich kardiovaskulärer Mortalität und die Präparate sind ausgesprochen teuer. Indikationen: familiären Hypercholesterinämie, unzureichende Cholesterinsenkung unter Statinen, Statinunverträglichkeit bzw. -kontraindikation.
- **Triglyzerid-Senker:**
  - **Fibrate** reduzieren den Triglyzerid-Plasmaspiegel durch Induktion der Lipoproteinlipase (→ bessere Verstoffwechselung von Triglyzeriden und LDL). HDL steigt leicht an. Auch bei Fibraten ist die Rhabdomyolyse eine schwere Nebenwirkung (**Cave:** Muskelschmerzen als Alarmsymptom).
  - **Statine** senken auch die Triglyzeride (sind in erster Linie aber Cholesterinsenker).

Weitere Maßnahmen: Kosmetisch störende Xanthelasmen können exzidiert oder mittels Laser entfernt werden.

8.5.3 Hypolipoproteinämie

Familiäre Hypoalphalipoproteinämie

> **DEFINITION** Autosomal-rezessiv vererbbare Lipoproteinämie mit verminderten HDL-Werten (<35 mg/dl). Namensgebend ist eine schmale α-Bande in der Elektrophorese.

Bedingt durch die HDL-Reduktion resultiert ein **deutlich erhöhtes Atheroskleroserisiko** mit frühzeitiger Koronarsklerose. Cholesterin wird im RES (retikuloendothelialen System) abgelagert, was an den vergrößerten und orangefarbenen Rachenmandeln erkennbar ist. Eine Therapie ist nicht bekannt.

Abetalipoproteinämie

Synonym: Bassen-Kornzweig-Syndrom

Autosomal-rezessiv vererbte Synthesestörung von Apo-B mit erniedrigten Cholesterinwerten (<50 mg/dl). Infolge der gestörten Fettsäurenzusammensetzung kommt es zur Malabsorption von fettlöslichen Vitaminen mit neurologischer Symptomatik. Die Erkrankung beginnt im Kindesalter. Therapeutisch steht die frühzeitige Vitaminsubstitution zur Verfügung.

> **PRÜFUNGSHIGHLIGHTS**
>
> - ! Eine **Hyperlipidämie** kann **sekundär** auftreten, zum Beispiel bei manifester Hypothyreose.
> - ! Die **familiäre Hypercholesterinämie** wird **autosomal-dominant (kodominant)** vererbt.
> - ! **Klinische Zeichen** der Hyperlipoproteinämie sind unter anderem **Xanthome** und **Xanthelasma palpebrarum**.
> - ! Therapie der Hyperlipidämie primär durch allgemeine und diätetische Maßnahmen (Lebensstiländerung, ↑ körperliche Aktivität, mediterrane Kost)
> - Statine:
>   - ! **Nebenwirkungen:** Muskelschmerzen (→ CK-Kontrolle!)
>   - ! Die Kombination mit **Anionenaustauscherharzen** kann man erwägen, wenn trotz Statinbehandlung LDL nicht adäquat gesenkt werden kann.
> - ! Bei dem bevorzugt in Kombination mit Statinen eingesetzten Lipidsenker **Ezetimib** ist eine Dosisanpassung bei Niereninsuffizienz nicht notwendig.
> - ! **PCSK9-Inhibitoren** sind die potentesten LDL-Senker.
> - ! **Triglyzeridsenkung durch:** Alkoholkarenz, Fibrate (z. B. Fenofibrat), Statine (z. B. Atorvastatin, Simvastatin).

8.6 Hyperurikämie und Gicht

DEFINITION
- **Hyperurikämie**: Erhöhung des Harnsäurespiegels im Serum auf > 7,0 mg/dl.
- **Gicht**: symptomatische Hyperurikämie mit Uratausfällung im Gewebe und akuten Schmerzzuständen.

Epidemiologie: In Wohlstandsländern weisen rund 20 % der Männer eine Hyperurikämie auf. Bei Frauen steigt die Harnsäurekonzentration erst nach der Menopause aufgrund der nachlassenden urikosurischen Wirkung (= Förderung der Harnsäureausscheidung) der Östrogene. Hohe Harnsäurespiegel erhöhen das Risiko eines Gichtanfalls. Ein gemeinsames Vorkommen von Hyperurikämie und anderen Erkrankungen des metabolischen Syndroms ist häufig.

Ätiologie und Einteilung:
Primäre Hyperurikämie:
- **Störung der tubulären Harnsäuresekretion** (99 %) mit erniedrigter Harnsäureclearance. Klinisch manifest wird die Erkrankung bei purinreicher Ernährung. Es besteht eine genetische Komponente.
- **Überproduktion von Harnsäure** (1 %) bedingt durch einen Mangel an der Hypoxanthin-Guanin-Phosphoribosyltransferase (HGPRT).
  - **Lesch-Nyhan-Syndrom**: Hyperurikämie, progressive Niereninsuffizienz, neurologische Störungen (Dystonie, Choreoathetose, Ballismus, Spastik, Dysarthrie, aggressives Verhalten, mentale Retardierung) mit Neigung zur Selbstverstümmelung
  - **Kelley-Seegmiller-Syndrom**: Hyperurikämie, Nierensteine, neurologische Störungen ohne Selbstverstümmelung.

Sekundäre Hyperurikämie:
- **Vermehrte Harnsäurebildung** bei erhöhtem Nukleinsäureverbrauch (z. B. bei Leukämien, Polyzythämien, Psoriasis, Tumorlysesyndrom oder hämolytischen Anämien).
- **Verminderte Harnsäuresekretion** infolge von Nierenerkrankungen, Laktat-/Ketoazidosen oder einer saluretischen Therapie (z. B. Furosemid, Hydrochlorthiazid).

LERNTIPP
Über die Ursachen (genetische Faktoren, vermehrte Harnsäurebildung z. B. bei Psoriasis, verminderte Harnsäuresekretion z. B. bei Diuretikatherapie) und Auslöser (übermäßiger Fleisch- und Alkoholkonsum) der Gicht sollten Sie definitiv Bescheid wissen.

Pathophysiologie: Purinbasen werden über die Stoffwechselzwischenprodukte Inosin, Hypoxanthin und Xanthin zu Harnsäure abgebaut. Harnsäure wird überwiegend renal eliminiert. Der gesamte Harnsäurepool beträgt ca. 1 g. Durch endogene Synthese und exogene Zufuhr von Purinen fallen täglich rund 350 mg Harnsäure an. Übermäßiger Verzehr von **Fleisch** (speziell Innereien) und exzessiver **Alkoholgenuss** (Hemmung der Uratausscheidung durch die reaktive Laktatazidose) können einen akuten Gichtanfall auslösen.

Wird das Löslichkeitsprodukt von Natriumurat überschritten, kommt es zur dessen Ausfällung und Kristallisation im Gewebe mit nachfolgender Entzündung. Makrophagen phagozytieren die Kristalle und setzen gleichzeitig proinflammatorische Zytokine frei, die die Entzündung weiter unterhalten. Besonders häufig lagern sich Natriumuratkristalle in der Gelenksynovia, im Gelenkknorpel, an Bändern, Sehnen sowie dem gelenknahen Weichteilgewebe (**Tophi**) ab.

Klinik:
- **asymptomatische Hyperurikämie** (**Prägicht**): kann Jahre dauern
- **akuter Gichtanfall** als Erstmanifestation: Typischerweise besteht eine **Monarthritis** mit sehr starken Schmerzen. Zu 60 % ist das Großzehengrundgelenk betroffen (**Podagra**, Abb. 8.10), seltener findet sich eine Beteiligung des Sprung- Fuß-, Knie- (evtl. mit Erguss) oder Daumengrundgelenks (**Chiragra**). Aufgrund der Schmerzen nimmt der Patient eine Schonhaltung ein und vermeidet das Auftreten mit dem betroffenen Fuß. Fieber kann im Rahmen der allgemeinen Entzündung begleitend hinzukommen. Es gilt zu bedenken, dass im akuten Gichtanfall nicht zwangsläufig auch eine Hyperurikämie bestehen muss.
- **interkritisches Stadium** zwischen 2 Anfällen: Rund 60 % der Gichtpatienten zeigen im ersten Jahr ein Rezidiv.
- **chronische Gicht**: chronische Schmerzhaftigkeit und Gelenkveränderungen, die nach 5–15-jähriger Hyperurikämie auftreten (heute selten).
  - **Uratablagerungen** (**Gichttophi**, Abb. 8.11) imponieren als schmerzlose, harte und weißlich durchschimmernde Knoten im Weichteilgewebe (z. B. an Ohrmuschel, Sehnenscheiden, Ellenbogen) sowie im gelenknahen Knochen mit Usuren, Osteophyten, Kortikalisarrosion.

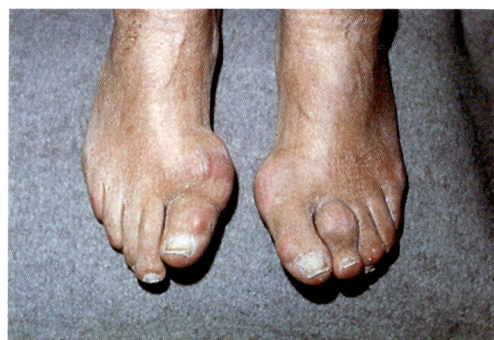

Abb. 8.10 **Akute Arthritis urica (Podagra).** [aus Greten, Rinninger, Greten, Innere Medizin, Thieme, 2010]

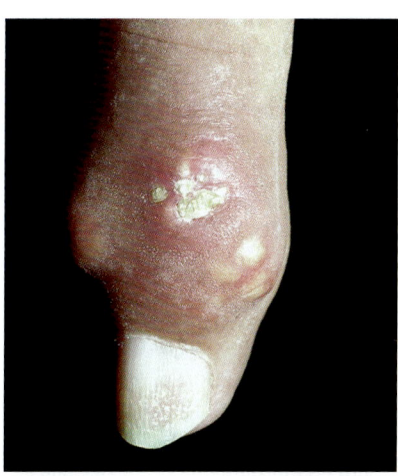

Abb. 8.11 **Chronische Gicht. Gichttophus am Zeigefinger.** [aus Baenkler et al., Duale Reihe Innere Medizin, Thieme, 2018]

- **Uratnephropathie:** Sie kann entweder interstitiell als abakterielle Entzündung oder intratubulär als obstruktive Nephropathie (→ Prädisposition für Harnwegsinfekte) auftreten.
- **Uratnephrolithiasis:** Steine geben im Röntgenbild keinen Schatten und werden deswegen häufig übersehen.

> **LERNTIPP**
>
> **Typische Gicht-Konstellation:** Mann mit starken Schmerzen im Großzehengrundgelenk, die nach übermäßigem Konsum von Fleisch und Alkohol aufgetreten sind. Verinnerlichen Sie sich außerdem das Bild eines Gichttophus.

Diagnostik: Das Zusammenspiel aus Anamnese (Beschwerden treten nach übermäßigem Fleisch- oder Alkoholgenuss auf), Klinik und Laborwerten (Harnsäure ↑) führt leicht zur Diagnose. Eine Hyperurikämie ist im akuten Gichtanfall jedoch nicht obligat: Hier können die Harnsäurewerte auch normal sein. Im Röntgen lassen sich Gichttophi und strukturelle Veränderungen nachweisen. Des Weiteren gilt es, die Nierenfunktionsparameter zu bestimmen und ggf. mittels Sonografie eventuelle Nierensteine auszuschließen. Das **rasche Ansprechen** auf die Gabe von **Colchizin** ist charakteristisch für die Gicht. In der Synovialflüssigkeit können **Uratkristalle** nachgewiesen werden.

Differenzialdiagnosen:
- reaktive Arthritis (Beschwerden springen von Gelenk zu Gelenk)
- eitrige Arthritis (Gelenkpunktion durchführen)
- aktivierte Arthrose des Großzehengrundgelenks (Anamnese)
- Chondrokalzinose/Pseudogicht (meist an anderen Lokalisationen).

Therapie:
Allgemeinmaßnahmen:
- Verzicht auf purinreiche Speisen wie Fleisch und Innereien sowie übertriebenen Alkoholgenuss
- Normalisierung des Körpergewichts
- Reduktion der diuretischen Therapie
- Kühlung und Ruhigstellung des betroffenen Gelenks.

Pharmakologische Dauertherapie:
- **Urikostatika (Allopurinol, Febuxostat)** hemmen die Xanthinoxidase kompetitiv und sind indiziert, wenn durch diätetische Maßnahmen allein keine ausreichende Senkung des Harnsäurespiegels erzielt werden konnte (Harnsäurespiegel > 9 mg/dl). Die Therapie mit Urikostatika kann bereits während eines akuten Gichtanfalls, und zwar unter antiinflammatorischem Schutz, begonnen werden.
- **Urikosurika (Benzbromaron, Probenecid)** fördern die Harnsäureexkretion im Tubulus und sind nur bei schweren Nebenwirkungen von Allopurinol indiziert. **Cave:** In den ersten Therapiewochen besteht eine erhöhte Gefahr der Nierensteinbildung, eine genügende Flüssigkeitszufuhr ist prophylaktisch wichtig.

Therapie des akuten Gichtanfalls:
- **Schmerztherapie** mit NSAR (z. B. Naproxen, Indometacin oder Diclofenac) oder COX-2-Hemmern (z. B. Etoricoxib); lokale Kryotherapie
- Glukokortikosteroide, z. B. **Prednisolon**.
- Bei gleichzeitiger Gabe von Prednisolon und NSAR zusätzlicher Magenschutz durch Omeprazol

- **Colchizin** hemmt die Mitose insbesondere der phagozytierenden Makrophagen. Vorsicht bei Überdosierung mit Colchizin: Als Mitosehemmer kann es tödlich wirken und ist daher als Dauertherapie ungeeignet.

> **PRÜFUNGSHIGHLIGHTS**
>
> - **!** **Ursachen:** übermäßiger Alkohol- und Fleischkonsum, Diuretika, Psoriasis, Genetik
> - **!** **Harnsäurekonzentration im Serum** ↑ durch Hydrochlorthiazid (Diuretikum).
> - **!!!** **Klinik** des akuten und chronischen Gichtanfalls (Blickdiagnose), Abbildungen einer akuten Arthritis urica und eines Gichttophus
> - **!** Neben dem Großzehengrundgelenk ist am zweithäufigsten das Sprunggelenk vom akuten Gichtanfall betroffen.
> - **!** **Chiragra** bezeichnet einen akuten Gichtanfall der Hand- bzw. Fingergelenke, i. d. R. ist das Daumengrundgelenk betroffen.
> - **!** Ein akuter Gichtanfall muss **nicht** mit einer **Hyperurikämie** einhergehen.
> - **!** Durch die erhöhte **Harnsäurekonzentration** ist die Gicht auch mit der **Nephrolithiasis** assoziiert.
> - **!** **Diagnostik:** Bestimmung der Harnsäurekonzentration im Serum
> - **!** **Lesch-Nyhan-Syndrom:** Kind mit mentaler Retardierung und autoaggressivem Verhalten, Diagnostik: Harnsäure im Blut ↑, Hypoxanthin-Guanin-Phosphoribosyltransferase ↓
> - **!!!** **Uratkristalle** in der Synovialflüssigkeit
> - **!!!** Allgemeine Therapiemaßnahmen: Verzicht auf Innereien und fleischarme Kost. Kühlung (**Kryotherapie**) und Ruhigstellung des betroffenen Gelenks.
> - **!!** **Therapie** des akuten Gichtanfalls (z. B. Gabe von NRSA wie Naproxen)

8.7 Porphyrien, Eisen- und Kupferstoffwechselerkrankungen

8.7.1 Porphyrien

> **DEFINITION** Hereditäre Enzymfunktionsstörung, bei der sich Zwischenprodukte der Häm-Synthese (Porphyrine) anhäufen, die mit dem Urin oder Stuhl ausgeschieden werden. Man unterscheidet zwischen erythropoetischen und hepatischen Porphyrien.

Pathophysiologie: Häm wird in 8 Schritten aus Glycin und Succinyl-CoA gebildet, wobei prinzipiell jeder dieser enzymatischen Schritte von einem Gendefekt betroffen sein kann. Bei den Porphyrien ist die **Hämsynthese aufgrund eines Enzymdefekts gestört**, der Syntheseweg i. d. R. aber nicht vollständig blockiert. Verschiedene Kompensationsmechanismen sorgen dafür, dass die Häm-Synthese nur teilweise eingeschränkt wird. Vor dem entsprechenden Enzymdefekt fallen Porphyrine und deren Vorstufen an, die dann vermehrt über den Urin (Rotfärbung) oder Stuhl ausgeschieden werden bzw. sich in Lysosomen der peripheren Gewebe ablagern und diese dadurch schädigen.

Man unterscheidet zwischen **erythropoetischem Häm** (Häm-Vorrat des Knochenmarks → wird für die Hämoglobinsynthese verwendet) und **hepatischem Häm** (Häm-Vorrat der Leber → für die Bildung Häm-enthaltender Enzyme, z. B. Cytochrom-P-450-

Mono-Oxygenase). Analog dazu können auch die Porphyrien erythropoetisch oder hepatisch bedingt sein.

Häufig betroffen von der Erkrankung sind Haut (**Fotodermatose**), Knochen und Knorpel (Deformierung, Verstümmelung), Zähne (Erythrodontie) und Leber (Hepatosiderose). Durch die Beladung von Erythrozyten mit den unfertigen Vorstufen entsteht eine normochrome, normozytäre, hämolytische **Anämie** (osmotische Schädigung).

Einige Porphyrien manifestieren sich frühzeitig, während andere (z. B. akute intermittierende Porphyrie) erst nach Aktivierung eines konkurrierenden Stoffwechselwegs, z. B. durch Alkoholgenuss, ausgelöst werden.

Einteilung: Es existieren viele und z. T. sogar regional unterschiedliche Formen der Porphyrien. Sie sind meist genetisch bedingt (**primäre Porphyrien**). Nach dem Ort des fehlerhaften Enzyms unterscheidet man erythropoetische von hepatischen Formen, nach dem Verlauf akute von chronischen Varianten.

Erythropoetische Porphyrien

Zu den erythropoetischen Porphyrien zählen die kongenitale erythropoetische Porphyrie und die erythropoetische Protoporphyrie. Beide Erkrankungen sind selten.

Kongenitale erythropoetische Porphyrie (Morbus Günther): Sie wird autosomal-rezessiv vererbt und ist durch einen Defekt der Uroporphyrinogen-III-Synthase gekennzeichnet. Sie manifestiert sich früh und geht mit einer schweren **Fotodermatose** (Rötungen, Blasen, Hämorrhagien, Ulzera) und Skelettdeformitäten einher. Die Hauterscheinungen heilen unter Narbenbildung ab (Karzinomentwicklung). Am Kopf treten vernarbende Alopezien auf, an den lichtexponierten Stellen können sich dagegen Hypertrichosen entwickeln. Diagnostiziert wird sie durch die vermehrte Anhäufung von **Uroporphyrinogen I**. Die Therapie basiert auf konsequentem Lichtschutz sowie ggf. Bluttransfusionen oder einer Knochenmarkstransplantation. Die Prognose ist schlecht.

Erythropoetische Protoporphyrie (EPP): Ihr liegt ein autosomal-dominant vererbter Defekt der Ferrochelatase zugrunde. Klinisch tritt diese Form mit **Fotodermatosen** an lichtexponierten Arealen in Erscheinung, die zunächst gerötet sind und mit Juckreiz und Brennen einhergehen. Durch den Juckreiz werden die Areale häufig aufgekratzt, sodass sie narbig abheilen bzw. zu einer Verdickung der Haut führen (Pachydermie). Daneben kommt es zu Zeichen der Leberschädigung. Im Labor ist **Protoporphyrin** erhöht. Therapeutisch im Vordergrund stehen ein absoluter Lichtschutz, Betacaroten, Ursodeoxycholsäure und bei schwerer Einschränkung der Leberfunktion eine Lebertransplantation. Die Prognose ist relativ gut.

Hepatische Porphyrien

Akute intermittierende Porphyrie (AIP)

Epidemiologie: Prävalenz 1:10 000. Frauen sind deutlich häufiger betroffen als Männer, der Erkrankungsgipfel liegt ungefähr im 3. Lebensjahrzehnt.

Ätiopathogenese: Der Erbgang ist autosomal-dominant. Ursächlich ist ein Defekt der Porphobilinogen-Desaminase, wodurch diese in ihrer Aktivität stark vermindert ist. Dies führt in weiterer Folge zu einer Steigerung der Aktivität der δ-ALS-Synthase (Schlüsselenzym der Hämsynthese), sodass Zwischenstufen wie δ-Aminolävulinsäure (ALS) und **Porphobilinogen** im Überschuss gebildet werden. Der Hämmangel und damit die klinischen Beschwerden entstehen, wenn vermehrt Häm benötigt wird – z. B. um bestimmte Medikamente zu metabolisieren (→ Cytochrom-P-450).

Klinik: Klinisch präsentiert sich die Erkrankung mit heftigen und kolikartigen Bauchschmerzen, die im ersten Moment auch an ein akutes Abdomen denken lassen. Gleichzeitig bestehen zudem häufig Fieber, eine Leukozytose, Adynamie, Übelkeit und Erbrechen sowie eine chronische Obstipation. **Cave:** Aufgrund der unklaren abdominellen Beschwerden können eine akute Appendizitis oder ein Darmverschluss vorgetäuscht werden. Die Patienten klagen des Weiteren über neurologisch-psychiatrische Symptome wie motorische Paresen (→ Atemlähmung), Sensibilitätsstörungen (Parästhesien), Polyneuropathien, Persönlichkeitsveränderungen, Epilepsien oder Halluzinationen bis hin zum Delir. Begleitend kann es zu Hypertonie, Tachykardie und einer Einschränkung der Nierenfunktion kommen.

Die Attacken treten häufig durch den Einfluss von **Triggerfaktoren** auf. Hierzu zählen z. B. Alkoholkonsum, Medikamenteneinnahme (z. B. Steroidhormone, Barbiturate, Sulfonamide), zyklusabhängige hormonelle Veränderungen sowie Stress.

Diagnostik: Die Diagnose wird mit dem Nachweis von δ-Aminolävulinsäure und Porphobilinogen im Urin gestellt. Typisch, allerdings nicht obligat vorhanden ist die **Rotfärbung des Urins**, wenn er länger stehen gelassen wird.

> **LERNTIPP** !
>
> Porphyrien sind relativ beliebt beim IMPP. Der Verdacht auf eine akute intermittierende Porphyrie liegt nahe, wenn Sie folgende Konstellation hören: Patient mit **heftigen Bauchschmerzen**, neurologisch-psychiatrischen Auffälligkeiten, rot verfärbtem Urin sowie bestimmten Triggerfaktoren (Alkohol) in der Anamnese.

Differenzialdiagnosen:
- akutes Abdomen
- Blei- und Thalliumintoxikationen (Anamnese, Labor).

Therapie: Als erste Therapiemaßnahme müssen auslösende Medikamente (z. B. östrogenhaltige Präparate) abgesetzt werden. **Alkoholabstinenz** ist erforderlich. Die Bildung von δ-ALS kann durch die Gabe einer hoch dosierten **Glukoseinfusion** oder von **Häm-Arginin** gehemmt werden. Weitere Behandlungsschritte sind
- Diuretika (→ um die Metaboliten auszuschwemmen)
- Schmerzbekämpfung sowie ggf. Sedierung
- β-Blocker (→ gegen die Tachykardie und Hypertonie).

Chronische hepatische Porphyrie

Synonym: Porphyria cutanea tarda

Epidemiologie: häufigste Porphyrieform.

Ätiologie: autosomal-dominant vererbter oder erworbener Mangel an der Uroporphyrinogen-Decarboxylase.

Klinik und Diagnostik: Die typischen Beschwerden treten i. d. R. in Kombination mit **Alkoholabusus** (sehr häufig), seltener mit der Einnahme von Kontrazeptiva oder Leberschädigungen auf. Die Patienten klagen über Blasen an der lichtexponierten Haut, die schon bei geringer mechanischer Irritation auslösbar sind,

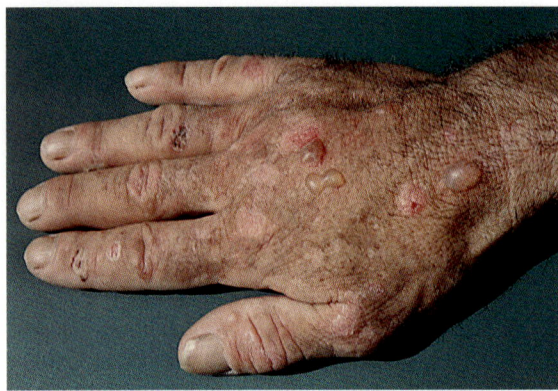

Abb. 8.12 Porphyria cutanea tarda. Blasen und Krusten am lichtexponierten Handrücken. [aus Moll, Duale Reihe Dermatologie, Thieme, 2016]

aufplatzen und narbig abheilen (**Fotodermatose**, Abb. 8.12). Die Haut ist insgesamt verdickt, hyperpigmentiert und zeigt eine schlechte Heilungstendenz nach Verletzungen. Weitere Kennzeichen der Erkrankung sind die aktinische Elastose (vorzeitige Hautalterung), eine Hypertrichose (periorbital, in der Schläfenregion, über dem Jochbein) und eine erhöhte Ausscheidung von Uroporphyrin im Urin (Braunfärbung, rote Fluoreszenz im Wood-Licht). Die Leber ist aufgrund der Siderose in ihrer Funktion beeinträchtigt. Die Diagnose wird mittels **Leberbiopsie** gesichert.

Therapie: Aderlässe, Gabe von Chloroquin (→ Komplexbildung), konsequenter Lichtschutz sowie Meiden potenziell auslösender Faktoren.

> **LERNTIPP**
> Typisch für eine chronisch hepatische Porphyrie ist die **Fotodermatose** (Blasen und Verkrustungen an lichtexponierter Haut). Prägen Sie sich die (Bilder der) Hautefflorenszenzen ein. Bei entsprechendem Verdacht sollten Sie als Nächstes eine Porphyriediagnostik im Urin veranlassen.

> **PRÜFUNGSHIGHLIGHTS**
> – !!! **Klinik** und **Diagnostik** der akuten intermittierenden Porphyrie sowie der Porphyria cutanea tarda
> – ! **Therapie:** Chloroquin.

8.7.2 Eisenspeicherkrankheiten

> **DEFINITION**
> – **Hämosiderose:** vermehrte Eisenablagerung ohne Gewebeschädigung
> – **Hämochromatose:** vermehrte Eisenablagerung, die mit einer Organschädigung einhergeht.

Epidemiologie und Einteilung: Man unterscheidet zwischen der autosomal-rezessiv vererbbaren **primären Hämochromatose** und **sekundären Siderosen**, die durch eine erhöhte endogene Eisenlast (Hämolyse, Anämie) oder durch eine erhöhte exogene Eisenzufuhr (wiederholte Bluttransfusionen) bedingt sind.

Primäre Hämochromatosen
- **klassische Hämochromatose:** Prävalenz 1:1000. Männer erkranken weitaus häufiger als Frauen. Dies ist wahrscheinlich auf den physiologischen Blutverlust während der Menstruation zurückzuführen. Das Manifestationsalter liegt beim Mann i. d. R. zwischen dem 30. und 50. Lebensjahr.
- **juvenile Hämochromatose:** Prävalenz 1:100 000
- **neonatale Hämochromatose:** Rarität.

Sekundäre Siderosen: Anämien, alkoholische Siderose, chronische Lebererkrankungen.

Pathogenese: Die **primären Hämochromatosen** führen über genetische Mutationen zu einer Störung des intestinalen Eisensensors, der die Eisenaufnahme aus dem Darm reguliert. Folge dieses Defektes ist eine **gesteigerte Eisenresorption** im Duodenum. Das überschüssige Eisen wird insbesondere von den Parenchymzellen der Leber (aber auch von anderen Organen) aufgenommen und verursacht dort die Bildung von freien Sauerstoffradikalen bzw. die Zerstörung lysosomaler Membranen. Darüber hinaus werden Kollagensynthese und Fibrose stimuliert. Das Endstadium der Erkrankung ist durch die Leberzirrhose gekennzeichnet. Vorwiegend betroffen sind Leber (Eisenspeicherung in den Hepatozyten), Myokard, Pankreas, Gelenke, Hypophyse und Knochenmark.

Da Eisen den **Abbau von Vitamin C** fördert, kann es rein aufgrund erhöhter Eisenwerte zu Vitamin-C-Mangelerscheinungen kommen. Ascorbinsäure (Vitamin C) ist für die Bildung von Osteoid, die Kollagensynthese im Knochen und die Osteoblastenreifung verantwortlich.

Sekundäre Hämochromatosen entstehen durch Eisenüberladung im Rahmen von Anämien bzw. durch wiederholte Transfusionen (500 ml Blut enthalten 250 mg Eisen). Betroffen sind meist Herz und Gonaden. Chronischer Alkoholkonsum sowie fortgeschrittene Leberfunktionsstörungen führen ebenfalls zur gesteigerten Eisenaufnahme bzw. gestörten Eisenverwertung.

Klinik:
- **unspezifische Symptome** wie Appetitlosigkeit, Gewichtsverlust, Müdigkeit, Libido- und Potenzverlust, Oberbauchschmerzen im Frühstadium
- **Leberzirrhose** und hepatozelluläres Karzinom
- **Hepatosplenomegalie**
- **Diabetes mellitus** („Bronzediabetes") infolge der Pankreaszirrhose
- dunkle **Hautpigmetierung** insbesondere der Axillen
- sekundäre **Kardiomyopathie** mit Rhythmusstörungen und Herzinsuffizienz
- Arthropathien im Bereich der Hände und Finger
- Schädigung der Hypophyse, der Nebennierenrinde und der Nebenschilddrüse mit entsprechender endokriner Symptomatik (z. B. Amenorrhö).

> **LERNTIPP**
> Die Patienten zeigen i. d. R. ziemlich vielfältige Symptome. Das IMPP nennt gerne die Kombination aus Müdigkeit, Potenzverlust, Diabetes mellitus, Gelenkbeschwerden an den Fingern und zunehmender Hautpigmentierung.

Diagnostik: Im Labor können zunächst eine erhöhte Blutglukose sowie erhöhte Leberwerte auffallen. Charakteristisch für eine Hämochromatose sind **erhöhte Serumferritin-Werte** (> 300 µg/l) und eine **erhöhte Transferrin-Sättigung** (> 55 %), welche bei entsprechendem Verdacht bestimmt werden sollten. Mittels **CT** oder **MRT** kann der Eisengehalt in der Leber abgeschätzt werden.

> **LERNTIPP**
>
> Bei entsprechendem klinischem Verdacht (Patient mit Gelenkbeschwerden an den Händen, Potenzverlust, dunkler Hautpigmentierung, erhöhter Blutglukose) sollten Sie **Serumferritin** und die **Transferrinsättigung** bestimmen. Beide sind bei der primären Hämochromatose erhöht. Ist die Transferrinsättigung normal, können Sie die Erkrankung ziemlich sicher ausschließen.

Die **Leberbiopsie** ermöglicht die histologische Detailuntersuchung sowie die Bestimmung des Eisengehalts (sog. **hepatischer Eisenindex**). In Kombination mit der entsprechenden Klinik sind folgende Parameter beweisend für eine primäre Hämochromatose:
- erhöhter Eisengehalt der Leber
- Nachweis des homozygoten Hämochromatose-Gens bei erhöhter Transferrinsättigung.

Da das Risiko der Entstehung eines hepatozellulären Karzinoms erhöht ist, sind regelmäßige Kontrolluntersuchungen indiziert.

Differenzialdiagnosen: **Erhöhte Ferritinwerte** können sich z. B. auch bei sideroblastischen Anämien, einer Hepatitis, einer alkoholtoxischen Lebererkrankung oder der Porphyria cutanea tarda finden.

Therapie:
- **eisenarme Diät** (→ schwarzer Tee zu den Mahlzeiten reduziert die enterale Eisenaufnahme) mit absoluter Alkoholkarenz
- **Aderlass** (Phlebotomie): Anfangs wöchentlich 1–2 Aderlässe à 500 ml (entspricht ca. 250 mg Eisen), wobei das Hämoglobin nicht auf < 12 g/dl und das Gesamteiweiß nicht auf < 6 g/dl fallen darf. Zur Therapiekontrolle eignet sich Serum-Ferritin. Die Aderlasstherapie sollte lebenslang fortgeführt werden – wenn das Serumferritin eine Konzentration von 20–50 µg/l erreicht, reichen 6–8 Aderlässe im Jahr aus. Durch die wiederholten Aderlässe verbessert sich die klinische Symptomatik des Diabetes mellitus.
- **Erythroapherese:** gezielte Entnahme der Erythryozyten (→ geringerer Proteinverlust).
- **Chelatbildner** (z. B. Desferoxamin): Bei Kontraindikationen für eine Aderlasstherapie (z. B. Anämie), sekundären Hämosiderosen, vielen Transfusionen oder der juvenilen Form kann mittels des Eisenchelators Desferoxamin eine Erhöhung der Eisenausscheidung versucht werden.

Prognose: Bei frühzeitigem Therapiebeginn (vor Einsetzen der Zirrhose) können Organschäden vermieden werden und die Patienten haben eine normale Lebenserwartung.

> **PRÜFUNGSHIGHLIGHTS**
>
> - ‼ **Pathogenese:** gesteigerte Eisenresorption aus dem Darm
> - ‼ **Klinik:** Gewichtsverlust, Abgeschlagenheit, Potenzverlust, Diabetes mellitus, Hepatomegalie, Leberzirrhose, Arthopathien an Händen und Fingern
> - ❗ **Differenzialdiagnosen** bei **erhöhtem Serum-Ferritin**
> - ‼ **Therapie:** Aderlass und Chelatbildner (Desferoxamin), bei frühzeitigem Therapiebeginn kann man Organschäden vermeiden.

8.7.3 Morbus Wilson

Synonym: hepatolentikuläre Degeneration

> **DEFINITION** Autosomal-rezessiv vererbte Kupferspeicherkrankheit, die zur Kupferüberladung von Leber, Kornea und Stammganglien führt.

Epidemiologie: Prävalenz 1 : 30 000.

Pathophysiologie: Für den Morbus Wilson ist eine Mutation des sog. **Wilson-Gens** (kodiert für eine ATPase mit Kupfertransport-Funktion in den Hepatozyten) verantwortlich. Folge dieses Defekts sind eine **gestörte Kupferausscheidung** über die Galle und **verminderte Synthese des Kupfertransportproteins Coeruloplasmin** (normalerweise sind 95 % des Serum-Kupfers an Coeruloplasmin gebunden). Zunächst akkumuliert das stark zytotoxische freie Kupfer in der Leber, später in den peripheren Geweben. Der **Kupfergehalt** in der Leber beträgt bei Patienten mit Morbus Wilson > 250 µg/g Trockengewicht (Normwert: 20–50 µg/g Trockengewicht).

Klinik: Die Kupferakkumulation beginnt bereits nach der Geburt. Die Leberveränderungen manifestieren sich erstmals ab dem 6. Lebensjahr, die Veränderungen im Gehirn ab dem 12. Lebensjahr.
- **Leber:** vielfältige Symptomatik, von asymptomatischer Erhöhung der Transaminasen über eine Fettleber bis u. U. zur fulminanten Hepatitis (häufig auch mit ausgeprägter Hämolyse). Das Endstadium ist durch eine **Leberzirrhose** mit ihren Komplikationen gekennzeichnet (z. B. **Flapping Tremor** bei hepatischer Enzephalopathie).
- **Blut:** Hämolyse (meist relativ gering; schwere Hämolysen in Verbindung mit fulminanten Verlaufsformen einer Hepatitis)
- **neurologische Erscheinungen** (Manifestation nach dem 15. Lebensjahr):
  - **Störung der Extrapyramidalmotorik** bei Beteiligung der Stammganglien: typisch sind ein parkinsonähnliches Syndrom (Rigor, Tremor, Bradykinese), choreatiforme Hyperkinesen und Dystonien
  - **Kleinhirnsymptome:** Ataxie, Dysarthrie und Nystagmus
- **psychiatrische Erscheinungen:** Persönlichkeitsveränderungen, katatone Psychose, Demenz
- **Auge:**
  - **Kayser-Fleischer-Kornealring** (goldbraun verfärbter Kornealrand, Abb. 8.13)
  - Sonnenblumenkatarakt.
- **Niere** (oft Spätmanifestation): Glukosurie, Urikosurie, Hyperphosphaturie, Aminoazidurie, Hyperkalziurie mit Harnsteinbildung
- Knochen: Osteomalazie (Demineralisierung des Knochens), spontane Frakturen
- Herz: Kardiomyopathie, Herzrhythmusstörungen.

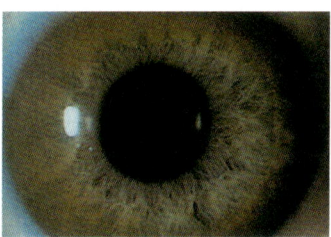

Abb. 8.13 Kayser-Fleischer-Kornealring. Ringförmige, goldbraune Kupferanreicherung in der Peripherie der Kornea. [aus Burk, Burk, Checkliste Augenheilkunde, Thieme, 2018]

Diagnostik:

> **LERNTIPP** !
> Bislang wurde noch recht wenig dazu geprüft. Merken Sie sich, dass Coeruloplasmin im Serum typischerweise niedrig ist. Im Endstadium kann es als Folge der Leberzirrhose zur hepatischen Enzephalopathie mit Flapping Tremor kommen.

Laborchemisch müssen das **Gesamtkupfer** (< 70 µg/dl), das **freie Kupfer** (> 10 µg/dl) bzw. das **Coeruloplasmin** (< 15 mg/dl) **im Serum** sowie das **Kupfer im Urin** (> 250 µg/d) bestimmt werden. Mittels **Leberbiopsie** kann der Kupfergehalt der Leber festgestellt werden (> 250 µg/g Trockengewicht). Die Augenbeteiligung kann einfach mit der Spaltlampe nachgewiesen werden.

Bei unsicheren Befunden kann als Zusatzuntersuchung der **Penicillamin-Test** durchgeführt werden (→ deutlich gesteigerte Kupferausscheidung im 24-h-Urin). Auch der **Radiokupfertest** mit ^{64}Cu findet in der differenzialdiagnostischen Abklärung Anwendung. Physiologischerweise wird ein 2-gipfliger Anstieg der Radioaktivität nach oraler Kupfergabe registriert. Beim Morbus Wilson fehlt der zweite Gipfel, welcher den Einbau von Kupfer in Coeruloplasmin repräsentiert.

Genetische Untersuchungen sind aufgrund der vielen Mutationen nicht routinemäßig indiziert.

Klinische Pathologie:
- **Leber:** In den Frühstadien sind kaum Gewebeveränderungen erkennbar; später: federartig vakuolisierende Leberzelldegeneration mit Übergang der Hepatitis in eine Leberzirrhose.
- **Stammganglien:** Die Ganglienzellen in Putamen, Ncl. lenticularis, Ncl. caudatus und Substantia nigra speichern Kupfer. Es entsteht eine Entzündungsreaktion mit spongioformer Dystrophie und Astrozytenvermehrung („hepatolentikuläre Degeneration").
- **Kornea:** ringförmige, goldbraune Kupferanreicherung in der Peripherie (Kayser-Fleischer-Kornealring).

> **PRAXIS** Bei Patienten < 35 Jahren mit Hepatitiden unklarer Genese muss immer ein Morbus Wilson ausgeschlossen werden!

Differenzialdiagnosen:
- Hepatitis anderer Genese
- primär biliäre Zirrhose
- primär sklerosierende Cholangitis
- nephrotisches Syndrom, Malabsorptionssyndrome, exsudative Enteropathie (→ bei erniedrigtem Coeruloplasmin)
- multiple Sklerose.

Therapie:
- **kupferarme Diät** (Nahrungsmittel wie Meeresfrüchte, Innereien, Kakao meiden)
- **Penicillamin** ist ein Chelatbildner und fördert die Ausscheidung von Kupfer. Die Nierenwerte müssen aufgrund seiner Nephrotoxizität engmaschig kontrolliert werden.
- alternativ: Zink, Trientine
- Lebertransplantation: bei fulminanter Hepatitis oder Leberzirrhose.

Prognose: Bei frühzeitiger Behandlung gut, unbehandelt letal.

> **PRÜFUNGSHIGHLIGHTS**
> - ! Klinik: Flapping Tremor bei hepatischer Enzephalopathie
> - ! Diagnostik: **Coeruloplasmin** (< 15 mg/dl) im **Serum**.

8.8 α₁-Antitrypsin-Mangel

Synonym: α₁-Proteasen-Inhibitor-Mangel

> **DEFINITION** Autosomal-rezessiv vererbbare Erkrankung, die zu funktionell ineffektiven Varianten des α₁-Antitrypsins (AAT) führt und sich klinisch an Leber und Lunge manifestiert.

Ätiopathogenese: AAT wird von den Hepatozyten produziert und ist der wichtigste Proteaseninhibitor im Serum. Ursächlich für den AAT-Mangel ist eine Punktmutation auf Chromosom 14. Dadurch entstehen unterschiedlich aktive Proteinasen: Heterozygote Allelträger besitzen eine Restenzymaktivität von ca. 60 %, homozygote nur noch von 10 %. Patienten mit einem intakten Allel sind als gesund zu werten und erkranken meist erst in Anwesenheit zusätzlicher Triggerfaktoren (z. B. inhalative Noxen).

Für die **Parenchymschädigung** sind 2 unterschiedliche Pathomechanismen ausschlaggebend:
- Durch die fehlerhafte Peptidfaltung **akkumulieren** die neu gebildeten (pathologischen) AAT-Moleküle im endoplasmatischen Retikulum der Leber → die Folge ist die **Schädigung des Leberparenchyms**.
- Die verminderte Enzymaktivität verursacht eine **gesteigerte Proteolyse** → die Folge ist eine überschießende Bindegewebsdestruktion in der Lunge (**panlobuläres Emphysem**).

Klinik:
- prolongierter Icterus neonatorum
- Leber: **Leberzirrhose** (Patienten > 50 Jahre), Leberzellkarzinom (eher bei Männern)
- Lunge: panazinäres, basal betontes **Lungenemphysem** (< 50 Jahren).
- begleitend: membranös-proliferierende Glomerulonephritis, nekrotisierende Vaskulitis bzw. Pankreatitis.

> **LERNTIPP** !
> Der α₁-Antitrypsin-Mangel wurde zwar bislang sehr selten geprüft, ist jedoch eine mögliche Differenzialdiagnose bei einer Leberzirrhose oder einem Lungenemphysem, die man nicht vergessen sollte.

Diagnostik: Wegweisend ist die Messung der **Serumkonzentration von AAT** (< 50 mg/dl bei der homozygoten und 50–250 mg/dl bei der heterozygoten Form). Darüber hinaus können eine **Serumelektrophorese** (verkleinerte α₁-Fraktion bei schweren Formen) und die Bestimmung des Phänotyps vorgenommen werden. **Histologisch** lassen sich in den Hepatozyten – ähnlich wie bei der alkoholtoxischen Leberzirrhose – PAS-positive Einschlusskörperchen nachweisen. Bei jedem Patienten sollte zusätzlich eine **Lungenfunktionsanalyse** durchgeführt werden (Emphysemknick, FEV₁ ↓, Residualvolumen, Resistance und Totalkapazität ↑).

> **PRAXIS** AAT ist ein Akute-Phase-Protein und kann bei Entzündungen daher falsch hohe Werte zeigen. In diesem Fall muss das CRP gleichzeitig bestimmt werden.

Differenzialdiagnosen: Lungen- bzw. Lebererkrankungen anderer Genese:
- Mukoviszidose (Schweißtest, exokrine Pankreasinsuffizienz)
- Asthma bronchiale (Atopieneigung, IgE-Spiegel, Lungenfunktionsdiagnostik)
- chronisch obstruktive Bronchitis (Lungenfunktion)
- chronische Hepatitis (Virusserologie, Autoantikörper, Biopsie).

Therapie: Bei schwerem AAT-Mangel mit progressivem Lungenemphysem oder nekrotisierender Vaskulitis ist eine **i. v.-Substitutionstherapie mit rekombinantem α_1-Antitrypsin** indiziert. Nicht jedoch bei reiner Leberzellschädigung, da in diesem Fall die Akkumulation des pathologischen Enzyms ursächlich ist und nicht der Enzymmangel an sich. Weitere Maßnahmen sind:
- symptomatische Therapie des Lungenemphysems und ggf. der Leberzirrhose
- Nikotinkarenz (Oxidanzien im Zigarettenrauch inaktivieren α_1-Antitrypsin)
- Organtransplantation als Ultima Ratio.

Prognose: Homozygote Patienten erkranken bereits im Säuglings- bzw. Kleinkindalter an einer chronischen Hepatitis, die sich im weiteren Verlauf häufig wieder vollständig normalisiert (bei rund 5–10 % fortschreitende Leberzirrhose). Erwachsene neigen auch im heterozygoten Zustand zu chronischer Hepatitis und -zirrhose. Die meisten Patienten versterben im Schnitt im 6. Lebensjahrzehnt an den Folgen des Lungenemphysems (die Überlebensrate ist bei Nichtrauchern deutlich erhöht).

> **PRÜFUNGSHIGHLIGHTS**
> – ! Histologie: **PAS-positive Einschlüsse** in den **Hepatozyten**

8.9 Amyloidose

> **DEFINITION** Amyloidosen sind Systemerkrankungen mit extrazellulärer Ablagerung von unlöslichen Proteinfibrillen in verschiedenen Organen (v. a. Niere, Herz und peripheres Nervensystem).

Epidemiologie: Inzidenz der systemischen Amyloidose ca. 1:100 000/Jahr. Erkrankungsgipfel zwischen dem 60. und 70. Lebensjahr.

Ätiologie: Es gibt verschiedene Formen der Amyloidose, die sich durch die Art der Amyloidvorläuferproteine unterscheiden. Zu den verschiedenen Typen und ihrer Klassifizierung s. **Tab. 8.15**. Amyloidosen können lokal (z. B. Ablagerung von β-Amyloid in der grauen Hirnsubstanz bei Morbus Alzheimer) oder systemisch auftreten.

Tab. 8.15 Klassifizierung der Amyloidosen nach dem Amyloidtyp

Amyloidtyp	Vorläufer	Grunderkrankung	betroffene Organe
generalisierte Amyloidosen			
AA = Serumamyloid A	Akute-Phase-Protein	chronische Entzündungen aller Art (z. B. rheumatoide Arthritis, chronisch-entzündliche Darmerkrankungen, chronische Osteomyelitis, Tbc, familiäres Mittelmeerfieber), Morbus Hodgkin, paraneoplastisch	parenchymatöse Organe (Niere, Leber, Milz, Darm)
AL = Leichtketten-Amyloid	Immunglobulinleichtketten	Plasmozytom, Immunozytom, benigne monoklonale Gammopathie, idiopathisch	Herz, Niere (sog. Plasmozytomniere: AL in distalen Tubulus), Milz, Gefäße
AP = Präalbumin bzw. familiäres Amyloid	Transthyretin	erbliche Form	periphere Nerven, Gastrointestinaltrakt, Auge, Herz
AB = β-Globulin-Amyloidose bei Hämodialyse (Synonym: AH-Typ)	β_2-Mikroglobulin	Langzeithämodialyse	Sehnenscheiden, Ligamente, Synovia, Gefäße, Knochenmark
lokalisierte Amyloidosen			
AE = endokrines Amyloid	Peptidhormone: Inselamyloidpeptid, ANP, Kalzitonin	Diabetes mellitus Typ 2, medulläres C-Zell-Karzinom, Karzinome der Hypophyse und Nebenschilddrüse	Pankreas, Schilddrüse, Hypophyse, Nebenschilddrüse
AS = Amyloid Senile Brain	β-Protein	Morbus Alzheimer, zerebrale Amyloidangiopathie	ZNS: - Morbus Alzheimer: diffus extrazellulär in der grauen Hirnsubstanz - zerebrale Amyloidangiopathie: Media der kleinen Gefäße im oberflächlichen Kortex und in der Leptomeninx

> **LERNTIPP** !
>
> Das **familiäre Mittelmeerfieber** (FMF, familiäre rekurrente Polyserositis), eine autosomal-rezessiv oder autosomal-dominant vererbte Erkrankung, ist das **häufigste hereditäre Fiebersyndrom**. Mit einer Inzidenz von 1:250/1000 sind am häufigsten Menschen aus dem südlichen Mittelmeerraum betroffen. Die **Mutation im MEFV-Gen** auf Chromosom 16p13 führt zu einer **gestörten Zytokinbalance/-ausschüttung**. Meist manifestiert sich die Erkrankung vor dem 10. Lebensjahr, fast immer vor dem 20. Lebensjahr.
>
> **Leitsymptome** sind **periodische**, 1–3 Tage andauernde **Fieberschübe** und fakultativ eine akute, schubartige **Polyserositis mit Beteiligung von Peritoneum** (→ Bauchschmerzen) und Pleura (→ Thoraxschmerzen), Arthralgien mit Gelenkschwellungen, ein beinbetontes, erysipelähnliches Exanthem und evtl. eine Hepatosplenomegalie. Aufgrund der rezidivierenden abdominellen Beschwerden bis hin zum Bild eines akuten Abdomens werden die Patienten häufig laparotomiert bzw. appendektomiert.
>
> Laborchemisch zeigt sich im akuten Schub eine Erhöhung der Entzündungsparameter (CRP, Leukozytose). Diagnostisch müssen v. a. infektiöse Ursachen des Fiebers ausgeschlossen werden. Bei fehlendem Fokus, der entsprechenden Familienanamnese, der passenden Herkunft sowie der typischen Symptomatik sollte dann an ein familiäres Mittelmeerfieber gedacht werden. Die **Diagnosesicherung** kann nur durch eine **genetische Untersuchung** erfolgen.
>
> Bisher existiert **keine kausale Therapie** für das familiäre Mittelmeerfieber. Im akuten Schub erfolgt eine **symptomatische Therapie** mit nichtsteroidalen Antiphlogistika (NSAR) oder Opioiden (häufig nur mäßige bis keine Wirkung!). Prophylaktisch kann Colchicin eingesetzt werden, das die Auftretenswahrscheinlichkeit von Schüben reduzieren sowie der Entwicklung einer Amyloidose (Komplikation bei langjährigem Verlauf!) vorbeugen soll. Zudem wird aktuell eine Therapie mit Anakinra (Interleukin-1-Rezeptorantagonist) empfohlen.

Klinik: Je nach Form der Amyloidose können verschiedene Organsysteme betroffen sein. Häufig stellen sich die Patienten zunächst mit unspezifischen Allgemeinsymptomen vor (Müdigkeit, Gewichtsverlust etc.). Bei Befall der Niere (S. 112)n kann es zu einem nephrotischen Syndrom und einer Niereninsuffizienz kommen. Bei **kardialer Manifestation** dominieren Kardiomyopathie und Herzinsuffizienz. Ein Befall des **Nervensystems** mit peripherer Polyneuropathie und Störungen des autonomen Nervensystems (→ Gastroparese, Diarrhö, orthostatische Hypotonie etc.) ist ebenfalls häufig. Im ZNS kann sich eine Amyloidose als **zerebrale Amyloidangiopathie** manifestieren, wenn sich β-Amyloid in den meningealen und kortikalen Gefäßen ablagert. Klinisch geht die Erkrankung aufgrund der veränderten Gefäßbeschaffenheit mit einem erhöhten Blutungsrisiko einher. Im Magen-Darm-Trakt können sich eine **Hepato-** und **Splenomegalie** sowie ein Befall des **Dünndarms** mit Obstruktionen und Schleimhautblutungen finden. Weitere Symptome sind z. B. **Makroglossie**, Karpaltunnelsyndrom, Arthritis, Purpura.

> **LERNTIPP** !
>
> Das Amyloid kann sich praktisch überall ablagern, daher sind ganz unterschiedliche Organe von der Erkrankung betroffen und die Symptome so vielfältig. Da auch das IMPP gerne nach einer Amyloidose fragt bzw. sie häufig als Falschantwort aufzählt, sollten Sie diese Erkrankung immer als eine mögliche Differenzialdiagnose parat haben.

Diagnostik: Die Verdachtsdiagnose wird durch eine Biopsie des betroffenen Organs (z. B. Niere, Magen, Herz) gesichert. Bei systemischen Amyloidosen ist oft auch eine Hautbiopsie möglich. Ist eine **Biopsie** des betroffenen Organs nicht möglich, hat auch die tiefe Rektumbiopsie einen hohen diagnostischen Wert. Zur Ursachensuche sollte eine Urinuntersuchung auf monoklonale Immunglobuline und Leichtketten bzw. bei Nachweis von Amyloid A eine Suche nach der kausalen Erkrankung erfolgen.

Klinische Pathologie: Makroskopisch zeigen sich blasse, vergrößerte Organe mit fester, glasig-wächserner Konsistenz (z. B. Sagomilz, Schinkenmilz). Mikroskopisch findet sich amorphes hyalines Material in Mesangium, Kapillarschlingen und der Basalmembran der Glomeruli. In der Kongorotfärbung stellt sich das Amyloid rot bzw. unter polarisiertem Licht leuchtend grün dar.

> **LERNTIPP** !
>
> Merken Sie sich zur Amyloidosediagnostik die **tiefe Rektumbiopsie** und die **Kongorotfärbung**.

Therapie: Eine kausale Behandlung ist nur dann möglich, wenn der Amyloidose eine bestimmte Erkrankung zugrunde liegt. Bei AA-Amyloidosen sollte die Grunderkrankung (z. B. rheumatoide Arthritis, Morbus Crohn) behandelt werden, bei AL-Amyloidosen das Myelom. Im weiteren Verlauf tritt die symptomatische Behandlung der Organkomplikationen (Niereninsuffizienz, Herzinsuffizienz) in den Vordergrund.

Prognose: abhängig von Grunderkrankung und Organbefall. Bei manifester Nieren- und Herzinsuffizienz ist die Prognose ungünstig. Mediane Überlebenszeit von Patienten mit AL-Amyloidose: 1–2 Jahre.

> **PRÜFUNGSHIGHLIGHTS** ✗
>
> – ! Serumamyloid A (AA) lagert sich in **parenchymatösen Organen** ab.
> – ! Serumamyloid A ist ein **Akute-Phase-Protein**.
> – !!! Ursache der **AA-Amyloidose** sind **chronische Entzündungen** aller Art (z. B. rheumatoide Arthritis, chronisch-entzündliche Darmerkrankungen, chronische Osteomyelitis, Tbc, familiäres Mittelmeerfieber).
> – ! Die häufigste Ursache der **AL-Amyloidose** ist ein **Plasmozytom**.
> – ! Amyloid senile Protein (AS, β-Protein) akkumuliert bei der **zerebralen Amyloidangiopathie** in der **Media der kleinen Gefäße** der Leptomeninx und des oberflächlichen Kortex.
> – !! **familiäres Mittelmeerfieber:** häufigstes hereditäres Fiebersyndrom, v. a. Menschen aus dem südlichen Mittelmeerraum betroffen, Leitsymptome: **periodische Fieberschübe**, fakultativ Serositis, Pleuritis, Perikarditis, Peritonitis, Arthralgien und Exantheme, laborchemische Erhöhung der Entzündungsparameter
> – Diagnostik:
>   – ! mittels tiefer Rektumbiopsie
>   – ! bei systemischen Amyloidosen: Hautbiopsie
> – ! Amyloid stellt sich in der Kongorotfärbung rot und unter **polarisiertem Licht leuchtend grün** dar.

9 Hypo- und Hypervitaminosen

9.1 Vitamine

Tab. 9.1 gibt eine Übersicht über die fettlöslichen und wasserlöslichen Vitamine, ihre Funktion, die Folgen eines Mangels und ihr Vorkommen in Lebensmitteln. Die Vitamine A, D, E, K sind fettlöslich. Die Aufnahme dieser Vitamine kann bei Mangel an Gallensäuren, Malabsorption (z. B. Zöliakie, Kurzdarmsyndrom) oder exkretorischer Pankreasinsuffizienz gestört sein.

> **PRÜFUNGSHIGHLIGHTS**
> - ! **Vitamin-B_1-Prophylaxe** bei Alkoholkranken.

Tab. 9.1 Vitamine

Vitamin	Vorkommen	Vitaminmangel	Intoxikation[1]
Retinol (A)	Leber, Kaviar, Aal, Thunfisch, Käse, Butter, Eier	Nachtblindheit, Xerophthalmie, Keratomalazie der Kornea, Hyperkeratosen von Haut und Schleimhäuten, Gedeihstörung, Immunschwäche	Kopfschmerzen, erhöhter Hirndruck, Ikterus, Hepatomegalie, Alopezie, Hyperkalzämie; bei Säuglingen: Wachstumsstörungen
Thiamin (B_1)	Muskelfleisch (v. a. vom Schwein), Leber, Scholle, Vollkornmehl, Haferflocken, Hülsenfrüchte	Beriberi, Wernicke-Enzephalopathie und Polyneuropathie bei Alkoholikern[2]	–
Riboflavin (B_2)	Milch, Muskelfleisch, Fisch, Eier, Vollkornprodukte	Fotophobie, Konjunktivitis, Stomatitis angularis, Cheilosis, Glossitis	–
Niacin (B_3)	mageres Fleisch, Innereien, Fisch, Milch, Eier, Kartoffeln, Kaffee	Pellagra	Vasodilatation, „Flush", Gastritis, Leberzellschädigung
Pantothensäure (B_5)	Eier, Leber, Muskelfleisch, Fisch, Vollkornprodukte, Hülsenfrüchte	–	–
Pyridoxin (B_6)	Rinderleber, Sojabohne, Hirse, Vollkornreis	pyridoxinabhängige Epilepsie, seborrhoische Dermatitis, Cheilosis, Glossitis, Anämie, periphere Neuropathie, Sensibilitätsstörungen	periphere Neuropathien
Biotin (B_7, H)	Leber, Sojabohnen, Eigelb, Nüsse, Haferflocken, Reis	seborrhoische Dermatitis, Konjunktivitis, Anorexie, Übelkeit, Gedeihstörung	–
Folsäure (B_9)	grünes Gemüse, Keime, Nüsse, Bohnen, Leber, Hefe	megaloblastäre Anämie	–
Cobalamin (B_{12})	Leber, Muskelfleisch, Fisch, Eier, Milch, Käse	megaloblastäre Anämie, funikuläre Myelose → Gefahr v. a. bei veganer Ernährung	–
Ascorbinsäure (C)	Gemüse (Brokkoli, Paprika, Rosenkohl, Blumenkohl, Fenchel, Spinat), Früchte (Schwarze Johannisbeere, Stachelbeere, Hagebutte, Orange, Zitrone)	Skorbut, bei Kindern Möller-Barlow-Syndrom	Diarrhö, Hyperoxalurie
Calciferol (D)	Leber, Lebertran, Hering, Makrele, Eigelb, Pilze	Rachitis, Osteomalazie, außerdem: sekundärer Hyperparathyreoidismus	Hyperkalzämie, Hyperkalziurie, Erbrechen, Anorexie, Obstipation
Tocopherol (E)	Weizenkeim-, Sonnenblumen-, Mais-, Raps-, Sojaöl, Haselnüsse	hämolytische Anämie, Ödeme, Ataxie, Augenmotilitätsstörungen	gastrointestinale Symptome, Blutungszeit ↑
K	Kalbsleber, grünes Gemüse, Milch, Muskelfleisch, Eier, Getreide, Früchte	gesteigerte Blutungsneigung	–

[1] Hypervitaminosen treten nur bei Überdosierungen von fettlöslichen Vitaminen auf, die in der Leber gespeichert werden können.
[2] Alkohol hemmt die Aufnahme von Vitamin B_1 im Darm und seinen Transport in die Nervenzellen, daher sollten Alkoholkranke eine entsprechende Prophylaxe erhalten.

Niere, Wasser- und Elektrolythaushalt

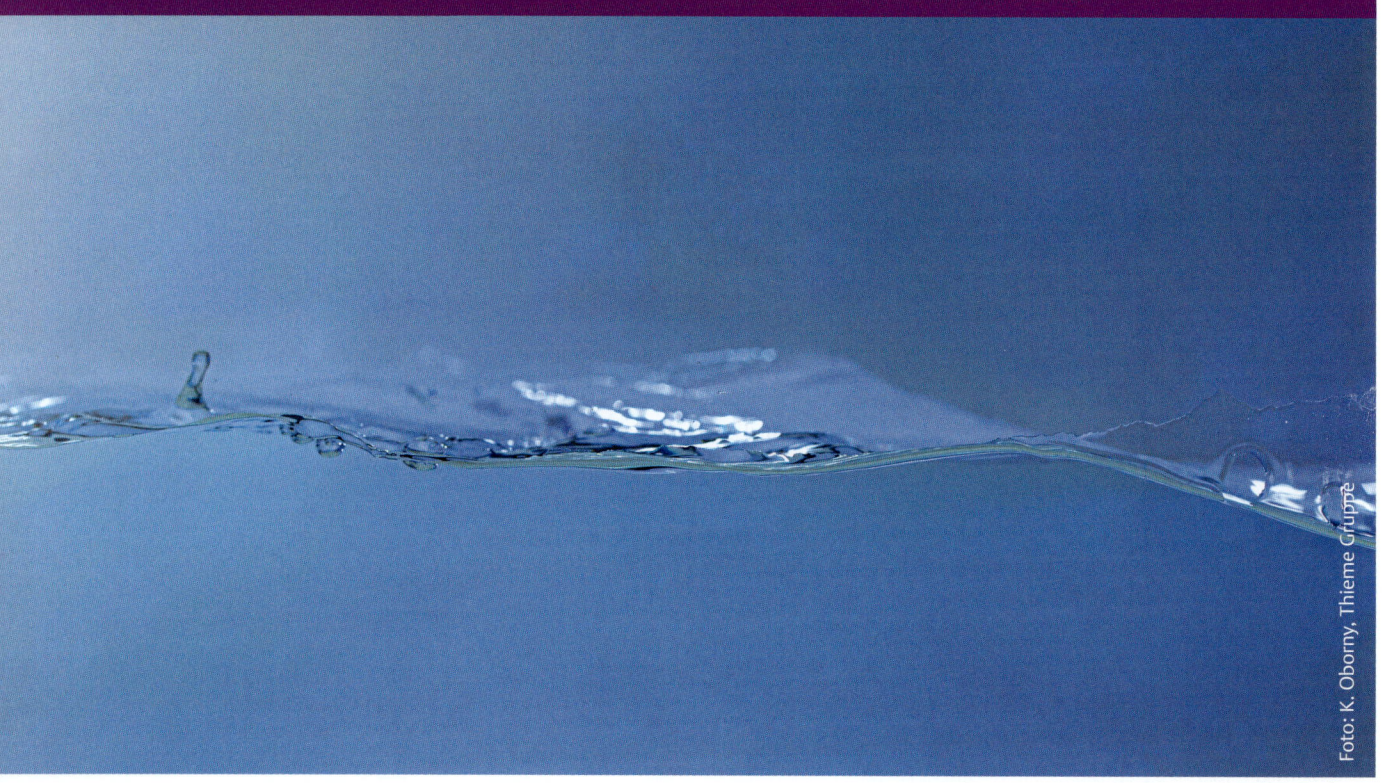

Foto: K. Oborny, Thieme Gruppe

10 Grundlagen

10.1 Anatomie und Physiologie der Niere

10.1.1 Aufbau der Niere

Die Nieren liegen als paarige Organe im Retroperitonealraum (Größe: ca. 11 × 5 × 4 cm [Länge × Breite × Dicke], Gewicht je Nieren rund 150 g). Sie sind von Fettgewebe umgeben und in eine Bindegewebskapsel eingebettet (**Cave:** okkulte Kapseleinblutungen bei Nierenkontusionen!). Am Hinterrand der Nierenkapsel ziehen im retroperitonealen Fettgewebe periphere Nerven, die bei Erkrankungen der Niere mit gereizt werden können und den Schmerz in ihr Versorgungsgebiet weiterleiten. Die Nieren werden von der A. renalis, die direkt aus der Aorta stammt, mit ca. 1,2 l Blut/min (ca. 25 % des HZV) versorgt.

Im Querschnitt zeigt sich das Nierenparenchym, von dem sich zapfenförmige Papillen zum Nierenbecken hin ausstülpen. Das Nierenparenchym gliedert sich in die stark durchblutete rötliche Rinde, die die Glomerula enthält, und das weniger durchblutete blässliche Mark, in dem sich das Tubulussystem und die Sammelrohre befinden.

Nephron: Das Nephron ist das zentrale Funktionselement der Niere. Jede Niere enthält ca. 1 Million Nephrone, die schon bei Geburt angelegt sind und nicht regeneriert werden können. Ein Nephron besteht aus einem Glomerulum, das die Filtrationseinheit bildet, einem Tubulus, der die Konzentrationseinheit darstellt, und Gefäßen.

Jedes **Glomerulum** (Abb. 10.1) enthält ein Gefäßknäuel, das von einem Vas afferens gebildet wird, das sich in 20–30 Kapillarläppchen verzweigt, und einem Vas efferens, zu dem sich die Kapillarschlingen vor dem Austritt aus dem Glomerulum wieder vereinen. Das Gefäßknäuel ist in die sog. Bowman-Kapsel eingestülpt. Ihr viszerales Blatt umgibt die Kapillaren, während sich das parietale Blatt in den proximalen Tubulus fortsetzt. Zwischen beiden Blättern liegt der Kapselraum, in den der Primärharn filtriert wird.

Die glomeruläre Filtrationsbarriere setzt sich zusammen aus:
- dem **fenestrierten Endothel** der glomerulären Kapillaren
- der **glomerulären Basalmembran**, die durch Kollagene, andere Proteine und negativ geladene Glykosaminoglykane größen- und ladungsselektiv filtert
- den **Podozyten**, die nach außen hin auf den Kapillarschlingen sitzen. Die Podozyten mit ihren Fußfortsätzen stellen das viszerale Blatt der Bowman-Kapsel dar. Zwischen ihren Fußfortsätzen bilden sie Filtrationsschlitze, die größen- und ladungsselektiv filtern.

10.1 Anatomie und Physiologie der Niere

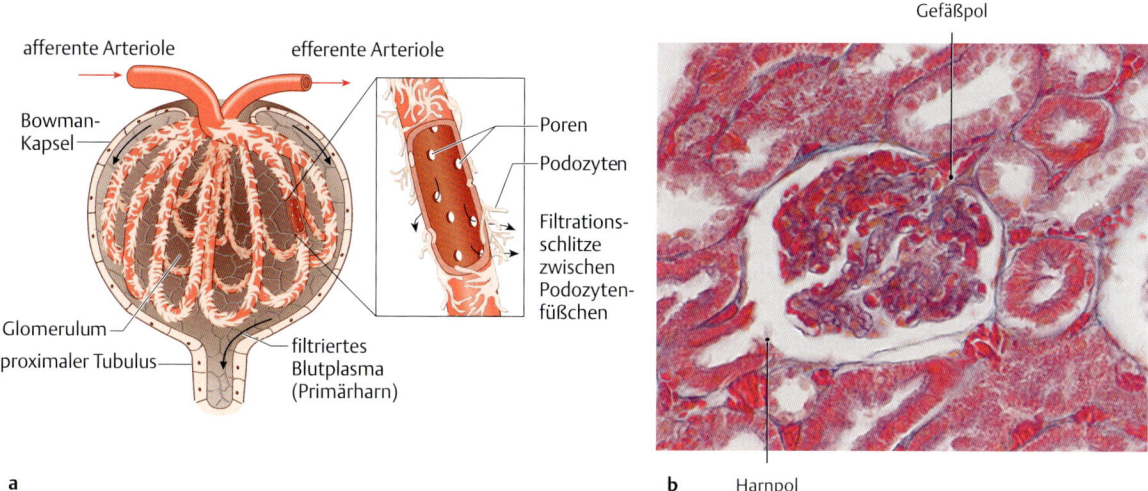

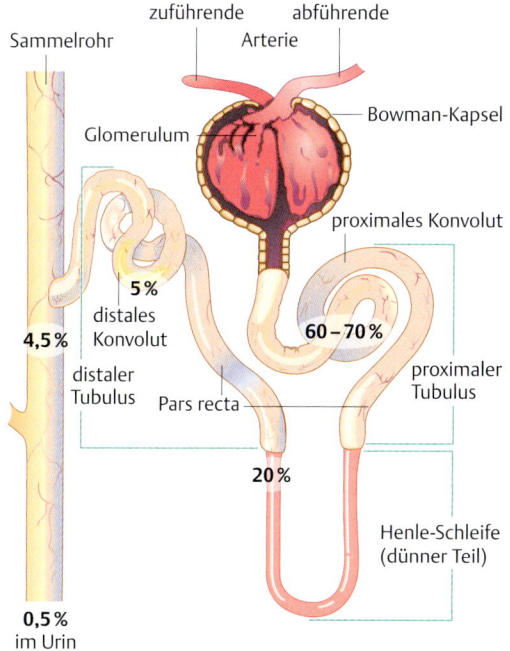

Abb. 10.1 **Glomerulum. a** Aufbau. **b** Histologie. [a: aus Baenkler et al., Duale Reihe Innere Medizin, Thieme, 2018; b: aus Ulfig, Kurzlehrbuch Histologie, Thieme, 2011]

Abb. 10.2 **Aufbau des Tubulussystems.** [aus Herdegen, Kurzlehrbuch Pharmakologie und Toxikologie, Thieme, 2010]

Tubulussystem (Abb. 10.2): Das Tubulussystem ist Ort der Harnkonzentrierung und setzt sich aus den folgenden funktionellen Abschnitten zusammen:
- dem **proximalen Tubulus:** Er umfasst das proximale Konvolut und den dicken absteigenden Teil der Henle-Schleife (Pars recta).
- der **Henle-Schleife:** Sie umfasst die Pars recta des proximalen Tubulus, ein dünnes Zwischenstück und die Pars recta des distalen Tubulus.
- dem **distalen Tubulus:** Er umfasst den dicken aufsteigenden Teil der Henle-Schleife (Pars recta) und das distale Konvolut. Dieses liegt den Vasa afferens et efferens direkt an und bildet mit ihnen zusammen den **juxtaglomerulären Apparat.**
- dem **Sammelrohr:** Es schließt sich über einen Verbindungstubulus an den distalen Tubulus an und mündet an der Nierenpapille ins Nierenbecken.

Der **Primärharn** besteht physiologischerweise aus Wasser, Elektrolyten und kleinmolekularen Substanzen wie Kreatinin und Harnstoff, aber auch aus wasserlöslichen Medikamenten und geringen Mengen an Proteinen (max. 150 mg/d). Aufgrund der Siebfunktion der glomerulären Basalmembran können Teilchen > 60 000 Dalton die Filtrationsbarriere nicht passieren. Circa 99 % der glomerulär filtrierten Na^+- und Wassermenge werden im Tubulussystem rückresorbiert. Nach Passage des proximalen Tubulus sind schon ca. 65 % des Primärfiltrats rückresorbiert. Im Bereich der **Henle-Schleife** beginnt die Harnkonzentrierung. Treibende Kraft ist das Gegenstromprinzip zwischen Henle-Schleife und Blutkapillaren des Nierenmarks. Durch einen aktiven Transport von Na^+ und Cl^--Ionen aus dem aufsteigenden Teil der Henle-Schleife wird ein osmotischer Gradient zwischen Tubulus und Interstitium aufgebaut. Entlang dieses osmotischen Gefälles wandert Wasser aus dem Tubulus ins Interstitium, wodurch der Harn konzentriert wird. Im **Sammelrohr** wird der Harn weiter konzentriert. Die **Hauptzellen** des Sammelrohres besitzen Aldosteronrezeptoren und sind für die Rückresorption von Natrium und die Sekretion von Kalium verantwortlich. ADH-vermittelt können sie Aquaporine in ihre Zellmembran einbauen und dadurch Wasser rückresorbieren. Die **Schaltzellen** des Sammelrohres sind wesentlich an der Regulation des pH-Werts beteiligt, indem sie über Kotransporter H^+-Ionen oder HCO_3^--Ionen sezernieren.

10.1.2 Aufgaben der Niere

Aufrechterhaltung des Volumen- und Elektrolythaushalts: Von den täglich gebildeten 180 l Primärharn werden 99 % rückresorbiert. Diese Resorptionsleistung wird im Wesentlichen vom proximalen Tubulus erbracht. Sowohl das primär abgepresste Glomerulumfiltrat als auch der Harn am Ende des proximalen Tubulus sind isoton. Erst die aktive Natriumrückresorption in Henle-Schleife und distalem Tubulus führt zur Harnkonzentrierung. Im ausgeschiedenen Harn kann die Osmolarität zwischen 50 und 1200 mosmol/l schwanken. Das Harnvolumen schwankt zwischen 0,5 und 2,0 l. Diese Variationsbreite unterliegt der Steuerung des antidiuretischen Hormons (ADH, Vasopressin).

Ausscheidung harnpflichtiger Substanzen: Harnpflichtige Substanzen sind wasserlösliche Stoffwechselprodukte, die über

Tab. 10.1 Die Hormonwechselwirkungen der Niere

Hormon	Ursprungsort bzw. Zielort	Funktion
Die Niere als Zielort von Hormonen		
ADH	Neurohypophyse	Stimulation des Einbaus von Aquaporinen ins Sammelrohr → Rückresorption von Wasser
Aldosteron	NNR (Zona glomerulosa)	Stimulation der Rückresorption von Na^+ und Sekretion von K^+ und H^+ im Sammelrohr
Parathormon	Nebenschilddrüse	Erhöhung der renalen Ausscheidung von Phosphat, Erhöhung der renalen Rückresorption von Kalzium
Kalzitonin	C-Zellen der Schilddrüse	Senkung der intestinalen Kalziumabsorption und der Kalziumfreisetzung aus dem Knochen
FGF23 (Fibroblast growth factor 23)	Osteozyten des Knochengewebes	Hemmung der Kalzitriolsynthese und der renalen Phosphatreabsorption durch Hemmung der 1α-Hydroxylase und Stimulation der 24-Hydroxylase
ANP, BNP[1]	ANP: Vorhofmyokardzellen BNP: Ventrikelmyokardzellen	Erhöhung der renalen Wasser- und Natriumausscheidung
Adrenalin	Nebennierenmark, Sympathikus	Verstärkung der Renin-Sekretion
Die Niere als Syntheseort von Hormonen und Enzymen		
Erythropoetin (Bildung in Fibroblasten der Nierenrinde)	Hämatopoetische Stammzelle im Knochenmark	Aktivierung der Erythropoese
Renin (Freisetzung aus den Granulazellen des juxtaglomerulären Apparates)	Blut	Aktivierung des RAAS (proteolytische Spaltung des Angiotensinogens in Angiotensin I)
1,25-Dihydroxycholecalciferol (Vitamin-D-Hormon, Kalzitriol; Hydroxylierung in proximalen Tubuluszellen)	Darm, Knochen	Erhöhung der enteralen Resorption von Phosphat und Kalzium, Förderung des Knochenanbaus

[1] BNP kann als diagnostischer Marker bei Herzinsuffizienz und Myokardhypertrophie eingesetzt werden.

den Harn ausgeschieden werden müssen. Dies geschieht entweder passiv über die glomeruläre Filtration oder aktiv über die tubuläre Sekretion. Eine Verminderung der Nierenfunktion führt zur Akkumulation von harnpflichtigen Substanzen im Serum. In hohen Konzentrationen sind diese toxisch und führen zum klinischen Bild der Urämie.

Regulation des Säure-Basen-Haushalts: Bei einer normalen Ernährung fallen durch die Metabolisierung von Proteinen H^+-Ionen an. Anfallende Protonen werden mittels CO_2 über die Lunge abgeatmet und über die Niere ausgeschieden. Um den pH-Wert im Organismus konstant zu halten, bedient sich die Niere folgender Mechanismen:
- **Reabsorption** des gefilterten HCO_3^- im proximalen Tubulus
- **Ausscheidung** von **H^+-Ionen** in Form von NH_4^+ und NaH_2PO_4 (wesentlicher Mechanismus in der Regulation des Säure-Basen-Haushalts).

Synthese von Hormonen: Siehe Tab. 10.1.

Blutdruckregulation: Wesentlich hierfür ist das Renin-Angiotensin-Aldosteron-System (S. 137). Auf einen verminderten Blutdruck oder Natriumgehalt im distalen Tubulus hin wird im juxtaglomerulären Apparat die Protease Renin gebildet. Die Signalübermittlung erfolgt u. a. durch Prostaglandin E2 und cAMP, außerdem steht die Reninsekretion unter dem Einfluss nervaler und hormoneller $β_1$-adrenerger Stimuli. Renin bewirkt die proteolytische Spaltung des Angiotensinogens in Angiotensin I und aktiviert damit eine Kaskade, die zu einer erhöhten Aldosteronwirkung auf die Sammelrohre der Niere führt.

10.2 Leitsymptome und -befunde bei Nierenerkrankungen

Störungen der Diurese und Miktion:
- **Polyurie:** > 2800 ml Harn/d, z. B. bei Diabetes insipidus, Polydipsie
- **Oligurie:** < 500 ml Harn/d, z. B. bei Exsikkose, akutem/chronischem Nierenversagen, Harnwegsobstruktion
- **Anurie:** < 100 ml Harn/d, z. B. bei Exsikkose, akutem/chronischem Nierenversagen, Harnwegsobstruktion
- **Pollakisurie:** häufiger Harndrang mit Ausscheidung jeweils kleiner Urinmengen ohne Erhöhung der Gesamtharnmenge, z. B. bei Zystitis
- **Dysurie:** erschwertes/schmerzhaftes Wasserlassen bei Blasenentleerungsstörungen, z. B. bei Prostatahyperplasie, Zystitis
- **Algurie:** schmerzhaftes Wasserlassen, z. B. bei Zystitis.

Hämaturie: Unterschieden wird zwischen **Makrohämaturie**, d. h. sichtbarer Rotfärbung des Harns, und **Mikrohämaturie**, d. h. Nachweis von > 4 Erythrozyten/µl bei makroskopisch unauffälligem Harn. Die Ursachen können prä-, intra- und postrenal liegen. Bei Frauen sollte die Kontamination mit Menstruationsblut ausgeschlossen werden.

Leukozyturie: Nachweis von Leukozyten im Urin (> 10/µl). Geringe Mengen kommen auch physiologisch im Urin vor. Die Leukozyturie ist Ausdruck einer Entzündung im Bereich der Niere oder der ableitenden Harnwege. Die häufigste Ursache sind Harnwegsinfektionen. Bei Frauen kann eine Kolpitis Ursache einer Leukozyturie sein. Das Auftreten von Leukozytenzylindern deutet auf einen renalen Ursprung der Entzündung hin.

Tab. 10.2 Schweregrade der Albumin- bzw. Proteinurie

Formen	Albumin-/Proteinausscheidung	Vorkommen
Mikroalbuminurie	Albuminausscheidung: 20–200 mg/l oder 30–300 mg/d	• Frühsymptom der diabetischen und hypertensiven Nephropathie
Makroalbuminurie	Albuminausscheidung: > 200 mg/l oder > 300 mg/d	• fortgeschrittene diabetische/hypertensive Nephropathie
kleine Proteinurie	Proteinausscheidung: < 3,0 g/d	• interstitielle Nephritis • akute Pyelonephritis • Glomerulonephritis
große Proteinurie	Proteinausscheidung: > 3,0 g/d	• Glomerulonephritis (nephrotisches Syndrom) • nichtentzündliche Glomerulopathien (z. B. Nierenamyloidose, diabetische Nephropathie)

Glukosurie: Nachweis von Glukose im Urin. Die Nierenschwelle liegt beim Gesunden bei einem Glukosewert von 160–180 mg/dl (8,9–10,0 mmol/l) im Serum. Bei Überschreiten dieses Schwellenwertes kommt es zur Glukosurie. Bei der **renalen Glukosurie** ist die Nierenschwelle pathologisch erniedrigt, d. h. Glukosurie bei Normoglykämie. Eine renale Glukosurie kann autosomal-rezessiv vererbt vorkommen (bei Defekten im SGLT-1- und SGLT-2-Transporter-Gen) oder im Rahmen renaler Erkrankungen, z. B. eines Fanconi-Syndroms oder renaler tubulärer Azidose. In der Schwangerschaft tritt eine Glukosurie in ca. 20 % der Fälle auf und ist meist physiologisch. SGLT-2-Hemmer, die zur Behandlung des Diabetes mellitus Typ 2 eingesetzt werden, führen aufgrund ihres Wirkungsmechanismus ebenfalls zu einer Glukosurie.

> **PRAXIS** Extrarenale Ursachen der Glukosurie sind sehr viel häufiger als renale. Bei Nachweis von Glukose im Urin sollte der Serumblutzucker mitbestimmt werden, um insbesondere einen Diabetes mellitus auszuschließen:
> – Diabetes mellitus: Glukosurie + Hyperglykämie
> – renale Glukosurie: Glukosurie + Normoglykämie.

Proteinurie:

> **DEFINITION**
> – **Mikroalbuminurie:** Sie ist definiert als Albuminurie von 30–300 mg/d bzw. 20–200 mg/l im Spontanurin.
> – **Makroalbuminurie:** Albuminurie > 300 mg/d im Sammelurin bzw. > 200 mg/l im Spontanurin.
> – **Proteinurie:** Proteinausscheidung im Urin von > 150 mg/d.

Arten der Proteinurie:
- Proteinurie ohne renalen Krankheitswert:
  - **transiente/intermittierende Proteinurie:** entsteht infolge von Infekten oder körperlicher Anstrengung und verschwindet mit Abklingen des auslösenden Faktors.
  - **orthostatische Proteinurie:** tritt v. a. bei Jugendlichen in aufrechter Körperhaltung auf und verschwindet in horizontaler Lage.
- pathologische Proteinurie:
  - **prärenale Proteinurie** (Überlaufproteinurie): Die Reabsorptionskapazität im proximalen Tubulus wird überstiegen (z. B. Bence-Jones-Proteine).
  - **glomeruläre Proteinurie:** Sie entsteht aufgrund einer erhöhten glomerulären Permeabilität und geht mit der Ausscheidung hochmolekularer Proteine > 60 kDa einher. Man unterscheidet selektive (nur Albumin) oder nichtselektive (Albumin und IgG) Formen. Die Menge der Proteinausscheidung ist variabel.
  - **tubuläre Proteinurie:** Ursächlich ist eine gestörte Rückresorption von niedermolekularen Proteinen (< 60 kDa), die glomerulär filtriert werden. Proteinausscheidung < 1,5 g/d. Marker: α1-Mikroglobulin.
  - **glomerulär-tubuläre Mischproteinurie:** primär glomeruläre Erkrankung mit sekundärer Tubulusschädigung (z. B. diabetische Nephropathie, Glomerulonephritis)
  - **postrenale Proteinurie:** Erhöhung tubulär (z. B. Tamm-Horsfall-Proteine) oder von der Blase sezernierter Proteine (z. B. IgA). Auftreten im Rahmen von Harnwegsinfektionen oder einer postrenalen Hämaturie.

Schweregrad der Proteinurie: s. Tab. 10.2.

Bakteriurie: Sie wird definiert als der 2-malige Nachweis von ≥ 10^5 Keimen/ml im Mittelstrahlurin (signifikante Bakteriurie). Ein Keimnachweis im Urin bei Probengewinnung durch suprapubische Punktion ist unabhängig von der Keimzahl immer pathologisch.

Vermehrte Diurese:
- **osmotische Diurese:** erhöhte Harnproduktion infolge erhöhter Plasmakonzentration osmotisch aktiver Substanzen (z. B. Glukose). Die osmotischen Substanzen vermindern den Konzentrationsgradienten zwischen Tubulus und Interstitium und senken dadurch die Wasserrückresorption. Häufigste Ursache der osmotischen Diurese ist die Hyperglykämie im Rahmen eines Diabetes mellitus.
- **Diabetes insipidus renalis** (S. 17): Der Urin ist hypoosmolar (Asthenurie), in der Folge kommt es zur Dehydratation mit Hypernatriämie und erhöhter Plasmaosmolarität.

Flankenschmerz: Dumpfe Schmerzen der Flanken oder Klopfschmerzhaftigkeit der Nierenlager weisen auf Nierenerkrankungen, z. B. Pyelonephritis, hin. Kolikartige Schmerzen in diesem Bereich (teils mit Ausstrahlung, z. B. in die Inguinalregion) können durch Nieren- oder Uretersteine hervorgerufen werden. Nichtbakterielle Erkrankungen des Nierenparenchyms (z. B. Glomerulonephritis, tubulointerstitielle Nephritis) verlaufen ohne Schmerzen.

Ödeme: Besonders Lidödeme, aber auch periphere Ödeme anderer Lokalisation sollten an eine nephrologische Störung (z. B. nephrotisches Syndrom, Niereninsuffizienz) denken lassen.

Harnverfärbung und Harntrübung: Verschiedene Ursachen können Einfluss auf die Urinfarbe haben. Beispiele für eine rötliche Urinveränderung sind der Genuss von Roter Bete, die Einnahme von Medikamenten, eine Porphyrie oder Erkrankungen, die mit Blut im Harn einhergehen (z. B. Nephrolithiasis). Ein trüber Urin ist Ausdruck einer Harnwegsinfektion (S. 92) oder von Urinkristallen in hoher Konzentration.

Weitere tubuläre Störungen:
Störungen der Harnkonzentrierung:
- **Asthenurie/Hyposthenurie:** fehlende/verminderte Fähigkeit, den Harn zu konzentrieren: Harnosmolarität < Serumosmolarität, spezifisches Gewicht des Urins < 1006 g/l. Zu einer eingeschränkten Konzentrierungsfähigkeit kann es durch einen ADH-Mangel kommen (Diabetes insipidus). Sie ist auch ein Frühsymptom der chronischen Niereninsuffizienz.
- **Isosthenurie** („Harnstarre"): Gleichbleiben der Harnkonzentration unabhängig von der Flüssigkeitsbilanz des Körpers (Dursten, gesteigerte Flüssigkeitsaufnahme). Das Harngewicht ist auf ca. 1010 g/l fixiert (Wert des proteinfreien Plasmas). Zur Ausscheidung der harnpflichtigen Substanzen ist eine gesteigerte Diurese von ca. 3 l notwendig, was zu Polyurie, Polydipsie und Nykturie führt. Die Isosthenurie tritt bei fehlender Konzentrierungs- und Verdünnungsfähigkeit der Niere im Rahmen der fortgeschrittenen Niereninsuffizienz auf.

Renale Aminoazidurie: Ausscheidung von mehr als 5 % der filtrierten Menge einer Aminosäure im Urin. Beispiele: genetisch oder toxisch bedingte Transportstörungen des proximalen Tubulus (Fanconi-Syndrom, Hartnup-Krankheit, Zystinurie).

Differenzialdiagnose Überlaufaminoazidurie: Sie entsteht durch Überschreiten der tubulären Rückresorptionskapazität, die bei Erhöhung der Serumkonzentration von Aminosäuren auftritt, z. B. bei Phenylketonurie oder Ahornsirupkrankheit (s. Skript Pädiatrie).

Renal-tubuläre Azidosen: Störung der renalen Säureausscheidung. Näheres im Abschnitt renal-tubuläre Azidosen (S. 121).

> **PRÜFUNGSHIGHLIGHTS**
>
> – ! **Glukosurie:** Die Nierenschwelle liegt beim Gesunden bei einem Glukosewert von 160–180 mg/dl (8,9–10,0 mmol/l) im Serum.

10.3 Diagnostik in der Nephrologie

10.3.1 Anamnese und klinische Untersuchung

Anamnese: Zur Anamnese gehört die Erfassung von Störungen der Diurese und Miktion sowie von Ödemen (nephrotisches Syndrom, Niereninsuffizienz), Flankenschmerzen, Kopfschmerz und Fieber. Bei Schmerzen sollte gezielt nach der Schmerzcharakteristik (kolikartige Schmerzen z. B. bei Ureterstein vs. dumpfe Schmerzen bei Pyelonephritis) gefragt werden. Bei Urämie tritt häufig ein Juckreiz auf.

Klinische Untersuchung: Typische Befunde bei Nierenerkrankungen sind:
- Ödeme
- Hautkolorit: graublass z. B. bei renaler Anämie, Café-au-lait-Kolorit bei Urämie
- Foetor ex ore (Urämie)
- Polyneuropathie (Urämie)
- Bluthochdruck
- Perikardreiben, Pleurareiben (Urämie).

Einige Befunde können schon Hinweise auf die Art der Nierenerkrankung geben:
- Tachypnoe, Rasselgeräusche (Hinweis auf ein Lungenödem, z. B. bei akutem Nierenversagen)
- Klopfschmerzhaftigkeit im Bereich der Nierenlager (bei Nierenbeckenentzündung ggf. einseitig)
- Stenosegeräusche periumbilikal (Nierenarterienstenose).

10.3.2 Laboruntersuchungen

Blutanalyse

Bestimmung von harnpflichtigen Stoffen im Blut als Ausdruck der Nierenfunktionsleistung:

Kreatinin wird im Muskel durch Abbau von Kreatinphosphat gebildet und in der gesunden Niere vollständig glomerulär filtriert. ==Es ist von der Muskelmasse eines Patienten abhängig.== Erhöhte Serumkreatininwerte deuten auf eine Nierenfunktionsstörung hin. Bei verminderter Muskelmasse (Kinder, Frauen, alte Menschen) sind die Werte niedrig, was zu einer Überschätzung der Nierenfunktion führen kann. Bei sehr trainierten Menschen mit großer Muskelmasse können die Werte erhöht sein, weshalb die Nierenfunktion evtl. unterschätzt wird. Die Serumkreatininwerte übersteigen erst dann die Normgrenze, wenn die glomeruläre Filtration zu mehr als ==50 % eingeschränkt ist (vorher: „kreatininblinder Bereich")==.

Harnstoff ist das Endprodukt des Proteinstoffwechsels. Der Harnstoffspiegel im Serum hängt von verschiedenen Faktoren ab. Je nach Diurese ist seine Rückdiffusion erhöht oder vermindert. Bei vermehrter Eiweißzufuhr oder erhöhtem Katabolismus (Fieber, Kachexie) ist der Serumwert erhöht. Bei erniedrigter Proteinaufnahme oder Harnstoffsyntheseestörungen (schwere Leberschädigung) kann er jedoch falsch niedrig sein. **Harnstoff** übersteigt die Normwerte im Serum bei einer Einschränkung der GFR < 50 %. Die Harnstoffkonzentration i. S. reflektiert die Nierenfunktion nur mangelhaft (besser ist Kreatinin; Ausnahme: ANV → hier steigt Harnstoff vor Kreatinin.

Cystatin C: von kernhaltigen Zellen gebildet; die Serumkonzentration korreliert mit der glomerulären Filtrationsrate. Kein Routinetest.

Urinanalyse

Prinzipiell kann man zwischen Spontanurin (idealerweise Mittelstrahlurin am Morgen) und 24-h-Sammelurin unterscheiden. Für die orientierende Diagnostik wird meist Spontanurin verwendet. Für eine differenziertere nephrologische Diagnostik kann jedoch auch die Gewinnung von Sammelurin nötig sein, z. B. zur genauen Berechnung der Kreatinin-Clearance.

Beurteilung des makroskopischen Befundes:
- heller Urin: bei starker Diurese
- dunkler Urin: z. B. bei Dehydratation (starke Harnkonzentrierung)
- rötlicher Urin: bei Hämaturie, Hämoglobinurie (hämolytisch-urämisches Syndrom), Myoglobinurie (Crush-Syndrom), Porphyrie, Genuss von Roter Bete, ferner medikamenteninduziert (Rifampicin)
- bierbrauner Urin: bei direkter Bilirubinämie oder Porphyrinurie
- trüber Urin: bei schwerer Leukozyturie bzw. Pyurie oder Kristallurie.

Tab. 10.3 Urinzylinder

Art	Herkunft	Erkrankung
Erythrozytenzylinder	THP + Erythrozyten	pathognomonisch für GN
granulierte Zylinder	THP + Einlagerungen von Fett, Proteinen	bei glomerulären und interstitiellen Nierenerkrankungen, gelegentlich auch beim Gesunden
Pigmentzylinder		
▪ Hämoglobinzylinder	THP + Pigmenteinlagerung	bei GN und systemischen Erkrankungen mit Nierenbeteiligung
▪ Bilirubinzylinder		bei Cholestase
Leukozytenzylinder	THP + Leukozyten	bei bakteriellen Nierenentzündungen
Epithelzylinder	THP + Epithelzellen	bei schwerer Schädigung des Nierentubulus, häufig bei ANV
hyaline Zylinder	ausschließlich THP	häufig auch bei gesunden Patienten, z. B. bei Dehydratation
Wachszylinder	Plasmaproteine	bei chronischer Niereninsuffizienz

THP = Tamm-Horsfall-Proteine, GN = Glomerulonephritis, ANV = akutes Nierenversagen

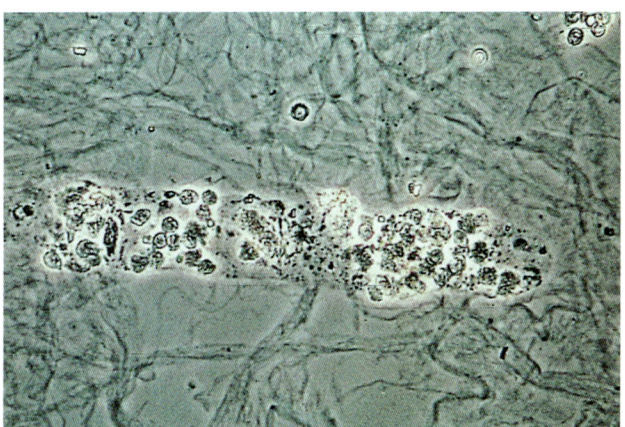

Abb. 10.3 **Erythrozytenzylinder.** [aus Kuhlmann et al., Nephrologie, Thieme, 2015]

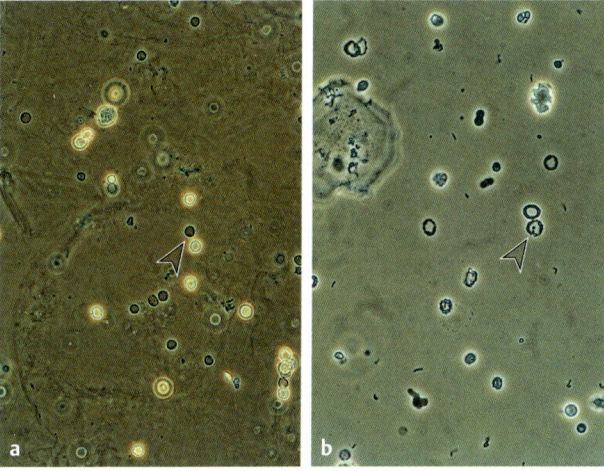

Abb. 10.4 **Erythrozyten im Urinsediment. a** Eumorphe Erythrozyten (Pfeil) mit Leukozyten (helle Zellen) und Schleimfäden. **b** Akanthozyten (Pfeil); rechts oben befindet sich eine Plasmazelle. [aus Greten, Rinninger, Greten, Innere Medizin, Thieme, 2010]

Urinstreifentest (Urinstix): orientierende Untersuchung von
- **Erythrozyturie:** positive Reaktion schon ab 5 Erythrozyten/µl. Der Streifentest differenziert nicht zwischen Erythrozyturie, Hämoglobinurie und Myoglobinurie.
- **Leukozyturie:** positiv ab 10 Leukozyten/µl
- **Proteinurie:** positiv ab 300 mg/l. Der Teststreifen reagiert v. a. auf Albumin. Auch eine massiv erhöhte Ausscheidung kleinmolekularer Proteine (z. B. Leichtketten beim multiplen Myelom) bleibt im Urinstreifentest unentdeckt.
- **Glukosurie:** positiv ab 50 mg/dl
- **Nitrit:** Ein positiver Befund bei **frischem** Mittelstrahlurin weist auf einen HWI hin. Der Teststreifen kann nur Harnwegsinfekte durch Nitrit-bildende Bakterien nachweisen.
- **Bestimmung von pH-Wert, spezifischem Gewicht, Bilirubin und Ketonkörpern.**

Sedimentanalyse: Nach Abzentrifugation der festen Bestandteile des Urins findet sich das Sediment, welches mikroskopisch beurteilt wird. Positive Urinstix-Ergebnisse werden mikroskopisch verifiziert.
- **Zylinder:** Zylinder stellen Ausgussformen des tubulären Systems dar und sind somit beweisend für einen renalen Ursprung. Hauptbildungsort der Zylinder ist der distale Tubulus. Zylinder bestehen entweder nur aus Tamm-Horsfall-Proteinen (THP, nierenspezifisches Mukoprotein) oder aus Zellen bzw. Zellelementen, die in die Proteinmatrix eingebettet sind (Tab. 10.3, Abb. 10.3).
- **Erythrozyten** (Abb. 10.4): Im normalen Sediment finden sich nicht mehr als 4 Erythrozyten/µl. Gehäuft kommen sie bei Blutungen innerhalb der ableitenden Harnwege sowie bei Glomerulonephritiden vor. Eine Sonderform des Erythrozyten stellt der Akanthozyt dar, ein dysmorpher Erythrozyt mit bläschenförmigen Ausstülpungen der Zellmembran („Mickey Mouse"). Die Verformung entsteht beim Durchtritt durch die glomeruläre Basalmembran und ist folglich beweisend für einen glomerulären Ursprung.
- **Leukozyten:** Vermehrt (>10/µl) treten Leukozyten bei entzündlichen Prozessen insbesondere im Bereich der ableitenden Harnwege auf.
- **Tubulusepithelien:** generell vermehrtes Auftreten im Sediment bei renalen Erkrankungen
- **Kristalle:** Bei Nephrolithiasis kann die genaue Beurteilung der Kristalle Aufschluss über die chemische Natur der Konkremente geben.

> **LERNTIPP**
>
> **Akanthozyten** beweisen die glomeruläre Hämaturie.

Funktionsdiagnostik

Die Clearance (ml/min) bezeichnet das Plasmavolumen, das von einem bestimmten Stoff pro Zeiteinheit gereinigt wird. **Die glomeruläre Filtrationsrate (GFR)**, die ein wesentlicher Marker für die Beurteilung der Nierenleistung ist und der Früherkennung von Nierenfunktionsschädigungen dient, entspricht der Clearance von Substanzen, die frei glomerulär filtriert werden und tubulär weder rückresorbiert noch sezerniert werden. Sie ist abhängig von der hydrostatischen und der onkotischen Druckdifferenz zwischen glomerulärer Kapillarschlinge und Bowman-Kapselraum. Jedwede Druckänderung kann zu einer Veränderung der GFR führen. Da der onkotische Druck des Plasmas und der hydrostatische Druck im Kapselraum unter physiologischen Bedingungen konstant sind, spielt der **glomeruläre Kapillardruck** die größte Rolle bei der Regulation der GFR.

Kreatinin-Clearance: In der klinischen Praxis wird die GFR näherungsweise durch die Bestimmung der Kreatinin-Clearance ermittelt. Dazu bestimmt man im 24-h-Sammelurin und im Blut die Kreatinin-Konzentration. Die Kreatinin-Clearance berechnet sich dann nach der Formel:

$$C_{Krea} = \frac{\text{Kreatininkonzentration im Urin [mg/l]} \cdot \text{Urinvolumen über 24 h [ml]}}{\text{Kreatininkonzentration im Serum [mg/l]} \cdot \text{Sammelzeit [min]}}$$

Eine raschere, aber ungenauere Methode ist die Abschätzung der Clearance für Männer nach Cockroft und Gault:

$$C_{Krea} = \frac{(140 - \text{Lebensalter}) \cdot \text{Körpergewicht}}{72 \cdot \text{Kreatininkonzentration im Serum [mg/dl]}}$$

Bei Frauen muss das Ergebnis mit 0,85 multipliziert werden.

Darüber hinaus kann die GFR durch i. v.-Gabe von Inulin oder ^{51}Chrom-EDTA bestimmt werden. Diese Messmethoden sind genauer, werden aber nur für wissenschaftliche Fragestellungen verwendet. Bei jungen und nierengesunden Patienten beträgt die GFR ca. 100–120 ml/min.

> **LERNTIPP**
>
> Prägen Sie sich v. a. die Formel zur Abschätzung der GFR nach Cockroft und Gault ein.

Ursachen der eingeschränkten GFR:
- **Abfall des glomerulären Kapillardrucks:** z. B. bei Hypovolämie oder Hypotonie infolge von Herzinsuffizienz, Sepsis, Schock, Leberzirrhose oder großen Blutverlusten. Die Autoregulationsmechanismen der Niere sind in der Lage, die kapilläre Perfusion bis zu einem systemischen mittleren arteriellen Druck von ca. 70 mmHg aufrechtzuerhalten. Wird dieser kritische Wert unterschritten, kommt es zur Verminderung der glomerulären Filtration.
- **Erhöhung des hydrostatischen Drucks** in der Bowman-Kapsel, z. B. im Rahmen eines Harnstaus
- **eingeschränkte Permeabilität** der Filtrationsfläche: z. B. im Rahmen von Glomerulonephritiden, bei Diabetes oder Amyloidose.

PRAXIS Neben der Aktivierung des RAAS spielt die Ausschüttung von lokal wirksamen Vasodilatatoren (z. B. Prostaglandine) eine wichtige Rolle für die Aufrechterhaltung der Nierendurchblutung, v. a. bei Abfall des systemischen arteriellen Mitteldrucks. Insbesondere bei einer schon vorbestehenden Nierenschädigung kann die Gabe von NSAR (Hemmung der Prostaglandinsynthese) daher zu einer akuten Funktionsverschlechterung führen.

Ursachen der erhöhten GFR: Eine Erhöhung der glomerulären Filtration tritt ein, wenn der glomeruläre Kapillardruck steigt. Dies geschieht als Folge von Hypertonie, Hypervolämie, Fieber oder auch als Nebenwirkung bei ACTH- und Glukokortikoidtherapie. Die GFR ist außerdem in der Schwangerschaft und bei Menschen mit Diabetes in der Frühphase einer Nierenbeteiligung erhöht.

10.3.3 Bildgebung

Sonografie: Sie ist bei allen Nierenerkrankungen aufgrund der raschen Verfügbarkeit und fehlenden Strahlenbelastung die Untersuchungsmethode der ersten Wahl. Beurteilt werden Lage und Größe der Nieren. Mittels Farbduplex können die arterielle und venöse Durchblutung der Nieren beurteilt werden. Bei akutem Nierenversagen kann sonografisch eine postrenale Ursache (Harnstau) ausgeschlossen werden. In der Harnblase wird der Restharn bestimmt.

Röntgen:
- **Abdomenübersichtsaufnahme:** Sie dient dem Nachweis von röntgendichten Konkrementen in Nieren und ableitenden Harnwegen. Der Bildausschnitt sollte deshalb vom Zwerchfell bis zur Symphyse reichen. Beurteilt werden Lage, Größe und Kontur der Nieren. Eine fehlende Abgrenzbarkeit des Psoasschattens kann auf pathologische Prozesse an den Nieren hinweisen. Die **Ureteren** sind im Nativröntgen **nicht** zu beurteilen.

- **Ausscheidungsurografie:** Sie dient der Beurteilung des Harnabflusses vom Nierenparenchym bis in die Harnblase. Häufigste Indikation sind Steinleiden und der V. a. Harnwegsanomalien. Nach i. v.-Applikation eines nierengängigen iodhaltigen Kontrastmittels werden 2 Röntgenaufnahmen des Abdomens angefertigt. 5 min nach Kontrastmittelgabe erfolgt die erste Aufnahme zur Beurteilung des Nierenparenchyms. Nach 10 min werden in der 2. Aufnahme Nierenbeckenkelchsystem, Harnleiter und Harnblase dargestellt.

CT und MRT: In der **CT** können Rinde, Mark und Sinus renalis gut voneinander abgegrenzt werden. Darüber hinaus lassen sich auch das pararenale Gewebe (Fett stellt sich im CT schwarz dar), Nachbarorgane sowie Thrombosen oder Aneurysmen gut darstellen. Häufigste Indikation sind raumfordernde Prozesse.

Die Indikation für eine MRT ist gegeben, wenn die Dignität raumfordernder Prozesse in der CT nicht eindeutig geklärt werden kann oder die Ausdehnung von Tumoren der Harnblase oder der Prostata beschrieben werden soll.

Nuklearmedizinische Methoden: Sie dienen der Funktionsdiagnostik der Nieren und bieten den Vorteil der Erfassung der **seitengetrennten Clearance.** Grundprinzip der nuklearmedizinischen Diagnostik ist die Messung der Aktivität einer intravenös injizierten, nierengängigen radioaktiven Substanz ^{99m}Tc-MAG$_3$ über den Nierenlagern mittels einer Gammakamera. Aus den Aktivitäts-Zeit-Kurven kann die seitengetrennte Clearance berechnet werden.

10.3.4 Invasive Diagnostik/Nierenbiopsie

Die histologische Aufarbeitung von Nierengewebe ist wesentlich für die Diagnosesicherung und Klassifizierung zahlreicher Nierenerkrankungen. Im klinischen Alltag sind die **Hauptindikationen** für eine Nierenbiopsie eine Proteinurie > 1 g/24 h bis hin zum **nephrotischen Syndrom** und chronisches wie **akutes Nierenversagen unklarer Genese**. Darüber hinaus wird sie auch bei Verdacht auf eine Transplantatabstoßung durchgeführt.

Die Nierenbiopsie wird in Lokalanästhesie transkutan unter sonografischer Steuerung durchgeführt. Bei nichtkontrollierbaren Blutungsrisiken kann die Nierenbiopsie auch transjugulär über die Nierenvene durchgeführt werden. Dadurch wird die Nierenkapsel geschont und die Gefahr einer perirenalen Blutung umgangen.

Kontraindikationen für die Nierenbiopsie sind:
- Einnierigkeit (funktionell oder anatomisch)
- Blutungsneigung (Thrombozytopenien, suffiziente Antikoagulation)
- unkontrollierbare Hypertonie
- Schwangerschaft.

> **PRÜFUNGSHIGHLIGHTS**
> - ! **Normwert** der GFR (bei jungen, nierengesunden Patienten): 100–120 ml/min
> - !! **Kreatinin** ist von der **Muskelmasse abhängig**. Die GFR muss allerdings um > 50 % abfallen, damit man im Serum einen signifikanten Anstieg erkennen kann (davor: kreatininblinder Bereich).
> - ! **Akantozyten im Urin** beweisen einen **glomerulären** Ursprung der **Hämaturie**.

10.4 Beteiligung und Schädigung der Niere bei verschiedenen Erkrankungen

10.4.1 Nierenbeteiligung bei systemischen Grunderkrankungen

Die Niere ist bei vielen systemischen Erkrankungen mitbetroffen. Wichtige Beispiele sind:
- metabolische Erkrankungen
  - Diabetes mellitus (S. 57)
  - Hyperkalzämie (S. 145)
- immunologische Erkrankungen
  - Vaskulitiden (Granulomatose mit Polyangiitis, mikroskopische Polyangiitis, Panarteriitis nodosa, Purpura Schoenlein-Henoch)
  - Kollagenosen (systemischer Lupus erythematodes, Sklerodermie)
  - Goodpasture-Syndrom (S. 113)
  - thrombotisch-thrombozytopenische Purpura, hämolytisch-urämisches Syndrom (S. 128)
- weitere: Amyloidose (S. 112), Sarkoidose, arterielle Hypertonie, Streptokokkennephritis (S. 112), Gestosen (s. Skript Gynäkologie).

10.4.2 Folgen von chronischen Schädigungen der Nieren

Nephrokalzinose

Die Nephrokalzinose ist gekennzeichnet durch diffuse Verkalkungen des Nierenparenchyms und der distalen Tubuli. Sie ist eine Spätfolge der **chronischen Kalziumüberladung** der Nieren. Klinisch bleibt sie zumeist asymptomatisch und wird häufig radiologisch oder sonografisch bei gleichzeitig vorliegenden **Nierensteinleiden** bemerkt. Eine ausgeprägte Nephrokalzinose kann zu einem Nierenfunktionsverlust führen.

Häufigste Ursache einer Nephrokalzinose ist der primäre Hyperparathyreoidismus (S. 37), der sich durch eine Hyperkalzämie manifestiert. Parenchymverkalkungen kommen auch bei der renal-tubulären Azidose, der Analgetikanephropathie und der Markschwammniere vor.

Die frühesten Kalziumablagerungen lassen sich intrazellulär in Mitochondrien und Lysosomen nachweisen. Im weiteren Verlauf entwickeln sich Kalkablagerungen in der Basalmembran der Tubuli.

Schrumpfniere

Schrumpfnieren stellen das Endstadium pathologischer Umbauprozesse dar, die im Rahmen chronischer Nierenerkrankungen, wie z. B. von Glomerulonephritiden, entstehen (s. auch **Abb. 11.2**).

Makroskopie: Mit der Verödung der Glomerula verschwinden auch die efferenten Arteriolen, die das peritubuläre Kapillarnetz bilden. Dadurch kommt es zur Atrophie der Tubuli und narbiges Gewebe füllt die entstehenden Zwischenräume auf. Die Nieren sind massiv verkleinert und zeigen eine blasse, grob granulierte Oberfläche.

Mikroskopie: Es imponiert eine Atrophie und Fibrose der Nephrone. Anstelle des ursprünglichen Nierengewebes entwickelt sich ein „Pseudostroma". Die Glomerula zeigen Kapselverdickungen mit alten Halbmonden (S. 114). Das glomeruläre Kapillarknäuel ist teilweise mit der Kapsel verwachsen.

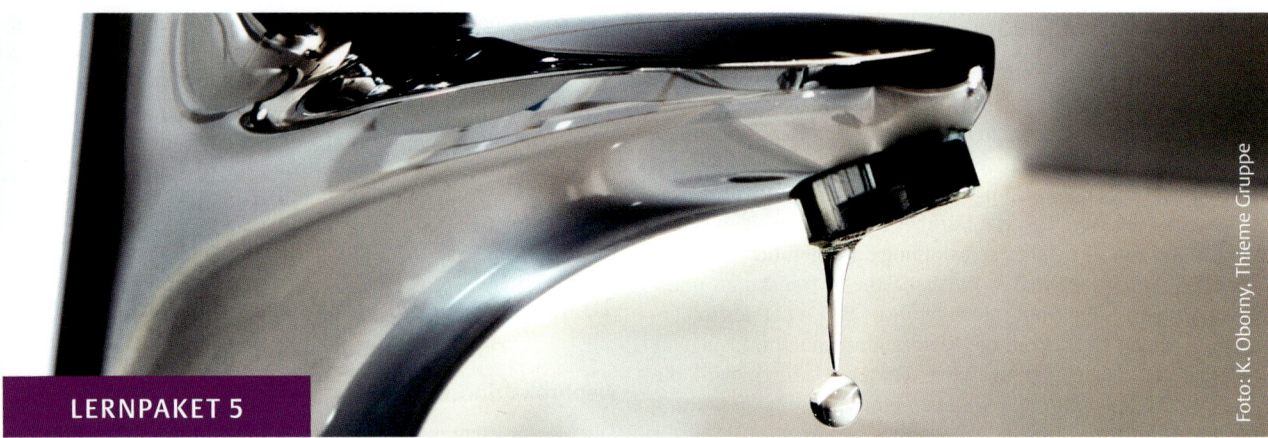

LERNPAKET 5

11 Niereninsuffizienz (NI)

11.1 Akutes Nierenversagen (ANV)

Synonym: akute Niereninsuffizienz

DEFINITION Akut einsetzende Abnahme der Nierenfunktion, gekennzeichnet durch eine verminderte glomeruläre Filtrationsrate und den Anstieg der Nierenretentionswerte (Kreatinin, Harnstoff).

Epidemiologie: Die Inzidenz liegt bei 10:100 000 Einwohner/Jahr. Sie ist höher bei hospitalisierten Patienten (1–5 % aller hospitalisierten Patienten, > 10 % aller Intensivpatienten).

Einteilung nach Ätiologie:
Prärenales ANV (60 %): Das prärenale Nierenversagen entsteht durch eine verminderte Nierenperfusion, bedingt durch die Verminderung des effektiven Blutvolumens oder des arteriellen Mitteldrucks. Häufige Ursachen sind **Exsikkose**, **Blutverluste**, **Diuretikaüberdosierung**, **systemische Vasodilatation** (Schock, Sepsis), **Herzinsuffizienz** oder **Leberzirrhose**. Um die Nierenperfusion aufrechtzuerhalten, kommt es zur Aktivierung renaler Gegenregulationsmechanismen (ADH, RAAS, Katecholamine). Hierdurch wird ein **hyperosmolarer, natriumarmer** Urin gebildet.

Intrarenales ANV (35 %): Dem intrarenalen Nierenversagen liegt eine Schädigung der Nierenstruktur zugrunde; im Vergleich zum prärenalen ANV ist die Tubulusfunktion gestört. Hierdurch sind Harnkonzentrierung und tubuläre Natriumrückresorption vermindert. Ursachen für ein intrarenales ANV sind:
- akute Tubulusnekrose
  - **Ischämie** (Schock, Niereninfarkte): Tubuluszellen sterben unter Hypoxie besonders schnell ab. Die Gefahr der Tubulusnekrose besteht bei länger anhaltendem prärenalem Nierenversagen insbesondere dann, wenn die protektiven Mechanismen zur Autoregulation beeinträchtigt sind (z. B. Einnahme von NSAR).
  - **toxische Substanzen** (→ **akute nephrotoxische Tubulusnekrose**): z. B. Medikamente (NSAR, Antibiotika, Zytostatika), Röntgenkontrastmittel, Schwermetalle (Cadmium, Blei) oder tubuläre Ablagerungen von Hämo- bzw. Myoglobin im Rahmen einer Hämo- oder Rhabdomyolyse (Crush-Niere), von Proteinen (z. B. Paraproteine beim Plasmozytom), Oxalat oder Urat (z. B. beim Tumorlyse-Syndrom)

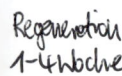
Regeneration 1–4 Wochen

- **vaskuläre Ursachen:** Vaskulitis, maligne Hypertonie, Embolie, Cholesterinembolie
- **Glomerulonephritiden:** rapid progrediente Glomerulonephritis, IgA-Nephropathie
- **akute interstitielle Nephritis**: medikamenteninduziert, allergisch.

> **LERNTIPP**
>
> Bei einer **Crush-Niere** kommt es zu einem erhöhten Anfall von **Myoglobin** aus der verletzten oder ischämisch geschädigten Muskulatur. Die meist mit der Muskelschädigung einhergehende **Hypovolämie** und **Hypokalzämie** stellen zusätzliche pathophysiologische Faktoren dar. Die Hypokalzämie ist durch einen starken Kalziumeinstrom in das geschädigte Gewebe bedingt und führt zu einer Konstriktion der afferenten Arteriolen. Die **therapeutischen Optionen** sind:
> - eine leichte Alkalisierung des Harns (pH > 7,1) mittels intravenöser Gabe von Natriumbicarbonat unter regelmäßiger Kontrolle durch Blutgasanalysen (cave: systemische Alkalose)
> - erhöhter Volumenumsatz mit forcierter Diurese.
>
> Bei Hyperkaliämie kann eine Nierenersatztherapie, vorzugsweise durch kontinuierliche Verfahren, notwendig werden, durch die Myoglobin anteilig eliminiert werden kann.

Postrenales ANV (5 %): Ursächlich ist eine Harnabflussstörung aufgrund anatomischer Behinderungen oder erworbener Hindernisse (z. B. Tumoren, Prostatahyperplasie, retroperitoneale Fibrose) sowie auch verstopfte Harnkatheter. Durch den Harnrückstau kommt es zur Erhöhung der glomerulären Druckverhältnisse im Bowman-Kapselraum mit konsekutiver Reduktion der glomerulären Filtration.

PRAXIS Das prä- und postrenale ANV ist grundsätzlich reversibel, wenn die Ursache rechtzeitig beseitigt wird und die Niere keinen strukturellen Schaden genommen hat. Das intrarenale Nierenversagen ist Ausdruck eines strukturellen Schadens: Eine reine akute Tubulusnekrose ist in der Regel auch reversibel, eine zusätzliche interstitielle inflammatorische Komponente kann jedoch zu einer irreversiblen interstitiellen Fibrose führen. Das Nierenversagen kann sich in diesem Fall nur partiell oder gar nicht zurückbilden.

11.1 Akutes Nierenversagen (ANV)

Tab. 11.1 **Akute Nierenschädigung** nach RIFLE- und AKIN-Kriterien (Acute Kidney Injury Network)

RIFLE	AKIN	Anstieg des Serum-Kreatinins	Diurese
Risk	1	≥ 0,3 mg/dl oder auf das 1,5-Fache	< 0,5 ml/kg/h über 6 h
Injury	2	2-fach	< 0,5 ml/kg/h über 12 h
Failure	3	3-fach oder ≥ 4 mg/dl mit akutem Anstieg um ≥ 0,5 mg/dl	< 0,3 ml/kg/h über 24 h oder Anurie über 12 h
Loss	–*	dauerhaftes Nierenversagen > 4 Wochen	–
ESKD	–*	dauerhaftes Nierenversagen > 3 Monate (end of stage kidney disease)	–

Die RIFLE-Kriterien Loss und ESKD werden bei der AKIN-Klassifikation nicht mehr berücksichtigt, da sie Spätfolgen des ANV sind.

Tab. 11.2 **Unterscheidung von prä- und intrarenalem ANV**

	Urin-Natrium (mmol/l)	Kreatinin (Urin-Plasma-Verhältnis)	fraktionelle Natriumexkretion (%)
prärenales ANV	< 10	> 15	< 1
intrarenales ANV	30–90	< 15	> 1

$$\text{fraktionelle Natriumexkretion} = \frac{(\text{Natrium [Harn]} \cdot \text{Kreatinin [Plasma]}) \cdot 100}{\text{Natrium [Plasma]} \cdot \text{Kreatinin [Harn]}}$$

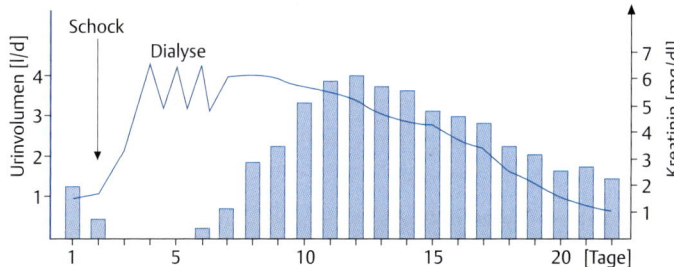

Abb. 11.1 **Verlauf des akuten Nierenversagens.** [aus Hahn, Checkliste Innere Medizin, Thieme, 2018]

Einteilung nach Stadium: Bei der Stadieneinteilung des akuten Nierenversagens kommen die RIFLE- und seit 2007 die AKIN-Kriterien zum Einsatz (**Tab. 11.1**).

Klinik: Leitsymptom des akuten Nierenversagens ist die Verminderung der Harnsekretion mit **Oligurie/Anurie** sowie der **Anstieg des Serumkreatinins** um 50 % des Ausgangswertes. Typischerweise zeigt das ANV einen 3-phasigen Verlauf (**Abb. 11.1**):
- **Initialphase:** asymptomatisches Stadium. Die Nierenfunktion ist noch normal. Dauer: Stunden bis Tage.
- **olig-/anurische Phase:** Abnahme oder Sistieren der Urinausscheidung sowie Anstieg der Nierenretentionswerte. Komplikationen der Nierenfunktionsstörung sind Elektrolytstörungen (Hyperkaliämie) und Überwässerung (periphere Ödeme, arterielle Hypertonie, „Fluid Lung"). Dauer: Tage bis wenige Wochen.
- **polyurische Phase:** Mit der Regeneration der Tubuluszellen setzt die Diurese wieder ein. Da die Konzentrierungsfähigkeit der Niere noch reduziert ist, kann es zur Polyurie (4–5 l/d) mit der Gefahr von Dehydratation und Elektrolytverlusten kommen.

PRAXIS In 30 % der Fälle verläuft das ANV normourisch. In diesem Fall ist der Anstieg des Serumkreatinins der einzige Hinweis, da klinische Symptome erst bei fortgeschrittener Insuffizienz auftreten.

Komplikationen:
- **Hyperkaliämie:** Die Folge sind Herzrhythmusstörungen bis hin zum Herzstillstand.
- **Lungenödem:** Als Folge der Überwässerung entwickelt sich ein interstitielles Lungenödem oder ARDS.
- **Urämie:** urämischer Fötor, Enzephalopathie mit Konzentrationsstörungen, Flapping Tremor, Krämpfen und Koma, Perikarditis, Pleuritis, urämische Gastritis, Blutungsneigung infolge von Thrombozytopenien
- **arterielle Hypertonie**
- **Perikarditis**
- nosokomiale Infektionen und Sepsis.

Diagnostik:
- **Anamnese:** Grunderkrankungen (Herzinsuffizienz, Leberzirrhose, vorausgegangene Infekte, urologische oder gynäkologische Grunderkrankungen), OPs, Traumata, Schockzustände (v. a. kurz vor Entwicklung des ANV) sowie Medikamente.
- **Labor:** Erhöhung von Kreatinin, Harnstoff und Verminderung der GFR. Komplikationen des ANV wie Hyperkaliämie und metabolische Azidose können in der Blutgasanalyse erkannt werden.
- **Urinanalyse:** Man untersucht Urinstatus und -sediment. Zur Differenzierung zwischen prä- und intrarenalem Nierenversagen dient die Bestimmung der **fraktionellen Natriumexkretion** (**Tab. 11.2**): Sie entspricht der Natrium-Clearance, die ins Verhältnis zur Kreatinin-Clearance gesetzt wird:

- **prärenales ANV:** Die Nierenperfusion ist vermindert, die Nierenfunktion aber unbeeinträchtigt, sodass Natrium rückresorbiert wird (**natriumarmer Urin**).
- **intrarenales ANV:** Die Tubulusfunktion ist gestört und die Natriumrückresorption vermindert (**natriumreicher Urin**).
- **Bildgebung:** Sonografie zum Ausschluss einer postrenalen Ursache und zur Differenzierung zwischen akutem (große Nieren) und chronischem (kleine, echodichte Nieren) Nierenversagen, Röntgen-Thorax bei Verdacht auf Lungenödem.
- **Nierenbiopsie:** indiziert bei Verdacht auf intrarenales ANV. Typische morphologische Zeichen der nephrotoxischen Tubulusnekrose sind eine vakuoläre Degeneration, ein nekrotischer Zerfall und toxinspezifische Ablagerungen in den Tubuli (z. B.: Braunfärbung bei Myoglobinablagerung) und evtl. interstitielle lymphohistiozytäre Infiltrate.

Therapie:
- **Behandlung der Ursache:** Absetzen von potenziell nephrotoxischen Medikamenten, beim prärenalen Nierenversagen: Verbesserung der Nierendurchblutung (v. a. durch Kreislaufstabilisierung), bei einer postrenalen Ursache: Beseitigung von Harnabflusshindernissen.

> **PRAXIS** Nach der Behebung eines akuten postrenalen Abflusshindernisses kommt es häufig zur starken Diurese → ausreichende Flüssigkeits- und Elektrolytsubstitution beachten!

- **Dosisreduktion** bei Medikamenten, die renal ausgeschieden werden
- **Diurese:** Im Vordergrund steht die **Flüssigkeitsbilanzierung**. Insbesondere beim prärenalen ANV sollte auf eine ausreichende Hydrierung geachtet werden. Kann trotz Flüssigkeitszufuhr immer noch keine ausreichende Diurese erzielt werden, liegt wahrscheinlich ein intrarenaler Strukturschaden vor. Zur zusätzlichen Diuresesteigerung eignen sich beim oligurischen ANV **Schleifendiuretika** (z. B. Furosemid), da sie die einzigen Diuretika sind, die auch noch bei fortgeschrittener Einschränkung der Nierenfunktion (GFR < 30 ml/min) wirken.
- **Korrektur der Serumelektrolyte:** Zur Therapie der Hyperkaliämie können entweder Kationenaustauscherharze (Resonium) oder Insulin + Glukose gegeben werden. Bei metabolischer Azidose empfiehlt sich die Gabe von Bikarbonat.
- **Nierenersatztherapie:** Absolute **Dialyseindikationen** sind: therapierefraktäres Lungenödem, Hyperkaliämie (K^+ > 6,5 mmol/l), metabolische Azidose, Anurie > 12 h und urämische Symptome.

Prognose: Ein durch Volumenmangel ausgelöstes, prärenales ANV kann sich nach therapeutischer Flüssigkeitszufuhr relativ rasch normalisieren. Ein postoperatives oder septisches ANV geht trotz Dialysebehandlung mit einer hohen Mortalität von ca. 60 % einher. Das toxische ANV hingegen hat bei Absetzen der auslösenden Substanz eine gute Prognose.

11.2 Chronische Niereninsuffizienz

Synonym: chronisches Nierenversagen (CNV)

> **DEFINITION** Irreversible Verminderung der glomerulären, tubulären und endokrinen Nierenfunktion.

Epidemiologie: Die Inzidenz beträgt in Westeuropa 10:100 000/ Jahr.

Ätiologie: Die häufigsten Erkrankungen, die zu einer chronischen Niereninsuffizienz führen, sind:
- diabetische Nephropathie (ca. 35 % aller CNV)
- vaskuläre Nephropathien
- chronische Glomerulonephritiden
- chronische interstitielle Nephritiden
- Zystennieren.

> **LERNTIPP**
> Die diabetische Nephropathie ist die häufigste Ursache einer chronischen Niereninsuffizienz.

Pathophysiologie: Bei vielen Nierenerkrankungen schreitet der Funktionsverlust kontinuierlich fort und endet in einer chronischen Niereninsuffizienz. Durch den Untergang funktionstüchtiger Nephrone kommt es zu einer gesteigerten Filtration an den verbliebenen Nierenkörperchen. Die hämodynamischen Veränderungen (Erhöhung des intraglomerulären Drucks, Hyperperfusion, Hyperfiltration) schädigen das Kapillarendothel und führen zu einer erhöhten kapillären Permeabilität. Die daraus resultierende Proteinurie stimuliert die Proliferation von Mesangiumzellen und die Ausschüttung von Wachstumsfaktoren, welche die Bindegewebssynthese anregen und zu einer Fibrosierung und damit zum Funktionsverlust des Glomerulums führen. Neben dem Verlust der exkretorischen Funktion nimmt mit zunehmender Niereninsuffizienz auch die inkretorische Leistung der Niere ab (z. B. EPO-Produktion).

Einteilung: Nach der Einschränkung der GFR teilt man die chronische Niereninsuffizienz in die Stadien 0–5 ein (Tab. 11.3).

> **LERNTIPP**
> Prägen Sie sich die Stadieneinteilung der chronischen Niereninsuffizienz ein. Merken Sie sich dabei v. a., ab wann man von einer **terminalen Niereninsuffizienz** spricht (GFR < 15 ml/min).

Klinik: In frühen Stadien sind die Patienten meist beschwerdefrei. Es finden sich jedoch häufig Poly- und Nykturie und bei nachlassender Konzentrationsfähigkeit der Niere eine Isosthenurie. Mit Abfall der Kreatinin-Clearance unter 50 ml/min kommt es zunehmend zu den typischen klinischen Symptomen.
- **Urämie:** Urämie nennt man die Akkumulation von harnpflichtigen Substanzen (Urämietoxine) im Blut. Die urämischen Symptome (S. 101) können sich auf unterschiedliche Weise klinisch manifestieren.
- **Hypertonie:** bedingt durch Hypervolämie und Aktivierung des RAAS (renoparenchymatöse Hypertonie)
- **Hypervolämie:** Bei fortgeschrittener Niereninsuffizienz kommt es infolge der abnehmenden GFR zu einer deutlichen Natrium- und Wasserretention. Daraus resultieren arterielle Hypertonie, periphere Ödeme, Fluid Lung und evtl. ein Lungenödem.
- **renale Osteopathie** (S. 101): Sammelbegriff für ossäre Veränderungen, die im Rahmen der chronischen Niereninsuffizienz auftreten. Ihre Hauptursachen sind ein sekundärer Hyperparathyreoidismus und die verminderte 1,25-$(OH)_2$-Vitamin-D_3-Synthese in den Nieren.
- **renale Anämie** (S. 103): multifaktoriell verursacht: Neben der verminderten Erythropoetin-Synthese in den Nieren spielen auch eine Störung der Erythropoese im Knochenmark und eine verkürzte Erythrozytenüberlebenszeit (beides verursacht durch Urämietoxine) eine Rolle.

11.2 Chronische Niereninsuffizienz

Tab. 11.3 **Stadieneinteilung der chronischen Niereninsuffizienz anhand der GFR** (National Kidney Foundation)

Stadium	Beschreibung	GFR (ml/min/1,73 m²)	weitere Befunde
0	erhöhtes Risiko einer Niereninsuffizienz	> 90	–
1	Nierenschädigung bei normaler Nierenfunktion	> 90	evtl. Proteinurie
2	Nierenschädigung mit milder Niereninsuffizienz (vollkompensierte Niereninsuffizienz)	60–89	Polyurie, Nykturie, Isosthenurie, normales Kreatinin i. S.
3	mittelschwere Niereninsuffizienz (teilkompensierte Niereninsuffizienz)	30–59	renale Anämie, sekundärer Hyperparathyreoidismus, renale Azidose oder Hyperkaliämie meist in jeweils milder Ausprägung, Hypertonie, Ödeme.
4	schwere Niereninsuffizienz (dekompensierte Niereninsuffizienz)	15–29	renale Anämie, sekundärer Hyperparathyreoidismus, renale Azidose oder Hyperkaliämie in stärkerer Ausprägung, Phosphatstau, Hypertonie, Überwässerungszeichen bis zur Lungenstauung. Urämische Symptome fehlen bei GFR > 20 ml/min meist.
5	terminale Niereninsuffizienz	< 15	urämische Symptome

- **Störung des Elektrolythaushalts:** Hyperkaliämie, **Hyperphosphatämie**, Hypokalzämie. Durch die Retention von Phosphat kommt es zur Bildung von Kalziumphosphatkomplexen, wodurch der Kalzium-Spiegel im Serum sinkt. Dadurch wird reaktiv vermehrt PTH ausgeschüttet. Die Hyperphosphatämie induziert zudem die Freisetzung des Fibroblast-Growth-Faktors 23 (FGF-23) aus den Osteozyten, der phosphaturisch wirkt und wiederum die Kalzitriolsynthese hemmt. In der Summe entwickelt sich eine negative Kalziumbilanz im Knochen.
- **Störung des Säure-Basen-Haushalts:** renale Azidose durch verminderte renale Ausscheidung von H⁺-Ionen. In der Folge steigt u. a. die Neigung zur Hyperkaliämie (→ über den H⁺-K⁺-Antiport werden vermehrt H⁺-Ionen nach intrazellulär und im Gegenzug vermehrt K⁺-Ionen nach extrazellulär transportiert).
- **gestörte Gonadenfunktion:** Amenorrhö, Infertilität, Impotenz
- **Hämatomneigung:** urämisch bedingte Thrombozytenfunktionsstörung.

Diagnostik:

> **LERNTIPP** !
> Wenn Sie bei der Labordiagnostik nicht fit sind, sollten Sie sich regelmäßig Befunde schnappen und versuchen, diese zu interpretieren. Das wird Ihnen nicht nur den klinischen Arbeitsalltag, sondern auch das Kreuzen deutlich erleichtern. Sie müssen im Examen in der Lage sein, eine chronische Niereninsuffizienz rein am Laborbefund zu erkennen.

Labor:
- **Blut:** Retentionswerte (Harnstoff, Kreatinin) erhöht, Kreatinin-Clearance vermindert. Elektrolytstörungen wie Hyperkaliämie, Hyperphosphatämie, Hypokalzämie, Mangel an Kalzitriol, Erhöhung von Parathormon. Metabolische Azidose und normochrome renale Anämie. Auch Troponin T kann erhöht sein.
- **Urin:** Proteinurie, Glukosurie sowie Urinsediment geben Hinweise auf die Ursache der chronischen Niereninsuffizienz.

> **BEISPIEL**
> Eine chronische Niereninsuffizienz könnte im Labor z. B. so aussehen: Natrium: 130 mmol/l, Kalium: 6,8 mmol/l, Kalzium: 1,95 mmol/l, Phosphat: 1,8 mmol/l, Kreatinin: 159 µmol/l (1,8 mg/dl), Glukose: 4,4 mmol/l (80 mg/dl), Leukozyten: 7200/µl, Hb: 87 g/l, Thrombozyten: 165/nl, Urinstix: Leukozyten –, Hb –, Protein +++, Glukose –, Ketonkörper –.

Bildgebung:
- **Sonografie:** Schrumpfnieren als morphologisches Endstadium chronischer Nierenerkrankungen mit beidseits verkleinerten Nieren und verschmälertem, echodichtem Parenchymsaum (Abb. 11.2). ab 8 cm
- **Echokardiografie:** Bei arterieller Hypertonie Beurteilung der Herzgröße und der Hypertrophie des linken Ventrikels. Messung der Ejektionsfraktion des linken Ventrikels zur Abschätzung einer Linksherzinsuffizienz. Bei fortgeschrittener Niereninsuffizienz Beurteilung der rechtsventrikulären Volumenbelastung und des Perikards zum Ausschluss eines urämisch bedingten Perikardergusses.
- **Röntgen:** Bei fortgeschrittener Niereninsuffizienz und Knochenbeschwerden sollte zum Ausschluss einer renalen Osteopathie der Knochenstatus im Röntgen beurteilt werden.

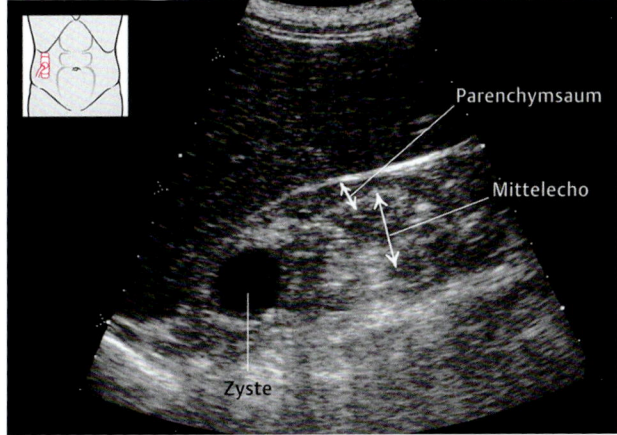

Abb. 11.2 **Schrumpfniere.** In der Sonografie erkennt man eine kleine und helle Niere mit verschmälertem Parenchymsaum. Die Schrumpfniere hat sich infolge einer chronischen Glomerulonephritis entwickelt. Am oberen Pol befindet sich außerdem eine Zyste – ein häufiger Befund bei Patienten mit chronischer Hämodialyse. [aus Delorme, Debus, Duale Reihe Sonografie, Thieme, 2012]

Therapie: Die Therapie der chronischen Niereninsuffizienz basiert auf 3 Säulen:

1. **Therapie des Grundleidens:** z. B. adäquate Blutzuckereinstellung bei Diabetes mellitus, medikamentöse Therapie bei Glomerulonephritis oder systemischen Erkrankungen.
2. **Aufhalten der Progredienz** und Verzögerung von Komplikationen:
   - **Meiden potenziell nephrotoxischer Substanzen** (z. B. Aminoglykoside und NSAR) sowie Dosisreduktion von Medikamenten, die über die Nieren ausgeschieden werden (z. B. ACE-Hemmer), sehr strenge Indikationsstellung für die Anwendung von Röntgenkontrastmitteln.
   - **Blutdruckeinstellung** auf niedrig normale Werte mit Zieldrücken von 130/80 mmHg bei Proteinurie < 1 g/d und 125/75 mmHg bei Proteinurie > 1 g/d. Für die antihypertensive Therapie werden aufgrund ihrer nephroprotektiven Wirkung ACE-Hemmer wie Ramipril, alternativ Angiotensinrezeptor-Antagonisten empfohlen (**Cave:** Hyperkaliämie), die häufig in Kombination mit Diuretika eingesetzt werden.
   - **Eiweißrestriktion** (< 1 g/kg KG): Sie soll Hyperfiltration und Proteinurie mindern.
   - **Flüssigkeitszufuhr:** Bei erhaltener Diurese sollte die Trinkmenge angestrebt werden, die abhängig von den sonstigen Einflussfaktoren (Temperatur, Schwitzen) eine Diurese von ca. 2 l zur Folge hat. Durch diese Trinkmenge kann die Tagesmenge von ca. 600 mosmol urämischer Solute auch bei verminderter Konzentrierungsfähigkeit der Nieren eliminiert werden. *Salzrestriktion 3-5 g/d*
   - **weitere:** Nikotinkarenz, optimale Einstellung eines Diabetes mellitus, Behandlung einer evtl. Anämie.

> **LERNTIPP**
> Die Flüssigkeitszufuhr ist bei Patienten mit chronischer Niereninsuffizienz sinnvoll, wenn die Diurese erhalten ist. Zu wenig Volumen würde die Nierenfunktion nur weiter verschlimmern (→ prärenales Nierenversagen). Bei bereits dialysepflichtigen Patienten steht die Flüssigkeitsrestriktion im Vordergrund.

3. **Therapie der Komplikationen:**
   - **sekundärer Hyperparathyreoidismus** (S. 39)
   - **renale Anämie** (S. 103)
   - **Ödeme:** engmaschige Gewichtskontrolle zur Früherkennung von Wassereinlagerungen. Kochsalz- und Flüssigkeitsrestriktion sowie Gabe von Schleifendiuretika (z. B. Furosemid), da diese auch bei höhergradiger GFR-Einschränkung noch effektiv wirksam sind.
   - **metabolische Azidose:** Gabe von oralem Natriumbikarbonat
   - **Hyperkaliämie:** Kontraindikation für kaliumsparende Diuretika (z. B. Spironolacton) sowie für ACE-Hemmer. Kaliumarme Diät, evtl. Gabe von Austauscherharzen (Resonium). Bei akut lebensbedrohlichen Hyperkaliämien ist die sofortige Hämodialyse indiziert. Näheres zur Hyperkaliämiebehandlung (S. 144).
   - **Vorbereitung auf Nierenersatztherapie:** Planung der Nierenersatzstrategie (Hämodialyse, Peritonealdialyse, Lebendnierentransplantation) und der vorbereitenden Maßnahmen: rechtzeitige Anlage einer Dialysefistel bei Hämodialyse (erst Wochen bis Monate nach Anlage nutzbar) oder Vorbereitungsuntersuchungen zur Risikominimierung bei Lebendnierentransplantation. Die geplante Peritonealdialyse hat eine Vorlaufzeit von nur wenigen Wochen.

Pharmakotherapie bei Niereninsuffizienz: Medikamente, die über die Nieren ausgeschieden werden (z. B. Aminoglykoside, NSAR), müssen niedriger dosiert werden, da es sonst bei erniedrigter Clearance durch die Niere zur Akkumulation mit erhöhten Nebenwirkungen kommt. Beachtet werden muss die sehr strenge Indikationsstellung für potenziell nephrotoxische Medikamente (Tab. 13.1). Generell bestehen bei Niereninsuffizienz für verschiedene Pharmaka Kontraindikationen (Tab. 11.4).

Therapie eines Diabetes mellitus: Bei fortschreitender Niereninsuffizienz kann es im Verlauf zu einem Absinken des Insulinbedarfs kommen. Ursachen sind eine Verminderung des renalen Insulinabbaus und der renalen Gluconeogenese im Rahmen der chronischen Niereninsuffizienz.

> **LERNTIPP**
> Die optimale medikamentöse Behandlung von Patienten mit chronischer Niereninsuffizienz stellt den behandelnden Arzt oft vor Herausforderungen. Tab. 11.4 sollten Sie sich dazu gut einprägen, auch im Examen tauchen regelmäßig Fragen nach Medikamenten auf, die bei Niereninsuffizienz kontraindiziert sind. Merken Sie sich dabei v. a. Metformin, das Standardtherapeutikum bei Diabetes mellitus Typ 2!

Nierenersatztherapie: Die Indikation für eine Nierenersatztherapie (S. 103) wird auf Grundlage der Nierenretentionsparameter sowie des klinischen Erscheinungsbildes gestellt.

Nierentransplantation: Generell besteht für jeden Patienten in einem chronisch-intermittierenden Hämodialyseprogramm die Indikation zur Nierentransplantation. Die Dringlichkeit einer Transplantation (sog. „High-urgent"-Empfänger) erhöht sich bei Shuntproblemen, schwerer renaler Osteopathie, therapieresistenter renaler Anämie und Suizidgefährdung.

Tab. 11.4 Medikamente, die bei chronischer Niereninsuffizienz kontraindiziert sind

Medikament	Grund
kaliumsparende Diuretika (Triamteren, Amilorid) bei GFR < 30 ml/min	Gefahr der Hyperkaliämie, Senkung von GFR und Nierendurchblutung
Aldosteronantagonisten (Spironolacton)	Gefahr der Hyperkaliämie, Senkung von GFR und Nierendurchblutung
Lithium	Diabetes insipidus renalis, interstitielle Nephritis, nephrotisches Syndrom
Thiazide (bei GFR < 30 ml/min, Kreatinin i. S. > 2,0 mg/dl)	Senkung von GFR und Nierendurchblutung
Methotrexat	Myelosuppression
Metformin (bei GFR < 30 ml/min)	Laktatazidose
nichtsteroidale Antiphlogistika	Senkung von GFR und Nierendurchblutung
Bisphosphonate	*Gefahr der Hyperkalzämie, Senkung GFR und Nierendurchblutung Phosphat*

11.3 Komplikationen der chronischen Niereninsuffizienz

Von den zahlreichen Komplikationen der chronischen Niereninsuffizienz sind aufgrund ihrer klinischen Bedeutung insbesondere die Urämie und das urämische Syndrom (mit renaler Osteopathie und renaler Anämie) hervorzuheben.

11.3.1 Urämie

DEFINITION Klinischer Symptomenkomplex bei Akkumulation von harnpflichtigen Substanzen im Blut.

Pathogenese und klinische Pathologie: Bei Abnahme der Nierenfunktion akkumulieren harnpflichtige Substanzen im Serum. Tragen diese Stoffe zur Ausbildung urämischer Symptome bei, werden sie **Urämietoxine** genannt. In späten Stadien der Niereninsuffizienz werden zur Entgiftung des mit Urämietoxinen überladenen Organismus die terminalen Endstrombahnen in Perikard, Magenschleimhaut und Lunge herangezogen und die entsprechenden Kapillarendothelien geschädigt.

Klinik: Folgende urämische Symptome sind typisch für die terminale Niereninsuffizienz:
- **Gastroenteropathie:** Appetitlosigkeit, Übelkeit, Erbrechen und Diarrhö
- **periphere Polyneuropathie:** vermindertes Vibrationsempfinden, symmetrische abgeschwächte Muskeleigenreflexe
- **Perikarditis/Pleuritis:** zunächst Perikard-/Pleurareiben, später Erguss
- **Enzephalopathie:** Konzentrationsstörungen, Kopfschmerzen, Bewusstseinseintrübung bis hin zum urämischen Koma
- **Blutungsneigungen:** Folge von Thrombozytopenie, Thrombozytopathie
- **weitere:** Anämie, Myopathie, Pruritus und urämischer Fötor.

> **LERNTIPP**
>
> Die periphere Polyneuropathie kann auch eine Spätfolge des Diabetes mellitus sein und unabhängig vom Stadium der CNV vorliegen. Andererseits ist der Diabetes mellitus wiederum die häufigste Ursache einer terminalen Niereninsuffizienz, die zur Urämie führt und so mit einer urämiebedingten Polyneuropathie einhergehen kann. Das heißt: Die Polyneuropathie kann sowohl eine diabetes- als auch eine urämiebedingte Folgeerkrankung sein.

Diagnostik: Wegweisend ist die grundlegende Niereninsuffizienzdiagnostik mit Erfassung der Nierenretentionswerte im Serum.

Therapie: Adäquate Therapie der Niereninsuffizienz.

11.3.2 Renale Osteopathie

DEFINITION Ossäre Veränderungen, die im Rahmen einer chronischen Niereninsuffizienz auftreten.

Ätiopathogenese: Unterschieden wird bei der renalen Osteopathie zwischen der **High-Turnover**-Variante (sekundärer Hyperparathyreoidismus) und der **Low-Turnover**-Variante (Osteomalazie, adyname Knochenerkrankung) sowie Mischformen.

> **LERNTIPP**
>
> Da nicht nur das IMPP, sondern auch klinische Prüfer gerne Verständnisfragen zu übergreifenden Zusammenhängen stellen, sollten Sie an dieser Stelle noch einmal die Pathophysiologie und die verschiedenen Symptome einer chronischen Niereninsuffizienz im Kopf durchgehen. Überlegen Sie sich z. B. anhand eines häufigen Befundes bei Niereninsuffizienz, der **Hyperkaliämie**, die möglichen Ursachen im Rahmen dieser Erkrankung. Sie kann z. B. im Rahmen einer **metabolischen Azidose** entstehen. Bei Niereninsuffizienz werden weniger H$^+$-Ionen ausgeschieden, sodass diese vermehrt über den H$^+$-K$^+$-Antiport nach intrazellulär aufgenommen werden und im Gegenzug aber auch vermehrt K$^+$-Ionen nach extrazellulär transportiert werden. Ein anderer Hyperkaliämie-Grund sind z. B. **ACE-Hemmer** oder **Angiotensin-Rezeptor-Blocker** (hemmen die physiologische Na$^+$-Rückresorption und K$^+$-Exkretion), die aufgrund ihrer nephroprotektiven Wirkung gerne zur Blutdruckeinstellung verordnet werden.

Prognose: abhängig vom Erkrankungsstadium. Grundsätzlich endet das CNV in der terminalen Niereninsuffizienz mit Dialysepflicht. Durch optimale Behandlung kann das Fortschreiten der Niereninsuffizienz jedoch hinausgezögert werden. Unter Dialyse besteht eine 10-Jahres-Überlebensrate von 50 %.

> **PRÜFUNGSHIGHLIGHTS**
>
> - ! **Tubuluszellen** sterben im Vergleich mit anderen renalen Zellen bei Hypoxie besonders schnell ab.
> - ! Auch tubuläre Ablagerungen von Hämo- bzw. **Myoglobin** im Rahmen einer Hämo- oder Rhabdomyolyse (**Crush-Niere**) können zu einem ANV führen.
> - ! Die beiden wichtigsten Parameter zur Einteilung nach den RIFLE-Kriterien sind der Anstieg des **Serum-Kreatinins** und die **Diurese**.
> - Diagnostik:
>   - ! Bei intrarenalem ANV ist im Vergleich zum prärenalem ANV die **Natriumkonzentration** im Urin erhöht.
>   - ! **Sonografie** zur Differenzierung zwischen akutem und chronischem Nierenversagen
> - !! Ätiologie eines CNV: **diabetische Nephropathie** (häufigste Ursache), chronische Glomerulonephritiden
> - ! Pathogenese: Die **renale Anämie** geht auf den Verlust der inkretorischen Funktion der Niere zurück.
> - !! **Stadieneinteilung** der chronischen Niereninsuffizienz anhand der GFR (National Kidney Foundation)
> - !!! **Laborbefundung** bei chronischer Niereninsuffizienz
> - Elektrolytveränderungen:
>   - ! Ursachen einer **Hyperkaliämie**: ACE-Hemmer (z. B. Ramipril), metabolische Azidose
>   - ! Hyperphosphatämie: durch die eingeschränkte GFR wird vermehrt Phosphat retiniert, wodurch reaktiv Parathormon ansteigt
> - !! **Metformin** ist bei Niereninsuffizienz (Kreatinin Clearance < 30 ml/min) **kontraindiziert**.
> - ! Mit fortschreitender Niereninsuffizienz **sinkt** der **Bedarf** an **Insulin**.
> - Therapie:
>   - !! nephrotoxische Medikamente absetzen (z. B. Diclofenac)
>   - ! erhöhte Flüssigkeitszufuhr bei erhaltener Ausscheidungsfunktion
>   - ! Eiweißrestriktion.

High-Turnover-Osteopathie: Ursache ist ein **sekundärer Hyperparathyreoidismus** (S. 39), der bei chronisch niereninsuffizienten Patienten auf folgenden Veränderungen beruht:
- **verminderte 1,25-(OH)$_2$-Vitamin-D$_3$-Synthese** in den Nieren: Dadurch wird weniger Kalzium aus dem Darm resorbiert und Kalzium i. S. fällt ab.
- **verminderte Phosphat-Ausscheidung**: Durch Erhöhung des Kalziumphosphatproduktes fallen Kalziumphosphatkristalle aus und der Kalziumspiegel sinkt ebenfalls.

Die **Hypokalzämie** stellt in der Folge den Stimulus zur PTH-Sekretion in den Nebenschilddrüsen dar, welches wiederum verstärkt Kalzium aus dem Knochen mobilisiert. Der erhöhte Knochenumsatz und -abbau beruht auf der gesteigerten Aktivität der Fibroblasten und Osteoklasten, die mit einer generalisiert verminderten Knochenmineralisierung und Skelettschäden verbunden ist (→ **Fibroosteoklasie**).

Osteomalazie: Ursächlich ist neben dem **Vitamin-D$_3$-Mangel** eine **Aluminiumüberladung** (Aluminium-haltige Phosphatbinder und Aluminium-haltige Dialysatlösungen). Es resultiert eine Mineralisationsstörung und eine erhöhte Synthese von Osteoid (unverkalkte Knochenmatrix).

Adyname Knochenerkrankung: Ursächlich scheint ein erniedrigter oder relativ zu niedriger PTH-Spiegel zu sein, der keinen ausreichenden Knochenstoffwechsel mehr gewährleisten kann.

Klinik: Die Klinik der unterschiedlichen Formen unterscheidet sich nicht. Bei aluminiumbedingter Osteopathie sind die Symptome aber häufig stärker ausgeprägt. Die Leitsymptome der renalen Osteopathie sind **schlecht lokalisierbare Knochenschmerzen**, **Spontanfrakturen** im Rippen-, Wirbelkörper- und Hüftgelenkbereich sowie **Muskelschwäche**. Diese Beschwerden treten jedoch nur bei 5–10 % der Patienten auf, obwohl radiologische Zeichen einer renalen Osteopathie bei ca. 30 % gefunden werden.

Diagnostik:
- **Labor:** PTH, AP, Serumkalzium, Serumphosphat, Serumaluminiumspiegel (Zeichen der High-Turnover-Osteopathie: PTH ↑, AP ↑, Phosphat ↑, Kalzium ↓).
- **Bildgebung:**
  - **sekundärer Hyperparathyreoidismus:** Befunde wie beim primären Hyperparathyreoidismus (S. 37). In der Wirbelsäule ist die Verdichtung der Boden- und Deckplatte bei gleichzeitiger zentraler Rarefizierung („rugger jersey spine") charakteristisch (**Abb. 11.3 a**). Besonders in den Fingerphalangen lassen sich subperiostale Knochenresorptionszonen nachweisen. Dauert die Erkrankung länger, kommt es zu extraossären Verkalkungen, z. B. der Media der Arterien (**Abb. 11.3 b**) oder des periartikulären Weichteilgewebes.
  - **Osteomalazie:** Demineralisation, Looser-Umbauzonen, Spontanfrakturen.
- **Knochenbiopsie** mit **Histologie:** zur eindeutigen Diagnosesicherung
  - **High-Turnover-Osteopathie:** schmale, aufgelockerte Kompakta, subperiostale Usuren, Zysten und Wirbelsäulenveränderungen (rugger jersey spine)
  - **Osteomalazie:** Osteoidvermehrung mit verminderter Kalzifikation

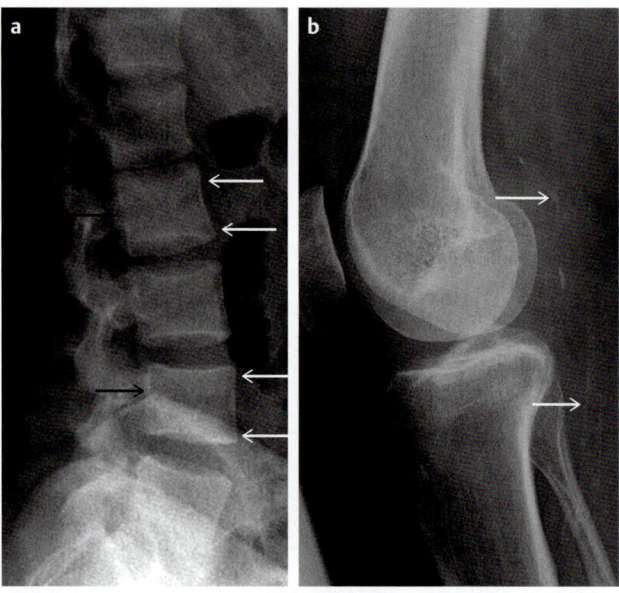

Abb. 11.3 Skelettveränderungen bei renaler Osteopathie. a Sandwichwirbelkörper (rugger jersey spine) an der Wirbelsäule. Die Wirbelkörperendplatten sind verdichtet (weiße Pfeile), die Wirbelkörper hypertransparent (schwarze Pfeile). **b** Verkalkungen der A. poplitea. [aus Reiser, Kuhn, Debus, Duale Reihe Radiologie, Thieme, 2017]

> **LERNTIPP**
>
> Typisch für einen sekundären Hyperparathyreoidismus sind subperiostale Knochenresorptionszonen an den Fingern, diffuse Knochen- und Muskelschmerzen sowie eine Erhöhung der alkalischen Phosphatase, von Phosphat und von Parathormon im Serum.

Therapie: Die Therapie ist schwierig und zielt auf die langfristige Normalisierung der Serumspiegel von Phosphat und Kalzium ab.
- **diätetische** Maßnahmen
- **kalzium**- bzw. **magnesiumhaltige** oder **kalziumfreie Phosphatbinder**
- **Kalzitriol** (1,25[OH]$_2$-Vitamin D) oder Analoga (z. B. Paricalcitol): fördern die enterale und renale Kalziumabsorption und vermindern so den auslösenden Reiz für die PTH-Synthese. Indiziert ist es in den Stadien III–V. **Cave:** Kalzitriol sollte nur bei zuvor korrigierten und weiterhin engmaschig kontrollierten Kalzium- und Phosphatwerten gegeben werden, da es zusätzlich die enterale Phosphatabsorption steigert (Bildung von Kalziumphosphatsalzen, die im Gewebe ausfallen und zu Mikroverkalkungen, v. a. an den Koronargefäßen führen).
- **Cinacalcet** erhöht die Sensitivität des Kalziumsensors der Epithelkörperchen, woraus eine bessere Hemmung der PTH-Sekretion durch das Serumkalzium resultiert. Bei der Gabe von Cinacalcet drohen Hypokalzämie und adyname Knochenerkrankung durch zu stark abgesenkte PTH-Werte.
- **Parathyreoidektomie.**

Bei einer aluminiuminduzierten Osteopathie sollte vorher Deferoxamin verabreicht werden.

> **PRAXIS** Eine zu starke Senkung des PTH-Spiegels (< 150 pg/ml) begünstigt das Auftreten einer **adynamen Osteopathie** und sollte deshalb vermieden werden.

Prognose: Die Schädigung am Skelettsystem kann zur völligen Immobilisation des Patienten führen. Der Krankheitsverlauf hängt wesentlich von der Einstellung der chronischen Niereninsuffizienz ab.

11.3.3 Renale Anämie

> **DEFINITION** Anämie, die sich als Folge der chronischen Niereninsuffizienz entwickelt.

Pathogenese: Die renale Anämie hat eine multifaktorielle Genese. Hauptursache ist die verminderte **Erythropoetin-Synthese** infolge der Niereninsuffizienz. Zusätzliche Ursachen sind:
- **Blutverluste** und konsekutiver Eisenmangel durch Hämodialyse und häufige Blutabnahmen
- **Knochenmarkfibrose:** durch sekundären HPT und Aluminiumüberladung bei lang andauernder Therapie mit aluminiumhaltigen Phosphatsenkern
- **Urämietoxine:** verkürzte Überlebenszeit von Erythrozyten und Hemmung der Erythropoese.

Klinik: Allgemeine Symptome der Anämie wie Blässe, Abgeschlagenheit, Müdigkeit und Belastungsdyspnoe sowie Café-au-lait-Farbe der Haut (durch Ablagerung von Urämietoxinen in der Haut und gleichzeitige anämiebedingte Blässe).

Diagnostik: Die Anamnese der chronischen Niereninsuffizienz und die **normochrome, normozytäre, hyporegenerative** Anämie im Blutbild sind wegweisend.

Bei dialysepflichtigen Patienten sollte differenzialdiagnostisch immer auch an eine Eisenmangelanämie (hypochrom, mikrozytär; Serum-Ferritin und Transferrinsättigung ↓) gedacht werden.

Therapie: Die renale Anämie wird durch Gabe von rekombinantem humanem (rhu) **EPO** therapiert. Indikation für die EPO-Therapie ist die symptomatische renale Anämie bei einem Hämatokrit < 30 %. Vor Therapiebeginn sollte jedoch ein begleitender Eisenmangel ausgeschlossen (Serum-Ferritin, ggf. auch Transferrinsättigung bestimmen) und ggf. korrigiert werden, um einem evtl. Therapieversagen mit EPO vorzubeugen. Wichtigste Nebenwirkung ist die Neuentwicklung oder Aggravation einer vorbestehenden Hypertonie.

> **PRÜFUNGSHIGHLIGHTS** ✗
>
> Zu den Komplikationen der chronischen Niereninsuffizienz fragt das IMPP besonders gerne Folgendes:
> - ! Eine **periphere Polyneuropathie** ist sowohl eine Komplikation eines chronischen Diabetes mellitus als auch einer Urämie.
> - ! **Symptome der Urämie:** Kopfschmerzen, Erbrechen, Diarrhö, Pleuritis und Perikarditis, Polyneuropathie
> - !! **Befunde bei renaler Osteopathie:** diffuse Knochenschmerzen, Muskelschwäche, typische radiologische Veränderungen an den Fingern, Erhöhung der alkalischen Phosphatase im Serum
> - !! Die **renale Anämie** ist i. d. R. **normochrom normozytär**. Bleiben die Hb-Werte unter der EPO-Therapie niedrig, sollte man Serum-Ferritin bestimmen, um einen Eisenmangel auszuschließen.
> - !! **Therapie bei renaler Osteopathie:** 1,25(OH)$_2$-Vitamin D (Kalzitriol), wenn diätetische Maßnahmen nicht erfolgreich sind.

11.4 Nierenersatzverfahren

Indikationen: Die Indikation für eine Nierenersatztherapie wird auf Grundlage der Nierenretentionsparameter, d.h. des Serumkreatinins und -harnstoffs, sowie des klinischen Erscheinungsbilds getroffen:
- **akute Niereninsuffizienz:** Anurie > 12 h nach konservativer Therapie, Serumkreatinin-Anstieg > 1 mg/dl in 24 h, urämische Symptome, Hyperkaliämie, renale Azidose, Azotämie, Hyperhydratation, Hyperurikämie
- **chronische Niereninsuffizienz:** urämische Symptome, therapierefraktäre Hypertonie, Hyperkaliämie (> 6,5 mmol/l), renale Azidose (pH < 7,2, BE > –10 mmol/l), Serumkreatinin > 8–10 mg/dl, Serum-Harnstoff > 160–200 mg/dl, konservativ nicht beherrschbare Überwässerung, Muskelschwäche. V. a. ältere Menschen können bereits bei Kreatininwerten < 4 mg/dl urämische Symptome aufweisen.

Therapieziel:
- Elimination von Wasser und harnpflichtigen Substanzen (Urämietoxine, Harnstoff, Kreatinin) aus dem Blut
- Korrektur von Verschiebungen im Wasser-, Elektrolyt- und Säure-Basen-Haushalt.

Prinzip: Über eine semipermeable Membran diffundieren die harnpflichtigen Stoffe entlang eines chemischen Konzentrationsgefälles aus dem Blut in die Dialysatflüssigkeit (isotonisch, isoionisch). Bei Aufbau eines physikalischen Druckgefälles kann darüber hinaus auch Wasser aus dem Blut abgepresst werden (Ultrafiltration).

> **PRAXIS** Bei **akutem Nierenversagen** kommen **kontinuierliche Verfahren** als Ersatzverfahren zur Anwendung, insbesondere wenn die intermittierende Dialyse nicht zur Verfügung steht. Dies sind im Einzelnen:
> - **CVVH:** Kontinuierliche venovenöse Hämofiltration. Elimination eines isoosmolaren Filtrats durch ein extrakorporales Pumpensystem über 2 venöse Zugänge oder einen Doppellumenkatheter. Das eliminierte Filtrat wird in Form einer Substitutionslösung entweder vor der Kapillare (Prädilution) oder nach der Kapillare (Postdilution) weitgehend ersetzt. Aus der Differenz der Substitutionsmenge und der Filtratmenge ergibt sich die Netto-Ultrafiltration.
> - **CVVHD:** Kontinuierliche veno-venöse Hämodialyse. Anstelle der Substitution wie bei CVVH kommt das Gegenstromprinzip der Hämodialyse zur Steigerung der Elimination kleinmolekularer Substanzen zur Anwendung.
> - **CVVHDF:** Kontinuierliche veno-venose Hämodiafiltration: Kombination von CVVH und CVVHD, wie bei CVVH in den Varianten Prädilution und Postdilution. Dies ermöglicht eine maximale Effektivität bei klein- und mittelmolekularen Substanzen.
>
> Alternativen zur Etablierung einer Nierenersatztherapie bei ANV stellen die ebenfalls kontinuierliche **Akut-Peritonealdialyse** und die intermittierende **Genius-Dialyse** dar.

> **LERNTIPP** !
>
> Bei kreislaufinstabilen Intensivpatienten (z. B. aufgrund einer Sepsis) sollte eine **kontinuierliche, venovenöse Hämofiltration oder -dialyse** bevorzugt werden.
>
> Bei hämodynamisch stabilen Patienten ist auch eine **intermittierende Hämodialyse** möglich.

OP-TECHNIK

Shuntanlage: Um einen leicht punktierbaren Gefäßzugang zu bekommen, wird eine **arteriovenöse Fistel** angelegt. Häufigste Form ist die Fistel zwischen A. radialis und V. cephalica (**Cimino-Brescia-Shunt**) am nicht dominanten Unterarm, die sich v. a. zur **dauerhaften Dialyse** eignet. Bevor der Shunt punktiert werden kann, muss er innerhalb der ersten 4 Wochen durch Abbinden der Venen „trainiert" werden, um zu dilatieren. Bei der Dialyse wird stromaufwärts aus der Fistelvene Blut entnommen (arterieller Schenkel) und über die semipermeable Membran geleitet. Danach fließt es gereinigt über den venösen Zugang (stromabwärts in der Fistelvene) in den Körper zurück.

In **Notfällen** wählt man einen zentralvenösen Zugang über die V. jugularis (**Shaldon-Katheter**) oder V. subclavia.

Wenn keine körpereigene Shuntanlage zur Verfügung steht, können auch Kunststoffshunts (PTFE-Gefäßprothesen) am Oberarm oder Oberschenkel eingesetzt werden. Falls auch das nicht möglich ist, kann die Dialyse über ein- oder zweilumige getunnelte zentralvenöse Verweilkatheter (**Demers-Katheter**) erfolgen.

Komplikationen der Shuntanlage sind Infektionen, Thrombosen, Stenosen oder Aneurysmen. Bei 2–8 % aller Patienten mit einem Dialyseshunt lässt sich ein Steal-Syndrom distal des Shunts als Komplikation beobachten. Betroffen sind v. a. ältere Patienten mit Diabetes mellitus, bei denen der Durchmesser der Arterien durch arteriosklerotische Veränderungen reduziert ist. Da der überwiegende Teil des arteriellen Blutes über den Dialyseshunt abgeleitet wird, kann die Durchblutung der Hand kritisch werden. Symptome sind Schmerzen (initial oft nur während der Dialyse), aber auch Kälte der Hand und Hautverfärbungen bis hin Ulzerationen oder Nekrosen.

Ein Shunt kann bis zu 10 Jahre zur Hämodialyse verwendet werden.

11.4.1 Hämodialyse

Sie ist mit rund 80 % die am häufigsten angewandte Dialyseform (Abb. 11.4). Das Prinzip der Dialyse ist die Diffusion gelöster Stoffe (bis 25 kDa) über eine **semipermeable Membran**. Dabei erfolgt ein passiver Stoffaustausch entlang eines **Konzentrationsgradienten** zwischen 2 Flüssigkeitskompartimenten (Blut ↔ Dialysatflüssigkeit). Besteht zusätzlich ein physikalischer Druckgradient, wird auch Wasser entzogen (**Ultrafiltration**).

Während der Hämodialyse wandern Harnsäure, Harnstoff, Kreatinin, urämische Toxine und Kalium aus dem Blut in die Dialysatflüssigkeit, andere Stoffe wie Kalzium oder Bikarbonat werden ins Blut aufgenommen. Damit der Konzentrationsgradient möglichst hoch ist, strömen Blut und Dialysatflüssigkeit in entgegengesetzter Richtung aneinander vorbei. Der Nettoeffekt der Dialyse liegt in der Reduktion der Plasmakonzentrationen nierenpflichtiger Stoffe und der Anreicherung substitutionspflichtiger Stoffe, wie Kalzium und Bikarbonat, im Serum. Zudem erfolgt eine Filtration überschüssigen Plasmawassers zusammen mit dem darin gelösten Natrium. Die chronisch-intermittierende Hämodialyse erfolgt 3-mal/Woche über jeweils 4–8 h. Steigerungen der Leistungsfähigkeit und subjektiven Lebensqualität können durch die tägliche Hämodialyse (2–3 h/d) oder im Rahmen der Übernachtdialyse (3-mal 7–8 h/Woche) erreicht werden.

Neben der Dialyse in einem Zentrum kann die Behandlung nach einer Trainingsphase auch durch den Patienten selbst zu Hause (in der Regel unterstützt durch einen Partner) durchgeführt werden. Vorteile sind die hohe Flexibilität, die Option langer Dialysezeiten bei fehlenden Wegezeiten und die Eigenverantwortung, die medizinische und psychologische Vorteile zur Folge hat.

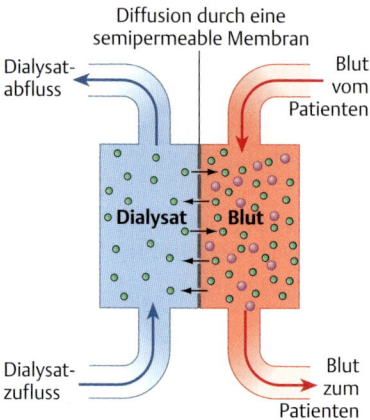

Abb. 11.4 Prinzip der Hämodialyse. [aus Graefe, Lutz, Bönisch, Duale Reihe Pharmakologie und Toxikologie, Thieme, 2011]

11.4.2 Hämofiltration

Bei der Hämofiltration wird durch den Aufbau eines hydrostatischen Druckgradienten **Plasmawasser** aus dem Blut abgepresst, ähnlich der glomerulären Filtration. Mit dem Plasmawasser wandern nieder- und mittelmolekulare Stoffe aus dem Blut. Die frei filtrierten Stoffe finden sich in Blut und Filtrat in gleicher Konzentration. Die Konzentrationssenkung der ausscheidungspflichtigen Stoffe (Kreatinin, Harnstoff, Elektrolyte etc.) erfolgt durch eine Verdünnung mit der isotonischen Elektrolytlösung, die als Flüssigkeitssubstitution dem filtrierten Blut wieder zugefügt wird.

Während die Hämodialyse bei der Entfernung kleinmolekularer Stoffe effektiver ist, können mit der Hämofiltration größere Proteine bis zu einem Molekulargewicht von ca. 35 kDa besser entfernt werden. Zusätzlich ist die Hämofiltration zur schonenden Therapie einer Überwässerung besser geeignet als die Hämodialyse.

11.4.3 Peritonealdialyse

Als semipermeable Membran dient hier das Peritoneum. Dialysatflüssigkeit ist eine kaliumfreie, dem Elektrolytgehalt des Serums angepasste Glukoselösung oder kolloidale Lösung, welche über einen Katheter in die Bauchhöhle gegeben wird. Dies geschieht entweder kontinuierlich über den Tag verteilt (CAPD) oder maschinell während der Nacht (CCPD).

Vorteile der Peritonealdialyse sind die fehlenden Blutverluste, der geringere Zeitaufwand, die größere Mobilität, eine gleichmäßigere Entgiftung und die Möglichkeit einer parallelen Nutzung der verbleibenden Nierenfunktion. Zudem eignet sich die Peritonealdialyse v. a. für Menschen, bei denen die Unabhängigkeit von einem Dialysezentrum von besonderer Bedeutung ist.

Nachteile sind die Gefahr von Katheterinfektionen oder einer Peritonitis (v. a. bei unsachgemäßem Umgang, fehlenden hygienischen Vorsichtsmaßnahmen etc.) sowie der Verlust von Eiweiß und die Aufnahme von Glukose (unerwünschte Kalorienzufuhr).

> **PRÜFUNGSHIGHLIGHTS**
> - ! **Indikationen** zur Nierenersatztherapie
> - ! **Hämodialyse:** Stoffaustausch über eine semipermeable Membran entlang eines Konzentrationsgefälles
> - !! Bei kreislaufinstabilen Intensivpatienten (z. B. aufgrund einer Sepsis) sollte bei indiziertem Nierenersatzverfahren eine **kontinuierliche, venovenöse Hämofiltration oder -dialyse** bevorzugt werden.
> - !! Der typische Shunt ist eine **chirurgische Anastomose** zwischen **A. radialis und V. cephalica** (**Cimino-Brescia-Shunt**) am nicht dominanten Unterarm.
> - ! Eine mögliche Komplikation bei einem Dialyseshunt ist ein **Steal-Syndrom** distal der Shuntanlage.
> - ! **Peritonealdialyse:** eignet sich v. a. bei Menschen, die sehr **mobil** sein müssen (z. B. hohe berufliche Reisetätigkeit).

12 Glomerulopathien

12.1 Grundlagen

> **DEFINITION** Der Begriff „Glomerulopathie" umfasst eine heterogene Gruppe von Erkrankungen, die zu einer strukturellen oder funktionellen Schädigung des Glomerulums führen.

Einteilung: Die Einteilung der Glomerulopathien ist uneinheitlich und ergibt je nach verwendeten Kriterien eine unterschiedliche Zuordnung. Man unterscheidet:
- nach dem Zusammenhang mit anderen Erkrankungen **primäre** (primär ist das Glomerulum betroffen) von **sekundären** (das Glomerulum ist sekundär im Rahmen von Systemerkrankungen betroffen, z. B. Diabetes mellitus, Amyloidose, Kollagenosen) Glomerulopathien
- nach ätiologischen Gesichtspunkten **entzündliche** (= Glomerulonephritiden) von **nichtentzündlichen** Glomerulopathien
- aus pathomorphologischer Sicht **proliferative** von **nichtproliferativen** Glomerulopathien
- aus klinischer Sicht Glomerulopathien mit **akutem** (**asymptomatische Proteinurie**, akutes **nephritisches** oder **nephrotisches Syndrom**) oder **chronischem** Verlauf.

Ätiologie:
- **entzündliche Glomerulopathien** (= Glomerulonephritiden, GN): Sie können sich entweder ausschließlich am Glomerulum abspielen oder renale Manifestationen einer systemischen Entzündungserkrankung darstellen (z. B. bei Kollagenosen, Vaskulitiden). Sie sind neben der diabetischen und vaskulären Nephropathie die häufigste Ursache der chronischen Niereninsuffizienz in Europa.
- **nichtentzündliche Glomerulopathien:** Beispiele: diabetische Nephropathie, Amyloidose, hereditäre Glomerulopathien (z. B. Alport-Syndrom).

Pathogenese: Bei der Entstehung von **Glomerulonephritiden** spielen immunologische Vorgänge eine wesentliche Rolle. Man unterscheidet:
- **Antikörper gegen körpereigene Antigene:** Es kommt zum Toleranzverlust und zur AK-Bildung der B-Zellen gegen Kollagene oder Oberflächenproteine in der Basalmembran des Glomerulums. Richten sich die AK auch gegen die Basalmembran in den Lungen, kommt es zu einem besonders fulminanten Verlauf („**Goodpasture-Syndrom**").
- **Immunkomplexbildung:** Medikamente, pathogene Erreger (Virus-, Bakterienbestandteile) oder Immunglobuline können exogene Antigene darstellen, gegen die AK gebildet werden. Die im Blut zirkulierenden Antigene können sich in der Niere ablagern, wo sie dann mit den gegen sie gerichteten Antikörpern reagieren. Die Folge sind **Immunkomplexablagerungen in den Nieren**, die einen immunologischen Reiz darstellen.

Die Pathogenese der **nichtentzündlichen Glomerulopathien** ist abhängig von der zugrunde liegenden Erkrankung. Bei der Amyloidose stellt die Ablagerung von Proteinfibrillen im Glomerulum den pathologischen Reiz dar. Die zunehmende Bildung der Fibrillen zerstört die Integrität der glomerulären Struktur und führt zu deren Untergang.

Pathophysiologische Endstrecke aller Glomerulumschädigungen ist eine **Beeinträchtigung der Filtrationsbarriere** mit Übertritt von Erythrozyten – **Erythrozyturie** – und/oder Proteinen – **Proteinurie** – durch die glomeruläre Basalmembran.

Klinische Pathologie: Morphologisch werden die Glomerulopathien in proliferative und nichtproliferative Glomerulopathien eingeteilt (Abb. 12.1):
- **proliferative Glomerulopathien:** Hier kommt es als Antwort auf die produzierten Wachstumsfaktoren zu einer Proliferation von Mesangium-, Endo- und Epithelzellen, evtl. mit Zellvermehrung in der Bowman-Membran (**Halbmondbildung**). Beispiele sind die postinfektiöse GN, membranoproliferative GN, mesangioproliferative GN (insb. IgA-GN), rapid progrediente GN und Lupus-GN.
- **nichtproliferative Glomerulopathien:** Hierzu gehören z. B. die Minimal-Change-GN, fokal-segmentale Glomerulosklerose, membranöse GN und zahlreiche sekundäre Glomerulopathien (z. B. Diabetes mellitus, Amyloidose, Leichtkettenerkrankungen, Alport-Syndrom).

Histomorphologisch kann man die Glomerulopathien auch einteilen nach dem **Befallsmuster** der Glomerula (Abb. 12.2). Dabei unterscheidet man:
- **diffus:** Befall aller Glomerula
- **fokal:** ungleichmäßiger Befall der Glomerula
- **segmental:** nur Teile des Schlingenkonvoluts des Glomerulums befallen
- **global:** ganzes Glomerulum gleichmäßig befallen.

Klinik: Im Wesentlichen zeigen sich folgende Verlaufsformen (s. auch Tab. 12.1):

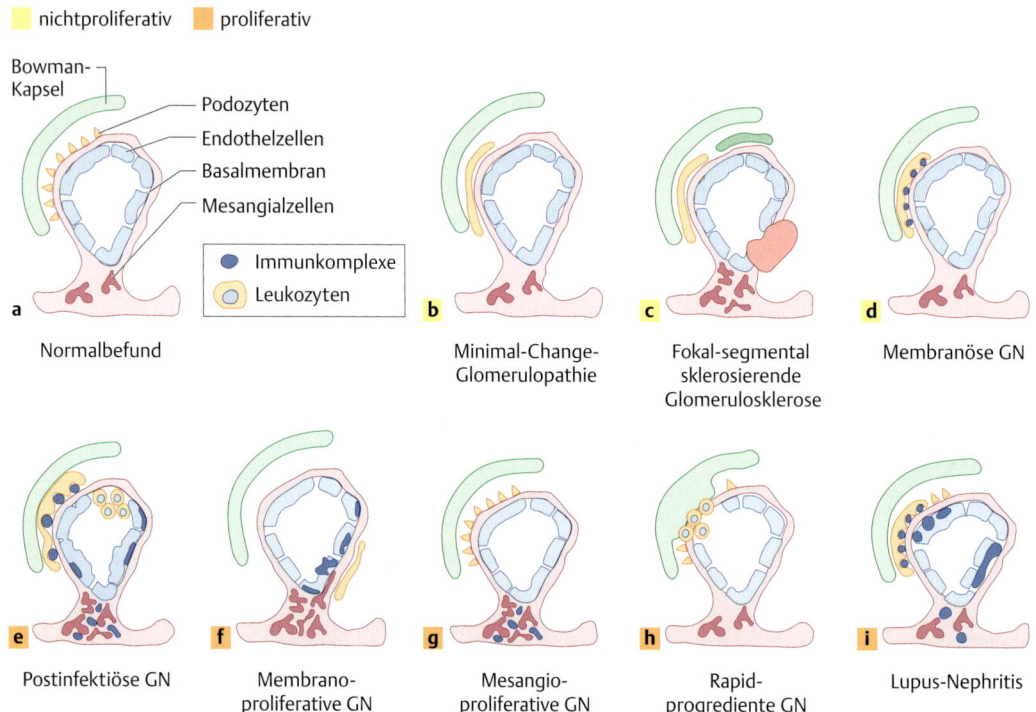

Abb. 12.1 Histopathologie bei den unterschiedlichen Glomerulonephritisformen. a Normalbefund. **b** Minimal-Change-Glomerulopathie. **c** Fokal-segmental sklerosierende Glomerulosklerose. **d** Membranöse GN. **e** Postinfektiöse GN. **f** Membranoproliferative GN. **g** Mesangioproliferative GN. **h** Rapid progrediente GN. **i** Lupus-Nephritis. [aus Baenkler et al., Kurzlehrbuch Innere Medizin, Thieme, 2010]

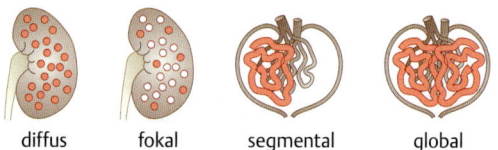

Abb. 12.2 Befallsmuster der Glomerulonephritis. [aus Greten, Rinninger, Greten, Innere Medizin, Thieme, 2010]

- **asymptomatische** Proteinurie oder Hämaturie: häufigste Manifestationsform
- **akutes nephritisches Syndrom**: In der Regel handelt es sich um ein hochakutes Geschehen mit rascher Entwicklung von **Mikrohämaturie, arterieller Hypertonie und Ödemen.** Die Ödeme resultieren aus der Überwässerung (onkotischer Druck normal). Zusätzlich zeigt sich eine **geringe Proteinurie** (< 3 g/d) sowie **Abnahme der GFR.** Eine Sonderform stellt der sog. **rapid-progressive Verlauf** dar. In diesem Fall kommt es zu einem raschen, sich über Wochen bis Monate ausbildenden, vollständigen Nierenfunktionsverlust. Das nephrotische Syndrom tritt überwiegend bei proliferativen glomerulären Erkrankungen auf. Im Urinsediment finden sich Erythrozytenzylinder und Akanthozyten als Hinweis auf die glomeruläre Schädigung.
- **nephrotisches Syndrom**: Die Leitsymptome des nephrotischen Syndroms sind hypalbuminämische **Ödeme, große Proteinurie** (> 3 g/d), Hypoproteinämie und Hyperlipoproteinämie mit Erhöhung von Triglyzeriden und Cholesterin (Tab. 12.1). Die Ödementstehung ist zurückzuführen auf den konstanten renalen Albuminverlust und den damit verbundenen erniedrigten onkotischen Druck. Dadurch nimmt das zirkulierende Blutvolumen ab und das Renin-Angiotensin-Aldosteron-System (RAAS) sowie die ADH-Ausschüttung werden aktiviert, was zur weiteren Natrium- und Wasserretention führt. Der Verlust von Immunglobulinen und Gerinnungsfaktoren (AT-III) verursacht eine erhöhte **Infektanfälligkeit** sowie **Thromboseneigung** (Cave: Lungenembolie). Das nephrotische Syndrom tritt vorwiegend bei nichtproliferativen glomerulären Erkrankungen mit Schädigung von Podozyten und/oder glomerulärer Basalmembran auf.
- **chronischer Verlauf:** Langsamer Funktionsverlust der Niere, der über mehrere Jahre bis Jahrzehnte bis zum terminalen Nierenversagen fortschreitet. Die Symptome sind meist eher moderat ausgeprägt (Hypertonie, Erythrozyt-, Proteinurie), beim nephrotischen Syndrom bestehen Ödeme. Beispiele: IgA-Nephropathie, membranöse GN und membranoproliferative GN.

> **LERNTIPP**
>
> Prägen Sie sich die klinischen Charakteristika sowie die typischen Laborbefunde des **nephrotischen** und **nephritischen Syndroms** gut ein (Tab. 12.1). Sie tauchen in den Fragestellungen zu den verschiedenen Glomerulonephritisformen immer wieder auf.
>
> Tipp: Anamnese und Klinik sehen bei den IMPP-Fragen zum nephrotischen Syndrom immer sehr ähnlich aus. Ein eigentlich gesunder Patient entwickelt plötzlich Beinödeme, die auf Diuretika nicht ansprechen, und nimmt deutlich an Gewicht zu. Der Urinbefund zeigt eine deutliche Proteinurie. Diagnostisch wegweisend ist in dieser Situation eine Nierenbiopsie.

Diagnostik:

- **Anamnese:** Vorerkrankungen (z. B. Diabetes mellitus, arterielle Hypertonie, maligne Erkrankungen, chronisch-entzündliche Erkrankungen), **vorausgegangene Infekte, Medikamente** (D-Penicillamin, Gold, NSAR etc.), Begleitsymptome (z. B. Arthritis, Hautveränderungen, Lungenerkrankungen).
- **körperliche Untersuchung: mehrmalige Blutdruckmessungen,** Beurteilung von **Ödemen**

Tab. 12.1 Differenzierung zwischen nephritischem und nephrotischem Syndrom

	nephrotisches Syndrom	akutes nephritisches Syndrom
Proteinurie	stark ausgeprägt (>3 g/d)	gering ausgeprägt (<3 g/d)
Mikrohämaturie	–	+
Ödeme	++	+
onkotischer Druck	erniedrigt	normal
Hyperlipoproteinämie	+	–
Hypertonie	–	+
Salz- und Wasserretention	+	+
GFR-Abnahme/Serumkreatinin-Anstieg	+	+
Serumelektrophorese	Abfall der Albumin- und γ-Globulin-Fraktion, relative Zunahme der $α_2$- und β-Globuline	unauffällig

- **Urinuntersuchung:** Urinstix und Sedimentanalyse zum Nachweis von Proteinurie und Hämaturie, 24-h-Sammelurin zur korrekten Bestimmung der GFR, Urinelektrophorese zur Beurteilung der Art der Proteinurie
- **Blutuntersuchung:** Blutbild, Elektrolyte, Entzündungsparameter, Retentionswerte, Gesamteiweiß und Albumin im Serum, Komplementfaktoren, Serumeiweißelektrophorese
- **spezielle Untersuchungen** zum Nachweis bestimmter Erkrankungen:
  - Plasmozytom/monoklonale Gammopathie: Immunfixation in Serum und Urin
  - Diabetes mellitus: Glukosebestimmung im Blut, Messung des HbA_{1c}
  - Infektserologie: Hepatitis B und C, aber auch HIV, Hantaviren, Leptospiren, ASL-Bestimmung etc.
  - Autoimmunserologie: z. B. ANAs, ANCAs, Anti-GBM-AKs, Kryoglobuline, Komplementfaktoren, PLA_2-R-AK.
- **Nierenbiopsie:** bei allen Patienten mit signifikanter Proteinurie und/oder Erythrozytenzylindern und/oder Akanthozyten im Urinsediment indiziert. Relevant für das therapeutische Vorgehen und die Prognose bei Glomerulonephritiden.

Therapie: Therapie des jeweiligen Grundleidens und symptomatische Behandlung mittels
- **Blutdruckeinstellung:** v. a. **ACE-Hemmer** (alternativ: Angiotensinrezeptor-Antagonisten) → senken nicht nur den arteriellen Blutdruck, sondern vermindern über die Senkung des glomerulären Perfusionsdrucks auch die Proteinurie. Dieser Effekt kann durch Kombination mit einem Aldosteron-Antagonisten (z. B. Spironolacton) gesteigert werden (cave: Hyperkaliämie).
- **Ödemausschwemmung:** Restriktion der Flüssigkeitszufuhr, Schleifendiuretika.

> **PRAXIS** Die Flüssigkeitsausschwemmung muss sehr behutsam durchgeführt werden! Ein zu rascher Flüssigkeitsverlust (zu hohe Diuretikadosierung) führt zu Hypovolämie, was wiederum die Gefahr für Thrombosen erhöht. Daher: Vorsichtige **Diuretikatherapie** sowie **Thromboseprophylaxe** mit niedrig dosiertem Heparin.

- **Diät:** eiweißarme (<1 g/kg/d) und kochsalzarme (ca. 3 g NaCl/d) Kost
- **Infektprophylaxe**
- **Therapie der Hyperlipoproteinämie:** Zeigen sich im Serum erhöhte LDL- und Cholesterinwerte, so sind eine Therapie mit Statinen (HMG-CoA-Reduktasehemmern) sowie eine cholesterinarme Ernährung sinnvoll.

> **PRÜFUNGSHIGHLIGHTS**
> - !!! **Klinik** des nephrotischen und akuten nephritischen Syndroms
> - ! Beim nephrotischen Syndrom ist die **Thromboseneigung** erhöht.
> - ! Nierenbiopsie bei ausgeprägter Proteinurie
> - ! Therapie der Proteinurie: **ACE-Hemmer**.

12.2 Glomerulopathien mit vorwiegend nephritischem Syndrom

12.2.1 IgA-Nephropathie

Synonym: Morbus Berger, mesangioproliferative IgA-Nephritis

> **DEFINITION** Glomerulonephritis mit IgA-Ablagerungen im Mesangium.

Epidemiologie: Weltweit häufigste Form der idiopathischen Glomerulopathie. Der Altersgipfel der Erkrankungen liegt bei 20–30 Jahren. Männer sind 2–3-mal häufiger betroffen als Frauen.

Ätiopathogenese:
- **idiopathisch**
- **sekundär:** häufig im Zusammenhang mit anderen IgA-assoziierten Erkrankungen, z. B. mit Zöliakie, chronisch-entzündlichen Darmerkrankungen und Leberzirrhose (gestörte IgA-Clearance).

Die **mesangialen IgA-Ablagerungen** stellen einen Entzündungsreiz dar und führen zur Komplementaktivierung und Mesangiumproliferation.

Klinik: Etwa 50 % der Patienten entwickeln nach unspezifischen Infekten der oberen Atemwege eine **Makrohämaturie**, die meist nach einigen Tagen spontan sistiert. Häufig verläuft die Erkrankung asymptomatisch und fällt nur durch die Mikrohämaturie in Routinetests auf. In ca. 40 % der Fälle findet sich eine **Hypertonie**. Selten nimmt die Erkrankung einen schweren Verlauf mit massiver Hypertonie, Proteinurie und frühzeitigem Nierenversagen. Ca. 10 % der Patienten weisen ein nephrotisches Syndrom auf.

Diagnostik:
- **Urinuntersuchung:** Erythrozytenzylinder im Sediment und dysmorphe Erythrozyten (Akanthozyten)
- **Ig-A-Spiegel im Serum:** erhöht bei 50% der Patienten
- **Nierenbiopsie:** zur endgültigen Diagnosesicherung. Dabei finden sich bei der **Immunfluoreszenzfärbung** typischerweise IgA- und C3-**Ablagerungen im Mesangium** (Abb. 12.3). In der Lichtmikroskopie sind fokal-segmental betonte mesangiale Proliferationen zu sehen. Auch in der Elektronenmikroskopie sind die Veränderungen gut sichtbar.

Therapie: Bei geringer Proteinurie, fehlender Hypertonie und normalen Nierenfunktionswerten ist **keine** besondere **Therapie** notwendig. Bei erhöhtem Serumkreatinin, einer Proteinurie > 1 g/24 h und/oder Hypertonie (Richtwert > 130/80) sollte die **hypertensive Behandlung** mit ACE-Hemmern oder AT_1-Rezeptor-Antagonisten begonnen werden. Bei progredientem Nierenfunktionsverlust und anhaltender Proteinurie kann die Indikation zur **immunsuppressiven Therapie** gestellt werden (Glukokortikoide, Azathioprin bzw. Cyclophosphamid).

Prognose: Der Verlauf ist meist gutartig. In ca. 25% der Fälle entwickelt sich jedoch innerhalb von 25 Jahren nach Diagnosestellung eine dialysepflichtige Niereninsuffizienz. Bei 30–50% der Patienten tritt ein arterieller Hypertonus auf. Prognostisch ungünstige Faktoren sind männliches Geschlecht, höheres Alter, eine arterielle Hypertonie, eine GFR < 60 ml/min und eine konstant nachweisbare Proteinurie im nephrotischen Bereich.

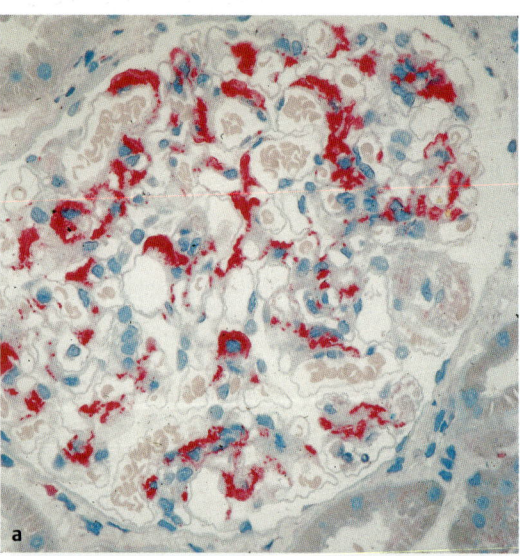
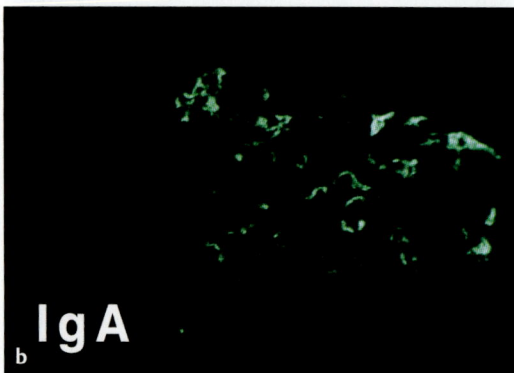

Abb. 12.3 **IgA-Nephropathie. a** Ablagerungen von IgA im Mesangium. **b** IgA-Ablagerungen in der Immunfluoreszenz. [a: aus Kuhlmann, Walb, Luft, Nephrologie, Thieme, 2015; b: aus Gortner, Meyer, Duale Reihe Pädiatrie, Thieme, 2018]

> **PRÜFUNGSHIGHLIGHTS**
> - !! Diagnosesicherung: **Immunfluoreszenzuntersuchung** (und **Elektronenmikroskopie**) eines Nierenbiopsates
> - ! Die **Immunkomplexablagerungen** finden sich im **Mesangium**.
> - ! **Prognosefaktoren:** ungünstig ist eine Proteinurie im nephrotischen Bereich.

12.2.2 Benigne familiäre Hämaturie

Synonym: Syndrom der dünnen Basalmembran

> **DEFINITION** Isolierte familiäre Mikrohämaturie aufgrund einer verdünnten Basalmembran, die nicht mit einer Nierenfunktionseinschränkung einhergeht.

Epidemiologie: Die genaue Prävalenz ist nicht bekannt. Bei Patienten mit asymptomatischer Hämaturie liegt die benigne familiäre Hämaturie etwa so häufig vor wie die IgA-Nephropathie.

Ätiologie: Die Krankheit wird zumeist autosomal-dominant vererbt. Es liegt ein Defekt in dem Gen vor, das für die $α_4$-(COL 4A4)-Ketten des Kollagens Typ IV kodiert. Teilweise zeigt die Genetik überlappende Veränderungen wie beim autosomal rezessiven Alport-Syndrom. Einige Betroffene sind heterozygote Träger des X-chromosomal-dominanten Alport-Syndroms.

Klinik: Symptomlose Mikrohämaturie, die häufig in Routineuntersuchungen festgestellt wird. Eventuell chronische oder intermittierende Flankenschmerzen. Im Verlauf von Infektionen kann es evtl. auch zu einer intermittierenden Makrohämaturie kommen.

Diagnostik: Von einer benignen familiären Hämaturie kann ausgegangen werden, wenn die **Hämaturie** bei mehreren **Familienmitgliedern** beobachtet wird, die **Nierenfunktion nicht eingeschränkt** ist und keine begleitende Leukozyturie oder Proteinurie vorliegen. Differenzialdiagnostisch sollte ein Alport-Syndrom durch Nierenbiopsie ausgeschlossen werden (**abnorm dünne Basalmembran**).

Therapie: Die Behandlung ist **symptomatisch**, z. B. bei Schmerzen. Auch die Gabe von ACE-Hemmern soll einen positiven Effekt auf die Flankenschmerzen ausüben.

Prognose: gut. Die Hämaturie bleibt zwar ein Leben lang bestehen, jedoch kommt es nur in Ausnahmefällen zur Funktionseinschränkung der Niere.

12.2.3 Alport-Syndrom

Synonym: progressive hereditäre Nephritis

> **DEFINITION** Meist X-chromosomal-dominante chronische Nephropathie, die mit progressivem Nierenversagen einhergeht. Selten findet sich auch eine autosomal-rezessive oder -dominante Vererbung.

Epidemiologie und Ätiologie: Prävalenz: 1/50 000 aller Geburten. 3% aller Kinder mit terminaler Niereninsuffizienz haben ein Alport-Syndrom. Da es sich zumeist um eine X-chromosomal vererbte Erkrankung handelt, sind überwiegend Männer betroffen. Bei den weiblichen Träger der Mutation findet sich meist nur eine milde Variante der Erkrankung ohne Niereninsuffizienz.

Pathogenese: Eine Mutation in der α_5-Kette des Typ-IV-Kollagens bewirkt eine Veränderung der Struktur der glomerulären Basalmembran, die zur Sklerosierung des Glomerulums führt.

Pathognomonisch für das Alport-Syndrom ist der ultrastrukturelle Befund der glomerulären **Basalmembran**. Darin zeigt sich eine teilweise verdickte, teilweise auch ausgedünnte und faserig zersplitterte Basalmembran, in die **Lipidtropfen** eingelagert sind. Mit Fortschreiten der Krankheit kommt es zu einer **Sklerosierung** der Glomerula und einer Tubulusatrophie.

Klinik:
- **Niere:** Schon im Jugendalter finden sich Mikrohämaturie (seltener rezidivierende Makrohämaturie) und Proteinurie. Später kommen Serumkreatinin- und Blutdruckanstieg hinzu. Je nach Ausprägungsform führt das Alport-Syndrom meist zwischen dem 20. und 50. Lebensjahr zum Auftreten einer terminalen Niereninsuffizienz.
- **Innenohr:** Bei etwa 50 % der Patienten tritt im jungen Erwachsenenalter eine beidseitige Innenohrschwerhörigkeit auf.
- **Auge:** Augenbeteiligungen finden sich bei 10 % der Patienten und betreffen Linse (Katarakt, Lenticonus) und Retina (Retinitis pigmentosa).

> **LERNTIPP** !
>
> Als Differenzialdiagnose einer Hämaturie sollten Sie auch das Alport-Syndrom in Betracht ziehen. Und zwar insbesondere bei positiver Familienanamnese (Niereninsuffizienz und Schwerhörigkeit in der Familie). Da es sich i. d. R. um einen X-chromosomalen Erbgang handelt, sind praktisch immer Männer betroffen.

Diagnostik: Die positive Familienanamnese (familiäre Taubheit, Niereninsuffizienz) legt die Diagnose nahe. Gesichert wird sie durch Haut- oder Nierenbiopsien.

Therapie: Es gibt keine kausale Therapie. Bei Eintritt der terminalen Niereninsuffizienz ist die Nierentransplantation die Therapie der Wahl.

Prognose: Männer entwickeln in fast allen Fällen eine terminale Niereninsuffizienz. Bei Frauen verläuft die Erkrankung meist milder.

12.3 Glomerulopathien mit vorwiegend nephrotischem Syndrom

12.3.1 Membranöse GN

Synonym: epimembranöse GN, perimembranöse GN

> **DEFINITION** Diffuse Immunkomplex-GN mit Immundepotbildungen ausschließlich auf der Außenseite der Basalmembran.

Epidemiologie: häufigste Ursache des nephrotischen Syndroms im Erwachsenenalter.

Ätiologie:
- **primäre membranöse GN** (80 %): Autoimmunkrankheit mit subepithelialen Ablagerungen von Immunkomplexen und Komplement. Als Zielantigen wurde der Phospholipase-A2-Rezeptor (PLA2R) in der Podozytenmembran identifiziert (bei bis zu 70 % der Patienten nachweisbar). Bei einer kleinen Patientengruppe (2–3 %) sind Antikörper gegen Thrombospondin type 1 domain containing protein 7A (THSD7A) nachweisbar.
- **sekundäre membranöse GN** (20 %): Auslösende Faktoren sind z. B.:
  - Medikamente (Gold, Penicillamin, Captopril, NSAR)
  - Infektionskrankheiten (Hepatitis B, HIV, Syphilis, Malaria)
  - Autoimmunerkrankungen, z. B. SLE
  - Tumor-assoziierte Antigene: Paraneoplasien, z. B. bei Bronchial- oder Kolonkarzinom.
  - *Hepatitis C in Verbindung mit Kryoglobulinämie*

Klinik: Das klinische Bild ist gekennzeichnet durch ausgeprägte Ödeme, ein nephrotisches Syndrom (in ca. 80 % der Fälle), Gewichtszunahme, Mikrohämaturie (ca. 50 %) und Hypertonie (ca. 30 %). *Nierenvenenthrombose*

Diagnostik: Da die sekundäre membranöse GN mit **Tumorerkrankungen** assoziiert ist, sollte in der Diagnostik auch immer ein Tumorleiden ausgeschlossen werden. In der Urinuntersuchung finden sich eine schwere Proteinurie und teils dysmorphe Erythrozyten.

Histologisch finden sich subepitheliale **Immunkomplex- und Komplementablagerungen** auf der Außenseite der **glomerulären Basalmembran**, wodurch diese einem „Zahnrad" ähnlich sieht. Zwischen diesen Immundepots aus IgG und Komplement bilden sich sog. **Spikes** (Neubildungen der Basalmembran), die sich im Verlauf immer mehr ausbreiten, bis die Glomerula im Endstadium komplett verödet sind. Immunhistologisch sind bei der primären Form PLA2R oder THSD7A in den in den Immundepots nachweisbar. *Osmophile*

Therapie: Die symptomatische Therapie entspricht der des nephrotischen Syndroms (S. 107). Bei persistierend hoher Proteinurie über 6 Monate oder einem progredienten Funktionsverlust der Nieren sollte eine immunsuppressive Therapie versucht werden. Antikörper-positive, therapierefraktäre Fälle sprechen u. U. auf eine Therapie mit dem monoklonalen B-Zell-Antikörper Rituximab an. *Cyclophosphamid*
großer Proteinurie: Steroide, Alkylanzien

Prognose:
- ⅓: Spontanheilung
- ⅓: persistierende Proteinurie ohne Einschränkung der GFR
- ⅓: progredienter Verlauf mit Entwicklung einer chronischen Niereninsuffizienz. Die Prognose ist bei der idiopathischen Form schlechter.

> **LERNTIPP** !
>
> Denken Sie bei einem Erwachsenen, der über eine in den letzten Wochen aufgetretene starke Gewichtszunahme und ausgeprägte Ödeme klagt, ansonsten aber gesund ist, zuerst an ein nephrotisches Syndrom. Schauen Sie sich dann die mitgelieferten Laborwerte gut an. Das nephrotische Syndrom ist gekennzeichnet durch Proteinurie, Hypercholesterinämie und Hypoproteinämie (Hypoalbuminämie)? Gleichzeitig sollten Sie sich merken, dass die membranöse Glomerulonephritis die häufigste Ursache für ein nephrotisches Syndrom beim Erwachsenen ist. Nach diesem Zusammenhang fragt das IMPP nämlich sehr gerne.

> **PRÜFUNGSHIGHLIGHTS**
>
> – !!! Klinik: **nephrotisches Syndrom**
> – ! Prognose: in ⅓ d. F. Spontanheilung.

12.3.2 Minimal-Change-GN

Synonym: Lipoidnephrose, minimalproliferierende interkapilläre GN

Epidemiologie: häufigste Ursache des nephrotischen Syndroms **bei Kindern** und **Jugendlichen**, kann sich jedoch in jedem Lebensalter manifestieren. Männer sind dreimal häufiger betroffen.

Ätiologie:
- idiopathisch
- sekundär (bei malignen Erkrankungen, Einnahme von NSAR, Nahrungsmittelallergien).

Pathogenese: unklar. Durch die Verschmelzung der Podozyten geht die negative Ladung auf der glomerulären Basalmembran verloren. Dadurch wird die Durchlässigkeit für ebenfalls negativ geladene Proteine (Albumin) erhöht, was zur selektiven (nach elektrischer Ladung) glomerulären Proteinurie führt.

Klinik: In Schüben verlaufendes ausgeprägtes **Vollbild des nephrotischen Syndroms**, welches sehr gut auf Steroide anspricht. Die Patienten zeigen i.d.R. kein Krankheitsgefühl, sondern suchen den Arzt aufgrund von Ödemen (v.a. an den Beinen und den Augenlidern) und Gewichtszunahme auf. Die Ödeme treten meist akut auf und sind häufig stark ausgeprägt.

> **LERNTIPP** !
>
> Für die Minimal-Change-Glomerulonephritis gilt dasselbe wie für die membranöse Glomerulonephritis, zumindest was die Art der IMPP-Fragen betrifft. Nur sind hier typischerweise Kinder und Jugendliche vom nephrotischen Syndrom betroffen. Das heißt für Sie, dass Sie bei Kindern und Jugendlichen mit starker Gewichtszunahme sowie Ödemen an Beinen und Augenlidern und einem Laborbefund, der das nephrotische Syndrom bestätigt, primär an eine Minimal-Change-Glomerulonephritis denken sollten. Vielleicht hilft ja diese Eselsbrücke: **Mini**mal-Change betrifft v.a. die **Mini**s (Kinder).

Komplikationen: Bei schweren Verlaufsformen kommt es zu einer zunehmenden unselektiven glomerulären Proteinurie mit Verlust von Antithrombin-III (Thromboseneigung) und Immunglobulinen (Infektanfälligkeit).

Diagnostik: Typisch ist eine ausgeprägte, **hochselektive Proteinurie** (>3 g/d, überwiegend Albumin). Die Nierenfunktion ist i.d.R. aber normal. Die Diagnose wird durch die Histologie gestellt: Lichtmikroskopisch sind die Glomerula unauffällig. Die Verschmelzung der Podozyten ist nur elektronenmikroskopisch zu erkennen. In den Tubuli finden sich Eiweiß- und Lipidablagerungen (Lipoidnephrose).

Therapie: Die Therapie besteht in der Gabe von **Kortikosteroiden**. Circa 90% der Patienten sprechen darauf an, wobei danach ⅓ rezidivfrei bleibt, ⅓ noch mit 1–2 weiteren Schüben rechnen muss und ⅓ nur unter Dauermedikation mit Steroiden oder anderen Immunsuppressiva rezidivfrei ist („partielle Steroidresistenz"). Bei Thrombosen/Embolien in der Vorgeschichte sollte eine **Thromboseprophylaxe** mit Vitamin-K-Antagonisten angestrebt werden (verminderte antikoagulatorische Wirkung von Heparin bei Antithrombin-III-Mangel). Bei Patienten mit häufigem Rückfall sind außerdem ACE-Hemmer, ggf. in Kombination mit Statinen und Diuretika, indiziert.

Prognose: Für Kinder ist sie gut. Normalerweise führt die Minimal-Change-GN nicht zur terminalen Niereninsuffizienz. Bei Erwachsenen kann sie in eine fokal-segmentale Glomerulosklerose übergehen. Diese ist therapeutisch schwer zu beeinflussen und führt zur chronischen Niereninsuffizienz.

> **PRÜFUNGSHIGHLIGHTS**
>
> – **! Epidemiologie:** häufigste Ursache des nephrotischen Syndroms bei Kindern und Jugendlichen
> – **! Klinik:** deutliche Gewichtszunahme, ausgeprägte Ödembildung, v.a. an den Beinen und Augenlidern

12.3.3 Fokal-segmentale Glomerulosklerose (FSGS)

Synonym: fokale Sklerose, fokal segmental sklerosierende Glomerulopathie

Epidemiologie: Die FSGS ist für ca. 15% der nephrotischen Syndrome verantwortlich.

Ätiopathogenese:
- **primäre FSGS:** idiopathisch, in 30% der Fälle Mutationen von Genen, die für den Strukturaufbau der Schlitzmembran verantwortlich sind (Nephrin, Podocin, α-Aktinin 4)
- **sekundäre FSGS:** z.B. HIV-assoziierte Nephropathie, Heroinabusus, maligne Erkrankungen, schwere Adipositas, Transplantatabstoßung, chronische Nephropathien mit Nephronverlust. Die Sklerosierung des Glomerulums ist vermutlich eine Folge der glomerulären Hyperfiltration.

Klinik: In ca. 80% der Fälle nephrotisches Syndrom, selten asymptomatische Proteinurie.

Diagnostik: Histologisches Kennzeichen sind die Sklerose und Hyalinose einzelner Glomerulumabschnitte. Die **Sklerosierung** ist **fokal**, d.h. auf einzelne Nephrone begrenzt, und **segmental**, d.h. auf einzelne Abschnitte innerhalb eines glomerulären Gefäßknäuels begrenzt. Es zeigen sich Verwachsungen der Kapillarschlingen mit der Bowman-Kapsel (**Synechien**).

Therapie: Immunsuppressive Therapie mit **Kortikosteroiden** (Ansprechrate 30%). Bei Erfolglosigkeit Versuch mit Ciclosporin A. Daneben kommen ACE-Hemmer oder Angiotensinrezeptor-Antagonisten evtl. in Kombination mit Statinen und Diuretika zum Einsatz. Bei Rezidiv nach Nierentransplantation evtl. Plasmapherese.

Prognose: schlecht. Patienten mit manifestem nephrotischem Syndrom entwickeln innerhalb von 5–10 Jahren eine dialysepflichtige Niereninsuffizienz. Nach Nierentransplantationen besteht eine hohe Rezidivhäufigkeit der Erkrankung im Transplantat.

Tab. 12.2 **Stadieneinteilung der diabetischen Nephropathie** (nach Deutscher Diabetes Gesellschaft)

Stadium	Beschreibung	Albuminausscheidung im Urin (mg/l)	Kreatinin-Clearance (ml/min)	weitere Veränderungen
1	Nierenschädigung mit normaler Nierenfunktion			
1a	Mikroalbuminurie	20–200	> 90	• Kreatinin i. S. normal
1b	Makroalbuminurie	> 200	> 90	• Blutdruck im hohen Normbereich oder arterielle Hypertonie • Dyslipidämie • andere Diabeteskomplikationen (KHK, pAVK, Retino- und Neuropathie) verlaufen rascher
	Nierenschädigung mit Niereninsuffizienz			
2	leichtgradige NI	> 200	60–89	• Kreatinin i. S. erhöht
3	mäßiggradige NI	abnehmend	30–59	• arterielle Hypertonie • Dyslipidämie
4	hochgradige NI	abnehmend	15–29	• Hypoglykämieneigung
5	terminale NI	abnehmend	< 15	• andere Diabeteskomplikationen (KHK, pAVK, Retino- und Neuropathie) verlaufen rascher • Anämie • gestörter Knochenstoffwechsel

12.3.4 Glomerulopathie bei Diabetes mellitus

Synonym: diabetische Nephropathie, Glomerulosklerose Kimmelstiel-Wilson

Epidemiologie: Ein Diabetes mellitus stellt ein erhebliches Risiko einer Nierenerkrankung dar. Sowohl für Typ-1- als auch für Typ-2-Diabetes gilt, dass innerhalb von 10 Jahren durchschnittlich 25 % der Erkrankten eine diabetische Nephropathie entwickeln.

Pathogenese: Es kommt zu einer vermehrten Glykosylierung extrazellulärer Proteine (**AGE** [advanced glycation endproducts]), was u. a. zu einer erhöhten Kollagenquervernetzung in der Basalmembran führt. Es entsteht eine glomeruläre Permeabilitätsstörung mit Albumin- und später allgemeiner Proteinurie.

Klinik: Die diabetische Nephropathie verläuft in 5 Stadien. **Frühsymptom ist die asymptomatische Mikroalbuminurie** (20–200 mg/l oder 30–300 mg/d). Mit zunehmender Proteinurie und Abnahme der glomerulären Filtration zeigen sich Symptome, meist in Form eines nephrotischen Syndroms oder einer Hypertonie (Tab. 12.2).

Diagnostik:
- **Screening beim Patient mit Diabetes:** Bestimmung der Albuminkonzentration und der GFR 1 ×/Jahr
- Die diabetische Nephropathie ist sehr wahrscheinlich, wenn in 2 aufeinanderfolgenden Proben (Abstand 2–4 Wochen) eine Mikroalbuminurie > 20 mg/l gemessen wurde.
- weiterführende Diagnostik:
  – Untersuchung des Augenhintergrunds (diabetische Retinopathie)
  – Langzeitblutdruckmessung
  – Labor, z. B. Anämiediagnostik, Lipide
  – „Fußstatus" (periphere Pulse, Prüfung auf diabetische Neuropathie).

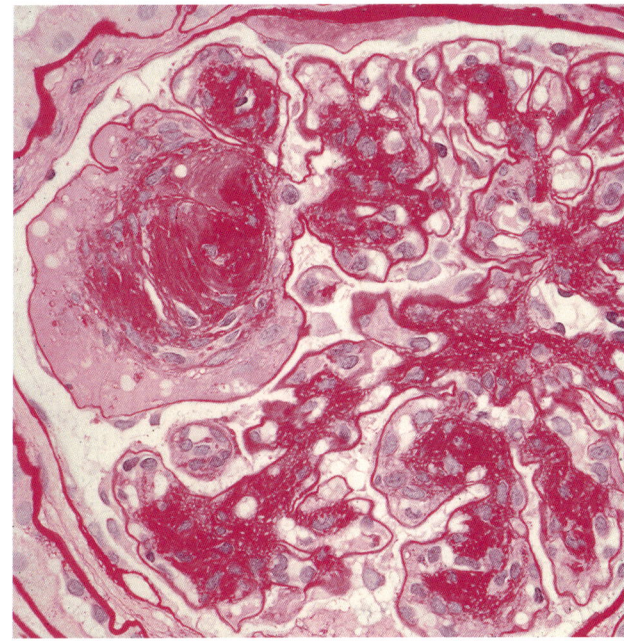

Abb. 12.4 **Diabetische Glomerulopathie.** Diffuse, teilweise noduläre glomeruläre Sklerose. [aus Kuhlmann, Walb, Luft, Nephrologie, Thieme, 2015]

Klinische Pathologie: Im Spätstadium findet sich in den vergrößerten Nieren eine „weiße Granularatrophie". Die glomeruläre Basalmembran ist verdickt, es kommt zur mesangialen Proliferation und Einlagerung PAS-positiven Materials im Mesangium; die Kapillarschlingen vernarben. Es zeigt sich das Bild einer diffusen, nodulären Glomerulosklerose (**Glomerulosklerose Kimmelstiel-Wilson**, Abb. 12.4).

Differenzialdiagnosen:
- Beim Nachweis einer **Mikroalbuminurie** müssen allerdings nichtrenale Ursachen (z. B. Harnwegsinfekte, körperliche Anstrengung) und nichtdiabetische Nierenerkrankungen ausgeschlossen werden. Folgende Hinweise sprechen gegen die diabetische Genese einer Albuminurie:
  - pathologisches Harnsediment (dysmorphe Erythrozyten, Erythrozytenzylinder, Leukozyten)
  - rasche Zunahme der Proteinurie oder extrem hohe Proteinurie (> 6 g/24 h)
  - Diabetes-Dauer unter 5 Jahren bei Typ-1-Diabetes
  - atypische Nierenveränderungen in der Sonografie (Asymmetrie, extrem kleine Nieren)
- **Fehlt die Mikroalbuminurie**, ist die **hypertensive Nephropathie** die wichtigste Differenzialdiagnose.

Therapie: Unzureichende Blutzuckereinstellung und Hypertonie können das Fortschreiten der diabetischen Nephropathie wesentlich beeinflussen. Folglich gilt:
- **strikte BZ-Einstellung:** s. Therapie des Diabetes mellitus (S. 65). Zur Therapiekontrolle wird der HbA_{1c}-Wert ermittelt.
- **antihypertensive Therapie:** Einstellung in niedrig normale RR-Werte (< 130/80 mmHg). Mittel der ersten Wahl sind ACE-Hemmer oder AT_1-Antagonisten, die neben dem antihypertensiven auch einen nephroprotektiven Effekt ausüben.
- **Kardioprotektion:** Ausschalten aller weiteren kardiovaskulären Risikofaktoren durch Nikotinabstinenz, lipidsenkende Medikation, Thrombozytenaggregationshemmung etc.
- **Eiweißrestriktion**: ca. 0,8 g/kg KG/d.

Prognose: Sie hängt stark vom Zeitpunkt der Diagnose ab. Die diabetische Glomerulosklerose ist im Stadium der Mikroalbuminurie noch reversibel, wenn eine strikte Blutzucker- und Blutdruck-Einstellung verfolgt werden.

12.3.5 Glomerulopathie bei Amyloidose

Ätiologie und Pathogenese: Zur Ätiologie und Pathogenese der Amyloidose s. Kap. Endokrines System (S. 85). Die Niere ist v. a. bei der AA- und der AL-Amyloidose mitbetroffen.

Klinik: Typisch für die Amyloidniere ist ein nichtreversibles nephrotisches Syndrom, welches progredient in eine dialysepflichtige **Niereninsuffizienz** übergeht. Selten finden sich Tubulusschäden mit renal-tubulärer Azidose, Diabetes insipidus renalis oder Fanconi-Syndrom.

Diagnostik: Zur Ursachensuche sollte eine Urinuntersuchung auf monoklonale Immunglobuline und Leichtketten bzw. bei Nachweis von Amyloid A eine Suche nach der kausalen Erkrankung erfolgen. Die definitive Diagnosesicherung erfolgt durch die Nierenbiopsie mit Histologie:
- **glomeruläre Amyloidose:** Amyloidablagerungen bevorzugt im Mesangium und an der Basalmembran des Glomerulums (Abb. 12.5). Mit zunehmender Ablagerung veröden die Glomerula und verlieren ihre Filterfunktion.
- **vaskuläre Amyloidose:** Amyloidablagerung an Arteriolen des Glomerulums
- **tubuläre Amyloidose:** Amyloidablagerung im Tubulus mit tubulären Resorptionsstörungen.

Therapie: Behandlung der Grundkrankheit. Im weiteren Verlauf symptomatische Behandlung der Niereninsuffizienz.

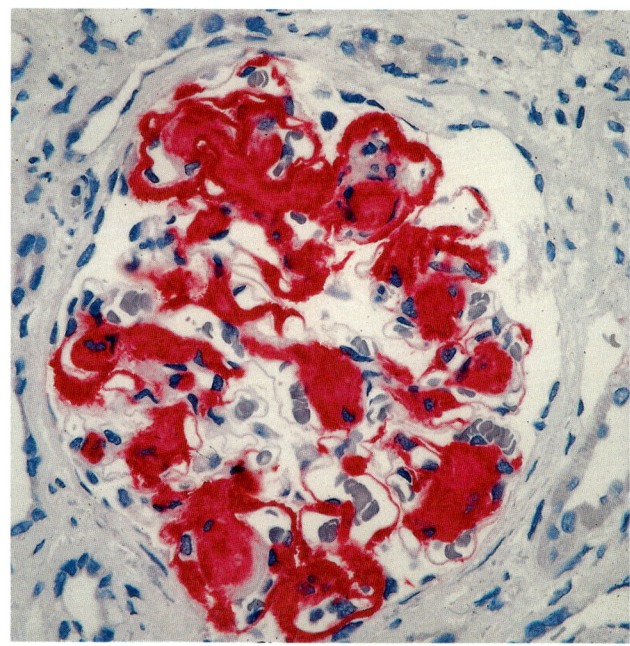

Abb. 12.5 **Amyloidablagerungen** in Mesangium und den Kapillarwänden in der Niere. [aus Kuhlmann, Walb, Luft, Nephrologie, Thieme, 2015]

Prognose: abhängig von Grunderkrankung und Organbefall. Bei manifester Nierenfunktionseinschränkung ist die Prognose ungünstig. Mediane Überlebenszeit von Patienten mit AL-Amyloidose: 1–2 Jahre.

12.4 Glomerulopathien mit diffuser Symptomatik

Die Glomerulopathien dieser Gruppe zeigen sowohl Symptome des nephritischen als auch des nephrotischen Syndroms und lassen sich somit keiner der beiden vorangehend beschriebenen Gruppen zuordnen. Häufig finden sich in dieser Gruppe eine Hypokomplementämie sowie schwere Veränderungen der Glomerula mit starker Zellproliferation.

12.4.1 Postinfektiöse Glomerulonephritis

Synonym: Poststreptokokken-GN

Ätiopathogenese: Auslöser ist eine Infektion der oberen Rachenwege (Pharyngitis, Tonsillitis) oder der Haut durch **β-hämolysierende Streptokokken der Gruppe A**. Pathogenetisch beruht die postinfektiöse GN auf Immunkomplexablagerungen in der glomerulären Basalmembran.

Klinik: Etwa 1–3 Wochen nach Ausheilung eines Streptokokkeninfekts entwickelt der Patient subfebrile Temperaturen, Arthralgien und dumpfe Schmerzen in beiden Nierenlagern. Leitbefunde der Poststreptokokken-GN sind die **Mikrohämaturie und Proteinurie** (< 3 g/24 h). Es kommt zur Salz- und Wasserretention mit Oligo- bzw. Anurie sowie morgendlichen Lidödemen und Ödemen an den Unterschenkeln. Evtl. kann auch eine Makrohämaturie bestehen.

Komplikationen: Eine typische Komplikation ist die Entwicklung der **arteriellen Hypertonie**. Selten kommt es zu besonders schweren Verlaufsformen mit Enzephalopathie, Lungenödem und krisenhaften Blutdruckanstiegen infolge von Überwässerung. Auch ein Übergang in eine rapid progrediente GN mit Entwicklung einer terminalen Niereninsuffizienz ist möglich.

Diagnostik: Neben der Infektanamnese und den allgemeinen Symptomen des akuten nephritischen Syndroms (Hämaturie, Ödeme, arterieller Hypertonus) ist die **verminderte Komplementaktivität (C3) wegweisend**, die als diagnostisches Kriterium dient. Es finden sich auch **erhöhte Anti-Streptolysin-Titer** bzw. Anti-DNAse-B-Titer im Serum. Bei Verdacht auf eine postinfektiöse GN sollten die Retentionsparameter mindestens 2-mal/Woche erfasst werden. Bei einem raschen Anstieg muss eine Nierenbiopsie zum differenzialdiagnostischen Ausschluss einer akut verlaufenden rapid progredienten Glomerulonephritis durchgeführt werden.

> **LERNTIPP** !
>
> Denken Sie an eine postinfektiöse Glomerulonephritis, wenn sich Ihr Patient etwa 1–3 Wochen nach einer eitrigen Tonsillitis (Streptokokkeninfektion) wieder krank fühlt (Fieber, Nierenschmerzen, arterielle Hypertonie). Erheben Sie den Urinbefund: Typisch sind die Mikrohämaturie und Proteinurie. Überprüfen Sie auch die Komplementaktivität im Serum (C3 ist in der 1. Woche erniedrigt).

Makroskopisch zeigen sich die Nieren geschwollen. Die Oberfläche ist mit kleinen, flohstichartigen Einblutungen übersät, dem makroskopischen Korrelat intratubulärer Erythrozytenzylinder, die sich auch im Urinsediment nachweisen lassen. Histologisch erkennt man eine **diffuse endokapilläre Glomerulonephritis**: geschwollene und vermehrte Mesangium- und Endothelzellen, verengte Kapillarlichtungen, granulozytäre und monozytäre Infiltrate sowie immunhistologisch granuläre **Immunkomplexablagerungen** meist aus IgG- und C3-Komplement auf der **glomerulären Basalmembran** (sog. „humps", Abb. 12.6).

> **LERNTIPP** !
>
> Nach dem Histo-Befund wird gerne gefragt: Merken Sie sich die granulären **Immunkomplexablagerungen**, die sich an der Außenseite der Basalmembran einer glomerulären Kapillare ablagern. Es handelt sich um eine diffuse endokapilläre Glomerulonephritis.

Therapie: Nach der Diagnosestellung steht die engmaschige **Bilanzierung des Wasserhaushalts** an erster Stelle. Bei Anzeichen von Flüssigkeitseinlagerung diuretische Therapie mit Schleifendiuretika. Darüber hinaus erfolgt die antibiotische Therapie des Streptokokkeninfekts bzw. dessen Sekundärprophylaxe, z.B. mit Penicillin. Außerdem sollte eine arterielle Hypertension medikamentös eingestellt werden.

Prognose: Kinder haben eine sehr gute Prognose, in über 90 % kommt es zur vollständigen Ausheilung. Die Prognose bei Erwachsenen ist weniger gut mit nur 50 % Ausheilung und häufig bleibenden Nierenschäden (Niereninsuffizienz, nephrotisches Syndrom). In seltenen Fällen kommt es zu akuten Komplikationen mit letalem Verlauf z.B. bei Lungenödem oder Linksherzversagen.

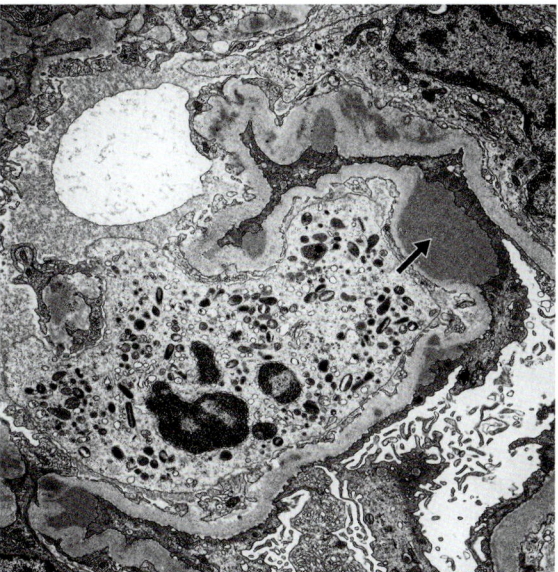

Abb. 12.6 Poststreptokokken-Glomerulonephritis. In der Transmissionsmikroskopie erkennt man Granulozyten im Lumen und Immunkomplexablagerungen („humps", Pfeil) an der Basalmembran einer glomerulären Kapillare. [aus Kuhlmann, Walb, Luft, Nephrologie, Thieme, 2015]

> **PRÜFUNGSHIGHLIGHTS** ✗
>
> – ‼ **Klinik:** Kopfschmerzen, Lidödeme, prätibiale Ödeme, Mikrohämaturie, Proteinurie
> – ‼ **Labor: Verminderung von Komplement C3**, erhöhter Antistreptolysintiter
> – ❗ **Histologie:** diffuse endokapilläre Glomerulonephritis mit granulozytären glomerulären Infiltraten und granulären Immunkomplexablagerungen auf den glomerulären Basalmembranen.

12.4.2 Rapid progrediente Glomerulonephritis (RPGN)

Synonym: Halbmond-GN, extrakapilläre GN

> **DEFINITION** Sammelbegriff für eine heterogene Gruppe von extrakapillär proliferierenden GN mit diffuser glomerulärer Halbmondbildung und schwerster glomerulärer Schädigung. Unbehandelt führt die RPGN innerhalb weniger Wochen bis Monate zur terminalen Niereninsuffizienz.

Epidemiologie: Die Inzidenz liegt bei < 1 : 100 000 Jahr.

Ätiopathogenese:

- **Typ-I = antiglomeruläre-Basalmembran-Typ** (ca. 10 %): **Autoantikörper gegen die glomeruläre Basalmembran (Anti-GBM-AK)** verursachen lineare IgG- und C3-Komplement-Ablagerungen in der glomerulären Basalmembran. Durch die Antigenverwandtschaft von glomerulärer und alveolärer Basalmembran findet sich häufig begleitend eine Lungenbeteiligung mit Lungenblutungen. Bei Lungenbeteiligung spricht man vom „**Goodpasture-Syndrom**", das v. a. junge Männer (< 40 Jahren) betrifft und unbehandelt in 90 % der Fälle letal verläuft.

- **Typ-II = Immunkomplextyp** (ca. 40%): Heterogene Gruppe von Immunkomplex-GN, die zu schweren Schädigungen der Kapillaren und proliferativen glomerulären Halbmondbildungen führen. Sie treten oft postinfektiös oder auch im Zusammenhang mit Autoimmunerkrankungen (Lupus-Nephritis, Schoenlein-Henoch-Nephritis) auf.
- **Typ-III = RPGN ohne Immunablagerungen** (ca. 50%): Immunhistologische Befunde in der glomerulären Basalmembran fehlen (pauciimmun). Serologisch können antineutrophile zytoplasmatische Antikörper (ANCA) nachgewiesen werden, die ätiologisch auf eine Nierenbeteiligung bei generalisierter Vaskulitis hinweisen (pANCA → mikroskopische Polyarteriitis, cANCA → Polyangiitis mit Granulomatose).

Klinik: Typisch sind ein **akutes nephritisches Syndrom** sowie der **rasch progrediente Nierenfunktionsverlust** bis hin zur terminalen Niereninsuffizienz binnen Wochen bis Monaten. Die Patienten sind häufig blass und stellen sich mit Schwäche, Leistungsknick und Ödemen vor. Teils findet sich eine erhebliche Proteinurie. Bei manifester Niereninsuffizienz bilden sich die typischen Urämiesymptome aus. Beim **Goodpasture-Syndrom** treten zusätzlich **Hämoptysen** und **Dyspnoe** auf.

Diagnostik: Neben den Nierenretentionsparametern und den typischen Entzündungswerten sollten im Labor **serologische Tests** auf ANCAs, ANAs und Anti-GBM-AKs durchgeführt werden. Entscheidend für die weitere Therapieplanung sowie die Prognoseeinschätzung sind die **Nierenbiopsie** und die histologische Untersuchung: Typisch ist der Nachweis von frischen und älteren **Halbmondbildungen** (unterschiedlich alte Läsionen, da schubweiser Verlauf, Abb. 12.7). Die Halbmonde sind das histologische Korrelat massiver **Proliferationen der Bowman-Kapsel**. Weiterhin zeigen sich je nach Typ Immunkomplexablagerungen oder lineare AK-Ablagerungen.

Makroskopisch sind die Nieren leicht vergrößert und tragen punktförmige Einblutungen auf der Oberfläche.

Therapie: hoch dosierte Immunsuppression mit Glukokortikoiden und Cyclophosphamid. Beim Nachweis von zirkulierenden Anti-GBM-Antikörpern oder schwerer ANCA-assoziierter RPGN können die Antikörper durch eine Plasmapherese maschinell aus dem Blut entfernt werden. Ein weiterer Ansatz ist die Gabe des monoklonalen B-Zell-Antikörpers Rituximab, insbesondere wenn eine Therapie mit Cyclophosphamid problematisch ist.

Prognose: Je rascher die Diagnose gestellt und die Therapie begonnen wird, desto besser ist die Prognose. Findet sich bioptisch ein Halbmondbefall in über 80% der Glomerula, so ist die Gefahr einer Dialysepflichtigkeit sehr hoch. Ein Glomerulumbefall < 50% spricht eher für eine günstigere Prognose.

> **PRÜFUNGSHIGHLIGHTS**
> - ! Bei **Verdacht** auf eine **rapid progrediente Glomerulonephritis** sollten **Autoantikörper** (ANA, ANCA, Anti-GBM-AK) bestimmt und zeitnah eine **Nierenbiopsie** durchgeführt werden.
> - ! Charakteristisch für das **Goodpasture-Syndrom** ist das Auftreten von Anti-GBM-Antikörpern.

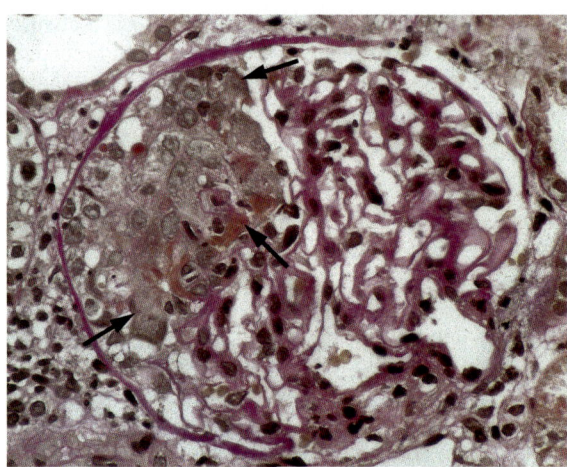

Abb. 12.7 Rapid progrediente Glomerulonephritis. Die Pfeile deuten auf eine frische Halbmondbildung. [aus Riede, Werner, Schaefer, Allgemeine und spezielle Radiologie, Thieme, 2004]

12.4.3 Membranoproliferative Glomerulonephritis

Synonym: mesangiokapilläre GN

Epidemiologie: Sie ist selten und tritt bei Kindern und jungen Erwachsenen auf.

Ätiopathogenese: Sie tritt entweder idiopathisch auf oder sekundär im Rahmen von malignen Erkrankungen (z. B. Lymphomen), Autoimmunerkrankungen oder Infektionen (z. B. Hepatitis C). Anhand der Histologie unterscheidet man 2 Typen (s. u.).

Klinik: Neben dem nephrotischen Syndrom finden sich häufig auch Hypertonie und Hämaturie.

Diagnostik: Charakteristisch im Serumbefund ist die persistierende **Verminderung des Komplementfaktors C3** und bei Typ I zusätzlich von C4 sowie der Nachweis von Anti-C3-Konvertase-AK bei Typ II. Sicherung der Diagnose über eine Nierenbiopsie. **Histologisch** unterscheidet man **2 Typen**; die Glomerula sind bei beiden Formen durch die mesangialen Proliferationen und Basalmembranverdickungen erheblich vergrößert:
- **Typ I:** sichelförmige subendotheliale Immundepots aus Komplementfaktoren und IgG mit „Doppelkonturierung" der glomerulären Basalmembran
- **Typ II:** intramembranöse Depots ohne Doppelkonturierung, massive Verdickung der Basalmembran (dense deposit disease).

Therapie:
- Behandlung der Grunderkrankung
- Kortikosteroide bei Kindern
- ASS und Dipyridamol bei Erwachsenen
- symptomatische Therapie mit ACE-Hemmern, Statinen und Diuretika.

Prognose: bei beiden Formen ungünstig. 50% der Patienten sind nach 5 Jahren dialysepflichtig. Bei einer Nierentransplantation liegt das Risiko des Wiederauftretens im Transplantat bei fast 100%.

12.4.4 Lupus-Glomerulonephritis

Synonym: Lupusnephritis

Epidemiologie und Pathogenese: Etwa 50–70 % aller Patienten mit einem systemischen Lupus erythematodes (SLE) entwickeln im Verlauf der Krankheit eine Nierenbeteiligung. Die Lupusnephritis bestimmt im Wesentlichen die Prognose der Erkrankung. In der Niere kommt es zu Immunkomplexablagerungen bzw. zu Immunkomplexbildungen aufgrund der im Serum vorhandenen Autoantikörper (Anti-DNA-AK, Anti-Histon-Ak etc.).

Klinik: Im Vordergrund stehen die extrarenalen Manifestationen des SLE (unspezifische Allgemeinsymptome, Schmetterlingserythem, Arthralgien). Die Nierenbeteiligung äußert sich durch asymptomatische Hämaturie und Proteinurie. In selteneren Fällen entwickeln sich ein akutes nephritisches oder nephrotisches Syndrom. Auch der Übergang in eine RPGN ist möglich.

Diagnostik: Den Hinweis auf eine renale Beteiligung bei bestehendem SLE geben steigende Serumkreatinin-Werte, eine Proteinurie sowie das Vorliegen von Erythrozytenzylindern oder Akanthozyten im Urinsediment. Wegweisend für Diagnostik und Therapie ist die **Nierenbiopsie**. Histomorphologisch ist das Bild der Lupusnephritis nicht einheitlich, sondern hängt von Art und Menge der Immunkomplexablagerungen ab. Die morphologischen Läsionen werden von der WHO in 6 Klassen eingeteilt (**Tab. 12.3**). Diese Klassifizierung ist nicht nur maßgeblich für die Prognoseeinschätzung, sondern bestimmt auch das Therapiekonzept.

Therapie: Das Therapiekonzept besteht im Wesentlichen aus Immunsuppression mit Glukokortikoiden und Cyclophosphamid i. v. (alternativ Mycophenolatmofetil). Abhängig von der histologischen Klassifikation werden leichte Modifikationen der Therapie vorgenommen. Klasse 6 der Lupus-GN wird wegen fehlender Wirksamkeit nicht immunsuppressiv behandelt. Wichtig ist zudem die antihypertensive und kardioprotektive Therapie mit ACE-Hemmern und Statinen.

Prognose: Sie ist u. a. abhängig von der histologischen Klassifikation. Die minimal mesangiale und mäßiggradige mesangiale GN (Klasse I und II) haben eine günstigere Prognose als die diffus sklerosierende GN. Faktoren eines eher ungünstigen Verlaufs sind renale Hypertonie, nephrotisches Syndrom und initial erhöhtes Serum-Kreatinin.

> **PRÜFUNGSHIGHLIGHTS**
>
> – ! Das Ergebnis der Nierenbiopsie ist für die Prognose und das therapeutische Vorgehen entscheidend.

Tab. 12.3 Histologische Befunde bei der Lupusnephritis

Klasse	Bezeichnung	Befund	spezifische Therapie
I	minimale mesangiale Lupusnephritis	lichtmikroskopisch und elektronenmikroskopisch normale Niere, immunhistochemischer Nachweis mesangialer Immunglobulinablagerungen	–
II	mesangiale proliferative Lupusnephritis	granuläre mesangiale Ablagerungen von Immunglobulinen und Komplement	alleinige Steroidtherapie
III	fokale Lupusnephritis	Nachweis einer fokal-segmentalen Glomerulonephritis; <50 % der Glomerula sind von den endo- oder extrakapillären Immunglobulinablagerungen bzw. mesangialen Veränderungen betroffen.	**Induktionstherapie:** Glukokortikoide und Cyclophosphamid-Pulstherapie (alternativ: Mycophenolatmofetil) über 3–6 Monate **Remissionserhaltung:** Azathioprin (alternativ Mycophenolatmofetil) und Glukokortikoide
IV	diffuse Lupusnephritis (am häufigsten!)	Diffus proliferative Glomerulonephritis; >50 % der Glomerula sind von den endo- oder extrakapillären Immunglobulinablagerungen bzw. mesangialen Veränderungen betroffen; typische Halbmondbildung.	
V	membranöse Lupusnephritis	membranöse Glomerulonephritis mit Verdickung der kapillären Basalmembran durch supepitheliale Immunglobulinablagerungen	symptomatische Therapie, bei fehlendem Ansprechen Immunsuppression (Glukokortikoide in Kombination mit Cyclophosphamid oder Cyclosporin)
VI	fortgeschrittene sklerosierende Lupusnephritis	Mehr als 90 % der Glomerula sind sklerosiert.	keine Immunsuppression mehr

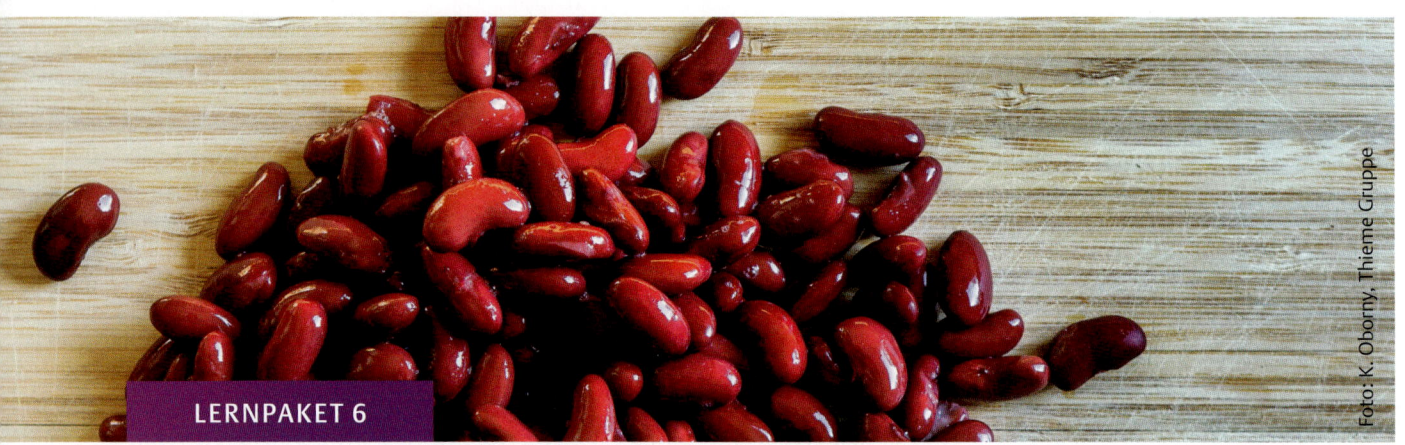

LERNPAKET 6

13 Tubulointerstitielle Nephropathien

13.1 Pyelonephritis

Synonym: bakterielle interstitielle Nephritis

DEFINITION Akute oder chronische interstitielle Entzündung von Nierenbecken und -parenchym.

13.1.1 Akute Pyelonephritis

Ätiologie: meist **aufsteigende Infektion** eines vorbestehenden Harnwegsinfekts durch gramnegative Bakterien (v. a. E. coli).

Klinik: Klassische Symptome sind **Fieber** und Schüttelfrost, **Flankenschmerzen**, **Dysurie**, **starkes Krankheitsgefühl** und Abgeschlagenheit. Häufig treten gastrointestinale Beschwerden mit Übelkeit, Erbrechen, Bauchschmerzen und Subileus auf.

Komplikationen:
- **Abszedierung**: **hohes Fieber, Schüttelfrost** und **Flankenschmerzen, Schonhaltung** der **Wirbelsäule** (z. B. gebeugtes Bein bei Abszess entlang des M. iliopsoas)
- Übergang in eine **chronische Pyelonephritis**
- Entwicklung einer **Urosepsis**.

Komplikationen treten vor allem bei anatomisch oder funktionell pathologischem Urogenitalsystem auf (komplizierte Pyelonephritis).

PRAXIS Vor allem **Kinder** und **ältere Menschen** zeigen häufig ein **atypisches Krankheitsbild**. Bei **unklarem Fieber** sollten Sie daher – insbesondere bei gleichzeitig liegendem Harnblasenkatheter oder bekanntem urologischem Grundleiden – immer auch an eine **Pyelonephritis** denken.

Diagnostik:
- **Anamnese:** oft vorausgegangene Zystitis (z. B. Pollakisurie, Dysurie)
- klinische Untersuchung: **druck-** und **klopfschmerzhaftes Nierenlager** (ein- oder beidseits)

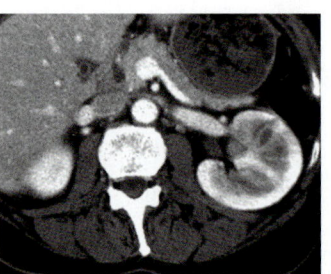

Abb. 13.1 CT: Pyelonephritis mit beginnender Abszedierung. Man erkennt hypodense Areale mit randständiger KM-Aufnahme. [aus Reiser, Kuhn, Debus, Duale Reihe Radiologie, Thieme, 2017]

- **Urinstatus**: Mikrohämaturie, Leukozyturie und Bakteriurie, meistens positiver Nitritnachweis, Urinkultur zum Erregernachweis (meist E. coli)
- **Labor**: moderat bis stark erhöhte Entzündungsparameter (CRP, BSG), evtl. erhöhte Retentionswerte (v. a. bei beidseitiger akuter Pyelonephritis), Thrombo- und Leukopenie bei beginnender Sepsis
- **Sonografie**: voluminöse Nieren mit einem aufgelockerten Nierenparenchym („Nierenschwellung"), bei Abszessbildung echoarme oder inhomogene, schlecht abgrenzbare Raumforderung
- **CT und MRT:** bei Abszess unscharf begrenzte Raumforderung mit typischer randständiger Kontrastmittelaufnahme (**Abb. 13.1**)
- **Abdomenleeraufnahme:** Indirekte Zeichen einer Abszedierung sind ein verwaschener Psoasrand, Zwerchfellhochstand und Wirbelsäulenverkrümmung.

LERNTIPP

Wegweisend für die Diagnose ist die **Trias** aus Fieber, Flankenschmerzen und Leukozyturie. Denken Sie an einen Abszess, wenn die Entzündungszeichen stark erhöht sind und Sie im Röntgen einen verwaschenen Psoasrand sehen.

Differenzialdiagnosen: Zu den wichtigsten Differenzialdiagnosen (v. a. bei Patienten mit atypischem Krankheitsbild) zählen Lumbago (Kreuzschmerzen) und verschiedene abdominelle Erkrankungen.

Therapie:
- **Allgemeinmaßnahmen:** Bettruhe, körperliche Schonung und reichliche Flüssigkeitszufuhr
- Behandlung der urologischen Grunderkrankung bei der komplizierten Pyelonephritis
- Pharmakotherapie: **Antibiotikagabe** unbedingt **sofort** (nach Abnahme der Urinkultur!) einleiten und über mindestens 14 Tage fortführen:
  - **initial:** anhängig von der Schwere der Erkrankung entweder ambulante Therapie mit oraler Antibiose (z. B. Gyrasehemmer) oder stationäre Behandlung mit i. d. R. **parenteraler** Gabe von **Cephalosporinen** der III. Generation (z. B. Ceftriaxon), evtl. in Kombination mit einem **Aminoglykosid** (z. B. Gentamicin)
  - **später:** orale Gabe von **Gyrasehemmern** (z. B. Ciprofloxacin) oder einem **Breitspektrum**penicillin (z. B. Amoxicillin). Nach Erhalt des Antibiogramms kann dann ggf. umgestellt und gezielt weitertherapiert werden.
  - ggf. zusätzlich antiemetische, antipyretische oder analgetische Therapie.
- **Abszessbehandlung: Drainage** abhängig vom Ausmaß der Abszedierung durch Sonografie- oder CT-gesteuerte Einlage eines Pigtail-Katheters (perkutane Nierenfistel), operative Freilegung und Wunddrainage oder bei Organdestruktion Nephrektomie.

Prognose: Die Prognose der adäquat antibiotisch behandelten einmaligen akuten Pyelonephritis ist gut. Rezidivierende Pyelonephritiden können zu einer funktionslosen Schrumpfniere führen.

13.1.2 Chronische Pyelonephritis

> **DEFINITION** Chronisch-interstitielle Nephritis mit und ohne persistierende bakterielle Infektion.

Ätiologie: Sie entwickelt sich praktisch immer durch eine sekundäre bakterielle Besiedlung auf dem Boden einer Harnabflussstörung oder eines vesikorenalen Refluxes (**Refluxnephropathie**).

Klinik: oft asymptomatisch. Die Patienten klagen u. a. über Abgeschlagenheit, Schwäche und dumpfe Rückenschmerzen. Die wichtigste Komplikation ist die Entwicklung einer **chronischen Niereninsuffizienz**.

Diagnostik: Die Diagnosestellung ist schwierig. Urinstatus (Leukozyturie, glg. Bakteriurie) und Laborbefunde (erhöhte Entzündungs- und Retentionswerte, renale Anämie) können pathologisch sein. In der **Sonografie** und **i. v.-Urografie** zeigen sich entzündlich-narbige Nierenveränderungen mit typischen **Kelchdeformationen** und **-verplumpungen**, im Endstadium **zahlreiche Parenchymverkalkungen** und eine **Nierenschrumpfung** mit **eingezogener Oberfläche** („pyelonephritische Schrumpfniere"). Zur Überprüfung der Nierenfunktion wird eine Nierenszintigrafie angefertigt.

Klinische Pathologie:
- **Makroskopie:** verkleinerte Niere mit narbigen Einziehungen an der Oberfläche
- **Histologie:** herdförmige narbige Umbauprozesse im Interstitium, lymphoplasmazelluläre Infiltrate, Tubulusatrophien und Tubulus- und Glomerulumfibrosen, **kolloidartiges Material** in den Lumina der erhaltenen Tubuli (schilddrüsenartiges Aussehen), **Kelchdeformitäten** und **narbige Schrumpfniere**.

Therapie: Im Vordergrund steht – wenn möglich – die **Therapie des zugrunde liegenden Abflusshindernisses**. Eine funktionslose pyelonephritische Schrumpfniere sollte bei funktionstüchtiger kontralateraler Niere als potenzieller Infektionsherd **operativ** entfernt werden. Im akuten Schub mit Erregernachweis ist eine gezielte **antibiotische Therapie** erforderlich.

Prognose: häufig pyelonephritische Schrumpfniere mit terminaler Niereninsuffizienz.

> **PRÜFUNGSHIGHLIGHTS**
> - ! **Klinik bei Nierenabszess:** druckschmerzhafte Flankenschmerzen, Hautrötung, Schonhaltung mit Wirbelsäulenkrümmung, stark erhöhte Entzündungswerte, hohes Fieber
> - !! **Bildgebung bei Nierenabszess:** verwaschener Psoasrand im Röntgen, echoarme, inhomogene und schlecht abgrenzbare retroperitoneale Raumforderung.

13.2 Akute interstitielle Nephritis

Ätiologie: Wesentliches Entstehungsmerkmal in der Pathogenese der interstitiellen Nephritis ist eine überschießende **zellvermittelte Immunantwort** des Körpers. Ursachen einer akuten interstitiellen Nephritis können **Medikamente** (NSAR, Penicillin, Rifampicin, Methicillin), **parainfektiöse Begleitreaktionen** (Streptokokken, Leptospiren, Toxoplasmen), aber auch direkte **Infektionen** (Zytomegalievirus, Hantavirus) sein.

Klinik: Sie verläuft **klinisch** häufig **asymptomatisch** und wird lediglich durch die **Erhöhung der Nierenretentionsparameter** auffällig. Daneben können Hämaturie und Proteinurie vorliegen. Bei parainfektiösem Auftreten können sich Zeichen des akuten Infekts finden; bei medikamentöser Ursache allergische Symptome (z. B. Exanthem, Eosinophilie). In seltenen Fällen entwickelt sich ein manifestes ANV.

Diagnostik:
- **Anamnese:** Medikamente, Infektionen
- **Labor:** Erhöhung des Serum-Kreatinins, Hämaturie (meist Mikro-, selten Makrohämaturie), tubuläre Proteinurie (< 3 g/d, überwiegend niedermolekulare Proteine), sterile Leukozyturie, im Blut evtl. Eosinophilie
- **Serologie:** bei Verdacht auf Hantavirus-Infektion ELISA zur Detektion spezifischer IgM- und IgG-Antikörper
- **Biopsie:** bei schwerem Verlauf mit progredientem Kreatininanstieg und drohendem ANV Diagnosesicherung durch Histologie.

Differenzialdiagnosen:
- **medikamentös-toxisch induzierte Tubulusschädigung:** direkt toxische, dosisabhängige Wirkung z. B. von Aminoglykosiden, Cephalosporinen, Polymyxin B. Diese muss klar von der akuten interstitiellen Nephritis, deren Ursache eine medikamenteninduzierte Hypersensitivitätsreaktion ist, abgegrenzt werden.
- **Post-Streptokokken-Glomerulonephritis:** Latenzzeit von ca. 3 Wochen nach Abklingen des Infekts (→ parainfektiöse Nephritis tritt noch während des akuten Infekts oder kurz danach auf.)

Therapie: Absetzen der auslösenden Noxe (Medikament). Bei parainfektiösen Prozessen antibiotische Therapie. In akut verlaufenden Fällen mit ANV kann eine Dialysetherapie notwendig werden. Bei schweren Verläufen können bei medikamentös-allergischer Genese Glukokortikoide eingesetzt werden.

Prognose: Die Prognose ist meist gut. Nach Beseitigung der Ursache erholen sich die Nieren meist schnell. Selten sind Verläufe mit terminaler Niereninsuffizienz und dauerhafter Dialysepflichtigkeit.

13.3 Chronische interstitielle Nephritis

13.3.1 Interstitielle Nephritiden durch Medikamente

Arzneimittel können alle Strukturen des Nephrons schädigen, vorwiegend jedoch die zu- und abführenden Gefäße, die Tubuli und das Interstitium. Viele Formen der arzneimittelinduzierten Nephrotoxizität bleiben unbemerkt, da die Patienten über keinerlei Beschwerden berichten und sich die Nierenfunktion nach Absetzen der nephrotoxischen Substanz regeneriert (z. B. bei zeitlich begrenzter Einnahme von Antibiotika). Tab. 13.1 zeigt eine Auswahl nephrotoxischer Substanzen.

Man unterscheidet zwischen **medikamentös-allergischen Reaktionen** (→ akute interstitielle Nephritis, s. o.) und einer **Medikamenten-induzierten direkt toxischen Tubulusschädigung** mit Tubulusnekrose, die entweder akut oder chronisch-toxisch auftreten kann (**Abb. 13.2**). Differenzialdiagnostisch entscheidend ist dann das Urinsediment, das bei toxischer Tubulusnekrose Epithelzellen und Zylinderbruchstücke zeigt.

> **LERNTIPP**
>
> Denken Sie bei Patienten mit einer chronischen Niereninsuffizienz auch daran, dass diese durch nephrotoxische Medikamente ausgelöst werden kann (interstitielle Nephritis). Achten Sie genau auf die Anamnese. Das IMPP beschrieb so einen Fall im Zusammenhang mit einer Mesalazin-Einnahme bei Morbus Crohn.

> **PRÜFUNGSHIGHLIGHTS**
>
> – **! Mesalazin** (5-Aminosalicylsäure, 5-ASA) kann in seltenen Fällen eine interstitielle Nephritis auslösen.

Analgetika-Nephropathie

> **DEFINITION** Chronische tubulointerstitielle Nephritis mit renaler Papillennekrose als Folge einer langjährigen exzessiven Einnahme von Analgetikamischpräparaten, Paracetamol oder NSAR.

Epidemiologie und Ätiologie: In 75 % der Fälle sind Frauen zwischen dem 40. und 50. Lebensjahr betroffen. Ursache ist die unkontrollierte Einnahme rezeptfreier Schmerztabletten bei chronischen Schmerzen (v. a. Mischanalgetika). Die Inzidenz der Analgetikanephropathie hat in den letzten 20 Jahren deutlich abgenommen.

Pathogenese: Nicht-Opioid-Analgetika vermindern durch eine reversible (z. B. Diclofenac, Ibuprofen) oder nichtreversible (z. B. ASS) Hemmung der Cyclooxygenase u. a. die lokale Synthese des **vasodilatativ** wirkenden **Prostaglandin E$_2$**. Dies führt zur chronischen Minderdurchblutung der Niere. Zudem kommt es zur Akkumulation schädigender Metaboliten von Phenacetin oder Paracetamol in den Nierenpapillen. Beide Mechanismen führen letztlich zusammen zu den **typischen Papillennekrosen**.

Die nephrotoxische Wirkung von Analgetika entwickelt sich erst bei exzessiver Einnahme über mehrere Jahre bzw. bei Überschreiten einer kumulativen Dosis. Bei entsprechender Klinik und einer anamnestischen kumulativen Einnahme von > 1000 g Paracetamol (2 × 500 mg/d über 2½ Jahre) ist die Diagnose der Analgetikanephropathie wahrscheinlich.

Tab. 13.1 Nephrotoxische Substanzen

Medikamentengruppe bzw. diagnostische Substanz	Medikament bzw. Wirkstoffgruppe (Beispiele)
Antibiotika	Sulfonamide, Rifampicin, Aminoglykoside, Penicillin G
Virostatika	Aciclovir, Foscarnet
Antimykotika	Amphotericin B
Zytostatika	Cisplatin, Mitomycin
Röntgenkontrastmittel	iodhaltige Röntgenkontrastmittel
Antidepressiva	Lithium
Immunsuppressiva	Ciclosporin
Analgetika	ASS, Kombinationspräparate, NSAR
weitere Antiphlogistika	Mesalazin (5-Aminosalicylsäure)

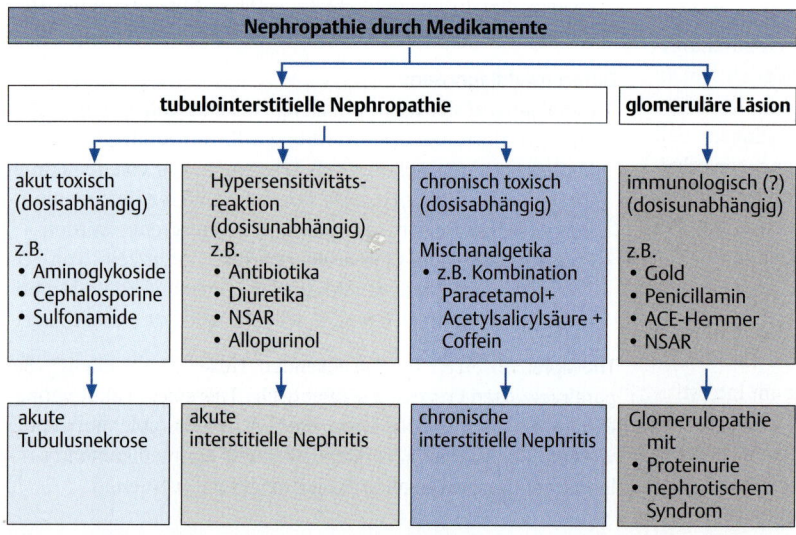

Abb. 13.2 **Nephropathie durch Medikamente.** [aus Kuhlmann, Walb, Luft, Nephrologie, Thieme, 2003]

Klinik: Die Nierenschädigung bleibt lange asymptomatisch und Symptome werden erst mit Ausprägung der chronischen Niereninsuffizienz manifest:
- **gräulich-braunes Hautkolorit:** entsteht durch Ablagerungen von Analgetikametaboliten in der Haut
- **Anämie:** Ursache sind gastrointestinale Blutverluste bei Abusus von ASS-haltigen Analgetika sowie Methämoglobinbildung durch Metaboliten des Phenacetins. Erst im fortgeschrittenen Stadium entwickelt sich eine renale Anämie.
- **kolikartige Flankenschmerzen** beim Abgang nekrotischer Papillen
- **rezidivierende Harnwegsinfekte** mit Dysurie.

Komplikationen:
- **renal-tubuläre Azidose:** verminderte Konzentrationsfähigkeit der Nieren mit Elektrolytstörungen und einer metabolischen Azidose als Folge der Tubulusschädigung
- **Niereninsuffizienz:** Progression bis zur terminalen Niereninsuffizienz
- **bakterielle Superinfektionen:** rezidivierende Pyelonephritiden
- **Urothelkarzinome:** erhöhtes Risiko von Urothelkarzinomen als Spätkomplikation des Analgetikaabusus → lebenslange Kontrolle mittels Urinzytologie notwendig.

Diagnostik: Die Anamnese ist nicht sehr verlässlich, da viele Patienten den chronischen Analgetikaabusus bagatellisieren bzw. negieren. Bei Verdacht auf chronische Paracetamol-Einnahme kann das Abbauprodukt N-Acetyl-Paraaminophenol im Urin bestimmt werden. Im Urin können sich eine sterile Leukozyturie, eine Erythrozyturie und eine geringe Proteinurie finden. **Sonografisch** zeigen sich verkleinerte Nieren mit höckeriger Oberfläche und Papillenkalzifizierungen.

Differenzialdiagnosen: Differenzialdiagnostisch sind andere Formen der chronischen interstitiellen Nephritis (s. o.) und **Papillennekrosen anderer Genese** auszuschließen, z. B. diabetische Nephropathie, obstruktive Uropathie, Sichelzellanämie, Pyelonephritis, Gicht.

Therapie: Absetzen der Analgetika. Therapie der Komplikationen. Bei manifester Niereninsuffizienz (S. 100) entsprechende Behandlung.

Prognose: Abhängig vom Zeitpunkt der Diagnose. Bei Serum-Kreatinin-Werten < 3 mg/dl ist die Prognose bei konsequenter Analgetikakarenz gut. Bei Werten > 3 mg/dl kann es auch nach Ausschalten der Noxe zur Progression in eine Niereninsuffizienz kommen.

13.3.2 Myelomniere (Plasmozytomniere)

> **DEFINITION** Tubulointerstitielle Nephropathie aufgrund direkt tubulotoxischer Wirkung von Leichtketten und tubulärer Obstruktion durch Tamm-Horsfall-Proteine.

> **PRAXIS** Die **Myelomniere** ist neben der AL-Amyloidose die häufigste renale Folgeerkrankung der Leichtkettenproteinämie.

Pathophysiologie: Aufgrund ihres geringen Molekulargewichts (ca. 22 kDa) werden Leichtketten physiologischerweise glomerulär filtriert und tubulär rückresorbiert, sodass sich beim Gesunden keine Leichtketten im Urin finden. Beim multiplen Myelom

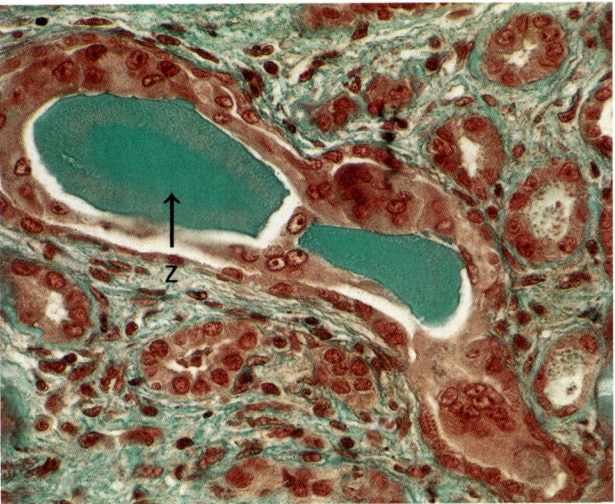

Abb. 13.3 Plasmozytomniere. Der Pfeil weist auf eine intratubuläre Zylinderbildung. [aus Riede, Werner, Schaefer, Allgemeine und spezielle Pathologie, Thieme, 2004]

kommt es zur dramatischen Steigerung der Produktion und der glomerulären Filtration von Leichtketten. Die proximal-tubuläre Rückresorptions- und Katabolisierungskapazität ist jedoch begrenzt, sodass Leichtketten in den Lysosomen akkumulieren und die Tubuluszellen schädigen. Dadurch kommt es zur **Leichtkettenproteinurie**. Im distalen Tubulus verbinden sich die Leichtketten mit dem tubulär synthetisierten Tamm-Horsfall-Protein, wodurch intratubulär Proteinzylinder ausgefällt werden (**Abb. 13.3**) und sich eine **distal-tubuläre Obstruktion** entwickelt.

Die Proteinzylinder schädigen die Tubuluszellen direkt, indem sie die Einwanderung von Granulozyten und Makrophagen, welche zu den charakteristischen **mehrkernigen Riesenzellen** fusionieren, fördern. Die Tubuluszellen werden konsekutiv zerstört und durch fibrotisches Gewebe ersetzt. Die Fibrosierung sowie die Ablagerung der Leichtkettenproteine lassen die Niere makroskopisch blass, vergrößert und fest erscheinen.

Klinik: In 40 % der Fälle ist das akut einsetzende Nierenversagen die erste klinische Manifestation der Myelomniere. Faktoren, die das Nierenversagen fördern, sind: Hyperkalzämie, Exsikkose, Infektionen (durch den Antikörpermangel vermehrt auftretende Pyelonephritiden), die tubuläre Nierenschädigung durch die Leichtketten, die intravenöse Gabe von Röntgenkontrastmitteln sowie ein septisches Nierenversagen, das insbesondere während der Neutropeniephasen nach einer Chemotherapie auftreten kann. Es kann auch schleichend zur chronischen Niereninsuffizienz kommen.

> **LERNTIPP**
> Prägen Sie sich ein, welche Ursachen einer Niereninsuffizienz pathophysiologisch auf die Myelomerkrankung zurückzuführen sind (z. B. Leichtkettennephropathie, Infektionen, Hyperkalzämie).

Diagnostik:
- **Anamnese:** multiples Myelom
- **Labor:** Hyperkalzämie, Anämie, Kreatinin i. S. ↑, monoklonales Protein im Serum und/oder Urin
- **Nierenbiopsie:** zur Differenzierung zwischen Myelomniere (intratubuläre Präzipitate aus Leichtketten, Tamm-Horsfall-Protein, Albumin, γ-Globulin und Fibrinogen, Tubulusdegeneration und -atrophie) und AL-Amyloidose.

Therapie: Im Vordergrund steht die Therapie des multiplen Myeloms (Polychemotherapie). Bei manifester chronischer Niereninsuffizienz (S. 98) bzw. akutem Nierenversagen (S. 96) entsprechende Therapie. Als supportive Therapie zur Verminderung des Präzipitationsrisikos dienen **ausreichende Hydrierung** mit hohem Urinvolumen und **Korrektur der Hyperkalzämie** (v. a. mit Bisphosphonaten).

> **PRÜFUNGSHIGHLIGHTS**
>
> – **!** **Ursachen eines myelomassoziierten Nierenversagens:** Leichtkettennephropathie, Hyperkalzämie, Pyelonephritiden, Sepsis.

13.3.3 Uratnephropathie

Synonym: Harnsäurenephropathie, Gichtnephropathie

> **DEFINITION** Nierenerkrankung als Folge einer Hyperurikämie (S. 79).

Einteilung: Die Niere ist, als Hauptausscheidungsort der täglich anfallenden Harnsäure, neben dem Bewegungsapparat häufigster Manifestationsort einer Urikämie. Man unterscheidet:
- **akute Uratnephropathie:** Sie tritt auf bei einer sich sehr rasch entwickelnden Hyperurikämie, z. B. als Folge des gesteigerten Zellzerfalls im Rahmen einer zytostatischen Tumortherapie (Tumorlyse-Syndrom) oder selten auch beim Gichtpatienten
- **Nephrolithiasis:** Etwa 30% der Gichtpatienten entwickeln Harnsäuresteine (S. 129).
- **chronische Uratnephropathie:** Existenz umstritten, da Langzeitstudien an Patienten mit asymptomatischer Hyperurikämie gezeigt haben, dass eine Hyperurikämie allein nicht zur Abnahme der GFR führt.

Ätiopathogenese: Bei der Verstoffwechslung von Purinen, die sowohl mit der Nahrung aufgenommen als auch in den Zellen synthetisiert werden, entstehen täglich ca. 400 mg Harnsäure. Die Harnsäure wird zu ⅓ über den Darm und zu ⅔ renal ausgeschieden. In der Niere wird sie glomerulär frei filtriert und tubulär rückresorbiert. Übersteigt die Harnsäurekonzentration die Löslichkeitsgrenze, fallen Harnsäurekristalle aus.

Beim **Tumorlyse-Syndrom** (Chemotherapie-bedingter Zellzerfall) steigt die Harnsäurekonzentration stark an und der Urin-pH-Wert sinkt in den sauren Bereich. Die in der Folge ausfallenden Uratkristalle blockieren den Harnabfluss in den Tubuli und führen so zu einem akuten Nierenversagen. Patienten mit vorbestehender Niereninsuffizienz, großer Tumorlast und/oder mit Tumoren mit hoher Chemosensibilität (Hodentumor, Lungentumor, SCLC) sind besonders gefährdet.

Bei Patienten mit **chronischer Gicht** manifestieren sich häufiger chronisch interstitielle Uratablagerungen (selten intratubuläre Ausfällungen mit akuter Niereninsuffizienz) sowie eine Nephrolithiasis (Harnsäuresteine).

Klinik: Vor allem beim Tumorlyse-Syndrom stehen Symptome des akuten Nierenversagens im Vordergrund; Gichtpatienten leiden eher an Flankenschmerzen aufgrund der Harnsäuresteine. Die Uratnephropathie kann bis zum chronischen Nierenversagen fortschreiten.

Diagnostik: Beim Tumorlyse-Syndrom zeigen sich im Labor massiv erhöhte Serumharnsäurewerte (häufig > 20 mg/dl) kombiniert mit Hyperphosphatämie, Hyperkaliämie, Azidose und Hypokalzämie. Die Nierenretentionswerte sind infolge des akuten Nierenversagens erhöht. Auch bei anderer Genese des Zelluntergangs finden sich neben den erhöhten Harnsäure- und Nierenretentionswerten Elektrolytverschiebungen.

Diagnostik und Therapie der chronischen Gicht werden im Kap. Endokrines System (S. 79) besprochen.

Therapie: Prophylaktisch sollten bei gefährdeten Patienten vor Beginn einer Chemotherapie eine ausreichende **Hydrierung**, eine **Harnalkalisierung** (verbessert die Harnsäureausscheidung) und eine Behandlung mit **Allopurinol** durchgeführt werden. Therapeutisch kann bei erhöhten Harnsäurespiegeln Rasburicase eingesetzt werden. In seltenen Fällen kann eine Hämodialyse indiziert sein.

13.3.4 Nephropathie bei Sarkoidose

Die Sarkoidose ist eine Systemerkrankung unklarer Genese, die sich durch Ausbildung nichtverkäsender Granulome in mehreren Organen auszeichnet. Die Lunge ist der Hauptmanifestationsort, es kann jedoch auch zu einer renalen Beteiligung kommen (Nierenschädigung durch Hyperkalzämie und Hyperkalziurie, Glomerulopathie oder granulomatöse interstitielle Nephritis). Klinisch finden sich als Folge der Nierenbeteiligung eine Leukozyturie sowie eine geringe Proteinurie. Durch die gesteigerte Kalzitriol-Synthese in den Granulomen und pulmonalen Makrophagen kommt es zur Hyperkalziurie (Nephrolithiasis) und Hyperkalzämie (Nephrokalzinose). Die Diagnose wird histologisch anhand der epitheloidzelligen nichtverkäsenden Granulome gesichert.

14 Tubulusfunktionsstörungen

14.1 Grundlagen

> **DEFINITION** **Tubulusfunktionsstörungen** treten entweder primär als hereditäre Erkrankung oder sekundär als Folge einer interstitiellen Nephritis auf. Während bei den hereditären Störungen einzelne **Gendefekte** das klinische Bild beeinflussen, ist bei den sekundären Verlaufsformen die **Lokalisation der Tubulusschädigung** ausschlaggebend.

Im Tubulus werden glomerulär filtrierte Stoffe (Aminosäuren, Glukose, Elektrolyte) rückresorbiert und der Säure-Basen-Haushalt reguliert (Bikarbonatresorption, Säuresekretion). Tubulusfunktionsstörungen können alle Tubulusmechanismen betreffen. Bei isolierten Defekten sind einzelne Tubulusfunktionen gestört (z. B. Aminosäurerückresorption). Sie finden sich primär als Folge von angeborenen Gendefekten, die häufig Membrankanalproteine betreffen, und sekundär als Folge interstitieller Nephritiden. Die häufiger auftretenden sekundären Defekte können isolierte oder multiple Tubulusfunktionsstörungen aufweisen. Die Klinik ist abhängig von der gestörten Partialfunktion und damit von der Lokalisation der Nierenschädigung.

14.2 Tubuläre Funktionsstörungen mit Elektrolytverlust als Hauptsymptom

Tab. 14.1 gibt einen Überblick über die Natrium- und Kaliumverlustniere.

14.3 Renal-tubuläre Azidosen

14.3.1 Proximale RTA (Typ II)

Pathogenese: Störung der Bikarbonatresorption im proximalen Tubulus (→ Bikarbonatverlust). Hierbei entsteht – im Gegensatz zur distalen RTA – selten eine schwere metabolische Azidose, da sich der Bikarbonatverlust bei Sinken des Serumbikarbonatspiegels selbst limitiert. Der Urin-pH liegt i. d. R. > 5,5.

Ätiologie:
- Fanconi-Syndrom
- Begleiterscheinung angeborener (Morbus Wilson) und erworbener Erkrankungen (z. B. Amyloidose, Sjögren-Syndrom, Leichtkettennephropathie)
- medikamentöse (z. B. Azetazolamid) oder toxische (z. B. Schwermetalle) Ursachen.

Klinik: milde hyperchlorämische Azidose, Volumendepletion und evtl. Erbrechen. Es kann zu Hypophosphatämie und Osteomalazie kommen. Bei Kindern können Wachstumsstörungen auftreten.

Therapie: Korrektur des Säure-Basen-Haushalts, ggf. Ausgleich von Elektrolytstörungen.

14.3.2 Distale RTA (Typ I)

Pathogenese: Defiziente H^+-Sekretion im distalen Tubulus und Sammelrohr, die mit einer schweren metabolischen Azidose einhergeht. Trotz der systemischen Azidose finden sich aber hohe Urin-pH-Werte (meist > 6,0).

Ätiologie: Auftreten z. B. bei Autoimmunerkrankungen, multiplem Myelom oder Hyperkalzämie.

Klinik: schwere hyperchlorämische Azidose mit einer Hypokaliämie, -kalzämie und -phosphatämie. Meist besteht eine ausgeprägte Hyperkalziurie, die zur Nephrokalzinose, Urolithiasis und Vitamin-D-resistenten Osteomalazie/Rachitis führt.

Therapie: wie bei der proximalen RTA.

14.4 Bartter-Syndrom

> **DEFINITION** Gruppe von autosomal-rezessiv vererbten renalen Tubulusfunktionsstörungen, deren klinisches Erscheinungsbild durch **hypokaliämische Alkalose, Elektrolytverlust** und **Hypotension** geprägt ist.

Ätiologie und Klinik: Das Bartter-Syndrom wird autosomal-rezessiv vererbt. Bisher wurden 4 Mutationen an verschiedenen Transportergenen in Zellen des aufsteigenden Schenkels der Henle-Schleife gefunden, die für die Rückresorption von Na^+ und Cl^- verantwortlich sind. Folgen sind ein erhöhter Salzverlust, hypokaliämische Alkalose sowie Polyurie und Polydipsie. Die verschiedenen Typen sind in **Tab. 14.2** gegenübergestellt.

Tab. 14.1 Natrium- und Kaliumverlustniere

	Natriumverlustniere	Kaliumverlustniere
Definition	chronischer renaler Natriumverlust	chronischer renaler Kaliumverlust
Ursachen	chronische Niereninsuffizienz mit tubulärer Schädigung	chronische Niereninsuffizienz (tubulointerstitielle Nephropathie), Diuretika*, Hyperaldosteronismus*
Klinik	Hyponatriämie, **Cave:** Kochsalzrestriktion führt in diesem Fall zur Verschlechterung der Nierenfunktion.	Hypokaliämie, evtl. mit Herzrhythmusstörungen
Therapie	Natriumsubstitution	Kaliumsubstitution

* Bei Kaliumverlust aufgrund von Diuretika oder Hyperaldosteronismus handelt es sich nicht um eine Kaliumverlustniere im eigentlichen Sinne, da das Organ als solches voll funktionstüchtig ist.

Tab. 14.2 Bartter-Syndrom

Typ	Ätiopathogenese	Klinik
I	Mutation des Na$^+$-K$^+$-2Cl$^-$-Kotransporters (NKCC 2) → verminderte Na$^+$-/Cl$^-$-Rückresorption in der Henle-Schleife	Manifestation im Säuglingsalter mit schwerer Dehydratation, hypokaliämischer Alkalose (K$^+$-, H$^+$-Sekretion) durch kompensatorische Aktivierung des RAAS, arterielle Hypotonie sowie Hyperkalziurie mit Nephrolithiasis,
II	Genmutation im apikalen ATP-abhängigen Kaliumkanal (ROMK)	wie Typ I
III	Genmutation in einem basolateralen Chloridkanal (CLCNKB)	unterschiedliche Ausprägung, keine Nephrolithiasis
IV	Mutation im Gen BSND/1p31–32 (geht Heteromere mit einem Chloridkanal ein, der in der Henle-Schleife und im Innenohr exprimiert wird)	Bartter-Syndrom, Niereninsuffizienz, Innenohrschwerhörigkeit

Differenzialdiagnosen:
- **Pseudo-Bartter-Syndrom**: Es entsteht bei Diuretika-/Laxanzienabusus und äußert sich wie ein Bartter-Syndrom. Es betrifft typischerweise junge Frauen.
- **Gitelman-Syndrom**: autosomal-rezessiv vererbter Funktionsverlust des Thiazid-sensitiven Na$^+$-Cl$^-$-Kotransporters. Die Krankheit manifestiert sich im Jugendalter durch Muskelkrämpfe, Müdigkeit, Nykturie und Polydipsie. Im Gegensatz zum Bartter-Syndrom bestehen beim Gitelman-Syndrom eine **Hypokalziurie** und **Hypomagnesiämie**.

Therapie: lediglich symptomatisch. Orale Kaliumsubstitution und Gabe von Aldosteronantagonisten (Spironolacton), evtl. Salzzufuhr.

14.5 Weitere Tubulusfunktionsstörungen

Die Zystinurie und der Phosphatdiabetes werden im Skript Pädiatrie besprochen. Näheres zur renalen Glukosurie siehe Abschnitt Leitsymptome und -befunde bei Nierenerkrankungen (S. 91), zum Diabetes insipidus renalis siehe Kap. Endokrines System, Abschnitt Diabetes insipidus (S. 17).

> **PRÜFUNGSHIGHLIGHTS**
>
> – **! distale renal-tubuläre Azidose:** metabolische Azidose (Hypokaliämie, Hypokalzämie, Hyperchlorämie), ausgeprägte Hyperkalziurie mit Urolithiasis, Harn-pH dauerhaft > 6,0.

15 Zystische Nierenerkrankungen

15.1 Grundlagen

Zystische Nierenerkrankungen sind gekennzeichnet durch Erweiterungen der Tubuli und Sammelrohre mit Zystenbildung im Nierenparenchym. Aufgrund genetischer und klinischer Kriterien werden sie in angeborene oder erworbene Erkrankungen eingeteilt. Die klinischen Symptome werden bestimmt durch das Ausmaß der zystischen Zerstörung des Nierenparenchyms und der extrarenalen Komplikationen.

Von den zystischen Nierenerkrankungen („Zystennieren") abzugrenzen sind Nierenzysten, die mit zunehmendem Alter isoliert oder multipel eine oder beide Nieren betreffen. Sie sind meist symptomlose Zufallsbefunde bei der sonografischen Untersuchung und haben selten eine therapeutische Konsequenz.

> **LERNTIPP** !
>
> Passen Sie auf: „Nierenzysten" und „Zystennieren" klingen ziemlich ähnlich, dürfen aber nicht verwechselt werden.
> – **Nierenzysten:** In der Sonografie erkennt man entweder in einer oder in beiden Nieren solitäre oder multiple Zysten, die die typischen Charakteristika „Echofreiheit", „dorsale Schallverstärkung", „laterales Schattenzeichen" und „Vorder- und Rückwandecho" aufweisen. Die Nieren sind nicht vergrößert und i. d. R. symptomlos. Zunehmende Inzidenz mit höherem Alter.
> – **Zystennieren** (= **polyzystische Nierendegeneration**): Vielzahl von Zysten in beiden Nieren, die konglomeratartig dicht aneinanderliegen, sodass das normale Parenchym u. U. gar nicht mehr erkennbar ist. Die Nieren sind deutlich vergrößert und tastbar.

15.2 Einfache Nierenzysten

> **DEFINITION** Einfache Nierenzysten können ein- oder beidseitig, solitär oder multipel auftreten und stellen i. d. R. einen symptomlosen Befund dar.

Epidemiologie: Die einfache Nierenzyste ist die häufigste Raumforderung der Niere. Die Inzidenz nimmt mit dem Alter zu. Männer sind häufiger betroffen als Frauen (2:1). Besonders häufig treten einfache Nierenzysten bei Patienten mit chronischer Niereninsuffizienz auf.

Klinik: meist symptomlos. Bei ausgeprägter Größe kann es zu Obstruktionen der ableitenden Harnwege oder Flankenschmerzen durch Spannung der Nierenkapsel kommen.

Diagnostik:
- Sonografie: rundliche, echofreie, glatt berandete Raumforderung mit dorsaler Schallverstärkung (meist Zufallsbefund)
- CT oder MRT: bei Malignitätsverdacht.

Therapie: nicht nötig.

15.3 Polyzystische Nierenerkrankungen

Die **adulte polyzystische Nierendegeneration** (ADPKD) ist die häufigste vererbte Nierenerkrankung (1:1000). Pathogenetisch kommt es in beiden Nieren zu einer progredienten zystischen Umwandlung umschriebener Nephronabschnitte in Rinde und Mark (Abb. 15.1). Der Erbgang ist autosomal-dominant, das verantwortliche Gen (in 90 % PKD1-Gen) befindet sich auf Chromosom 16. Typisch ist das Auftreten von Zysten auch in anderen Organen (z. B. Leber, Lunge, Pankreas, Ovarien, Milz) und die Entwicklung von Aneurysmen (→ Subarachnoidalblutung). Die Patienten sterben häufig infolge einer Niereninsuffizienz oder intrakraniellen Blutung.

Die **autosomal-rezessive Form** (ARPKD) wird meist schon **im Säuglingsalter** mit progredienter Niereninsuffizienz, palpabel vergrößerten Nieren sowie Symptomen einer Leberfibrose und z. T. auch einer Gallengangshypoplasie klinisch manifest. Die terminale Niereninsuffizienz tritt häufig schon im Kindesalter ein.

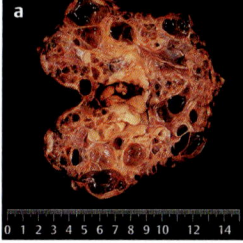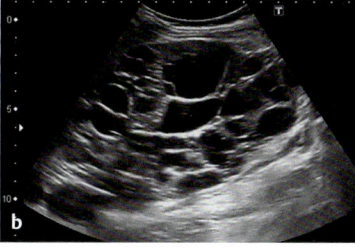

Abb. 15.1 Polyzystische Nierenerkrankung.
a Makroskopischer Befund der adulten Form. [aus Greten, Rinninger, Greten, Innere Medizin, Thieme, 2010]
b Sonografischer Befund bei autosomal-dominanter polyzystischer Nierenerkrankung. Man erkennt multiple Zysten, die echoarm und glatt begrenzt sind und konglomeratartig aneinanderliegen. [aus Hofmann, Deeg, Hoyer, Ultraschalldiagnostik in Pädiatrie und Kinderchirurgie, Thieme, 2018]

> **LERNTIPP**
>
> Denken Sie an eine polyzystische Nierenerkrankung bei einem Neugeborenen mit ausladendem Abdomen, beidseits hochstehenden Zwerchfellen und insuffizienter Atmung. Veranlassen Sie eine Abdomensonografie, wo Sie nach deutlich vergrößerten Nieren (können vom Zwerchfell bis ins Becken reichen) mit unzähligen kleinen Zysten Ausschau halten.

Tab. 15.1 gibt eine Übersicht über die verschiedenen multi- und polyzystischen Nierenerkrankungen.

Tab. 15.1 **Multi- und polyzystische Nierenerkrankungen.** Einteilung nach Potter [nach Keil, Prüfungsvorbereitung Urologie, Thieme, 2008]

	infantile polyzystische Nierendegeneration (ARPKD)	adulte polyzystische Nierendegeneration (ADPKD)	multizystische Nierendysplasie
Potter-Typ	I	III	II
Genetik	autosomal-rezessiv, Mutation eines Gens auf Chromosom 6	autosomal-dominant, Mutation im PKD1-Gen (90 %), im PKD2-Gen (10 %)	nicht erblich
Lokalisation	beidseitig	beidseitig	meist einseitig
Manifestation	Geburt/Säuglingsalter	Erwachsenenalter	Geburt/frühe Kindheit
Begleitveränderungen	kongenitale Leberfibrose, Lungenhypoplasie, Pankreaszysten	Leberzysten, Hirnbasisaneurysmen, Kolondivertikel, Pankreaszysten	Fehlbildungen des kontralateralen Harntrakts, kardiale und gastrointestinale Fehlbildungen
Symptome	initial: respiratorische Komplikationen durch abdominelle Raumforderung und/oder Lungenhypoplasie (Atemnot-Syndrom, ARDS) später (falls initiale Phase überlebt wird): palpabler Tumor, progrediente Niereninsuffizienz, portale Hypertension, u. U. Potter-Fazies	palpabler Tumor, Verdrängungssymptome, Einblutungen/Makrohämaturie, Flankenschmerzen, renale Hypertonie, progrediente Niereninsuffizienz im Erwachsenenalter	asymptomatisch, ggf. palpabler Tumor/Verdrängungssymptome
Befunde	Klinik: ausladendes Abdomen Sonografie: massiv vergrößerte Nieren mit glatter Rindenstruktur, echoreiches und inhomogenes Nierenparenchym (Pfeffer-Salz-Muster), Vielzahl von Zysten Röntgen: vergrößerte Nieren, hochstehende Zwerchfelle beidseits	Sonografie: vergrößerte Nieren mit gebuckelter Kontur, multiple Zysten unterschiedlicher Größe, teilweise mit Zysteneinblutung und Zystenrandverkalkung	Sonografie: zystischer Tumor, meist Zufallsbefund Nierenfunktionsszintigramm: fehlende Anreicherung auf der betroffenen Seite
Prognose	infaust	in der 6–7. Dekade etwa 50 % dialysepflichtig	gut
Therapie	keine	symptomatisch (z. B. RR-Einstellung), ggf. Tolvaptan**, ggf. Dialyse, ggf. Nephrektomie	symptomatisch; bei Komplikationen je nach Befund ggf. Zystenresektion, Nierenteilresektion, Nephrektomie

** Seit 2015 ist der V2-Rezeptor-Antagonist Tolvaptan für die Therapie der ADPKD bei Erwachsenen im CKD-Stadium 1–3 mit schnell fortschreitender Erkrankung zugelassen. Durch die Therapie resultiert ein Zustand wie bei Diabetes insipidus u. a. mit Polyurie, Durst, Nykturie und dadurch relevanten Einschränkungen der Lebensqualität. Wegen einer potenziellen Hepatotoxizität müssen die Leberwerte monatlich kontrolliert werden.

> **PRÜFUNGSHIGHLIGHTS**
>
> - ! **Sonografie-Befund** einer solitären Nierenzyste
> - ! Eine Therapie ist bei einfachen, unauffälligen Nierenzysten nicht nötig.
> - !! **ARPKD:** Manifestation im Säuglingsalter mit vergrößerten Nieren mit einer Vielzahl von Zysten und ausladendem Abdomen. Sonografie: große Nieren mit diffus-verstärkter Echogenität, vermehrte Echogenität der Leber (Assoziation mit einer kongenitalen Leberfibrose)
> - **ADPKD:**
>   - ! Pathogenese: progrediente zystische Umwandlung umschriebener Nephronabschnitte in Rinde und Mark
>   - ! Begleitveränderungen: intrakranielle Aneurysmen, Dickdarmdivertikel, Pankreas- und Leberzysten
>   - ! Sonografiebefund
>   - ! Therapie erfolgt symptomatisch.
> - ! **Multizystische Nierendysplasie:** Manifestation im Säuglingsalter, nichterblich, meist einseitig. Sonografie: zystischer Tumor

15.4 Markschwammnieren

> **DEFINITION** Zystische Nierenerkrankung mit medullärer ektatischer Erweiterung der Sammelrohre in den Pyramiden, die meist beidseitig auftritt.

Epidemiologie und Ätiologie: Inzidenz 5–50:100 000. In seltenen Fällen tritt die Markschwammniere familiär auf und ist dann mit einem erhöhten **Risiko von Wilms-Tumoren** assoziiert.

Klinik: meist **symptomlos**, etwa 50 % der Patienten weisen aber eine Hyperkalziurie auf, die das Entstehen von **Nierensteinen** begünstigt. Außerdem können rezidivierende Hämaturien oder rezidivierende Harnwegsinfekte auftreten. Selten kann sich eine chronische Niereninsuffizienz entwickeln.

Diagnostik: Bei auftretender Hämaturie oder Urolithiasis wird eine sonografische und radiologische Abklärungsdiagnostik durchgeführt.
- **Sonografie:** echoreiche Pyramiden in den Sammelrohren aufgrund von **Kalkansammlungen**, die wegen ihrer geringen Größe keinen Schallschatten erzeugen
- **Ausscheidungsurografie:** stecknadelkopfgroße Kalkherde im Nierenmark.

Klinische Pathologie: Die Nieren sind normal groß. In den Markpyramiden finden sich dilatierte Sammelrohre und davon ausgehende kleine Zysten, weshalb das Organ makroskopisch im Schnittpräparat wie ein Schwamm aussieht. Es lassen sich in der überwiegenden Anzahl der Fälle Verkalkungen bis hin zur Nephrokalzinose finden.

Differenzialdiagnosen: Beim Leitbefund „Nephrokalzinose" sollten eine distal-tubuläre Azidose sowie ein primärer Hyperparathyreoidismus ausgeschlossen werden.

Therapie: Eine kausale Therapie ist nicht möglich. Bei rezidivierenden Steinleiden kann eine Diuretikatherapie mit Thiaziden erfolgreich sein. Rezidivierenden Harnwegsinfekten muss durch eine keimgerechte Antibiotikatherapie begegnet werden.

Prognose: gut. Im Vergleich zu den anderen zystischen Nierenerkrankungen ist auch bei symptomatischen Patienten das Risiko einer progredienten Nierenfunktionseinschränkung gering (ca. 10 %).

15.5 Nephronophthise-Komplex

Synonym: NPH-MCKD-Komplex

> **DEFINITION** Seltene Gruppe von kleinzystischen Nierenerkrankungen im Bereich der Mark-Rinden-Grenze und des Nierenmarks, die mit einer interstitiellen Fibrose und Glomerulosklerose einhergeht.

Epidemiologie: sehr selten.

Ätiologie: Obwohl die Nephronophthise und die medullär-zystische Nierenerkrankung eine unterschiedliche genetische Ursache haben, werden sie gemeinsam als Nephronophthise-Komplex behandelt, da das morphologische Erscheinungsbild nicht zu unterscheiden ist.
- **Nephronophthise (NPH):** autosomal-rezessiv vererbte Erkrankung mit Manifestation im Kindes- und Jugendalter. Ursache ist in der Mehrzahl der Fälle eine Deletion des NPHP1-Gens.
- **medulläre zystische Nierenerkrankung (MCKD):** autosomal-dominante Erkrankung mit Manifestation im Erwachsenenalter. Es wurden 2 Gene gefunden (MCKD-1/-2), die für diese Erkrankung verantwortlich gemacht werden.

Klinik: Die wichtigsten Symptome des Nephronophthise-Komplexes sind eine **normochrome Anämie** und eine **progrediente Niereninsuffizienz.** Bei der NPH entwickelt sich die Niereninsuffizienz schon im Kindes- bzw. Jugendalter, bei der MCKD erst im Erwachsenenalter. Im Urin kann eine leichte **Proteinurie** auffallen. Aufgrund der Umbauvorgänge in der Niere entwickelt sich häufig ein **arterieller Hypertonus**.

Komplikationen: Häufigster extrarenaler Manifestationsort sind die Augen (Retinitis pigmentosa). Darüber hinaus finden sich bei der jugendlichen Form gehäuft mentale Retardierung, Wachstumsstillstand, Leberfibrose und Knochenanomalien.

Diagnostik: Die Diagnose wird durch Familienanamnese, Histologie, Labor, Radiologie und Molekulargenetik gestellt.

Klinische Pathologie: Beim Nephronophthise-Komplex finden sich **Schrumpfnieren** mit feingranulärer Oberfläche. Die Nieren sind mit kleinen (meist nur wenige mm großen) Zysten an der Rinden-Mark-Grenze durchsetzt. Histologisch imponiert eine chronisch-sklerosierende Nephropathie mit distalen Tubuluszysten.

Therapie: keine kausale Therapie möglich. Bei terminaler Niereninsuffizienz Beginn der Nierenersatztherapie und evtl. Transplantation.

Prognose: i. d. R. terminale Niereninsuffizienz.

16 Erkrankungen der Nierengefäße

16.1 Überblick

Wichtige Krankheitsbilder, die auch andere Organsysteme betreffen, werden in den jeweiligen Kapiteln genauer behandelt. Tab. 16.1 gibt einen kurzen Überblick über wichtige renovaskuläre Störungen und deren Pathologie.

Tab. 16.1 Überblick über wichtige renovaskuläre Erkrankungen

Erkrankung	Ursache	Symptome	Pathologie
arterielle Renovaskulopathien			
Nierenarterienstenose	Atherosklerose, fibromuskuläre Dysplasie	renovaskuläre Hypertonie, Hypokaliämie (sekundärer Hyperaldosteronismus)	vaskuläre Schrumpfniere und Nierensubinfarkt
benigne Nephrosklerose	Arteriolosklerose bei Hypertonie, Diabetes mellitus, genereller Arteriosklerose	Hypertonie, Proteinurie, Hämaturie, GFR ↓, Linksherzinsuffizienz, Fundus hypertonicus	kleine Schrumpfungsherde mit feingranulierten narbigen Einziehungen der Oberfläche (rote Granularatrophie), histologisch sklerotische Verdickung der Arteriolenwände; Endstadium: Schrumpfniere
maligne Nephrosklerose	Arteriolonekrose bei maligner Hypertonie	rasch progrediente Niereninsuffizienz, Hämaturie, Proteinurie eingeschränkte Nierendurchblutung verstärkt den Hypertonus (Circulus vitiosus)	fibrinoide Nekrosen der Arteriolen, konzentrische, stenosierende Intimaproliferation der Interlobulararterien (proliferative Endarteriitis, Zwiebelschalenangiopathie), Thromben, verödete Glomerula
Beteiligung der Nierenarterien bei systemischen Vaskulitiden	Autoimmunopathien (z. B. Panarteriitis nodosa, Granulomatose mit Polyangiitis, Purpura Schoenlein-Henoch)	nephrotisches oder akutes nephritisches Syndrom, Symptome der Grunderkrankung	abhängig von der Grunderkrankung: nekrotisierende Arteriitis mittelgroßer (cPAN) oder kleiner (mPAN) Gefäße
thrombotische Mikroangiopathien	Endothelschädigung (immunologisch, toxisch u. a.) mit unkontrollierter Aktivierung der Gerinnung (HUS, TTP)	akutes Nierenversagen, hämolytische Anämie, Thrombozytopenie, neurologische Symptome	vergrößerte Nieren mit Petechien auf der Nierenoberfläche, hyaline Thromben (durch intravasale Gerinnung), fibrinoide Nekrose und Zwiebelschalenangiopathie
thromboembolische Erkrankungen			
Niereninfarkt	Thromboembolie	Flankenschmerzen, Hämaturie, paralytischer Ileus, Nierenfunktion ↓	frisch: segmentale lehmgelbe Nekrosezone mit hämorrhagischem Randsaum (meist kegelförmig mit Basis zur Kapsel) später: Narbe mit Einziehung Tubulusatrophie und Fibrosierung des Interstitiums, Entwicklung einer Schrumpfniere
Nierenvenenthrombose (Abb. 16.1)	Thrombophilie, z. B. bei membranöser Glomerulonephritis und nephrotischem Syndrom (AT-III-Mangel)	akut: Flankenschmerz, Hämaturie, Nierenfunktion ↓ (wenn doppelseitig) langsam: meist asymptomatisch	akut: hämorrhagische Infarzierung, vergrößerte, blutgefüllte Niere später: interstitielle Fibrose, Atrophie der Niere
Zirkulationsstörungen			
Stauungsniere	venöse Blutstauung (Rechtsherzinsuffizienz)	Nierenfunktion ↓ (wenn doppelseitig), evtl. Proteinurie, Oligurie	vergrößerte, blutreiche Nieren, Schnittfläche dunkelblaurot, Stauungsinduration
Schockniere (Abb. 16.2)	Kreislaufversagen	akutes Nierenversagen	ödematöse, blasse Niere, betonte Mark-Rinden-Grenze („Schock-Kontrast"), Nephrohydrose, Tubulusepithelnekrose, hyaline Thromben

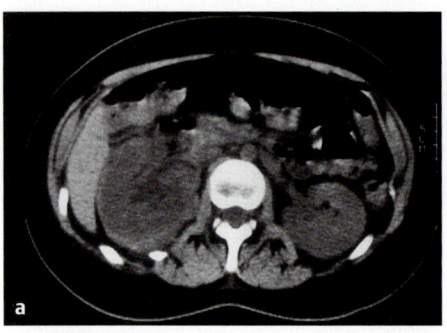 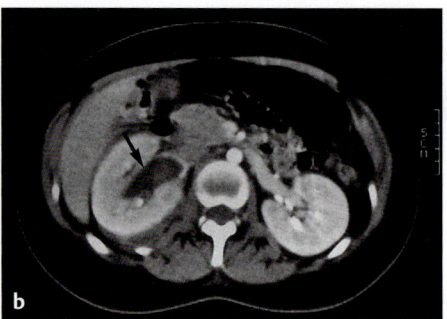

Abb. 16.1 **Nierenvenenthrombose. a** Im nativen CT ist die rechte Niere vergrößert und weist einen unscharfen Rand auf. **b** Innerhalb der Nierenvene lässt sich nach der Applikation von Kontrastmittel ein Thrombus (Pfeil) erkennen. [aus Reiser, Kuhn, Debus, Duale Reihe Radiologie, Thieme, 2017]

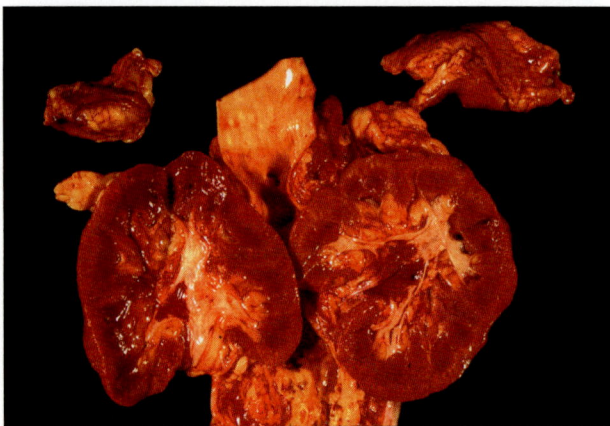

Abb. 16.2 **Schockniere.** Die Rinde ist durch die Ischämie gelblich blass, das Mark aufgrund des verminderten venösen Abstroms dunkelrot. [aus Krams et al., Kurzlehrbuch Pathologie, Thieme, 2010]

16.2 Akuter Nierenarterienverschluss (akuter Niereninfarkt)

DEFINITION Akuter Verschluss einer Nierenarterie mit ischämiebedingter Nekrose des Nierengewebes (Niereninfarkt).

Ätiologie: Niereninfarkte werden überwiegend (>90%) durch eine **kardiale Embolie** ausgelöst. Seltenere Ursachen sind arterio-arterielle Embolien aus atherosklerotischen Plaques, Aneurysmen oder Cholesterinembolien, die häufig iatrogen nach Manipulation an den Gefäßen (z.B. interventionelles Stentverfahren) oder bei systemisch antikoagulierten Patienten mit schwerer arteriosklerotischer Erkrankung entstehen. Auch entzündliche Gefäßläsionen im Rahmen einer Panarteriitis nodosa, Sklerodermie oder thrombotischen Mikroangiopathie können zum Niereninfarkt führen. In bis zu **30%** der Fälle sind **beide Nierenarterien** betroffen.

Klinische Pathologie: Makroskopisch imponiert der ischämische Niereninfarkt durch ein **lehmgelbes Infarktareal** mit **hämorrhagischem Randsaum**. Durch Kollateralen aus den Kapselarterien bleibt ein schmaler subkapsulärer Parenchymsaum vital. Ausdehnung und Form des Infarktgebietes sind von der Verschlusslokalisation abhängig:

- **Interlobulararterien-Verschluss** (am häufigsten): Das Infarktgebiet ist kegelförmig, wobei die Kegelbasis an der Nierenkapsel liegt und zum Nierenmark spitz zuläuft. Langfristig wird das Infarktgebiet narbig umgewandelt, über dem Infarktgebiet sinkt die Niere ein und schrumpft.
- **Nierenarterienhauptstamm-Verschluss:** Infarzierung der gesamten Niere. Im Endstadium führt der Verschluss einer Hauptstammarterie zur vaskulären Schrumpfniere.
- **Verschluss der A. arcuata:** Trapezförmiger Infarkt der Nierenrinde mit zentimetergroßem, rechteckigem Infarktgebiet unter Aussparung des Nierenmarks.

Bei einem Niereninfarkt infolge einer Cholesterinembolie erkennt man kristallähnliche Strukturen in den Nierenkapillaren.

Klinik: Kleinere Niereninfarkte verlaufen i.d.R. stumm. Bei größeren Infarkten leiden die Patienten initial unter starken Flankenschmerzen, begleitet von Übelkeit und Erbrechen. Im Verlauf entwickelt sich ein paralytischer Ileus, eine ausgeprägte Makrohämaturie und ein arterieller Hypertonus. Ein bilateraler Nierenarterienverschluss kann zum akuten Nierenversagen führen.

PRAXIS Der **einseitige Niereninfarkt** führt selten zu einer akuten Verschlechterung der Nierenfunktion, da die funktionellen Reserven (Kompensation durch die kontralaterale Niere) sehr groß sind.

Bei Cholesterinembolien kann es zur Verschlechterung der Nierenfunktion (Kreatininanstieg), abdominellen Beschwerden, TIA, Livedo reticularis und gangränösen Veränderungen an den Zehen kommen (**Cholesterinembolie-Syndrom**). Die Verschlechterung der Nierenfunktion tritt häufig erst verzögert im Verlauf von Wochen nach Intervention auf.

LERNTIPP

Denken Sie an eine **Cholesterinembolie** in der Niere, wenn das IMPP in der Anamnese eine iatrogene Gefäßmanipulation anspricht und der beschriebene Patient an einer eingeschränkten Nierenfunktion leidet (Kreatinin ↑). Cholesterinembolien sind arterioarterielle Embolien, die von atherosklerotischen Plaques ausgehen und vorrangig die Nierengefäße betreffen (hohe Durchblutung, aortennah gelegen). In der Nierenbiopsie erkennen Sie typischerweise Cholesterinkristalle. Außerdem können weitere Symptome auftreten: Übelkeit, Erbrechen sowie nekrotische Veränderungen an den Zehen („blue toe syndrome") mit Schmerzen und kalter Haut. Gelegentlich wird eine Eosinophilie beobachtet.

Diagnostik: Die Diagnose eines Niereninfarkts wird mithilfe der **Doppler-Sonografie** und **CT-Angiografie** (Abb. 16.3) gesichert. Im **Labor** finden sich die typischen Parameter des Gewebeuntergangs (LDH ↑, Laktat ↑, Leukozytose).

Differenzialdiagnosen:
- andere Ursachen von Flankenschmerzen (v.a. Nierenkolik)
- hämorrhagische Niereninfarzierung bei Nierenvenenthrombose (Abb. 16.1).

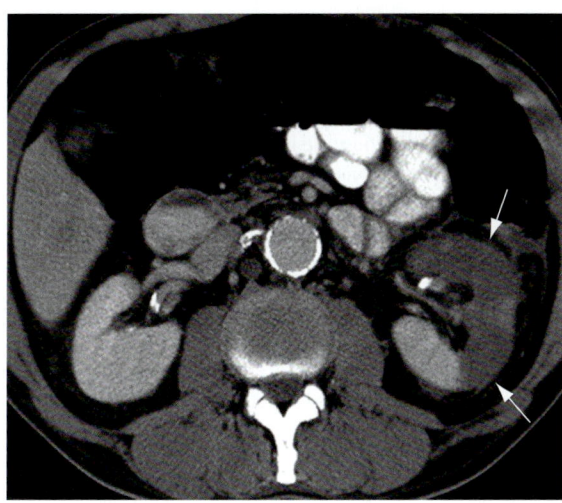

Abb. 16.3 **Peripherer Niereninfarkt.** Verminderte Kontrastierung des infarzierten Nierenparenchyms (Pfeile). [aus Reiser, Kuhn, Debus, Duale Reihe Radiologie, Thieme, 2017]

Therapie und Prognose: Therapeutisch ist – falls die Intervention sofort nach Eintritt des Ereignisses möglich ist – die interventionelle (Lysetherapie, perkutane transluminale Angioplastie [PTA]) oder operative (Embolektomie) Revaskularisierung möglich. Ansonsten ist die Vollantikoagulation mit Heparin indiziert. Da die Diagnose häufig zu spät gestellt wird und die Ischämietoleranzzeit der Niere überschritten ist, bleibt i. d. R. eine Funktionseinschränkung der Nieren.

> **PRÜFUNGSHIGHLIGHTS**
>
> - ! Bei einer **Schockniere** stellt sich makroskopisch v. a. die Mark-Rinden-Grenze auffällig dar (sog. Schockkontrast): Während die Rinde ödematös geschwollen und ischämiebedingt blass ist, führt das sich infolge des Schocks stauende Restblut zu einem dunkelrot gefärbten Mark.
> - ! Thromben aus einem Aortenaneurysma können embolisch verschleppt werden und zum Niereninfarkt führen (**keilförmige Narben** in der Obduktion).
> - !!! **Cholesterinembolie:** Verschlechterung der Nierenfunktion, Livedo reticularis der Haut, gangränöse Veränderungen an den Zehen, Cholesterinkristalle in der Histologie

16.3 Nierenarterienstenose (NAST)

DEFINITION Chronische Verschlusskrankheit und ischämische Schädigung der Nieren durch eine ein- oder beidseitige hämodynamisch relevante Stenosierung der A. renalis.

Ätiologie:
- **Arteriosklerose** (ca. 90 %): v. a. bei **Männern** im **höheren Alter**. Die Stenose liegt meist **aortennah** am Abgang der Nierenarterien.
- **fibromuskuläre Dysplasie** (FMD, ca. 10 %): v. a. bei **jungen Frauen**. Die Stenosen entstehen i. d. R. in den mittleren und distalen Abschnitten bzw. in den Seitenästen der Nierenarterien und treten in 60 % d. F. **bilateral** auf.
- sehr selten: Aortenaneurysmen, Vaskulitiden, mechanische Kompressionen der Nierenarterie durch Tumoren oder Zysten.

Pathophysiologie: Hämodynamisch relevant wird die Nierenarterienstenose ab einer **Lumeneinengung** von etwa 60 %. Die renale Hypoperfusion führt reaktiv zu einer vermehrten Reninausschüttung und Aktivierung des Renin-Angiotensin-Systems (sog. **Goldblatt-Mechanismus**) mit peripherer Vasokonstriktion, renaler Wasser- und Natriumretention und Hypokaliämie. Mit Fortschreiten der Gefäßstenosierung entwickelt sich eine **chronische kritische Ischämie**, die zu einer Atrophie (vaskuläre Schrumpfniere) und Funktionsverlust der betroffenen Niere führt.

Klinische Pathologie: Die chronische Minderperfusion der Niere führt zu einer relativen Ischämie mit Ausbildung multipler Mikroinfarkte (**Nierensubinfarkt**). Makroskopisch fallen einzelne geschrumpfte und eingezogene Nierenareale auf. Histologisch findet sich eine selektive Tubulusnekrose und -atrophie (Glomerula sind weniger vulnerabel durch Hypoxie). Die Tubulusatrophie mit multiplen Mikroinfarkten verleiht der Schnittfläche ein granuliertes Aussehen (sog. **rote Granularatrophie**).

Klinik: Über den Goldblatt-Mechanismus führt die NAST zu einer **sekundären renovaskulären Hypertonie**, die typischerweise einen rasch progredienten, schweren Verlauf nimmt. Patienten mit (funktioneller) Einzelniere oder beidseitiger NAST können eine **progrediente Niereninsuffizienz** (ischämische Nephropathie) entwickeln.

Diagnostik:
- **Anamnese:** bekannte Arteriosklerose, schwere, therapieresistente Hypertonie (v. a. diastolische Hypertonie > 110 mmHg), hypertensive Notfälle in der Vergangenheit, progrediente Verschlechterung einer bisher gut eingestellten Hypertonie, Verschlechterung der Nierenfunktion nach Gabe von ACE- und AT_1-Hemmern
- **klinische Untersuchung:** paraumbilikales oder über den Flanken auskultierbares Strömungsgeräusch (bei ca. 30 %), fehlende nächtliche Blutdrucksenkung ("Non-Dippers")
- **Laboranalyse:** Hypokaliämie (ohne Diuretikaeinnahme)
- **Sonografie:** ungeklärte Schrumpfniere bzw. unterschiedliche Nierengröße (Seitendifferenz > 1,5 cm).

Methode der Wahl zum Nachweis einer NAST ist die **farbkodierte Duplexsonografie**. Die genaue Beurteilung von Gefäßstenosen gelingt mittels **Angiografie in Subtraktionstechnik** (Abb. 16.4).

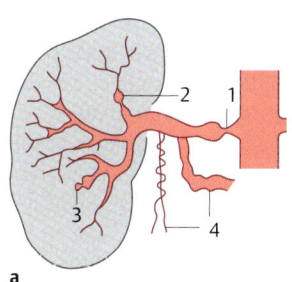
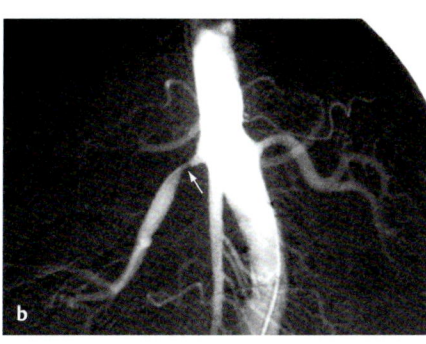

Abb. 16.4 **Arteriosklerotische Nierenarterienstenose.**
a Schema einer arteriosklerotischen Nierenarterienstenose mit Stenose nahe dem Abgang der A. renalis (1), Stenose einer Segmentarterie (2), embolischem Segmentarterienverschluss (3) und Kollateralgefäßen (4). **b** In der DSA erkennt man eine rechtsseitige Nierenarterienstenose. [aus Reiser, Kuhn, Debus, Duale Reihe Radiologie, Thieme, 2017]

Die **Arteriografie** der Niere ist nur dann indiziert, wenn eine gleichzeitige Ballonkatheterdilatation oder Stentung durchgeführt werden kann.

Therapie: Hämodynamisch nicht relevante Stenosen werden im Verlauf kontrolliert. Bei aortennahen und atherosklerotischen Stenosen der Nierenarterien ist die **antihypertensive Therapie** primär indiziert. In ausgewählten Fällen kann auch eine Stentimplantation durchgeführt werden. Bei fibromuskulärer Dysplasie wird eine **PTA ohne Stentimplantation** durchgeführt.

Die Normalisierung des erhöhten Blutdrucks hängt von der Dauer der vorbestehenden arteriellen Hypertonie ab. Bei der atherosklerotischen NAST wird eine Normalisierung nur bei etwa 20 % der Patienten beobachtet, während sich der Blutdruck nach erfolgreicher Therapie einer fibromuskulären Dysplasie in den meisten Fällen normalisiert.

> **PRAXIS** Bei Patienten mit **beidseitiger Nierenarterienstenose** oder **Nierenarterienstenose** einer **funktionellen Einzelniere** sind **ACE-Hemmer** oder **Angiotensinrezeptor-Antagonisten kontraindiziert**! Diese Patienten sind auf die konstringierende Wirkung von Angiotensin II am Vas efferens zur Aufrechterhaltung des glomerulären Filtrationsdrucks angewiesen, um die renale Hypoperfusion zu kompensieren. Die Hemmung des Angiotensins II kann in diesen Fällen zu einem starken Abfall des Glomerulumfiltrates bis hin zum akuten Nierenversagen führen.

> **PRÜFUNGSHIGHLIGHTS**
> – ‼ **Nierenarterienstenosen < 60 %** Lumeneinengung sind hämodynamisch unbedeutend → Verlaufskontrollen.

16.4 Nierenerkrankungen bei arterieller Hypertonie

Synonym: hypertensive Nephropathie

Pathogenese: Infolge der chronisch erhöhten Blutdruckwerte verdicken sich im Verlauf die Arteriolenwände sklerotisch und es kommt zur ischämischen Schädigung der Niere, die zur Bildung von Schrumpfnieren bis hin zur dialysepflichtigen Niereninsuffizienz führt. Durch eine Hypertonie-bedingte Minderdurchblutung der Niere wird das Renin-Angiotensin-Aldosteron-System aktiviert und es kann zu einer zusätzlichen renalen Fixierung der Hypertonie kommen.

Klinik: Die hypertensive Nephropathie verläuft in 3 Stadien:
- **Stadium 1:** Mikroalbuminurie (20–200 mg/l oder 30–300 mg/d)
- **Stadium 2** (**benigne Nephrosklerose**): komplette Albuminurie > 200 mg/l
- **Stadium 3** (**Schrumpfnieren**): terminale Niereninsuffizienz.

Infolge der arteriellen Hypertonie können begleitend andere hochdruckbedingte Veränderungen bestehen (z. B. Fundus hypertonicus, hypertensive Herzerkrankung).

Von der benignen Nephrosklerose muss man die **maligne Nephrosklerose** unterscheiden, die sich auf dem Boden einer malignen Hypertonie (diastolische Werte > 120–130 mmHg, kein nächtlicher RR-Abfall) entwickeln kann. Diese führt zur Hämaturie, Proteinurie und rasch progredienten Niereninsuffizienz.

Diagnostik:
- langjährige Hypertonieanamnese
- Blutdruckmessung
- Blut- und Urindiagnostik (Album-/Proteinurie, Nierenretentionswerte): **Cave:** Mikroalbuminurie ist im **Urinstix** nicht sichtbar.
- Sonografie: verkleinerte Nieren
- Pathologie: kleine Schrumpfungsherde mit feingranulierten narbigen Einziehungen der Oberfläche (rote Granularatrophie), histologisch sklerotische Verdickung der Arteriolenwände.

Therapie: Behandlung der arteriellen Hypertonie mit ACE-Hemmern oder AT$_1$-Antagonisten (beide wirken zusätzlich nephroprotektiv) und Verminderung weiterer kardiovaskulärer Risikofaktoren (z. B. Behandlung eines Diabetes mellitus und einer Hyperlipidämie).

> **PRÜFUNGSHIGHLIGHTS**
> – ! Im Stadium der benignen Nephrosklerose besteht eine komplette Albuminurie > 200 mg/l. Typisch ist die langjährige Hypertonieanamnese.
> – ! Eine Mikroalbuminurie ist im Urinstix nicht sichtbar (Protein negativ).

16.5 Thrombotische Mikroangiopathien mit Befall der Nierengefäße

> **LERNTIPP**
> Die beiden Krankheitsbilder aus der Gruppe der thrombotischen Mikroangiopathien sind die **thrombotisch-thrombozytopenische Purpura** und das **hämolytisch-urämische Syndrom**, die gemeinsam im Skript Blut und Blutbildung beschrieben werden. Da aber v. a. das hämolytisch-urämische Syndrom (HUS) ein ausgesprochener Examensliebling – und darüber hinaus zeitweise auch in der Öffentlichkeit ein präsentes Thema – ist, wird an dieser Stelle noch einmal in aller Kürze auf die wichtigsten Fakten eingegangen. Die passenden Fragen dazu kreuzen Sie im Skript Blut und Blutbildung.

16.5.1 Hämolytisch-urämisches Syndrom (HUS)

Synonym: Gasser-Syndrom

> **DEFINITION** Meist postinfektiöse Erkrankung der Endothelzellen mit der **typischen Symptomentrias hämolytische Anämie, Thrombozytopenie** und **akutes Nierenversagen**.

Epidemiologie: vorwiegend Säuglinge und Kleinkinder.

Formen:
- **typisches HUS** (v. a. bei Kindern): Auftreten 3–10 Tage nach einer **blutigen Gastroenteritis**, meist mit enterohämorrhagischen E. coli (**EHEC**). Die Erreger bilden ein Verotoxin, das das Gefäßendothel der Nierenrinde oder des Gehirns schädigt. Dadurch kommt es zu einer thrombotischen Mikroangiopathie mit konsekutiver mechanischer Hämolyse und bei Verschluss der Glomerulumkapillaren (durch Mikrothromben aus Plättchen und Fibrin) zu Urämie.

- **atypisches HUS** (v. a. bei Erwachsenen): **keine** vorausgehende hämorrhagische **Durchfallerkrankung**. Viele Patienten sind durch einen kongenitalen oder erworbenen Mangel an dem Enzym ADAMTS 13 prädisponiert. ADAMTS 13 spaltet den von-Willebrand-Faktor und eliminiert thrombogene von-Willebrand-Faktor-Multimere. Weitere Ursachen sind Komplementdefekte, Bestrahlung, Nieren- oder Knochenmarktransplantation, Einnahme oraler Kontrazeptiva, Schwangerschaft, selten auch Pneumokokken.

Klinik und Diagnostik: hämolytische Anämie (Blässe, Ikterus, Hämolysezeichen), Oligurie mit Blutbeimengung oder Anurie (eingeschränkte Nierenfunktion), periphere Ödeme, arterielle Hypertonie, Fragmentozyten im Blutausstrich (**Abb. 16.5**), Thrombozytopenie mit Ekchymosen.

Therapie:
- **Plasmapherese** mit Ersatz durch Gefrierplasma (→ Entfernung auslösender Toxine)
- **symptomatische Therapie:** z. B. Glukose-NaCl-Lösung und Furosemid, Dialyse, Blutdruckkontrolle, evtl. Carbapeneme bei EHEC-Komplikationen.
- Im Rahmen des EHEC-HUS-Ausbruchs in Deutschland 2011 wurde in bestimmten Fällen als experimenteller Ansatz eine Therapie mit **Eculizumab** durchgeführt.

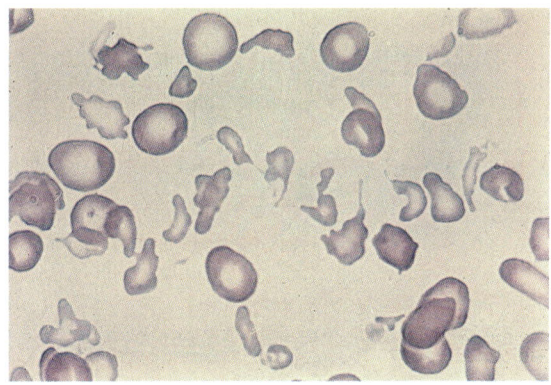

Abb. 16.5 **Fragmentozyten.** [aus Gortner, Meyer, Duale Reihe Pädiatrie, Thieme, 2018]

> **LERNTIPP**
>
> Denken Sie v. a. bei folgender Konstellation an ein HUS: Ein **Kind** im Kindergartenalter entwickelt kurz nach einer schweren Gastroenteritis (typischerweise mit EHEC) plötzlich Ekchymosen an der Haut, eine Anämie und Niereninsuffizienz.
>
> Beim **Erwachsenen** verläuft das HUS atypisch. Orientieren Sie sich an den Laborbefunden: **akute Niereninsuffizienz** (Kreatinin ↑), **Anämie** (mit Hämolysezeichen) und **Thrombozytopenie** sowie **Fragmentozyten** im Blutausstrich.

17 Nephrolithiasis

17.1 Grundlagen

> **DEFINITION** Steinbildung im Bereich der Niere (= Nephrolithiasis) und/oder in den ableitenden Harnwegen (= Urolithiasis).

Epidemiologie: Die Inzidenz beträgt 500/100 000 im Jahr. Männer sind 3-mal so häufig betroffen wie Frauen, der Altersgipfel liegt zwischen dem 30. und 50. Lebensjahr.

Ätiopathogenese: Ursächlich ist die Kristallisation des steinbildenden Salzes (Überschreitung des Löslichkeitsprodukts). Kristallisationsfördernd und somit **Risikofaktoren** sind:
- **vermehrte renale Eliminierung lithogener Substanzen:** Hyperkalziurie (z. B. primärer Hyperparathyreoidismus, distale renal-tubuläre Azidose, Vitamin-D-Überdosierung, Immobilisation), Hyperoxalurie (z. B. eiweißreiche Ernährung, Kurzdarmsyndrom bei Morbus Crohn), Hyperphosphaturie (z. B. primärer Hyperparathyreoidismus, Immobilisation), Hyperurikosurie (z. B. Hyperurikämie), Zystinurie
- **verminderte renale Elimination antilithogener Substanzen** (z. B. Hypomagnesiurie, Hypocitraturie)
- **Urin-pH** ≤ 5,8 oder ≥ 7,0 (z. B. bei Harnwegsinfektion)
- **verminderte Harndilution** (spezifisches Gewicht ≥ 1015 g/l)
- **Harnstau.**

Daneben spielen auch **epidemiologische Faktoren** wie Genetik, Geschlecht (v. a. Männer), Alter, Ernährung und Klima eine Rolle.

Steinarten und Lokalisationen: Man unterscheidet unterschiedliche Steinarten, die jeweils andere Risikofaktoren und morphologische Besonderheiten aufweisen (**Tab. 17.1**). Prädilektionsstellen sind die physiologischen Engen der ableitenden Harnwege (Hals der Nierenkelche, pyeloureteraler Übergang, Harnleiterkreuzung mit den Iliakalgefäßen, intramuraler Harnleiter).

> **LERNTIPP**
>
> Passen Sie auf! Die Fragen zu den physiologischen Engstellen des harnableitenden Systems müssen Sie genau durchlesen. Insgesamt sind es 4, aber die Frage kann so formuliert sein, dass nur Engstellen in einem bestimmten Bereich gefragt werden (z. B. nur bis zur Blase).

> **LERNTIPP**
>
> Harnsäuresteine sind nicht röntgendicht und treten bei saurem Urin auf (Urin-pH: ≤ 5,5). Der betroffene Patient ist typischerweise adipös und weist eine Hyperurikämie auf.

Tab. 17.1 Steinarten

Steinart	spezifische Risikofaktoren	Morphologie und Besonderheiten
Kalziumoxalatsteine (ca. 75 %)	• Hyperkalziurie, Hyperoxalurie, Hyperphosphaturie • niedriger Citratgehalt im Urin	• rau, hart, unregelmäßig, dunkelbraun bis schwarz • röntgendicht
Harnsäuresteine (ca. 10 %, Abb. 17.1)	• Hyperurikämie • Voraussetzung: Säurestarre des Urins (pH ≤ 5,5)	• rundlich, glatt, sehr hart, gelbbraun bis dunkelbraun • nicht röntgendicht
Magnesium-Ammonium-Phosphat-Steine (Struvit- bzw. Infektsteine, ca. 5 %)	• Harnwegsinfektionen durch ureasebildende (harnstoffspaltende) Bakterien (z. B. Proteus, Klebsiella, Pseudomonas) • niedriger Citratgehalt im Urin • Voraussetzung: alkalischer Urin (pH > 7)	• bröcklig, weiß bis braun • schwach röntgendicht
Kalziumphosphatsteine (ca. 5 %)	• Hyperkalziurie, Hyperphosphaturie • Hypocitraturie • begünstigend: alkalischer Urin (pH > 7)	• weich, unterschiedliche Gestalt, grauweißlich • oft als Mischsteine mit Kalziumoxalat- und Struvitsteinen • röntgendicht • wachsen schnell, hohe Rezidivgefahr
Zystinstein (< 5 %)	• Zystinurie • begünstigend: Säurestarre des Urins (pH ≤ 5,5)	• rund bis oval, sehr hart, gelblich bis ocker • schwach röntgendicht • sechseckige Kristalle im Urin

17.2 Klinik und Diagnostik

Klinik: Steine in den Nierenkelchen sind in der Regel asymptomatisch. „Steineinklemmungen" im Nierenbecken oder im Ureterverlauf äußern sich akut als **Nierenkolik** mit stärksten, wehenartigen Flankenschmerzen, die in den Unterbauch und Rücken ausstrahlen können und von vegetativen Symptomen (Übelkeit, Erbrechen) begleitet werden. Bei Urolithiasis strahlen die Schmerzen je nach Steinlokalisation unterschiedlich aus (Leiste, Hoden, Schamlippen). Weitere Symptome sind **Hämaturie**, dumpfe Flankenschmerzen sowie Blasentenesmen und Miktionsbeschwerden.

> **LERNTIPP** !
>
> **Kolikpatienten** sind sehr **unruhig** und finden kaum eine Position, in der die Schmerzen nachlassen. Die Schmerzen sind außerdem schlecht zu lokalisieren (viszerale Schmerzen = Beteiligung des Peritoneum viscerale). Patienten mit Peritonismus hingegen liegen ruhig und nehmen eine Schonhaltung ein, da jede Erschütterung den Schmerz verstärkt. Sie können den Schmerz gut lokalisieren, z. B. Loslassschmerz (somatische Schmerzen = Beteiligung des Peritoneum parietale).

Komplikationen:
- rezidivierende **Harnwegsinfektionen** mit Gefahr der **Urosepsis**
- Nierenparenchymschäden mit Nierenfunktionsstörungen bei chronischen Steinen.

Diagnostik:
- **Anamnese:** Vorerkrankungen? Risikofaktoren?
- **Urinuntersuchung:** I.d.R. besteht eine Mikrohämaturie, bei Infektsteinen meistens eine Leukozyturie. Zur **Ursachenabklärung** sollten die Kalzium-, Harnsäure-, Oxalat-, Citrat- und Phosphatkonzentrationen im Urin, der Urin-pH-Wert, das Urinvolumen und das spezifische Uringewicht gemessen werden.
- **Blutuntersuchung:** Kalzium- und Harnsäurewerte bzw. Retentionsparameter im Serum messen.
- **Steinanalyse:** Beurteilung der Zusammensetzung mittels Infrarotspektroskopie und Röntgendiffraktionsanalyse

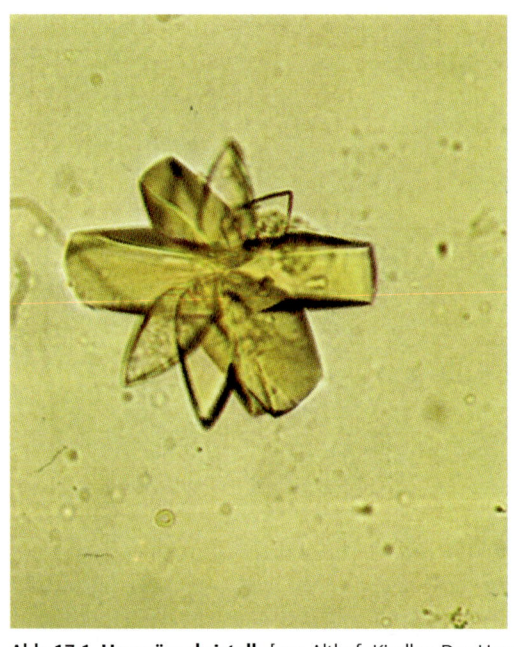

Abb. 17.1 **Harnsäurekristall.** [aus Althof, Kindler, Das Harnsediment, Thieme, 2006]

- **Sonografie:** harter Steinreflex mit dorsalem Schallschatten, bei obstruktiven Uretersteinen dilatiertes Nierenbeckenkelchsystem
- **Urografie:** 80 % der Steine sind röntgendicht (kalziumhaltige Oxalat- und Phosphatsteine) und lassen sich bereits in der **Leeraufnahme** darstellen. In der **Kontrastmitteldarstellung** stellen sich die Konkremente als Kontrastmittelaussparung mit verzögerter Kontrastmittelausscheidung dar (Abb. 17.2). Cave: Kontraindikation: **akute Kolik** (→ Gefahr der Nierenbeckenruptur).
- **CT und MRT:** Heute wird primär eine kontrastmittelverstärkte Low-Dose-**Spiral-CT** des **Abdomens** (Abb. 17.3) bzw. bei Kontraindikationen gegen die Kontrastmittelgabe auch eine „**Uro-MRT**" angefertigt.

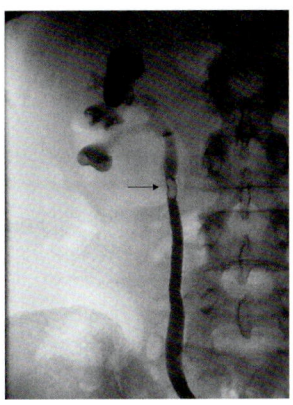

Abb. 17.2 **Retrograde Ureteropyelografie bei Urolithiasis.** Umfließungsfigur im hohen Harnleiter rechts. [aus Keil, Prüfungsvorbereitung Urologie, Thieme, 2008]

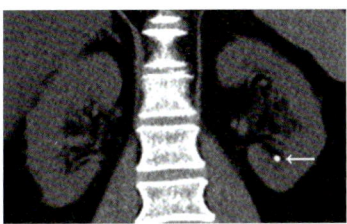

Abb. 17.3 **CT bei Urolithiasis.** In der linken Niere erkennt man im unteren Bereich einen kleinen Stein (Pfeil). [aus Reiser, Kuhn, Debus, Duale Reihe Radiologie, Thieme, 2017]

> **LERNTIPP**
> Harnsäuresteine sieht man in der Röntgenleeraufnahme nicht!

Differenzialdiagnosen: andere Ursachen eines akuten Abdomens, z. B. akute Cholezystitis, Cholelithiasis, akute Pankreatitis, akute Pyelonephritis, akute Appendizitis, Sigmadivertikulitis, mechanischer Ileus, Ovarial- bzw. Hodentorsion, inkarzerierte Leistenhernie.

17.3 Therapie und Metaphylaxe

Vor jeder kausalen Steintherapie steht die symptomatische Therapie bis zur Beschwerdefreiheit. Einzige zwingende Ausnahme ist die fieberhafte Harnstauungsniere, die einer unmittelbaren Entlastung bedarf. Bei Konkrementen bis etwa ≤ 5 mm Durchmesser kann unter Kontrolle der **spontane Steinabgang** abgewartet werden. Unterstützend sollte auf eine **ausreichende Flüssigkeitsaufnahme** und **Bewegung** geachtet werden.

Therapie der Nierenkolik:
- **sofortige adäquate Schmerztherapie:** Mittel der ersten Wahl ist die Kombination von Metamizol i. v. sowie Butylscopolamin i. v. (zur **Spasmolyse**). Alternative: Opioidderivat (z. B. Pethidin)
- evtl. **antiemetische Begleittherapie** (z. B. Dimenhydrinat oder Metoclopramid).
- bei Harnaufstau: innere Harnleiterschiene oder Nierenfistelkatheter zur Sicherstellung des Harnabflusses.
- Positive Wirkung auf die Steinausscheidung hat der α-Rezeptor-Blocker **Tamsulosin**.

Kausale Steintherapie:
Orale Chemolitholyse: Alkalisierung des Harns mit Alkalicitraten (Kaliumnatriumhydrogencitrat) auf pH-Werte zwischen 6,2 und 6,8, Diuresesteigerung (reichlich Flüssigkeit) und Allopurinol zur Senkung der Harnsäurekonzentration. **Indikation: Harnsäuresteine.**

Extrakorporale Stoßwellenlithotripsie (ESWL) und extrakorporale piezoelektrische Lithotripsie (EPL): Verfahren der Wahl bei **Nierenbeckensteinen** bis **2–3 cm** Größe oder **hohen Harnleitersteinen**; beim Erwachsenen entweder ohne analgetische Medikation (EPL) oder in leichter Analgosedierung (ESWL), bei Kindern i. d. R. in Narkose. Bei **hoher Steinlast** sollte zuvor eine **DJ-Harnleiterschiene** eingelegt werden. **Komplikationen:** postinterventionelle Hämaturie, selten Hämatome.

Intrakorporale Lithotripsie- und Steinextraktionsmethoden:
- **perkutane Nephrolitholapaxie** (PCNL): Indikation: Nierenbecken- und Kelchsteine > 2,5–3 cm. Durchführung: perkutane Nephrostomie (i. d. R. in Vollnarkose), Aufbougierung und Dilatation des Arbeitskanals, perkutanes Einführen eines Nephroskops, Lithotripsie (z. B. mittels Ultraschall) und Bergung der Fragmente.
- **ureterorenoskopische Steintherapie** (URS): Indikationen: v. a. mittlere und distale Harnleitersteine und „verstopfter Ureter" nach ESWL. Durchführung: Ureterorenoskopie, Lithotripsie, Bergung der Fragmente.
- **Blasensteinlithotripsie:** Indikation: kleine bis mittelgroße Blasensteine. Durchführung: Urethroendoskopie, Lithotripsie, Bergung der Fragmente.

Offene Steinentfernung: Indikationen sind sehr große Blasensteine bzw. Blasenausgusssteine. Durchführung: hoher Blasenschnitt unter Schonung des Peritoneums.

Metaphylaxe – Harnsteinverhütung:
- **Allgemeinmaßnahmen:** ausreichende Flüssigkeitszufuhr (Diurese > 2 l/d), ausgewogene, ballaststoff- und vitaminreiche Ernährung mit Vermeidung einer übermäßigen Eiweißzufuhr
- **steinspezifische Metaphylaxe**:
  - **Kalziumoxalatsteine:** Therapie der Grunderkrankung, Thiazide (renale Kalziumausscheidung ↓), oxalatarme Diät (Spinat, dunkle Schokolade, Rhabarber und Rote Bete meiden), Gabe von Magnesium und Citrat. Eine kalziumarme Ernährung ist nicht sinnvoll.
  - **Magnesium-Ammonium-Phosphat-Steine:** Therapie der Harnwegsinfektion, Ansäuern des Harns (Urin-pH: 5,6–6,2) mit Methionin
  - **Harnsäuresteine:** Harnneutralisierung (K^+/Na^+-Hydrogencitrat), purin- und proteinarme Diät, Allopurinol
  - **Kalziumphosphatsteine:** Therapie der Grunderkrankung, Thiazide
  - **Zystinsteine:** proteinarme Mischkost, Harnalkalisierung auf pH-Werte zwischen 7,5 und 8 mit Kaliumnatriumhydrogencitrat.

PRÜFUNGSHIGHLIGHTS

- **!** **Lokalisation:** Prädilektionsstellen sind die physiologischen Engstellen des harnableitenden Systems.
- **!!** **Klinik: stärkste Flankenschmerzen** mit Ausstrahlung in die Leiste, Schmerzen bessern sich in keiner Position, **unruhiger** Patient, **Hämaturie**
- **!!** **Harnsäuresteine:** nicht röntgendicht, niedriger Urin-pH-Wert, typischerweise bei adipösen Patienten
- **!** **Proteus mirabilis** erhöht den Urin-pH-Wert und erhöht damit das Risiko von Magnesium-Ammonium-Phosphat-Steinen (Infektsteine, Struvite).
- **!** Der α-Rezeptor-Blocker **Tamsulosin** kann zur Verbesserung der Steinpassage eingesetzt werden.
- **!** **konservative Maßnahmen: Diuresesteigerung** durch vermehrtes **Trinken**
- **!!** Zur **Chemolitholyse** verwendet man häufig **Kaliumnatriumhydrogencitrat**. Sie eignet sich bei Harnsäuresteinen.
- **!** Bei größeren **Nierenbeckensteinen** (> 2,5–3 cm) führt man eine **perkutane Nephrolitholapaxie** durch.
- **!** Zur **Harnalkalisierung bei Zystinsteinen** wird auch **Kaliumnatriumhydrogencitrat** verwendet.

18 Tumoren der Niere

18.1 Benigne Nierentumoren

Gutartige Nierentumoren sind insgesamt selten (**Tab. 18.1**).

Tab. 18.1 Benigne Nierentumoren

Tumor	klinische Pathologie	Besonderheiten
Angiomyolipom (häufigster benigner mesenchymaler Nierentumor)	Mischtumor aus Fett, glatten Muskelzellen und dickwandigen Gefäßen, ausgehend von den perivaskulären epitheloiden Zellen **Makroskopie:** häufig multiple Einblutungen, Nekrosen, Kalkeinlagerungen **Histologie:** „buntes Bild", proliferierendes Fett- und Muskelgewebe, Blutgefäße, Kernatypien	kann familiär (50 %) vorkommen, z. B. bei tuberöser Sklerose wird selten durch Verdrängung oder Blutung symptomatisch und muss dann entfernt werden sehr selten Entartung möglich
Nierenzelladenom (Zufallsbefund in 10 % aller Autopsien)	Tumoren gehen vom Nierenparenchym aus (Nephron- und Sammelgangsystem), keine Malignitätszeichen, einzeln oder multipel, häufig in der Nierenrinde lokalisiert **Makroskopie:** gelbe, bohnengroße Knötchen mit scharf begrenztem Rand **Histologie:** Tumorzellen sind monomorph und zeigen keine Zellatypien, sie exprimieren häufig Vimentin, Keratin und Antigene des jeweiligen Tubussegments, Differenzierung in einen papillären, onkozytären und metanephrogenen Typ.	papillärer und onkozytärer Typ: meistens asymptomatisch metanephrogener Typ: häufig Hypertonie, Polyzythämie und Hämaturie → bei Symptomen Entfernung Nierenadenome unterscheiden sich weder mikroskopisch noch immunologisch vom Nierenzellkarzinom. Entartungstendenz (Adenom-Karzinom-Sequenz)
Nierenonkozytom	Tumoren gehen vom Nierenepithel aus **Makroskopie:** rotbraune Schnittfläche mit zentraler sternförmiger Narbe **Histologie:** große Zellen mit granulärem, eosinophilem Zytoplasma und Mitochondrienreichtum	langsames Wachstum, können Durchmesser > 10 cm erreichen
Nierenkapseltumor, auch „Kapsulom" (Zufallsbefund in 10 % aller Autopsien)	Tumoren entwickeln sich aus pluripotenten Nierenblasten der Nierenkapsel. **Histologie:** Leiomyome, Fibrome, Lipome oder Mischtumoren	keine Therapie notwendig
renomedullärer Interstitialzelltumor (Zufallsbefund in 50 % aller Autopsien)	Tumor der Markpyramiden, ausgehend von den Interstitiumzellen **Makroskopie:** kleine, gräuliche Knötchen **Histologie:** Tumor ist sehr kollagenfaserreich, Amyloidablagerungen im Tumorzentrum	Prostaglandinproduktion ohne Beziehung zur Blutdruckregulation meist keine Therapie notwendig
Juxtaglomerularzelltumor (sehr selten, Erkrankungsalter um das 20. LJ, mehr Frauen betroffen)	Tumor geht von den juxtaglomerulären Zellen aus **Makroskopie:** grauweiße bis gelbliche Schnittfläche **Histologie:** uniforme, runde bis spindelzellige, eosinophile Tumorzellen mit intrazytoplasmatischen Reninkörnchen	Reninproduktion → Hypertonie in Verbindung mit Hypokaliämie und Hyperaldosteronismus Tumorexstirpation

> **LERNTIPP** !
>
> Bislang wurde von den benignen Nierentumoren nur nach dem Onkozytom gefragt. Der Tumor ist typischerweise **rotbraun** und zeigt eine **zentrale Narbe**. In der Histologie erkennt man große Zellen mit granulärem, **eosinophilem Zytoplasma** und einer Vielzahl von **Mitochondrien**. Da der Tumor gutartig ist, sind weder Kapsel- noch Gefäßinvasionen nachweisbar.

18.2 Maligne Nierentumoren

18.2.1 Nierenzellkarzinom

Synonym: Hypernephrom, Grawitz-Tumor

> **DEFINITION** Parenchymatöse Nierentumoren, die sich von renalen Tubulusepithelien ableiten.

Epidemiologie: Nierenzellkarzinome stellen mit einer Inzidenz von 8/100 000 Einwohner/Jahr 3% aller bösartigen Tumoren im Erwachsenenalter dar. Männer sind etwa doppelt so häufig betroffen wie Frauen. Nierenzellkarzinome treten gehäuft nach dem 50. Lebensjahr auf. Familiäre Tumorformen entwickeln sich häufig bereits zwischen dem 20. und 40. Lebensjahr.

Ätiologie und Risikofaktoren: Zu den Risikofaktoren zählen Rauchen, Analgetikaabusus – siehe dazu das Kapitel Analgetika-Nephropathie (S. 118) –, eiweißreiche Ernährung und Adipositas, Schadstoffe (Asbest, Kadmium, Blei) und erworbene Nierenzysten bei Dialysepatienten. 5% der Nierenzellkarzinome treten familiär gehäuft auf (Nachweis chromosomaler Aberrationen, von-Hippel-Lindau-Syndrom).

Klinische Pathologie: Das Nierenzellkarzinom geht von den **renalen Tubulusepithelien** aus und hat zum **Zeitpunkt der Diagnosestellung** meist schon eine Größe von 3–15 cm erreicht. Es entsteht meistens im Bereich des **unteren Nierenpols**. Im Frühstadium imponiert es als gut differenzierte Gewebswucherung, die von einer dicken **Pseudokapsel** umgeben ist (in diesem Stadium einfache Tumorresektion und gute Prognose). Im Verlauf wölbt sich der Tumor am Nierenpol vor oder destruiert große Anteile des Nierenparenchyms. Dabei bricht er in die Capsula adiposa, ins Nierenbecken oder ins Gefäßsystem ein. Bei der **makroskopischen** Beurteilung zeigen sich Blutungen, Verkalkungen, Narben, Regressionszysten und Nekrosen. **Histologisch** handelt es sich um Adenokarzinome, bei denen mehrere Typen unterschieden werden (**Tab. 18.2**).

Klinik: Im Frühstadium ist das Nierenzellkarzinom i. d. R. asymptomatisch. Die **schmerzlose Makrohämaturie** und kolikartige

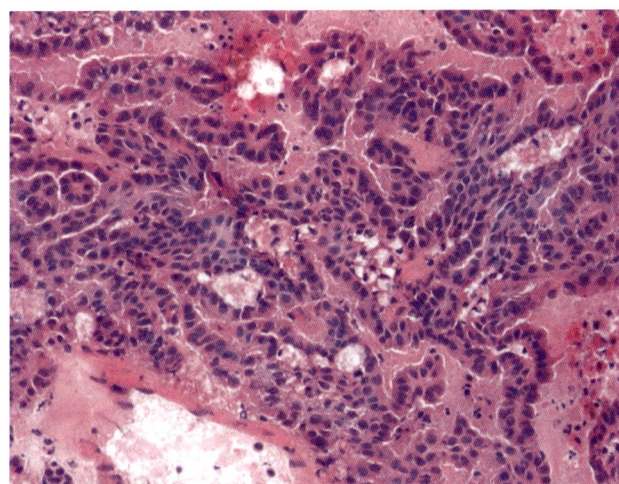

Abb. 18.1 **Papilläres Nierenzellkarzinom.** Kubische Zellen sitzen verzweigten Bindegewebsstielen auf. [aus Krams et al., Kurzlehrbuch Pathologie, Thieme, 2013]

Tab. 18.2 Histologische Typen des Nierenadenokarzinoms

Typ	Häufigkeit und Prognose	Charakteristika
klarzelliges Karzinom	75%	• ausgehend von den proximalen Tubuluszellen • große Tumorzellen mit transparentem, hellem Zytoplasma (Glykogen- und Lipidgehalt ↑) und scharf begrenzten Zellgrenzen („pflanzenzellartiges Aussehen") • meist solides Wachstumsmuster
papilläres Karzinom (Abb. 18.1)	10%	• ausgehend von den proximalen Tubuluszellen • kubische oder eosinophil-zylindrische Zellen, die verzweigten Bindegewebsstielen aufsitzen
chromophober Typ	5%	• ausgehend von den Schaltzellen des Sammelrohrs • voluminöse Zellen mit nichttransparentem, feinretikulärem Zytoplasma, in dem sich zahlreiche Mikrovesikel (Anfärbung mit kolloidalem Eisen) befinden
Sammelgangtyp	1% (schlechteste Prognose)	• ausgehend von den Sammelrohrzellen • tubuläre Strukturen, Desmoplasie des Tumorstromas, häufig sarkomartige Areale mit Spindelzellen
tubulomuzinöser Typ	selten (sehr gute Prognose)	• vermutlich ausgehend von Abschnitten des distalen Nephrons und dem Sammelrohr • charakteristische interstitielle Schleimablagerungen zwischen homogenen trabekulären Epithelien
transitionalzelliger Typ	sehr selten	• Tumor entwickelt sich aus der zentralen Markregion (Bellini-Gänge) • Tumorzellen mit urothelialer Differenzierung
neuroendokriner Typ	sehr selten	• Nachweis von Chromogranin A, Synaptophysin und NSE
unklassifizierter Typ	selten (schlechte Prognose)	• Diagnose nur nach Ausschluss der übrigen Karzinomtypen erlaubt • sarkomartiges und mitosereiches Tumorgewebe • frühe Infiltration angrenzender Strukturen

Flankenschmerzen (häufigste Erstsymptome!) treten erst mit Einbruch des Tumors in das Sammelrohrsystem auf. Nicht selten bricht der Tumor in die **linke V. renalis** (→ Varikozele links) oder die **V. cava inferior** ein (→ Kavathrombose mit Emboliegefahr). Ein palpabler Tumor, Gewichtsverlust und intermittierendes Fieber kennzeichnen das fortgeschrittene Tumorstadium. Zu den häufigsten **paraneoplastischen Syndromen** gehören Hyperkalzämie (PTHrP-Produktion), Hypertonie (Reninproduktion), Polyglobulie (Erythropoetinproduktion), Cushing-Syndrom (ACTH-Produktion), Lambert-Eaton-Syndrom oder ein Stauffer-Syndrom (Leberfunktionsstörung mit erhöhter AP).

> **LERNTIPP**
>
> Warnsignal für einen malignen Nierentumor ist die **schmerzlose Hämaturie**. Sie muss sofort abgeklärt werden. Prinzipiell sollten Sie bei älteren Patienten, bei denen sonografisch ein größerer, teils solider, inhomogener Tumor in der Nähe des Nierenpols nachgewiesen wurde, an ein Nierenzellkarzinom denken. Nicht selten handelt es sich nämlich um einen Zufallsbefund. Es kann auch sein, dass der Tumor erst durch Metastasen auffällig wird (z. B. atraumatische Knochenfrakturen).

Metastasierung: **Hämatogen** metastasiert das Nierenzellkarzinom in Lunge, Mediastinum, Leber, Gehirn und Skelett (atraumatische Knochenfrakturen). Die **lymphogene** Ausbreitung (seltener) erfolgt primär über die Lymphknoten des Nierenhilus sowie die paraaortalen und die parakavalen Lymphknoten.

Diagnostik: Der Nachweis von **Blut** im **Urin** (insbesondere ohne Zeichen einer Harnwegsinfektion) ist stets verdächtig und sollte eine umfassendere Diagnostik nach sich ziehen.

In der **Sonografie** (Abb. 18.2a) imponiert das Nierenzellkarzinom als solider Tumor mit inhomogener Binnenstruktur ohne dorsale Schallverstärkung. Typisch ist eine ausgeprägte Konturvorwölbung. Häufig lassen sich zystische Einschmelzungen und Verkalkungen und eine Infiltration von Nierenvenen und/oder V. cava nachweisen. Wegweisend sind die **farbkodierte Duplexsonografie** und **Angio-CT** (Abb. 18.2b und c). Beide Untersuchungen zeigen die für das Nierenzellkarzinom typische **Hypervaskularisation** und können **Tumorzapfen** in der Nierenvene und/oder V. cava inferior aufdecken. Mithilfe der **i. v.-Pyelografie** können das Ausmaß der tumorbedingten Gewebeverdrängung und ein Einbruch ins Nierenbecken beurteilt werden. Nach gesicherter Diagnose sollte zum weiteren **Staging** eine Röntgen-Thoraxaufnahme, eine Oberbauchsonografie und bei klinischem Verdacht eine Skelettszintigrafie oder CCT durchgeführt werden.

> **LERNTIPP**
>
> Bei Verdacht auf ein Nierenzellkarzinom sollte vorrangig eine **triphasische Oberbauch-CT** durchgeführt werden. Dies bedeutet, dass zunächst eine **native CT** und dann eine Kontrastmitteluntersuchung mit **arterieller** und **venöser Phase** durchgeführt wird. Die native CT liefert einen Ausgangswert für die Dichtezunahmen in den nachfolgenden Phasen. Während der arteriellen Phase nehmen Karzinome Kontrastmittel oft irregulär auf und geben es in der venöse Phase wieder irregulär ab.

Das **Labor** zeigt häufig eine **Anämie** (in 20–30 % d. F.), Polyglobulie, Leuko- und Thrombozytose, erhöhte Entzündungsparameter und pathologisch veränderte Nieren- und Leberparameter. Die **Urinuntersuchung** zeigt häufig eine Erythrozyturie und Proteinurie. Es gibt keine verlässlichen Tumormarker.

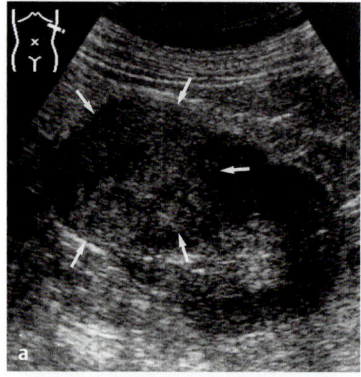
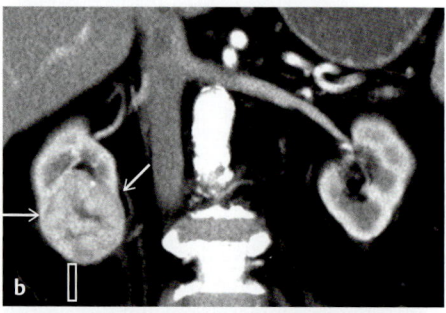
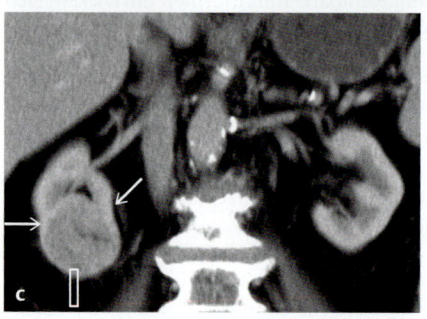

Abb. 18.2 Bildgebung bei Nierenzellkarzinom. a Sonografischer Nachweis eines echoarmen Tumors in der linken Niere. **b** und **c** Nierenzellkarzinom am rechten unteren Nierenpol mit Hypervaskularisation in der arteriellen Phase (b) und Hypodensität in der portalen Phase (c). [aus Reiser, Kuhn, Debus, Duale Reihe Radiologie, Thieme, 2017]

Stadieneinteilung: Die klassische **TNM-Klassifikation** zeigt Tab. 18.3. Klinisch wird häufig die **AJCC-Klassifikation** angewendet (Tab. 18.4).

Differenzialdiagnosen:
- klinische Differenzialdiagnosen:
  - andere Ursachen einer **Hämaturie**
  - **Nephrolithiasis** bei kolikartigen Flankenschmerzen
- sonografische Differenzialdiagnosen:
  - Nierenzysten: scharf begrenzte echofreie Rundherde mit dorsaler Schallverstärkung
  - Hämatome: heterogene echoreiche und -arme unscharf begrenzte Raumforderung
  - gutartige Tumoren oder Metastasen.

> **LERNTIPP**
>
> **DD Sonografiebefund:**
> - Nierenzyste: scharf begrenzte echofreie Rundherde **mit** dorsaler Schallverstärkung
> - Nierenzellkarzinom: solider Tumor mit inhomogener Binnenstruktur **ohne** dorsale Schallverstärkung

Tab. 18.3 TNM-Klassifikation des Nierenzellkarzinoms

Klassifikation		Tumor
T (Tumor)	T 1	≤ 7 cm in größter Ausdehnung, begrenzt auf die Niere
	T 1a	≤ 4 cm in größter Ausdehnung
	T 1b	> 4 cm bis 7 cm
	T 2	> 7 cm in größter Ausdehnung, begrenzt auf die Niere
	T 2a	> 7 cm bis 10 cm
	T 2b	> 10 cm
	T 3	Ausbreitung in die größeren Venen oder direkte Infiltration des perirenalen Fettgewebes. Keine Ausdehnung in die ipsilaterale Nebenniere und nicht über die Gerota-Faszie hinaus.
	T 3a	makroskopische Ausbreitung in die Nierenvene oder ihre segmentalen Äste (mit muskulärer Wand) oder Infiltration des perirenalen und/oder peripelvinen Fettgewebes (nicht über die Gerota-Faszie hinaus!)
	T 3b	makroskopische Ausbreitung in die Vena cava unterhalb des Zwerchfells
	T 3c	makroskopische Ausbreitung in die Vena cava oberhalb des Zwerchfells oder Infiltration der Wand der Vena cava
	T 4	Infiltration über die Gerota-Faszie hinaus
N (regionale Lymphknoten)	N0	keine regionalen Lymphknotenmetastasen
	N1	Metastase(n) in regionärem Lymphknoten
M (Metastasen)	M0	keine Fernmetastasen
	M1	Fernmetastasen

Therapie: Die chirurgische Therapie ist die Behandlung der Wahl, da das Nierenzellkarzinom sehr schlecht auf eine Chemo- und Strahlentherapie anspricht. Man unterscheidet dabei zwischen einer partiellen und einer radikalen Nephrektomie. Der partiellen Nephrektomie (organerhaltende Enukleation der Raumforderung) wird v. a. der Vorzug gegeben bei:
- Einzelniere (anatomisch oder funktionell)
- Stadium T 1 *oder cT2*
- erhöhtem Niereninsuffizienzrisiko (z. B. arterielle Hypertonie, Diabetes mellitus) → eine postoperative Niereninsuffizienz wirkt sich negativ auf die Prognose aus
- hereditären Nierenzellkarzinom-Syndromen.

Die **radikale Nephrektomie** umfasst die En-bloc-Entfernung von Niere, perirenaler Fettkapsel, Nebenniere, Harnleiter und Spermatika- bzw. Ovarialgefäßen mit Lymphadenektomie (Ausräumung der parakavalen und paraaortalen Lymphknoten) und ggf. Entfernung eines Tumorzapfens aus der V. cava inferior.

In **metastasierten Stadien** muss individuell entschieden werden. Die Nephrektomie kann auch aus palliativen Gründen (Blutungen, Schmerzen) indiziert sein; eine Heilung ist allerdings äußerst selten möglich (< 0,8 % der Fälle). Einzelne Metastasen in Lunge oder Leber können reseziert werden. Bei multiplen Metastasen existieren folgende Therapiealternativen:
- Immuntherapie mit Interferon-α und Interleukin-2
- Einsatz des monoklonalen VEGF-Antikörpers Bevacizumab

Tab. 18.4 Klassifikation der Tumorstadien (AJCC-Klassifikation)

Stadium	Primärtumor	Lymphknoten	Fernmetastasen
I	T 1 T 1a T 1b	N0	M0
II	T 2a T 2b	N0	M0
III	T 3a T 3b T 3c	N0	M0
	T 1–3	N1	M0
IV	T 4 Alle T	N0, N1 alle N	M0 M1

Tab. 18.5 Definition der Risikogruppen nach Lokaloperation eines Nierenzellkarzinoms.

Risikogruppe	Charakteristika
low risk (niedriges Risiko)	pT 1a/b, cN0, cM0, G1–2
intermediate risk (mittleres Risiko)	pT 1a/b, cN0, cM0, G3 pT 2, c/pN0, cM0, G1–2 ablative Therapie bzw. R1-Situation eines ansonsten „low-risk-Karzinoms"
high risk (hohes Risiko)	pT 2, c/pN0, cM0, G3 pT 3–4 und/oder pN +

- Tyrosinkinasehemmer wie Sunitinib
- mTOR-Inhibitor Temsirolimus.

Prognose: Bei lokal begrenzten Stadien (I, II) besteht nach chirurgischer Therapie die Chance auf eine Heilung. Die 5-Jahres-Überlebensrate nach Radikaloperation hängt stark vom Stadium zum Zeitpunkt der Diagnose ab:
- Stadium I: 97 %
- Stadium II: 87 %
- Stadium III: 69 %
- Stadium IV: 14 %.

Die **Nachsorge** orientiert sich an Risikogruppen und ist abhängig von der Tumorausbreitung und dem pathologischen Grading der Tumorzellen (Tab. 18.5).

> **PRÜFUNGSHIGHLIGHTS**
>
> **Benigne Nierentumoren:**
> - ‼ **Onkozytom:** makroskopischer und mikroskopischer Befund
>
> **Nierenzellkarzinom:**
> - ‼ **Klinik:** Gewichtsverlust, Blut im Urin, Polyglobulie
> - ! **hämatogene** Metastasierung in Lunge, Mediastinum, Leber, Gehirn und Skelett
> - ! **Sonografie:** große, meist solide Raumforderung mit inhomogener Binnenstruktur am unteren Nierenpol
> - ‼ **weitere Diagnostik: Abdomen-CT** bzw. **triphasische Oberbauch-CT**
> - ‼‼ **Therapie: partielle Nephrektomie** (organerhaltende Enukleation der Raumforderung) bei **Einzelniere** und im Stadium **T 1**. Bei solitären Metastasen (z. B. in der Lunge): Metastasektomie möglich. Bei multiplen Metastasen: Tyrosinkinasehemmer wie Sunitinib.

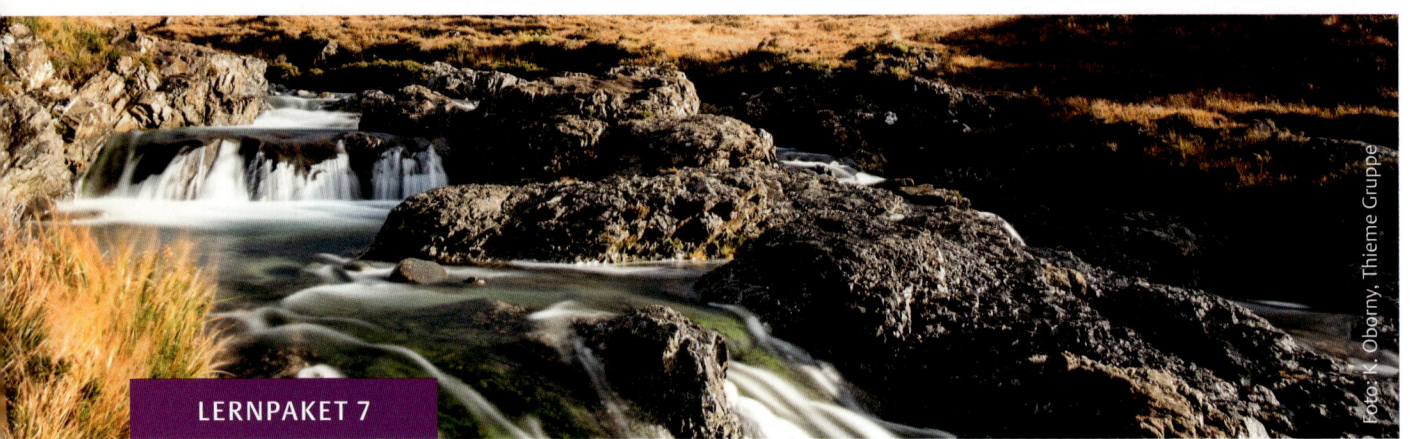

LERNPAKET 7

19 Wasser- und Elektrolythaushalt

19.1 Physiologie

> **LERNTIPP**
>
> Nach dem physiologischen Grundwissen wird zwar nicht explizit gefragt, manches sollte man aber trotzdem parat haben. Insbesondere die Grundlagen zur Osmolalität und die Mechanismen der Osmo- und Volumenregulation sollten Sie verstehen, denn diese spielen bei verschiedenen Erkrankungen eine wesentliche Rolle.

19.1.1 Wasserverteilung

Der Wassergehalt des Körpers beträgt bei einem erwachsenen Mann 60 % des Gewichts – bei einer Frau aufgrund des höheren Fettanteils 50 %. Dabei befinden sich ⅔ des Wassers intrazellulär, ⅓ extrazellulär (**Tab. 19.1**). Der Extrazellularraum besteht aus dem Intravasalraum, dem interstitiellen Raum und dem transzellulären Raum (sog. „Dritter Raum"). Zum transzellulären Raum gehören die serösen Körperhöhlen (z. B. Pleura, Peritoneum), der Liquorraum und der Darm. Der transzelluläre Raum gewinnt erst im Rahmen pathologischer Prozesse an Bedeutung (z. B. Aszites).

19.1.2 Flüssigkeitsbilanz

Die Flüssigkeitsbilanz ist unter physiologischen Bedingungen i. d. R. null. Bei Wasserverlust (z. B. Durchfall) findet sich eine negative, bei Flüssigkeitsretention/-einlagerung (z. B. Ödeme) eine positive Bilanz.

> **DEFINITION Isovolämie:** Konstanz eines normalen Blutvolumens und im weiteren Sinne auch einer normalen extrazellulären Flüssigkeitsmenge.

Der tägliche **Wasserumsatz** eines gesunden Erwachsenen beträgt ca. 2,5 l (**Tab. 19.2**). Der Wasserumsatz wird durch verschiedene Faktoren beeinflusst, wie z. B. Kalorienverbrauch, Thermoregulation oder Wasserverluste durch Erbrechen oder Durchfall. Als Faustregel des täglichen Wasserbedarfs gilt: 1 ml/kcal/Tag. Die Wasserausscheidung über Haut und Lunge wird als Perspiration bezeichnet:

Tab. 19.1 Verteilung des Wassers im Körper, aufgeteilt nach Kompartimenten

Körperkompartiment	Verhältnis	Volumen absolut (Mann, 80 kg)
Gesamtkörper	60 % des Körpergewichts	48 l
Intrazellularraum	40 % des Körpergewichts	32 l
Extrazellularraum	20 % des Körpergewichts	16 l
Interstitium	⅔ des Extrazellularraums	10,6 l
intravasal	⅓ des Extrazellularraums	5,3 l

Tab. 19.2 Flüssigkeitsumsatz eines Erwachsenen (80 kg)

Aufnahme: 2500 ml		Abgabe: 2500 ml	
Flüssigkeit	1000–1500 ml	Niere	1000–1500 ml
feste Nahrung	700 ml	Haut + Lunge	900 ml
Oxidationswasser	300 ml	Darm	100 ml

- **Perspiratio sensibilis:** wahrnehmbare Ausscheidung über Schweiß
- **Perspiratio insensibilis:** nichtwahrnehmbare Ausscheidung über Haut und Lunge durch Diffusion und Verdunstung.

Viele Krankheiten können zur Veränderung der Flüssigkeitsbilanz und des Elektrolythaushalts führen:
- **Flüssigkeitsverlust über die Haut:** Bei Fieber ist der Flüssigkeitsbedarf des Patienten erhöht. Der Wasserverlust über Haut und Lunge erhöht sich bei einem Anstieg der Körpertemperatur > 37 °C um 0,5–1 l/°C. Dabei ist zu beachten, dass mit dem Wasserverlust über die Haut auch ein Elektrolytverlust einhergeht.
- **Flüssigkeitsverlust über den Magen-Darm-Trakt:** Häufigste Ursachen sind Durchfall und Erbrechen. Assoziierte Elektrolytverschiebungen:
  - **Erbrechen:** Durch den Verlust von Magensaft werden Chlorid und H^+-Ionen abgegeben, was zu einer metabolischen Alkalose führen kann.
  - **Durchfall:** Durch Verlust von alkalischen Körperflüssigkeiten (Galle, Pankreassaft) kommt es zur metabolischen Azidose.

> **PRAXIS**
> – Erbrechen → metabolische Alkalose
> – Durchfall → metabolische Azidose.

19.1.3 Osmolalität

> **DEFINITION**
> – **Osmolalität:** Konzentration aller gelösten Teilchen/kg Lösungswasser (Normwert: 280–296 mOsmol/kg H$_2$O)
> – **Osmolarität:** Konzentration aller gelösten Teilchen/l Lösungswasser.

Plasmaosmolalität (mOsmol/kg): Sie kann folgendermaßen abgeschätzt werden: 2 × Na$^+$ + Harnstoff + Glukose (Angaben in mmol/l). Physiologisch nicht (oder kaum) vorkommende osmotisch wirksame Teilchen (z. B. Alkohol) werden dabei jedoch nicht berücksichtigt. Im klinischen Alltag kann zur schnellen Schätzung der Osmolalität vereinfachend auch die doppelte Na$^+$-Konzentration herangezogen werden.

> **PRAXIS** Wichtigste Differenzialdiagnosen bei deutlich erhöhter Osmolalität (> 310 mmol/l): Diabetes mellitus, Urämie, hoher Alkoholspiegel! Eine vergrößerte osmotische Lücke (= Differenz zwischen gemessener und geschätzter Osmolalität) weist auf eine Vergiftung mit osmotisch aktiven Substanzen hin.

19.1.4 Flüssigkeitsverteilung

Die Verteilung der Flüssigkeit zwischen den Kompartimenten des Körpers wird durch den osmotischen, onkotischen und hydrostatischen Druck reguliert.

Osmotischer Druck: Er entsteht, wenn in 2 Flüssigkeitskompartimenten, die durch eine semipermeable Membran (z. B. Zellmembran) getrennt sind, unterschiedliche Elektrolytkonzentrationen herrschen. Durch den osmotischen Druck kommt es zu einer Bewegung des Wassers durch die Membran in Richtung der Flüssigkeit mit der höheren Osmolalität.

> **DEFINITION Isotonie:** Gleichheit zweier Lösungen hinsichtlich ihres osmotisch wirksamen Drucks, z. B. intrazelluläre und extrazelluläre Flüssigkeit.

Onkotischer (kolloidosmotischer) Druck: Er wird durch Kolloide (= Makromoleküle, v. a. Proteine) hervorgerufen. Er spielt besonders an Membranen eine Rolle, die für kleine Moleküle (Elektrolyte) durchlässig sind (z. B. glomeruläre Basalmembran, Kapillarbett). Im Blutplasma wird er überwiegend durch intravasale Proteine, v. a. **Albumin**, bestimmt. Indem er dem hydrostatischen Druck in den Gefäßen entgegenwirkt, hält er physiologischerweise Flüssigkeit im Intravasalraum. Kommt es zum Verlust von Proteinen (Leberzirrhose, nephrotisches Syndrom), sinkt der onkotische Druck des Plasmas, wodurch sich der Wasserausstrom ins Interstitium erhöht (→ Ödeme).

Hydrostatischer Druck: Der hydrostatische Druck wird im arteriellen Bereich im Wesentlichen durch den vom Herzen aufgebauten Blutdruck gebildet. Im venösen Schenkel überwiegt die Schwerkraft der Wassersäule. Vermindert sich der venöse Rückstrom zum Herzen (z. B. Rechtsherzinsuffizienz), erhöht sich der hydrostatische Druck und Wasser wird aus den Gefäßen gepresst (Ödeme).

Tab. 19.3 Elektrolytverteilung im Intrazellular- und Extrazellularraum

	Intrazellularraum	Extrazellularraum, Plasma	Interstitium
Kationen			
Na$^+$ (mval/l)	15	141	143
K$^+$ (mval/l)	140	4	4
Ca^{++} (mval/l)	0	5	2,6
Mg^{++} (mval/l)	30	2	1,4
Anionen			
Cl$^-$ (mval/l)	8	103	115
Bicarbonat (mval/l)	15	25	28
Phosphat/organische Säuren (mval/l)	87	6	7

19.1.5 Elektrolytverteilung in IZR und EZR

Die Elektrolytverteilung im Intrazellular- und Extrazellularraum unterscheidet sich erheblich (**Tab. 19.3**). Im IZR ist Kalium das überwiegende Kation, im EZR Natrium. Das Hauptanion im IZR ist Phosphat, im EZR Chlorid. Die unterschiedlichen Elektrolytverteilungen werden durch aktive Transportprozesse über die Zellmembran (z. B. Na$^+$-K$^+$-ATPase) aufrechterhalten.

19.1.6 Osmo- und Volumenregulation

Der **Volumenhaushalt** wird durch aktive Ausscheidung bzw. Retention von **Natrium** reguliert. Die Regulation der **Osmolalität** erfolgt durch Ausscheidung bzw. Retention von **freiem Wasser**. Zur Steuerung bedient sich der Körper der folgenden 4 Mechanismen, wobei die ersten beiden Mechanismen überwiegend der Volumenregulation und die letzten beiden Mechanismen im Wesentlichen der Osmoregulation dienen.

Renin-Angiotensin-Aldosteron-System (RAAS): Die Macula densa, die dem distalen Tubulus anliegt und die dortige Na$^+$-Konzentration misst, ist das Steuerungsorgan des RAAS. Bei Volumenmangel wird im proximalen Tubulus vermehrt Na$^+$ rückresorbiert, wodurch sich die Na$^+$-Konzentration am distalen Tubulus vermindert. Dies induziert im juxtaglomerulären Apparat die Sekretion von Renin, einer Protease, die durch proteolytische Spaltung aus dem Präprotein Angiotensinogen das Angiotensin I bildet. In der Lunge entsteht daraus mithilfe des Angiotensin-Converting-Enzyms Angiotensin II, welches zur Vasokonstriktion und zur Freisetzung von Aldosteron führt. Aldosteron bewirkt im distalen Tubulus die verstärkte Rückresorption von Natrium. Dadurch führt das RAAS zu einer Zunahme des extrazellulären und damit auch des intravasalen Volumens. Die Freisetzung von Renin in der Macula densa wird durch nervale und hormonelle β$_1$-adrenerge Signale verstärkt.

Natriuretische Peptide: Die natriuretischen Peptide ANP (atrial natriuretic peptide) und BNP (brain natriuretic peptide) werden in den Myokardzellen des Vorhofs (ANP) bzw. des gesamten Myokards (BNP) gebildet. Stimulationsreiz ist die Dehnung der Myokardzellen, als Ausdruck einer Volumenüberlastung des Herzens. Beide Peptide bewirken eine erhöhte Ausscheidung von Natrium, indem sie die Nierendurchblutung erhöhen. Auch eine direkte Wirkung am Tubulus wird vermutet. BNP und pro-BNP können zur Diagnose einer Herzinsuffizienz herangezogen werden.

Antidiuretisches Hormon: Stimulationsreiz für die Sekretion des im Hypothalamus gebildeten ADH ist die Aktivierung hypothalamischer Osmorezeptoren. Steigt die Osmolalität des Extrazellularraums, wird die Ausschüttung von ADH erhöht und die Rückresorption von freiem Wasser in den Sammelrohren der Niere gefördert. Bei Anstieg des intravasalen Drucks vermindern Barorezeptoren in den Herzvorhöfen und großen Gefäßen die ADH-Ausschüttung und fördern dadurch die Urinausscheidung (Gauer-Henry-Reflex). Bei stark herabgesetztem intravaskulärem Druck wird zur Aufrechterhaltung des arteriellen Blutvolumens eine Verminderung der Osmolarität in Kauf genommen.

Durstmechanismus: Bei steigender Serumosmolalität wird im thalamischen Durstzentrum das Durstgefühl mit dem Ziel der erhöhten Wasseraufnahme stimuliert.

19.2 Störungen des Natrium- und Wasserhaushalts

Störungen des Wasserhaushalts sind eng mit Störungen des Natriumhaushalts gekoppelt, da das Extrazellulärvolumen in erster Linie durch die Natriumkonzentration bestimmt wird. Veränderungen des Natrium- und Wasserhaushalts sind keine eigenständigen Krankheitsbilder, sondern Folge einer Deregulation im Rahmen von Grunderkrankungen. Während die Begriffe **Hyper- und Hypohydratation** Volumenveränderungen des gesamten Extrazellularraums beschreiben, begrenzen sich die Begriffe **Hyper- und Hypovolämie** auf den Volumenstatus des intravasalen Raums.

Steckbrief Natrium: Natrium ist das Hauptkation des Extrazellularraums und hat physiologisch eine Konzentration von 135–145 mmol/l. Es spielt eine bedeutende Rolle für das Volumen und die Osmolalität des EZR. Dabei ist zu unterscheiden zwischen dem Gesamtbestand des Natriums, welcher sich auf das **Volumen** auswirkt, und der Natriumkonzentration, welche die **Osmolalität** beeinflusst. Der Natriumgradient zwischen EZR und IZR ist grundlegend für die **Erregbarkeit der Zelle**. Veränderungen der Natriumkonzentration führen zu Funktionsstörungen der Zelle, die sich bei ausgeprägter Störung klinisch durch zentralnervöse Symptome manifestieren.

19.2.1 Hypovolämie

DEFINITION Verminderung des im Kreislauf zirkulierenden (intravasalen) Blutvolumens.

Ätiologie:
- akute Blutung (häufigste Ursache)
- extravasale Flüssigkeitsverluste (z. B. Erbrechen, Diarrhö).

Klinik: Klinische Zeichen der Hypovolämie sind Tachykardie, Oligurie und Hypotonie. Durch Druck auf das Nagelbett oder die Haut des Brustkorbs kann die Kapillarfüllung beurteilt werden, die bei Hypovolämie vermindert ist (verlängerte Blutfüllungszeit nach Druck auf das Nagelbett).

Therapie: Volumensubstitution.

19.2.2 Hypervolämie

DEFINITION Erhöhung des im Kreislauf zirkulierenden (intravasalen) Blutvolumens.

Ätiologie: Herz- oder Niereninsuffizienz (am häufigsten).

Klinik und Diagnostik: Zeichen der „Überwässerung":
- Husten, Dyspnoe und feuchte Rasselgeräusche durch Lungenödem
- Hypertonie (kann bei Herzinsuffizienz fehlen), gestaute Halsvenen, gestaute Venen am Zungengrund, Ödeme
- Gewichtszunahme.

Therapie:
- kausal: Therapie der Grunderkrankung
- Diurese: Gabe eines schnell wirksamen Schleifendiuretikums (z. B. Furosemid)
- Hämodialyse bei terminaler Niereninsuffizienz.

19.2.3 Dehydratation

Einteilung: Dehydratationen werden nach der Serumosmolalität eingeteilt. Diese wird wiederum von der Serumnatriumkonzentration beeinflusst. Man unterscheidet (Tab. 19.4):
- hypotone Dehydratation: Serumosmolalität vermindert
- isotone Dehydratation: normale Serumosmolalität
- hypertone Dehydratation: Serumosmolalität erhöht.

Dehydratationen betreffen primär den Extrazellularraum. Durch Elektrolytverschiebungen wird sekundär aber auch der Intrazellularraum beeinflusst (z. B. Zellschwellung bei hypotoner Dehydratation).

Ätiologie:
- Flüssigkeitsverluste über den Gastrointestinaltrakt (z. B. Diarrhö, Erbrechen), die Nieren (z. B. Polyurie, Diuretikatherapie) oder die Haut (z. B. vermehrtes Schwitzen, Verbrennungen)
- verminderte Flüssigkeitsaufnahme (häufig bei alten Menschen)
- Flüssigkeitsverluste in den 3. Raum (z. B. Ileus, Peritonitis, Pankreatitis).

Klinik: trockene Schleimhäute, reduzierte Venenfüllung, stehende Hautfalten, niedriger Blutdruck, Tachykardie und Oligurie. In schweren Fällen kann Benommenheit hinzukommen.

Diagnostik:
- **Labor:** Serumnatrium, Serumosmolalität, Hämatokrit, MCV
- **klinischer Aspekt:** u. a. stehende Hautfalten, trockene Zunge
- **engmaschige Kontrolle** (bei schwerer Dehydratation) von Blutdruck, Nierenausscheidung, ZVD.

Therapie: Die Therapie sollte – wenn möglich – kausal erfolgen. Symptomatisch therapiert wird durch:
- **Flüssigkeitssubstitution** (oral oder parenteral): Die parenterale Flüssigkeitssubstitution mit Vollelektrolytlösungen muss bei herz- und niereninsuffizienten Patienten vorsichtig erfolgen, um einer Überwässerung vorzubeugen. Kolloidale Volumenersatzmittel werden kaum noch eingesetzt, da sie das extravasale Flüssigkeitsdefizit verstärken.
- **Elektrolytüberwachung** und ggf. -ausgleich.

Tab. 19.4 Einteilung der Dehydratation

	isotone Dehydratation	hypotone Dehydratation	hypertone Dehydratation
Definition	extrazellulärer Natrium- und Wasserverlust mit normaler Serumosmolalität („Wasserverlust = Salzverlust")	extrazelluläre Dehydratation + intrazelluläres Ödem („Wasserverlust < Salzverlust")	Verminderung des extrazellulären + intrazellulären Volumens („Wasserverlust > Salzverlust")
Ätiopathogenese	renal: Polyurie, Diuretikatherapie extrarenal: Durchfall, Erbrechen, Verluste in den „3. Raum" (Ileus, Peritonitis), Verbrennungen etc.	Ätiologie: v. a. gastrointestinale Flüssigkeitsverluste, Salzverlust bei AGS, zystische Fibrose, Morbus Addison, Diuretika, vermehrtes Schwitzen Pathogenese: vermindertes extrazelluläres Volumen → ADH-Sekretion → renale Wasserrückresorption (evtl. auch iatrogen durch hypotone Flüssigkeitssubstitution bei Dehydratation). Hyponatriämie führt zur Volumenzunahme im IZR → Zellschwellung → intravasaler Flüssigkeitsmangel verstärkt	Ätiologie: zu geringe Trinkmenge, hyperosmolare Nahrung, Diabetes mellitus oder insipidus, Fieber, Verbrennungen Pathogenese: osmotischer Gradient führt zu intrazellulärem Wassermangel → intravasaler Flüssigkeitsmangel durch Ausstrom intrazellulärer Flüssigkeit abgeschwächt
Klinik	Symptome der Hypovolämie: Durst, Tachykardie, Oligurie	Symptome der Hypovolämie (deutlich ausgeprägt): Durst, Tachykardie, Oligurie, Kollapsneigung zerebrale Symptome: Benommenheit, Verwirrtheit, Krämpfe (Zellschwellung der Neurone)	Symptome der Hypovolämie (gering ausgeprägt → Kreislauf relativ stabil) Exsikkose-Zeichen: trockene Haut, Schleimhäute, stehende Hautfalten, starker Durst, Benommenheit
Diagnostik	Serumnatrium + Osmolalität normal spezifisches Uringewicht erhöht (bei normaler Nierenfunktion)	Serumnatrium + Osmolalität vermindert	Serumnatrium + Osmolalität erhöht
Therapie	Flüssigkeitssubstitution mit isotonen Lösungen	langsame Na⁺-Substitution	Flüssigkeitssubstitution mit Kombination aus Glukoseinfusion (5 %) und isotonen Lösungen, langsamer Elektrolytausgleich

> **PRÜFUNGSHIGHLIGHTS**
>
> – ! Therapie bei hypernatriämischer Dehydratation: 5 %ige Glukose- und physiologische Kochsalzlösung

19.2.4 Hyperhydratation

> **DEFINITION** Vermehrte Flüssigkeit im EZR.

Ätiopathogenese: Eine Hyperhydratation entsteht als Folge erhöhter Natrium-Retention, erhöhter Natrium- und/oder Flüssigkeitszufuhr oder erhöhter Wasserretention:
- Herz-/Niereninsuffizienz
- Hypoproteinämie (z. B. Hypalbuminämie bei Leberzirrhose, nephrotisches Syndrom; der Flüssigkeitsverlust in den Extrazellularraum induziert eine kompensatorische Antidiurese)
- Trinken von Salzwasser, inadäquate Infusionstherapie.

Klinik:
- Gewichtszunahme, Ödeme (Lunge, Extremitäten), Pleuraergüsse, Aszites, Tachykardie, Venenstauung
- zerebrale Symptome: Benommenheit bei Abweichungen der Natriumkonzentration (hyper-/hypoton).

Diagnostik: In der körperlichen Untersuchung können sich feuchte Rasselgeräusche als Zeichen des Lungenödems finden. Abhängig von der Serumnatriumkonzentration unterscheidet man eine hypo-, iso- und hypertone Hyperhydratation (**Tab. 19.5**).

Tab. 19.5 Einteilung der Hyperhydratation

	isotone Hyperhydratation	hypotone Hyperhydratation	hypertone Hyperhydratation
Serumnatriumkonzentration	normal	↓	↑
Hämatokrit	↓	↓	↓
MCV	normal	↑	↓
Serumproteinkonzentration	↓	↓	↓

Therapie:
- Behandlung der Grunderkrankung
- Flüssigkeitsbilanzierung: Kontrolle von Ein- und Ausfuhr (Flüssigkeitsrestriktion +/– Salzrestriktion, tägliches Wiegen)
- Diurese mit Thiazid/Schleifendiuretika evtl. in Kombination mit kaliumsparenden Diuretika:
  - hypertone Hyperhydratation: Diuretika + 5 % Glukose
  - hypotone Hyperhydratation: Diuretika + NaCl
  - isotone Hyperhydratation: Diuretika
- ggf. Dialyse bei Überwässerung infolge einer Niereninsuffizienz.

19.2.5 Ödeme

DEFINITION Pathologische Ansammlung von Flüssigkeit im Interstitium.

Ätiopathogenese:
- **physiologische Ödeme:** nach langem Stehen oder Sitzen
- **hydrostatische Ödeme:** durch Erhöhung des hydrostatischen Drucks in den Kapillaren bei Rechtsherzinsuffizienz, Niereninsuffizienz, Venenthrombose
- **onkotische Ödeme:** Verminderung des onkotischen Drucks im Plasma durch Hypalbuminämie bei Leberzirrhose, nephrotischem Syndrom oder exsudativer Enteropathie
- **erhöhte Kapillarpermeabilität:** z. B. posttraumatisch, entzündlich, allergisch, maligne bedingt
- **Lymphödem:** z. B. postoperativ (v. a. am Arm nach Mamma-Ca), nach Verletzungen, idiopathisch
- **idiopathisch:** meist Folge einer falsch induzierten Diuretikatherapie bei Herz- und Nierengesunden (Diuretika-Abusus) → fast ausschließlich bei Frauen.
- **Lipödem:** das „Reiterhosensyndrom" ist eine durch krankhaft veränderte Fettzellen bedingte Fettverteilungsstörung, die meist an den Ober- und Unterschenkeln auftritt. Es betrifft fast ausschließlich Frauen und ist die häufigste Ursache für eine falsch indizierte Diuretikatherapie.

Diagnostik: Anamnestisch sollte v. a. nach Vorerkrankungen, aber auch nach Verletzungen oder Entzündungen in der Vorgeschichte gefragt werden. Bei der **Inspektion** sollte v. a. die untere Extremität beachtet werden, an der sich Ödeme schon sehr früh im Unterschenkel- und Knöchelbereich zeigen. Die Inspektion kann auch grobe Hinweise auf die Genese des Ödems geben. So finden sich beim Lymphödem eine tonnenförmige Umfangsvermehrung des Unterschenkels und eine Beteiligung von Füßen und Zehen. Bei Ödemen kardialer, venöser oder renaler Ursache sind die Zehen dagegen nicht betroffen. Bei renaler Genese finden sich häufig Lidödeme.

Bei der **Palpation** sollte das Gewebe mit der Daumenkuppe über mehrere Sekunden eingedrückt werden. Geeignete Lokalisationen dafür sind die Tibiavorderkante und die Knöchel. Ist ein Ödem vorhanden, so bleibt die Delle bestehen, nachdem der Daumen weggenommen wurde. Lymphödeme lassen sich in späteren Stadien nicht mehr wegdrücken.

Differenzialdiagnosen: Myxödem oder Lipödem (keine Dellenbildung in der Haut).

Therapie:
- Therapie der Grundkrankheit
- Flüssigkeitsbilanzierung: Bilanzierung der Ein- und Ausfuhr, tägliche Gewichtskontrolle
- Flüssigkeits-/Kochsalzrestriktion
- Kompressionsbehandlung (bei chronisch-venöser Insuffizienz).

Diuretikatherapie:
- **renale bzw. kardiale Ödeme:** In der **Akuttherapie** sind Schleifendiuretika geeignet (z. B. Furosemid), da sie eine schnelle und starke Diurese induzieren. Insbesondere bei fortgeschrittener Niereninsuffizienz haben Schleifendiuretika noch eine gute diuretische Wirkung. In der **Langzeittherapie** eignen sich hingegen Thiazide, ggf. in Kombination mit kaliumsparenden Diuretika, da sie einen milden und länger andauernden Effekt haben.
- **Leberzirrhose/Aszites:** Eingesetzt werden Aldosteronantagonisten, da durch die Leberinsuffizienz meist ein ausgeprägter Hyperaldosteronismus vorliegt.

19.2.6 Hyponatriämie

DEFINITION Serumnatrium < 135 mmol/l (bei Kindern < 130 mmol/l)

Ätiopathogenese: Die Natriumkonzentration im Blut wird reguliert durch Wasseraufnahme (Durst) und Wasserausscheidung (ADH-vermittelt). Die Hyponatriämie ist entweder Folge eines Netto-**Natriumverlusts** oder einer **Natriumverdünnung** durch relative Erhöhung von freiem Wasser. Während die Verlusthyponatriämien i. d. R. mit einer Reduktion des Extrazellulärvolumens einhergehen, manifestieren sich Verdünnungshyponatriämien meist mit einem gleichbleibenden bis erhöhten Extrazellulärvolumen.

Einteilung: Hyponatriämien können nach dem osmotischen Druck eingeteilt werden:
- **hypovolämische Hyponatriämie** (hypotone Dehydratation):
  - **gastrointestinal:** Erbrechen, Diarrhö, chirurgische Fisteln; Verluste in den 3. Raum bei Ileus, Peritonitis, Pankreatitis
  - **renal:** Diuretikatherapie, Natriumverlustniere bei chronischer Niereninsuffizienz, osmotische Diurese, Mineralokortikoidmangel
  - **hormonell:** Morbus Addison
- **isovolämische Hyponatriämie** (erhöhte ADH-Sekretion):
  - SIADH
  - Medikamente (z. B. Vasopressinanaloga, Clofibrat, Cyclophosphamid, Serotonin-Wiederaufnahme-Hemmer, Morphin, Neuroleptika, Oxytocin)
  - reaktiv als Folge von Traumata, Verbrennungen, Operationen
  - **hormonell:** Hypothyreose, Nebennierenrindeninsuffizienz
- **hypervolämische Hyponatriämie** (hypotone Hyperhydratation): **verminderte Wasserausscheidung** durch renale Minderperfusion bei Nieren-/Herzinsuffizienz oder hepatorenalem Syndrom bei Leberzirrhose.

Klinik:

PRAXIS Je schneller und ausgeprägter sich eine Hyponatriämie entwickelt, desto schwerer sind die klinischen Symptome.

Leichte oder sich über lange Zeit entwickelnde Hyponatriämien können **asymptomatisch** verlaufen. Gerade bei akut auftretenden Hyponatriämien kann es durch den Einstrom von freiem Wasser in die Zellen jedoch zum **Hirnödem** mit zerebralen Symptomen wie Lethargie, Benommenheit, Reizbarkeit, Desorientiertheit, Kopfschmerzen und Müdigkeit kommen. Auch Appetitlosigkeit, Übelkeit und Abschwächung der Muskeleigenreflexe können beobachtet werden. Bei schweren Hyponatriämien (< 110 mmol/l) treten zusätzlich Koma und Grand-mal-Anfälle auf. Bei Flüssigkeitsverlusten können Zeichen der Exsikkose bestehen.

Diagnostik (Abb. 19.1):
- **Anamnese:** Grunderkrankung (Herz-, Niereninsuffizienz, SIADH)? Medikamente (Diuretika, flüssigkeitsretinierende Pharmaka?)
- **Labor:** Bestimmung der Elektrolyte (in Plasma und Urin), der Plasma- und Urinosmolalität und der Nierenfunktionsparameter. Untersuchungen auf Hyperlipidämie und Hyperproteinämie können Hinweise auf Pseudohyponatriämie geben.

Differenzialdiagnosen: Pseudohyponatriämie: Die Na^+-Konzentration ist bezogen auf den Wasseranteil im Plasma normal, aber bezogen auf das gesamte Volumen des Plasmas, in das auch nichtwässrige Anteile wie z. B. die Blutfette oder Glukose eingehen, erniedrigt:
- Bei **Hypertriglyzeridämie** oder **Hyperproteinämie** sinkt der Wassergehalt des Blutplasmas, wodurch die Natriumkonzentration im Gesamtplasma sinkt, während sie im Plasmawasser normal ist.
- **Hohe Glukosespiegel** (auch Mannitol, Sorbitol) führen über eine Erhöhung der Plasmaosmolalität zu einem Ausstrom von Wasser aus den Zellen in den Extrazellulärraum, wodurch die Natriumplasmakonzentration (bei normalem Gesamtkörpernatrium) abnimmt.

Therapie: Die Therapie der Hyponatriämie richtet sich nach dem klinischen Schweregrad. Bei akuter Hyponatriämie mit neurologischen Symptomen ist eine **vorsichtige Natriumsubstitution** indiziert, wobei der Natriumspiegel um maximal 1 mmol/l/h bzw. 8 mmol/l/d angehoben werden sollte. Bei asymptomatischer Hyponatriämie stehen die **Behandlung des Grundleidens** und evtl. die **Flüssigkeitsrestriktion** (sofern das Volumen nicht bereits vermindert ist) im Vordergrund. Hyperhydratation sollte durch Flüssigkeitsrestriktion und Diurese, Dehydratation durch isotone Lösungen behandelt werden.

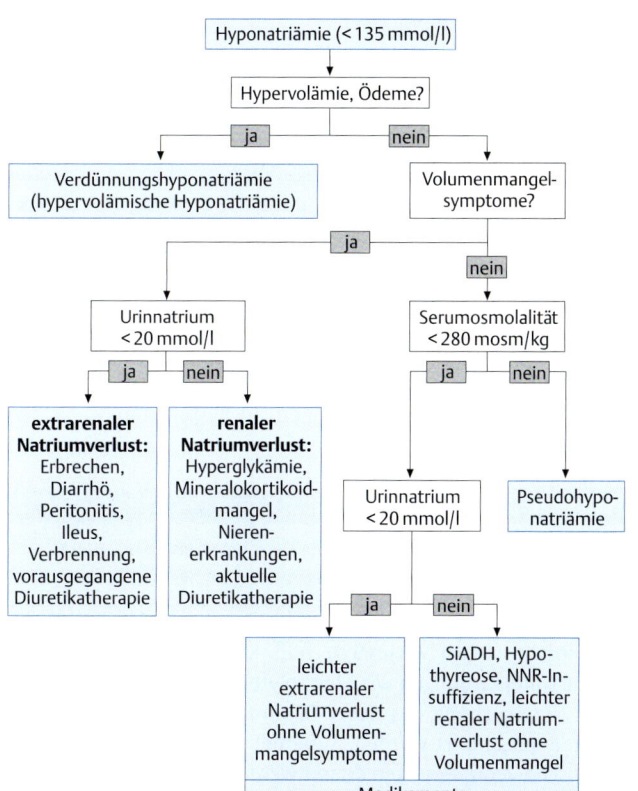

Abb. 19.1 Vorgehen bei Hyponatriämie. [aus Hahn, Checkliste Innere Medizin, Thieme, 2018]

ADH-antagonistische Medikamente zur effektiven Therapie der Hyponatriämie (v. a. bei SIADH) sind Vaptane (z. B. Tolvaptan).

Therapiekomplikation: Bei zu schneller Korrektur des Natriumspiegels besteht das Risiko einer **zentralen pontinen Myelinolyse**. Typischerweise 2–6 Tage nach Natriumsubstitution entwickeln sich schlaffe Paresen, Augenmotilitätsstörungen, Dysphagie, Dysarthrie und Vigilanzstörungen bis zum Koma mit sehr schlechter Prognose.

> **PRÜFUNGSHIGHLIGHTS**
> - **!** **Ätiopathogenese** der Hyponatriämie
> - **!** **Therapie:** bei asymptomatischer Hyponatriämie evtl. **Flüssigkeitsrestriktion**

19.2.7 Hypernatriämie

DEFINITION Serumnatrium > 145 mmol/l.

Ätiopathogenese:
- **überproportionaler Wasserverlust** (am wichtigsten!): z. B. renal (Diabetes insipidus), osmotisch (Diabetes mellitus), gastrointestinal (Erbrechen, Diarrhö) oder über Perspiratio insensibilis (Schweiß, Fieber)
- **Salzüberladung:** massive orale Salzzufuhr oder übermäßige Infusion von hypertonen Lösungen.

Im Vergleich zur Hyponatriämie ist die Hypernatriämie ein seltenes Krankheitsbild, welches nur bei Störung des Durstmechanismus oder verhinderter adäquater Flüssigkeitszufuhr auftritt.

Klinik: Die Patienten entwickeln ein starkes **Durstgefühl** sowie eine **Polyurie** und allgemeine **Schwäche**. Bei raschem Anstieg des Serumnatriums entwickeln sich u. a. Übererregbarkeit, Hyperreflexie, Ataxie, Apathie, Krampfanfälle und Bewusstseinstrübung bis hin zum Koma.

Komplikationen: Eine ausgeprägte Hypernatriämie führt zu einem Wasserausstrom aus den Zellen. Das schrumpfende Hirnvolumen kann Risse an den Brückenvenen und den Gefäßen des Hirnparenchyms verursachen, wodurch die Gefahr einer intrazerebralen oder subarachnoidalen **Hirnblutung** entsteht. Bei Korrektur der Hypernatriämie kann es aufgrund hirneigener Kompensationsmechanismen der Hypernatriämie zur gefährlichen **reaktiven Hirnschwellung** kommen.

Diagnostik:
- Hydratationszustand prüfen (→ Wasserverlust? Natriumexzess?)
- körperliche Untersuchung: Blutdruckmessung, Beurteilung der Halsvenenfüllung, Ödeme
- Labor: Urinosmolalität, Urinvolumen, Natrium im Spontanurin und Plasmaglukose.

Therapie: Im Vordergrund steht die Therapie der Grunderkrankung. Bei einer **hypovolämen Hypernatriämie** kann eine Volumensubstitution mit 5 %-Glukoselösung durchgeführt werden. Durch Verstoffwechselung der Glukose bleibt freies Wasser zum Hypernatriämieausgleich im EZR zurück. Bei **hypervolämer Hypernatriämie** muss zusätzlich zur 5 %-Glukoselösung die Diurese mit Schleifendiuretika angestoßen werden.

19.3 Störungen des Kaliumhaushalts

Steckbrief Kalium: Kalium ist das wichtigste Kation des IZR. Etwa 98 % des körpereigenen Kaliums befinden sich intrazellulär, nur 2 % extrazellulär. Deshalb hat der Kaliumwert im Serum (Norm 3,6–5,0 mmol/l) wenig Aussagekraft für den Gesamtkaliumhaushalt.

Regulation des Kaliumhaushalts: Kalium wird oral aufgenommen. Ausgeschieden wird es zu 90 % renal, zu 10 % enteral. Die enterale Ausscheidung kann bei Niereninsuffizienz kompensatorisch erhöht werden. Die renale Kaliumausscheidung wird über die distal-tubuläre Rückresorption des glomerulär filtrierten Kaliums sowie die Kaliumsekretion im Sammelrohr reguliert, wobei die renale Kaliumsekretion mit zunehmender Diurese ansteigt. Neben Mineralokortikoiden wirken auch Glukokortikoide kaliuretisch und können eine Hypokaliämie verursachen.

Kaliumverteilung: Die Verteilung des Kaliums zwischen Intra- und Extrazellularraum wird durch folgende Faktoren beeinflusst:
- **Säure-Basen-Haushalt:** Je nach pH-Wert können intrazelluläre K^+-Ionen im Austausch gegen H^+-Ionen aus der Zelle transportiert werden, um den extrazellulären pH-Wert konstant zu halten. Bei einer Azidose kommt es zu einem vermehrten Einstrom von H^+-Ionen in die Zelle, die Serumkaliumkonzentration steigt. Umgekehrt werden bei einer Alkalose vermehrt H^+-Ionen in den EZR transportiert, die Serumkaliumkonzentration sinkt.
- **Insulinkonzentration:** Insulin bewirkt den Kotransport von Glukose und Kalium nach intrazellulär. Diesen Mechanismus macht man sich auch therapeutisch bei der Therapie der Hyperkaliämie zunutze (s. u.).
- **Osmolalität:** Bei Zunahme des extrazellulären osmotischen Gradienten fließt Wasser aus den Zellen nach außen. Die Volumenverschiebung hat auch eine Elektrolytverschiebung mit Ausstrom des Kaliums aus der Zelle zur Folge.
- **β-adrenerge Stimulation:** Verschiebung von Kalium in die Zellen.
- **Aldosteron und Glukokortikoide:** Kaliumtransport in die Zelle bei Hormonmangel.

Pathophysiologie: Der Kaliumgradient zwischen IZR und EZR wird durch die **Na^+-K^+-ATPase** aktiv aufrechterhalten und ist wesentlich verantwortlich für das **Ruhemembranpotenzial** der Zelle. Veränderungen der Kaliumkonzentration beeinflussen die elektrische Erregbarkeit von Nerven- und Muskelzellen. Pathologische Veränderungen der Kaliumkonzentration betreffen i. d. R. den EZR.

Diagnostik: Die Diagnostik zielt darauf ab, einerseits die Schwere der Kaliumstörung zu beurteilen, andererseits ihre Ursache (Kaliumaufnahme, -ausscheidung oder -verteilungsstörung zwischen IZR und EZR) zu erkennen.
- **Serumelektrolyte:** Es ist zu beachten, dass Kaliumwerte bei zu langem Stehen der Blutproben fälschlicherweise erhöht sein können (durch Freisetzung intrazellulären Kaliums bei Hämolyse → Pseudohyperkaliämie).
- **Nierenretentionsparameter:** Erhöhung der Nierenretentionsparameter deutet auf eine renale Genese der Hyperkaliämie hin.
- **Säure-Basen-Haushalt:** Die Kaliumwerte im Serum sind nur in der Zusammenschau mit dem Säure-Basen-Haushalt (arterielle Blutgasanalyse) zu beurteilen. So kann bei einer Azidose eine Hypokaliämie „falsch normal" erscheinen.
- **EKG:** Gibt einen Hinweis darauf, inwieweit die gemessene Störung im Kaliumhaushalt Auswirkung auf die elektrische Erregbarkeit der Zelle hat. Hypo- und Hyperkaliämie zeigen typische EKG-Veränderungen (s. u.). Bei allen Veränderungen des Kaliumwerts (außerhalb des Normbereichs) ist ein EKG obligat, um Herzrhythmusstörungen rechtzeitig zu erkennen.
- **Urinuntersuchung:** Erlaubt die Differenzierung zwischen renaler und extrarenaler Genese der Störung des Kaliumhaushalts. Kaliumkonzentrationen > 25 mmol/l im Urin deuten auf einen renalen Kaliumverlust hin, während Werte < 25 mmol/l eher auf extrarenale Ursachen hinweisen.

> **PRAXIS** Alkalosen sind mit Hypokaliämie assoziiert, Azidosen mit Hyperkaliämie.

19.3.1 Hypokaliämie

DEFINITION Serumkalium < 3,6 mmol/l.

Ätiopathogenese:
- **verlustbedingte Hypokaliämie:**
  - intestinale Verluste: Kaliumverlust durch Diarrhö, Erbrechen, Fisteln. Eine häufige Ursache für Hypokaliämie ist der Laxanzienabusus.
  - renale Verluste: z. B. bei Diuretikatherapie, primärem oder sekundärem Hyperaldosteronismus, chronisch interstitiellen Nephritiden, Polyurie
- **Verteilungshypokaliämie**: Verlagerung von Kalium aus dem EZR in die Zellen, z. B. bei Alkalose oder im Rahmen einer Insulintherapie (z. B. bei Behandlung des Coma diabeticum).

Klinik: Die Symptome sind umso ausgeprägter, je schneller sich die Hypokaliämie entwickelt:
- **neuromuskulär:** Adynamie, Muskelkrämpfe, Muskelschwäche, Obstipation bis zum paralytischen Ileus, Abschwächung der Reflexe.
- **kardiovaskulär:** ventrikuläre Arrhythmien, verminderte Digitalisverträglichkeit. Typische EKG-Veränderungen sind: Abflachung der T-Welle verbunden mit einer Senkung der ST-Strecke, U-Welle, mit zunehmender Hypokaliämie **Verschmelzung der T- und U-Welle** (Abb. 19.2).
- **weitere:**
  - Nephropathie mit Polyurie und Polydipsie aufgrund tubulärer Funktionsstörungen
  - Glukoseintoleranz aufgrund gestörter Insulinsekretion.

Chronische Hypokaliämien können auch symptomlos bleiben und lediglich im Labor auffallen.

> **LERNTIPP**
> Typisch für die Hypokaliämie ist die Verschmelzung der T- und U-Welle (Abb. 19.2).

Diagnostik: Neben Anamnese und Klinik können labortechnische Untersuchungen wie Elektrolytbestimmung in Serum und Urin, Untersuchung des Säure-Basen-Status etc. zur Ursachensuche durchgeführt werden. Außerdem können im EKG charakteristische Veränderungen erfasst werden. **Abb. 19.3** zeigt das diagnostische Vorgehen bei Hypokaliämie.

19.3 Störungen des Kaliumhaushalts

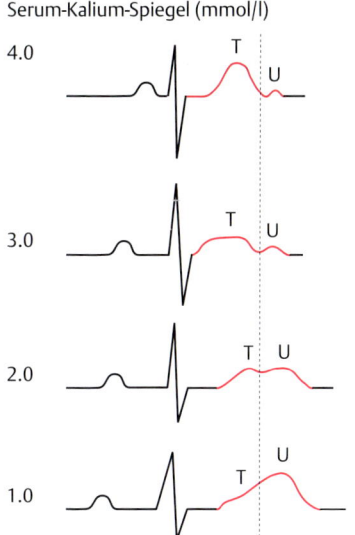

Abb. 19.2 **EKG-Veränderungen bei Hypokaliämie**. [aus Schuster, Trappe, EKG-Kurs für Isabel, Thieme, 2009]

Therapie:
- **kausal:** Beseitigung der auslösenden Ursache (z. B. Austausch von kaliuretischen Diuretika durch kaliumsparende Diuretika)
- **Kaliumsubstitution**
  - kaliumreiche Ernährung (Bananen, Tomaten).
  - Kaliumsalze oral (KCl): Gabe in verdünnter Form (Retardtabletten), da hohe Konzentrationen lokale Schleimhautschäden im Gastrointestinaltrakt auslösen können. Bei intakter Nierenfunktion ist eine orale Überdosierung von Kalium kaum möglich.
  - zentralvenöse Infusion bei ausgeprägter Hypokaliämie mit EKG-Veränderungen: von Kalium (max. 20 mmol/h).

> **PRÜFUNGSHIGHLIGHTS**
> - ! **Ätiopathogenese:** intestinale Kaliumverluste, renale Kaliumverluste z. B. bei Diuretikatherapie
> - ! **Klinik:** Obstipation, Muskelschwäche, abgeschwächte Reflexe, Extrasystolen
> - !! **EKG-Befund:** Auftreten einer U-Welle, TU-Verschmelzungswelle, abgeflachten T-Welle
> - ! **Therapie:** Kaliumsalze oral bei geringer Hypokaliämie.

19.3.2 Hyperkaliämie

> **DEFINITION** Serumkalium > 5,0 mmol/l.

Ätiopathogenese:

Externe Bilanzstörungen:
- **vermehrte Zufuhr:** Bei fortgeschrittener Niereninsuffizienz kann schon der übermäßige Genuss von kaliumhaltigen Früchten (z. B. Bananen) zu einer gefährlichen Hyperkaliämie führen (beim Nierengesunden sehr selten, da bei erhöhten Kaliumspiegeln die aldosteroninduzierte Kaliurese aktiviert wird).
- **verminderte Ausscheidung:** häufigste Ursache bei fortgeschrittener Niereninsuffizienz (GFR < 20 ml/min). Bis zu einer GFR von 20 ml/min kann die enterale Ausscheidung die renale Funktionsminderung kompensieren. Weitere Ursachen für verminderte Kaliumausscheidung sind: akutes Nierenversagen, Medikamente (ACE-Hemmer, Aldosteron-Antagonisten, kaliumsparende Diuretika etc.), Morbus Addison.

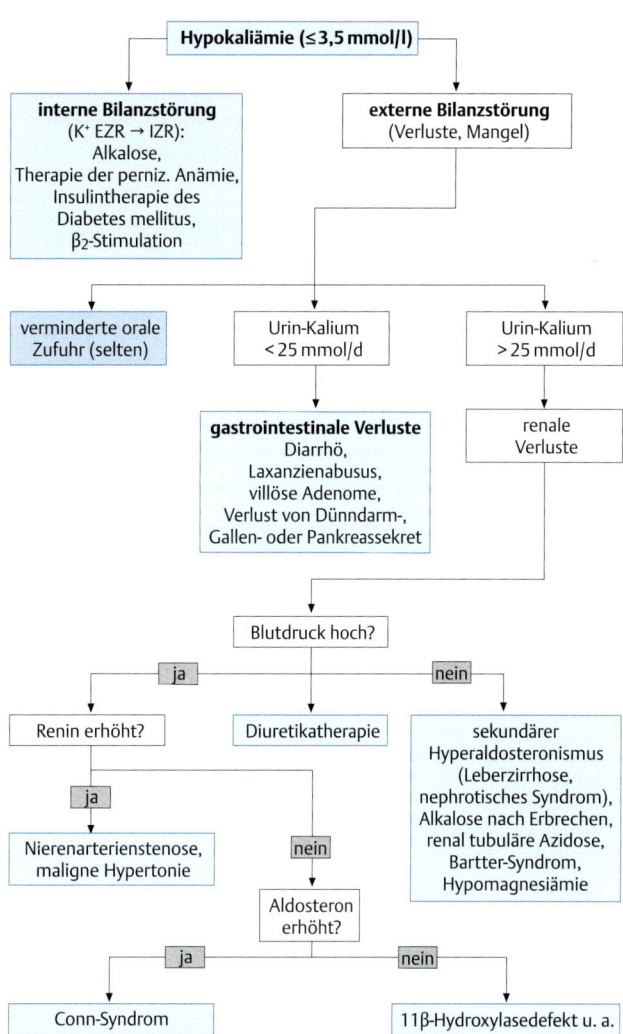

Abb. 19.3 **Diagnostisches Vorgehen bei Hypokaliämie.** [aus Hahn, Checkliste Innere Medizin, Thieme, 2018]

Verteilungsstörungen:
- **Azidose (S. 148):** erhöhter Austausch von intrazellulärem Kalium mit H^+-Ionen
- **Medikamente:** β-Blocker, Digitalisintoxikation
- **zelluläre Kaliumfreisetzung:** z. B. bei Traumata und Weichteilverletzungen, hämolytischer Krise, Tourniquet-Syndrom (Reperfusion nach kompletten arteriellen Gefäßverschlüssen) oder Tumor-Lyse-Syndrom (bei rascher Zerstörung von chemosensiblen Tumoren mit Freisetzung intrazellulärer Bestandteile).

Klinik: Das klinische Bild ist zumeist von der Grunderkrankung geprägt. Es gibt kein sicheres Symptom einer Hyperkaliämie. Es können gelegentlich **Parästhesien** („Ameisenlaufen" um den Mund, pelzige Zunge), aber auch **Muskelzuckungen** und Paresen auftreten. Hinweise auf eine Hyperkaliämie kann der **EKG-Befund** liefern: überhöhtes zeltförmiges T, schenkelblockartige QRS-Verbreiterungen, verkürzte QT-Zeit, Bradykardie, Asystolie, Kammerflattern, Kammerflimmern, Arrhythmien.

Komplikation: Gefürchtete Komplikationen sind **Herzrhythmusstörungen** bis hin zu Asystolie oder Kammerflimmern. Ein Kreislaufstillstand kann die erste Manifestation einer Hyperkaliämie sein. Serumkaliumwerte > 6,5 mmol/l stellen eine akute Gefährdung dar und bedürfen einer unverzüglichen Behandlung (Maßnahmen s. u., eine Hämodialyse als Ultima Ratio ist meist nur bei Einschränkung der Nierenfunktion erforderlich).

Diagnostik:
- Serumkaliumkontrolle + EKG
- Harnstoff + Kreatinin (Niereninsuffizienz?)
- Blutgasanalyse: pH, pCO_2, BE, zur Diagnostik einer Azidose (S. 148).

Therapie: Als grober Richtwert für die dringende Indikation einer Notfalltherapie kann ein Plasmakaliumspiegel ab 6 mmol/l genommen werden. Neben einer Therapie der Grunderkrankung sind das Stoppen der Kaliumzufuhr und ein Absetzen kaliumretinierender Medikamente wichtig.

Förderung des Kaliumeinstroms in die Zelle:
- **Glukoseinfusion + Insulin:** Insulin fördert die Aufnahme von Glukose und Kalium in die Zelle. Zur Vermeidung von Hypoglykämien muss Glukose substituiert werden. Gefahr der Überwässerung durch Infusionen.
- **Natriumbikarbonat i. v.:** Durch die Gabe von Bikarbonat (alkalisch!) wird der Einstrom von K^+ in die Zelle im Austausch gegen H^+-Ionen gefördert (Serumkaliumspiegel ↓).
- **Salbutamol:** β-Sympathomimetika fördern den Einstrom von Kalium in die Zellen und erhöhen gleichzeitig die renale Kaliumsekretion.

Schutz vor Herzrhythmusstörungen:
- **Kalziumglukonat i. v.:** sehr rascher Wirkungseintritt (ca 1–3 min), kurze Wirkdauer (30 min). Kalziumglukonat sollte nur bei schweren Hyperkaliämien mit kardialer Gefährdung eingesetzt werden. Es wirkt kurzzeitig membranstabilisierend an den Myokardzellen, da die hyperkaliämischen Effekte durch einen Anstieg des Kalziums relativiert werden. Die absolute Kaliumkonzentration wird dadurch **nicht** gesenkt. Die Injektion erfolgt unter EKG-Kontrolle. Bei Digitalistherapie oder Hyperkalzämie ist Kalziumglukonat kontraindiziert.

Entfernung des Kaliums aus dem Serum:
- **Kationenaustauscherharze:** orale oder rektale Gabe von Austauscherharzen, die K^+ im Austausch mit Na^+ oder Ca^{2+} binden und damit aus dem Kreislauf entfernen. Langsamer Wirkungseintritt.
- forcierte **Diurese** mit Schleifendiuretika
- **Hämodialyse:** indiziert bei fortgeschrittener Niereninsuffizienz, ausgeprägten Hyperkaliämien (> 6,5 mmol/l) oder EKG-Veränderungen. Rasche und effektive Entfernung des Kaliums.

PRÜFUNGSHIGHLIGHTS ✗

Hyperkaliämie
- **!! EKG-Befund:** überhöhtes zeltförmiges T, schenkelblockartige QRS-Verbreiterungen
- **!! Therapie:**
  - Absetzen kaliumretinierender Medikamente (z. B. Triamteren)
  - i. v.-Gabe von Natriumbikarbonat
  - i. v.-Gabe von Kalziumglukonat
  - Infusion von Insulin und Glukose
  - p. o.-Gabe von Kationenaustauscherharzen.

19.4 Störung des Kalziumhaushalts

Steckbrief Kalzium: Im Körper eines Menschen befinden sich ca. 1000 g Kalzium, wovon 99 % im Knochen gespeichert sind. Nur 1 % des Kalziums befindet sich extrazellulär. Die Serumkonzentration beträgt 2,2–2,65 mmol/l. 50 % des Serumkalziums sind als biologisch inaktive Form an Proteine (v. a. Albumin) und Anionen (ca. 5 %) gebunden, 50 % liegen ionisiert vor und sind biologisch aktiv. Der Anteil des ionisierten Kalziums wird durch die Serumproteinkonzentration (je niedriger der Proteingehalt, desto höher das freie Kalzium) und durch den pH-Wert bestimmt. Eine Azidose steigert die freie Kalziumkonzentration, eine Alkalose senkt sie. Die Regulierung der Kalziumphosphathomöostase unterliegt 3 Hormonen:
- **Parathormon** bewirkt einen Anstieg der Kalziumkonzentration im Serum durch Kalziumfreisetzung aus dem Knochen und fördert die Phosphatausscheidung.
- **Kalzitonin** wird bei erhöhtem Kalziumspiegel ausgeschüttet und vermindert die Kalziumfreisetzung aus dem Knochen.
- **Kalzitriol** $(1,25[OH]_2\text{-}D_3)$ erhöht den Kalzium- und Phosphatspiegel im Blut durch Förderung der intestinalen Absorption und regt den Knochenaufbau an.

Für Ausführlicheres s. Kap. Endokrines System (S. 36).

Pathophysiologie: Eine **gestörte Kalziumhomöostase** kann auf folgenden Mechanismen beruhen:
- Störung der hormonellen Regulation: Störung der Parathormonregulation oder des Vitamin-D-Metabolismus
- Störung der intestinalen Aufnahme
- Störung des Knochenmetabolismus
- Störung der renalen Kalziumausscheidung.

19.4.1 Hypokalzämie

DEFINITION Serumkalzium < 2,2 mmol/l bzw. ionisiertes Kalzium < 1,1 mmol/l.

Ätiologie und Pathogenese:
- **Hyperventilation** (häufigste Ursache): Durch die vermehrte CO_2-Abatmung kommt es zur **respiratorischen Alkalose**, wodurch aufgrund der sinkenden H^+-Konzentration an den Serumproteinen Bindestellen für Kationen frei werden (→ proteingebundenes Kalzium ↑ und ionisiertes Kalzium ↓). Da die Gesamtkalziumkonzentration unverändert bleibt, wird die Hyperventilationstetanie gelegentlich auch als normokalzämisch klassifiziert.
- **chronische Niereninsuffizienz:** Durch verminderte Phosphatausscheidung führt die Hyperphosphatämie aufgrund des konstanten Löslichkeitsprodukts von Kalzium und Phosphat zu einer Hypokalzämie. Zusätzlich kommt es wegen der endokrinen Insuffizienz der Niere zum $1,25(OH)_2$-Vitamin-D_3-Mangel.
- **Hypoparathyreoidismus** (S. 40)
- **Vitamin-D-Mangel**.

Klinik: Häufig symptomlos. Mögliche Beschwerden:
- **neuromuskulär:** Parästhesien (v. a. im Perioralbereich), Hyperreflexie, Muskelkrämpfe. Typisch sind u. a. Pfötchenstellung und Stimmritzenkrampf.
- **kardiovaskulär:** Hypotonie, negative Inotropie, QT-Verlängerung im EKG.

Diagnostik: Klinik und Anamnese weisen in den meisten Fällen auf die Ursache der Hypokalzämie hin. Im Labor sollten Nierenfunktion (Kreatinin), Hormonstatus (PTH, Kalzitriol), Phosphat und Magnesium sowie der Albuminspiegel bestimmt werden. Klinische Funktionstests sind:
- **Chvostek-Zeichen:** Zucken der Mundwinkel bei Beklopfen des N. facialis im Bereich der Wange
- **Trousseau-Zeichen:** Nach Anlegen und Aufblasen einer Blutdruckmanschette auf arteriellen Mitteldruck kommt es bei positivem Verlauf zur Pfötchenstellung.

Differenzialdiagnosen: Hypokalzämie im Rahmen einer Hypoalbuminämie (z. B. Leberzirrhose, nephrotisches Syndrom): Verminderung des proteingebundenen und gesamten Kalziums. Das ionisierte Kalzium ist nicht vermindert (keine Hypokalzämie-Symptome).

Therapie: Kausale Therapie der zugrunde liegenden Erkrankung. Bei Tetanie Gabe von Kalziumglukonat (**Cave:** digitalisierte Patienten), bei chronischer Hypokalzämie Kalziumsubstitution oder Gabe von Vitamin-D-Metaboliten (1,25-Dihydroxycholecalciferol). Bei Hyperventilation Plastikbeutelrückatmung.

19.4.2 Hyperkalzämie

> **DEFINITION** Serumkalzium > 2,7 mmol/l bzw. ionisiertes Kalzium > 1,3 mmol/l.

Ätiologie und Pathogenese: Tab. 19.6 zeigt einige Ursachen der Hyperkalzämie mit dem jeweiligen Pathomechanismus und Diagnostikansätzen. Der weitaus größte Teil der Hyperkalzämien wird durch **maligne Tumoren** und den **primären Hyperparathyreoidismus** verursacht.

> **LERNTIPP**
> Bei Patienten, die klinisch völlig symptomfrei sind, aber erhöhte Kalziumwerte i. S. bzw. ein leicht erhöhtes Parathormon aufweisen, sollten Sie auch an eine familiäre hypokalziurische Hyperkalzämie denken. Die Erkrankung ist harmlos und muss nicht behandelt werden.

Klinik: Wie auch bei der Hypokalzämie sind die Patienten häufig symptomlos (ca. 50 %) und die Diagnose wird lediglich durch den Laborbefund gestellt. Symptome manifestieren sich an folgenden Organsystemen:
- **neuromuskulär:** Abgeschlagenheit, Muskelschwäche, Hyporeflexie, Adynamie, Pseudoparalyse
- **ZNS:** Depression, Somnolenz, Verwirrtheit bis hin zum Koma
- **kardiovaskulär:** positive Inotropie, EKG: QT-Verkürzungen, Tachyarrhythmien
- **gastrointestinal:** allgemeine Symptome wie Übelkeit, Erbrechen, Appetitlosigkeit, Obstipation
- **renal:** Hyperkalziurie, Polydipsie, Polyurie, Nephrolithiasis und Nephrokalzinose
- **Skelettsystem:** Knochenschmerzen.

> **LERNTIPP**
> Hyperkalzämie (v. a. bei Hyperparathyreoidismus): „Stein, Bein, Magenpein."

Komplikation: hyperkalzämische Krise (S. 38).

Diagnostik: Neben der Feststellung der Hyperkalzämie (Serumkalzium ↑) steht die Ursachensuche im Vordergrund. Bestimmt werden sollten Serumkalzium, PTH, Vitamin D und Nierenfunktionsparameter. Darüber hinaus sollte auch eine Tumorsuche mit

Tab. 19.6 Differenzialdiagnosen der Hyperkalzämie

Ursache	Pathomechanismus	Labor und weitere Diagnostik
maligne Tumoren (60 %)		
• paraneoplastisch	ektope Synthese von PTHrP	PTHrP, PTH (↓)
• osteolysebedingt (bei Knochenmetastasen, Plasmozytom, leukämischen Erkrankungen)	Osteoklastenaktivierung durch Zytokine (z. B. IL-1, IL-6, TGF-α)	PTH (↓), Tumormarker, Blutbild, Knochenmarkbiopsie, Skelettszintigrafie
primärer/tertiärer Hyperparathyreoidismus (20 %)	meist solitäre Adenome der Nebenschilddrüse	PTH (↑), Ca^{2+} (↑), PO_4^{3-} (↓) bei tertiärem Hyperparathyreoidismus meist langjährige Anamnese eines sekundären Hyperparathyreoidismus
Medikamente (z. B. Thiazide)	Kalziumausscheidung ↓	Anamnese
Glukokortikoidmangel (z. B. Morbus Addison)	vermehrte enterale Kalziumaufnahme bei verminderter renaler Ausscheidung	Kortisol (↓)
erhöhter Knochenumsatz (z. B. bei Hyperthyreose, Akromegalie, Immobilisation, Vitamin-A-Intoxikation)	gesteigerter Knochenstoffwechsel	T_3 (↑), T_4 (↑), TSH (↓), STH (↑), Vitaminspiegelbestimmung, Anamnese
Vitamin-D-assoziiert		
• Vitamin-D-Intoxikation	Osteolyse ↑, Kalziumabsorption ↑	Vitaminspiegelbestimmung, Anamnese
• granulomatöse Erkrankungen (z. B. Sarkoidose, Tuberkulose, Lepra)	Kalzitriolbildung durch Makrophagen im Granulom	Kalzitriol (↑), Anamnese, Serologie, Röntgen-Thorax etc.
familiäre hypokalziurische Hyperkalzämie	autosomal-dominanter Erbgang, Mutation im kalziumsensitiven Rezeptorgen von Niere und Nebenschilddrüse	Hyperkalzämie bei relativer Hypokalziurie, evtl. Parathormon leicht erhöht

Röntgen-Thorax, Sonografie des Abdomens, Urinuntersuchung auf Leichtkettenproteine, PTHrP-Bestimmung und ggf. eine Skelettszintigrafie durchgeführt werden. Pathologische Frakturen oder Osteolyseherde weisen auf ossäre Metastasen oder einen primären Knochentumor hin. Weitere differenzialdiagnostische Maßnahmen sind in **Tab. 19.6** aufgeführt. **Abb. 19.4** zeigt die typischen EKG-Veränderungen bei Hypo- bzw. Hyperkalzämie.

Therapie: Im Vordergrund steht die Behandlung der Grunderkrankung. Die familiäre hypokalziurische Hyperkalzämie ist harmlos. Medikamentöse Therapie der Hyperkalzämie:

- **Bisphosphonate:** Therapie der Wahl. Senkung des Serumkalziums durch Hemmung der Osteoklastentätigkeit.
- **Glukokortikoide:** v. a. bei Vitamin-D-bedingten Hyperkalzämien (→ Vitamin-D-Antagonisten), auch beim Plasmozytom.
- **Kalzitonin:** die Ca^{2+}-senkende Wirkung (über Hemmung der Osteolyse) kann nach einigen Tagen rasch abnehmen, daher nur gelegentlich indiziert bei akuter Hyperkalzämie.
- **Cinacalcet:** nur für die Therapie einer chronischen Hyperkalzämie zugelassen. Es verstärkt die Wirkung von Kalzium am Ca^{2+}-Sensor. Die Parathormonsekretion wird vermindert.

Bei akutem Nierenversagen bzw. bestehender terminaler Niereninsuffizienz ist die Dialyse gegen ein kalziumarmes Dialysat indiziert. Zur Behandlung der hyperkalzämischen Krise (S. 39).

> **PRÜFUNGSHIGHLIGHTS**
> - ! **Klinik** der Hypokalzämie
> - ! Die typische **EKG-Veränderung bei** einer **Hypokalzämie** ist eine Verlängerung der QT-Zeit (aufgrund einer Hemmung kalziumsensitiver Kaliumkanäle durch die Hypokalzämie). QT-Zeit-Verlängerungen gehen mit einem erhöhten Risiko von **Herzrhythmusstörungen** (z. B. Torsade-de-pointes-Tachykardien) einher.
> - ! Ursächlich für die **malignominduzierte Hyperkalzämie** ist häufig die Produktion eines die Parathormonwirkung imitierenden Peptids (PTHrP).
>   - ! **Plasmozytom** (multiples Myelom) als Ursache der Hyperkalzämie
> - ! **familiäre hypokalziurische Hyperkalzämie:** Kalzium i. S. ↑, Parathormon leicht ↑, leichte Hypokalziurie, keine Symptome
> - ! **Abklärung Ursache Hyperkalziämie:** Phosphat i. S., Parathormon i. S., Vitamin D_3 i. S., evtl. Kalzium im Urin.

19.5 Störungen des Phosphathaushalts

> **DEFINITION**
> - **Hyperphosphatämie:** Serumphosphat > 1,6 mmol/l
> - **Hypophosphatämie:** Serumphosphat < 0,8 mmol/l.

Physiologie: Phosphat (PO_4^{3-}) hat eine essenzielle Bedeutung im Energiemetabolismus (z. B. als Energieträger im Adenosintriphosphat) und der intrazellulären Signaltransduktion. Im Körper eines Menschen befinden sich ca. 700 g Phosphat, wovon ca. 80 % im Knochen gespeichert sind. Circa 20 % befinden sich intrazellulär und nur 0,1 % befindet sich im Extrazellularraum. Somit können schon kleine akute Schwankungen des Gesamtkörperphosphats bedeutende Änderungen des Plasmaphosphatspiegels nach sich ziehen. Der Normwert im Serum ist alters- und geschlechtsabhängig und liegt bei einem Erwachsenen bei 0,8–1,6 mmol/l.

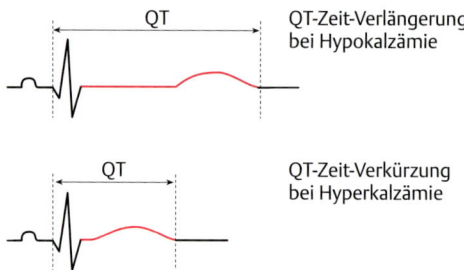

Abb. 19.4 EKG bei Veränderungen im Kalziumhaushalt. [aus Schuster, Trappe, EKG-Kurs für Isabel, Thieme, 2009]

Phosphat wird über die Nahrung aufgenommen und im Darm resorbiert. Phosphatreiche Lebensmittel sind z. B. Käse, Milch, Fleisch, Wurst und Getreide. Viele Konservierungsstoffe enthalten Phosphatsalze, daher haben Fertigprodukte in der Regel einen hohen Phosphatgehalt. Die Ausscheidung erfolgt über die Nieren und in geringen Anteilen über Darmsekrete. Die Phosphathomöostase ist eng mit dem Kalziumstoffwechsel verknüpft und wird ebenfalls durch Parathormon und Vitamin D (Kalzitriol), außerdem durch den Fibroblasten-Wachstumsfaktor FGF-23 reguliert. Parathormon vermindert die renale Rückresorption von Phosphat, während es seine Freisetzung aus dem Knochen steigert. FGF-23 wird von Osteozyten gebildet und wirkt als Gegenspieler zu Parathormon stimulierend auf die renale Phosphatausscheidung. Vitamin D hingegen stimuliert die enterale und renale (Re-)Absorption von Phosphat. **Tab. 19.7** fasst die Störungen des Phosphathaushalts zusammen.

> **PRÜFUNGSHIGHLIGHTS**
> - ! **phosphatreiche Lebensmittel:** Milch- und Milchprodukte (z. B. Schmelzkäse)
> - !! Eine Hyperphosphatämie (z. B. im Rahmen einer chronischen Niereninsuffizienz) kann zur **Gefäßkalzifizierung** v. a. der Arterien (Atherosklerose) führen.
> - ! **Therapie der Hyperphosphatämie:** phosphatarme Diät, evtl. Phosphatbinder wie Kalziumacetat

19.6 Störungen des Magnesiumhaushalts

> **DEFINITION**
> - **Hypermagnesiämie:** Serummagnesium > 1,6 mmol/l (Obergrenze des Normbereichs ca. 1,06 mmol/l, geringe Anstiege des Serummagnesiums haben aber keine klinische Bedeutung)
> - **Hypomagnesiämie:** Serummagnesium < 0,7 mmol/l.

Magnesium ist wie Kalium und Phosphat ein wichtiges Ion des Intrazellularraums. Es ist ein Kofaktor für viele Enzyme (z. B. Na^+-K^+-ATPase) und ein natürlicher Blocker der intrazellulären Kalziumbereitstellung (therapeutische Funktion: Magnesiumgabe zur Wehenhemmung). Im Körper befinden sich ca. 30 g Magnesium, davon ca. 60 % im Knochen, 40 % in der Skelettmuskulatur. Wie Kalzium ist Magnesium im Serum z. T. an Albumin gebunden; 70 % liegen als ionisierte Form vor. Der Normwert beträgt 0,75–1,06 mmol/l. Wichtigster Regulator der extrazellulären Magnesiumkonzentration ist die Niere. Dabei wird die renale Magnesiumausscheidung durch Hyperkalzämie und Hypermagnesiämie stimuliert. **Tab. 19.8** fasst die Störungen des Magnesiumhaushalts zusammen.

Tab. 19.7 Störungen des Phosphathaushalts

	Hypophosphatämie	Hyperphosphatämie
Definition	Serumphosphat: < 0,8 mmol/l	Serumphosphat: > 1,6 mmol/l
Ätiopathogenese	<ul><li>Hyperparathyreoidismus</li><li>mangelnde Phosphataufnahme (z. B. bei chronischem Alkoholismus)</li><li>mangelnde Phosphatresorption bei Malabsorptionszuständen, z. B. bei Zöliakie, CED</li><li>Vitamin-D-Mangel</li><li>vermehrte renale Phosphatausscheidung, z. B. bei ANV, Diuretikatherapie, Hyperaldosteronismus</li><li>Phosphatverschiebung EZR → IZR, z. B. bei Realimentierungs-Syndrom / parenteraler Hyperalimentation ohne Phosphatsubstitution, Insulintherapie bei ketoazidotischer Entgleisung, Alkalose</li></ul>	<ul><li>renale Phosphatretention bei akuter oder chronischer Niereninsuffizienz (häufigste Ursache der Hyperphosphatämie)</li><li>Hypoparathyreoidismus</li><li>erhöhte Phosphataufnahme bei Vitamin-D-Überschuss oder Einnahme phosphathaltiger Laxanzien (i. d. R. durch Niere kompensierbar)</li><li>Phosphatverschiebung IZR → EZR, z. B. bei Rhabdomyolyse, Tumor-Lyse-Syndrom</li></ul>
Klinik	Symptome erst < 0,5 mmol/l<ul><li>neuromuskulär: Muskelschwäche bis zur respiratorischen Insuffizienz, Kardiomyopathie mit Herzinsuffizienz und Herzrhythmusstörungen</li><li>ZNS: metabolische Enzephalopathie bis zu Krampfanfällen und Koma</li><li>Blut: Erythrozyten- und Leukozytenfunktionsstörung.</li></ul>bei schwerer Hypophosphatämie < 0,3 mmol/l<ul><li>Hämolyse, Rhabdomyolyse</li></ul>	<ul><li>ektope Kalzifikationen (v. a. an Arterien) bei Überschreitung des Kalziumphosphatproduktes</li><li>Pruritus, Red-Eye-Syndrom</li><li>bei gleichzeitiger Hypokalzämie: Tetanien</li></ul>
Diagnostik	Serum: Phosphat, Kalzium, AP (Aussage über Knochenumsatz), Kreatinin	Serum: Phosphat, AP, Kalzium, Kreatinin
Therapie	Behandlung der Grunderkrankung, bei Bedarf Gabe von Milch oder langsame (Gefahr ektoper Kalzifikationen!) Infusion von Kalium- oder Natriumphosphatlösungen	Behandlung der Grunderkrankung, phosphatarme Ernährung, ggf. Phosphatbinder wie Kalziumacetat

Tab. 19.8 Störungen des Magnesiumhaushalts

	Hypomagnesiämie	Hypermagnesiämie
Ätiologie	<ul><li>verminderte Aufnahme: Malabsorption, Mangelernährung, Diarrhö, Laxanzienabusus</li><li>vermehrte renale Ausscheidung: polyurische Phase des ANV, Diuretikatherapie, tubuläre Schädigung, Hyperkalzämie, osmotische Diurese etc.</li><li>vermehrter Bedarf: Schwangerschaft, akute Pankreatitis</li></ul>	<ul><li>Niereninsuffizienz mit zusätzlicher iatrogener Magnesiumzufuhr</li><li>selten: Akromegalie, Nebenniereninsuffizienz</li></ul>
Klinik	<ul><li>häufig assoziiert mit einer Hypokaliämie/Hypokalzämie, deren Symptome dominieren; keine magnesium-spezifischen Symptome</li></ul>	<ul><li>bei leicht erhöhten Werten: Erbrechen, Übelkeit, Obstipation, Muskelschwäche, Erregungsleitungsstörungen des Herzens (v. a. AV-Knoten)</li><li>bei schwerer Hypermagnesiämie: vitale Gefährdung durch respiratorische Insuffizienz, Gefahr von Atem- und Herzstillstand, daneben: paralytischer Ileus</li></ul>
Diagnostik	Serum: Phosphat, Magnesium, Kalium, Kalzium, Kreatinin, Glukose, Säure-Basen-Status, 24-h-Sammelurin	Serum: Phosphat, Magnesium, Kalium, Kalzium, Kreatinin, 24-h-Sammelurin
Therapie	Behandlung der Grundkrankheit, bei Bedarf Substitution von Magnesium	<ul><li>Behandlung der Grundkrankheit, magnesiumarme Diät</li><li>bei akuter ausgeprägter Hypermagnesiämie: Verschiebung des Mg^{2+} in den IZR durch Kalziumglukonat, Glukose + Insulin. Dies ähnelt der Therapie der Hyperkaliämie (S. 144).</li><li>ggf. Hämodialyse</li></ul>

20 Störungen des Säure-Basen-Haushalts

20.1 Grundlagen

20.1.1 Physiologie

Die Konstanthaltung des intra- und extrazellulären pH-Werts ist unabdingbar für die physiologischen Abläufe im menschlichen Organismus. Trotz täglich über den Stoffwechsel anfallender H^+-Ionen müssen pH-Wert (7,40), pCO_2 (40 mmHg) und HCO_3 (24 mmol/l) konstant gehalten werden. Dafür sind im Wesentlichen 3 Regulationsvorgänge verantwortlich:

- **Pufferung:** Puffer schwächen die pH-Änderungen bei Zugabe einer starken Säure oder Base ab. Wichtige Puffersysteme sind der Bikarbonat- und Plasmaproteinpuffer (extrazellulär) sowie der Phosphat- und Hämoglobinpuffer (intrazellulär).
- **respiratorische Regulation – Abatmung von CO_2:** CO_2 ist ein Säureäquivalent ($H^+ + HCO_3^- \rightleftharpoons H_2O + CO_2$), welches über die Lunge abgeatmet werden kann. Ein erhöhter Anfall von Säure im Organismus kann über verstärkte CO_2-Abatmung kompensiert werden. Damit ist der Bikarbonat-Kohlendioxid-Puffer das wichtigste Puffersystem des Blutes.
- **renale Regulation – Ausscheidung von H^+-Ionen:**
  - Bikarbonatrückresorption: H^+ wird im proximalen Tubulus sezerniert, wodurch HCO_3^- regeneriert wird.
  - Ammoniumausscheidung: Das in der Leber an Glutamat gebundene Ammonium wird in der Niere wieder abgespalten und als Säureäquivalent ausgeschieden.
  - Ausscheidung titrierbarer Säure: Die in das Tubuluslumen sezernierten H^+-Ionen bilden mit sich dort befindenden Puffern (z. B. HPO_4^{3-}) titrierbare Säuren, die über den Urin ausgeschieden werden.

20.1.2 Einteilung

Veränderungen im Säure-Basen-Haushalt werden eingeteilt
- nach dem **pH-Wert** in Azidose (pH ↓) und Alkalose (pH ↑)
- nach der Ursache in **respiratorische** (Veränderung im Atmungssystem → vermehrte bzw. verminderte Abatmung von CO_2) und **metabolische Störungen** (erhöhter Anfall oder verminderte Ausscheidung von Säuren oder Basen). Liegen gleichzeitig respiratorische und metabolische Störungen vor (v. a. bei multimorbiden Patienten), spricht man von einer **gemischten Störung**.

Zur Einteilung der Störungen des Säure-Basen-Haushalts sind weitere Parameter bedeutend:
- **Standardbikarbonat:** Menge an Bikarbonat, die unter Standardbedingungen ($p_aCO_2 = 40$ mmHg, volle Hb-Sättigung, T = 37 °C) vorliegt. Der Normwert liegt bei 22–26 mmol/l.
- **Base Excess (BE):** Ausmaß der Abweichung vom Normalwert der Gesamtpufferbasen (ca. 48 mmol/l). Der Normbereich liegt bei ± 2 mmol/l.
- **p_aCO_2:** arterieller Kohlendioxidpartialdruck: Normbereich: ca. 35–45 mmHg.

Ein BE < −2 mmol/l spricht für eine metabolische Azidose, ein BE > +2 mmol/l zeigt eine metabolische Alkalose an.

> **PRAXIS** Bei respiratorischen Abweichungen ist der BE unverändert.

20.1.3 Kompensationsmechanismen

Jede Veränderung des pH-Werts im Organismus wird primär durch die vorhandenen Puffer ausgeglichen. Wird die Pufferkapazität überschritten, setzen Kompensationsmechanismen ein, deren maximale biologische Wirkung erst Stunden (respiratorische Kompensation) bis mehrere Tage (metabolische Kompensation) später voll ausgebildet ist. Metabolische Störungen werden respiratorisch kompensiert und respiratorische Störungen werden metabolisch kompensiert. Bikarbonat- und Kohlendioxidkonzentration sind bei Kompensation einer Störung somit immer gleichsinnig verändert. Solange sich die **pH-Abweichungen** – bei pathologischen CO_2- und/oder BE-Werten – **im Normbereich** (7,36–7,44) bewegen, spricht man von kompensierten Störungen.

- **respiratorische Kompensation:** vermehrte oder verminderte (begrenzt möglich) Abatmung von CO_2; respiratorische Kompensationsmechanismen entwickeln sich sehr rasch (12–24 h).
- **metabolische Kompensation:** veränderte renale Ausscheidung von H^+ und HCO_3. Die renalen Kompensationsmechanismen brauchen zur Entfaltung der vollen Wirkung deutlich mehr Zeit (ca. 5 Tage) als die respiratorischen.

> **PRAXIS**
> - metabolische Störung = respiratorische Kompensation
> - respiratorische Störung = metabolische Kompensation.

20.2 Azidose

> **DEFINITION** pH-Wert < 7,36.

Auswirkungen auf den Organismus:
- **Hyperkaliämie:** Die erhöhte extrazelluläre H^+-Konzentration führt zu einer vermehrten Aufnahme von Protonen in die Zellen. Diese erfolgt durch einen Na^+/H^+-Antiporter, wodurch die Aktivität der Na^+/K^+-ATPase sinkt (da die Na^+-Konzentration intrazellulär sinkt) und die Kaliumkonzentration extrazellulär ansteigt.
- **erniedrigte Kontraktilität des Myokards**
- **vermindertes Ansprechen der Gefäßmuskulatur auf Katecholamine.**

> **LERNTIPP**
> Blutgasanalysen müssen Sie nicht nur im Examen, sondern auch in der Klinik sicher interpretieren können. Nehmen Sie sich daher kurz Zeit und versuchen Sie, die Beispiele am Ende dieses Abschnittes zu interpretieren.

20.2.1 Respiratorische Azidose

DEFINITION Azidose durch Hyperkapnie ($p_aCO_2 > 45$ mmHg).

Konstellation in der Blutgasanalyse: pH < 7,36, p_aCO_2 ↑, BE: →, pO_2 ↓, HCO_3^- ggf. kompensatorisch erhöht.

Ätiologie: Die respiratorische Azidose entsteht aufgrund einer **respiratorischen Globalinsuffizienz** unterschiedlicher Genese. Zu unterscheiden sind die akute, anfangs nichtkompensierte, respiratorische Azidose und die chronische respiratorische Azidose (z. B. bei COPD) mit weitgehender metabolischer Kompensierung.

Klinik:
- Dyspnoe, Angstgefühl, Tachykardie und Zyanose (Ausdruck der respiratorischen Insuffizienz)
- Somnolenz, Desorientiertheit und Bewusstseinsstörungen (Ausdruck der zerebralen Vasodilatation infolge der Hyperkapnie)
- Bei chronischer respiratorischer Insuffizienz sind die Symptome meist schwächer ausgeprägt (z. B. Müdigkeit, Kopfschmerzen).

Diagnostik: Anamnese, klinisches Bild und Blutgasanalyse.

Therapie: Behandlung der Grunderkrankung. Vor allem bei akuter Genese ggf. zusätzlich assistierte Beatmung.

20.2.2 Metabolische Azidose

DEFINITION Azidose aufgrund metabolischer Störungen.

Konstellation in der Blutgasanalyse: pH < 7,36, HCO_3^- ↓, BE: < −2 mmol/l, pCO_2 ggf. kompensatorisch erniedrigt.

Ätiopathogenese: Wichtig für die Ursachenbestimmung ist die **Anionenlücke**: Sie wird definiert als die Differenz zwischen der Summe der Hauptkationen (Na^+, K^+) und der Summe der Hauptanionen (Cl^-, HCO_3^-), wobei die K^+-Konzentration häufig vernachlässigt wird: $[Na+] − ([Cl-] + [HCO3-])$. Normbereich: $12 ± 4$ mmol/l.
Bei **erhöhter Säureakkumulation** im Organismus ist die **Anionenlücke pathologisch** vergrößert, da die anionischen Säuren nicht in der Gleichung zur Berechnung der Anionenlücke auftauchen. Entwickelt sich die Azidose dagegen aufgrund eines Bikarbonatverlustes, so bleibt die Anionenlücke i. d. R. durch Chlorid-Substitution unverändert (hyperchlorämische Azidose).
Als Ursache der metabolischen Azidose kommen infrage:
- **bei normaler Anionenlücke**
  - gastrointestinaler Bikarbonatverlust (Durchfall, Fistel)
  - renaler Bikarbonatverlust (distal- und proximal-tubuläre Azidose, Karboanhydrase-Hemmung)
- **bei vergrößerter Anionenlücke**
  - erhöhter Säureanfall (Additionsazidose), z. B. diabetische Ketoazidose, Laktatazidose (Überdosierung von Metformin!; anaerobe Stoffwechsellage [z. B. Krampfanfall, Kohlenmonoxid-/ Zyanidintoxikation, septischer Schock]).
  - verminderte Säureausscheidung (Retentionsazidose), v. a. bei akuter oder chronischer Niereninsuffizienz.

> **LERNTIPP**
> Merken Sie sich die Ursachen der metabolischen Azidosen mit **KUSSMAUL**: **K**etoazidose, **U**rämie, **S**alicyl**S**äure, **M**ethanol, **A**ethylenglykol, **U**rämie (leider doppelt), **L**aktatazidose.

Klinik: Vertiefte „Kußmaul"-Atmung zur respiratorischen Kompensation. Daneben treten zerebrale (Apathie, Bewusstseinstrübung), hämodynamische (periphere Vasodilatation, Hypotonie) und kardiale Störungen (Tachykardie, Herzrhythmusstörungen) auf.

Diagnostik: Anamnese, Klinik, Blutgasanalyse und Berechnung der Anionenlücke.

Therapie: Therapie der Grunderkrankung sowie Kontrolle der Azidose und ihrer Begleiterscheinungen (z. B. der Hyperkaliämie). Um den Kreislauf stabil zu halten – insbesondere bei starkem Erbrechen oder Diarrhö – und auch gleichzeitig die Azidose zu „verdünnen", hilft eine **volumenwirksame Infusionstherapie**. Die Indikation zur notfallmäßigen **intravenösen** Bikarbonattherapie besteht erst bei bedrohlichen Azidosen (pH < 7,1). Berechnung der zu infundierenden Bikarbonatmenge: Base Excess × ⅓ Körpergewicht in kg. Weniger ausgeprägte Azidosen können durch **orale** Gabe behandelt werden. Eine begleitende Hyperkaliämie muss primär nicht behandelt werden, da sie sich bei Azidoseausgleich zurückbildet oder sogar in eine Hypokaliämie umschlagen kann.

20.3 Alkalose

DEFINITION pH-Wert > 7,44.

Auswirkungen auf den Organismus: Eine Alkalose ist häufig mit einer Hypokaliämie assoziiert. Neben dem vermehrten Kaliumeinstrom aus dem EZR in die Zelle kommt es auch zu einer vermehrten tubulären Sekretion von Kalium. Darüber hinaus vermindert die Alkalose die Verfügbarkeit von ionisiertem Kalzium im Serum (S. 144).

20.3.1 Respiratorische Alkalose

DEFINITION Alkalose aufgrund von Hypokapnie ($p_aCO_2 < 35$ mmHg).

Konstellation in der Blutgasanalyse: pH > 7,44, p_aCO_2 ↓, BE: →, HCO_3 ggf. kompensatorisch erniedrigt.

Ätiologie: Ursächlich ist eine **Hyperventilation**, die zur vermehrten CO_2-Abatmung führt. Ein gesteigerter Atemantrieb kann psychisch bedingt sein (z. B. bei Angst, Aufregung) oder periphere Ursachen haben (z. B. Herzinsuffizienz, Lungenerkrankungen, Schock, Fieber, Medikamente). Auch ein zu hoch gewähltes Atemhubvolumen während der Beatmung kann ursächlich sein.

Klinik:
- Tetanie (durch Absinken des ionisierten Kalziums) mit perioralem Kribbeln, Pfötchenstellung, Parästhesien, Taubheitsgefühl etc.
- Bewusstseinsstörung durch zerebrale Minderdurchblutung (wegen verminderter Konzentration von vasodilatierendem CO_2).

Diagnostik: klinisches Bild und Blutgasanalyse.

Therapie: Therapie der Grunderkrankung und Beseitigung der Alkalose. Bei psychisch bedingter Hyperventilation Beruhigung und CO_2-Rückatmung über eine Tüte. Beim beatmeten Patienten ggf. Reduktion des Atemhubvolumens.

20.3.2 Metabolische Alkalose

> **DEFINITION** pH-Erhöhung aufgrund metabolischer Störungen.

Konstellation in der Blutgasanalyse: $pH > 7{,}44$, HCO_3 ↑, BE: $> +2$ mmol/l, p_aCO_2 ggf. kompensatorisch erhöht.

Ätiopathogenese: Da die renale Bikarbonatausscheidung hocheffektiv ist, tritt eine metabolische Alkalose nur selten auf. Ursachen:

- **gesteigerte H^+-Ausscheidung**
  - bei Erbrechen
  - bei Hypokaliämie: erhöhte renale H^+-Ausscheidung zur Kaliumeinsparung
- **überhöhte Bikarbonatzufuhr** (meist iatrogen)
- **mangelhafte Bikarbonatausscheidung**:
  - chloridsensible Alkalose (Urin-Cl^--Konzentration < 10 mmol/l): Ursächlich ist hier ein Chloridmangel, der zu einer renalen Bikarbonatretention führt (z. B. bei Erbrechen, Diuretikatherapie).
  - chloridresistente Alkalose (Urin-Cl^--Konzentration > 40 mmol/l): chloridunabhängige Bikarbonatretention bei Hyperaldosteronismus, Cushing-Syndrom und Bartter-Syndrom.

Klinik: Die Tetanie ist bei der metabolischen Alkalose seltener als bei der respiratorischen. Auffallen kann eine flache Atmung (respiratorische Kompensation). Bei begleitender Hypokaliämie (sehr häufig) können Herzrhythmusstörungen auftreten.

Diagnostik: Klinik, Blutgasanalyse, 24-h-Urin.

Therapie: Behandlung der Grunderkrankung und ggf. Kontrolle einer begleitenden oder ursächlichen Hypokaliämie. Bei chloridsensibler Alkalose sind NaCl-Infusionen wirksam, ggf. sollten Diuretika abgesetzt werden.

PRÜFUNGSHIGHLIGHTS

- !! **Laborkonstellation bei metabolischer Azidose:** $pH < 7{,}36$, HCO_3^- ↓, BE: < -2 mmol/l, pCO_2 ggf. kompensatorisch erniedrigt
- !! **Ursache der metabolischen Azidose: Laktatazidose** als Nebenwirkung des Antidiabetikums Metformin oder durch Gewebehypoxie mit anaerober Stoffwechsellage
- ! **Laborkonstellation bei respiratorischer Alkalose:** $pH > 7{,}44$, p_aCO_2 ↓, BE: →, HCO_3 ggf. kompensatorisch erniedrigt
- ! **Therapie bei respiratorischer Alkalose:** Bei beatmeten Patienten das Atemhubvolumen überprüfen und ggf. reduzieren.
- ! **Laborkonstellation bei metabolischer Alkalose:** $pH > 7{,}44$, HCO_3 ↑, BE: $> +2$ mmol/l, pCO_2 ggf. kompensatorisch erhöht
- !! **kombinierte respiratorische und metabolische Azidose:** $pH < 7{,}36$, pCO_2 ↑ (verringerte Ventilation), HCO_3 ↓, BE ↓ (metabolische Entgleisung).

BEISPIEL

Skript 4 ist geschafft! Nutzen Sie jetzt doch noch die Gelegenheit und beurteilen Sie folgende Befunde, bevor Sie das Skript beiseitelegen. Überlegen Sie sich welche Störung vorliegt und was die Ursache sein könnte? Das verlangt das IMPP von Ihnen!

- **Befund 1:** $pH = 7{,}18$, $p_aCO_2 = 28$ mmHg, $p_aO_2 = 48$ mmHg, BE $= -15{,}2$ mmol/l, $HCO_3^- = 16{,}4$ mmol/l.
- **Befund 2:** $pH = 7{,}10$, $p_aCO_2 = 82$ mmHg, $paO_2 = 77$ mmHg, BE $= -2{,}6$ mmol/l, $HCO_3 = 25{,}5$ mmol/l.
- **Befund 3:** $pH = 7{,}49$, $p_aCO_2 = 45{,}1$ mmHg, $paO_2 = 50{,}9$ mmHg, BE $= +5{,}6$ mmol/l, $HCO_3^- = 30{,}4$ mmol/l

Antwort

- **Befund 1:** metabolische Azidose (pH ↓, HCO_3^- ↓, BE ↓) mit Versuch der respiratorischen Kompensation (p_aCO_2 ↓)
- **Befund 2:** respiratorische Azidose (pH ↓, p_aCO_2 ↑, BE normal)
- **Befund 3:** metabolische Alkalose (pH ↑, HCO_3^- ↑, BE ↑).

Sachverzeichnis

A

Abetalipoproteinämie 78
ACTH (adrenokortikotropes Hormon) 42
ACTH-Stimulationstest 42
Addison-Krise 46
Adenokarzinom, Niere 133
Adenom
- autonomes 29
- GH-produzierendes 15
- Hypophyse 13
Aderlass 83
ADH (antidiuretisches Hormon) 17
Adiponektin 74
Adipositas 72
Adrenalektomie 45
Adrenalin 51
AGE (advanced glycation endproducts) 61
AGS (adrenogenitales Syndrom) 50
AIP (akute intermittierende Porphyrie) 81
AJCC-Klassifikation 134
Akromegalie 15
Aldosteron 42
Aldosteron-Renin-Quotient 48
Aldosteron-Suppressionstest 42
Algurie 90
Alkalose 149
- metabolische 150
- respiratorische 149
Alport-Syndrom 108
Altershyperthyreose 25
Aminoazidurie, renale 92
δ-Aminolävulinsäure 81
Amyloid 85
amyloid senile brain 85
Amyloidose 85
- generalisierte 85
- glomeruläre 112
- Glomerulopathie 112
- lokalisierte 85
- tubuläre 112
- vaskuläre 112
Analgetika-Nephropathie 118
Anämie, renale 103
ANCA (antineutrophile zytoplasmatische Antikörper) 114
Androgene 42
Androgenexzess 50
Angiomyolipom 132
Angiotensin II 42
Anionenlücke 149
ANP 137
Anti-TPO 28
Antidiabetika, orale 69
Antikörper
- Glomerulopathie 105
- Morbus Basedow 27–28
- Thyreoiditis 32
α1-Antitrypsin-Mangel 84
Anurie 90
- Nierenversagen 97
ANV (akutes Nierenversagen) 96
Apfelform (Adipositas) 72
APS (autoimmunes polyglanduläres Syndrom) 53
Arrhythmie, absolute 29

Arterienverschluss, Niere 126
Arthritis urica 79
Asthenurie 92
- Diabetes insipidus 17
Ausscheidungsurografie 94
Autoimmunadrenalitis 47
Autoimmuninsuffizienz, multiglanduläre 53
Autoimmunthyreoiditis 31
Autonomie, Schilddrüse 29
Autotransplantation 39
Azidose 148
- hyperchlorämische 149
- metabolische 149
- renal-tubuläre 121
- respiratorische 149

B

Bakteriurie 91
Bartter-Syndrom 121
Basalmembran
- dünne 108
- glomeruläre 88
Base Excess 148
Basis-Bolus-Prinzip 65
Bassen-Kornzweig-Syndrom 78
Biguanide 69
Bilirubinzylinder 93
Biopsie, Niere 95
Birnenform (Adipositas) 72
Blasensteinlithotripsie 131
Blutdruckregulation 90
Blutgasanalyse
- metabolische Alkalose 150
- metabolische Azidose 149
- respiratorische Alkalose 149
- respiratorische Azidose 149
BNP 137
Body-Mass-Index 72
Broca-Formel 72
Bronzediabetes 82
Broteinheit 66

C

C-Peptid 64
Cataracta diabetica 62
Chemolitholyse 131
Chiragra 79
Cholesterinembolie-Syndrom 126
Cholesterintransport 76
Chvostek-Zeichen 40
Chylomikronämie 76
Chylomikronen 75
Chylomikronenreste 76
Clonidin-Hemmtest 52
Clonidin-Suppressionstest 42
CNV (chronisches Nierenversagen) 98
Cockroft-Gault-Formel 94
Colchizin 80
Coma diabeticum 60
CRH-Stimulationstest 42
Cushing-Schwelle 45
Cushing-Syndrom 43
Cystatin C 92

D

Dalrymple-Zeichen 27
Dawn-Phänomen 67
Degeneration, hepatolentikuläre 83
Dehydratation 138
Dehydroepiandrosteron 42
Desferoxamin 83
Dexamethasontest 42
- hoch dosierter 44
DFS (diabetisches Fußsyndrom) 63
Diabetes
- insipidus 17
- mellitus 57
-- Diagnosekriterien 64
-- Glomerulopathie 111
Diurese
- osmotische 91
- vermehrte 91
Dopamin 51
Druck
- hydrostatischer 137
- kolloidosmotischer 137
- osmotischer 137
Durstversuch 17
Dysbetalipoproteinämie 76
Dyslipoproteinämie 75
Dysplasie, fibromuskuläre 127
Dysurie 90

E

Eisenindex, hepatischer 83
Eisenspeicherkrankheit 82
EKG, Kalium 142
Elektrolytverteilung 137
Empty-Sella-Syndrom 13
Epithelzylinder 93
EPL (extrakorporale piezoelektrische Lithotripsie) 131
Ernährung
- Adipositas 73
- Diabetes mellitus 65
Erythropoetin, Niere 90
Erythrozyten, Sedimentanalyse 93
Erythrozytenzylinder 93
Erythrozyturie
- Glomerulopathie 105
- Urinstreifentest 93
Escape-Phänomen 48
ESWL (extrakorporale Stoßwellenlithotripsie) 131
Euthyreose 22
Exophthalmus 27
Extrazellularraum
- Elektrolytverteilung 137
- Wasserverteilung 136

F

Fastentest 55
Feinnadelpunktion 21
Ferritin 82
Fetopathia diabetica 64
Fibrosteoklasie 37
Filtration, glomeruläre 88
Flapping Tremor 83
Fludrocortison-Suppressionstest 49
Flüssigkeitsumsatz 136

Fotodermatose 81
- Porphyrie 81
Friedewald-Formel 77
FSGS (fokal-segmentale Glomerulosklerose) 110
fT3 20
fT4 20
Fuß
- diabetischer 63
- ischämisch-gangränöser 63
- neuropathischer 63

G

Gasser-Syndrom 128
Gastrinom 56
Gastroparese, diabetische 62
Gauer-Henry-Reflex 138
Gefäßverschluss, Niere 126
Genius-Dialyse 103
Gesamtkalzium 36
Gesichtsfeldausfall 13
Gestationsdiabetes 59
GH (Growth hormone) 15
Gicht 79
- Nephropathie 120
Gichtanfall 79
Gichttophus 79
Gigantismus, hypophysärer 15
Gitelman-Syndrom 122
Glaukom, diabetische Retinopathie 62
Glinide 69
Gliptine 69
Glitazone 69
β-Globulin-Amyloidose 85
Glomerulonephritis
- membranoproliferative 114
- membranöse 109
- minimalproliferierende interkapilläre 110
- postinfektiöse 112
- rapid progrediente 113
Glomerulopathie 105
- Alport-Syndrom 108
- Amyloidose 112
- benigne familiäre Hämaturie 108
- chronische 106
- fokal segmental sklerosierende 110
- IgA-Nephropathie 107
- nephritisches Syndrom 107
- nephrotisches Syndrom 109
- nichtproliferative 105
- proliferative 105
Glomerulosklerose
- fokal-segmentale 110
- Kimmelstiel-Wilson 111
Glomerulum 88
Glukosestoffwechsel 57
Glukosetoleranz, pathologische 64
Glukosetoleranztest, oraler 64
α-Glukosidasehemmer 69
Glukosurie 91
- Urinstreifentest 93
Goldblatt-Mechanismus 127
Goodpasture-Syndrom 105, 113
Gorlin-Syndrom 53
Graefe-Zeichen 27

Granularatrophie
- rote 127
- weiße 111
Graves' Disease 27
Grawitz-Tumor 133
Gynäkomastie 14

H

Halbmond-Glomerulonephritis 113
Häm 80
Hämaturie 90
- benigne familiäre 108
Hämochromatose 82
Hämodialyse 104
Hämofiltration 104
Hämoglobinzylinder 93
Hämosiderose 82
Harnsäure 79
- Hyperurikämie 79
Harnsäurenephropathie 120
Harnsäurestein 130
Harnstarre 92
Harnstein 129
Harnstoff 92
Hashimoto-Thyreoiditis 31
HbA_{1c} 65
HDL (High-Density-Lipoprotein) 75
Hedinger-Syndrom 54
Henle-Schleife 89
Hertoghe-Zeichen 11
High-Turnover-Osteopathie 101
Hormon
- antidiuretisches 17
- blutzuckersenkendes 57
- Niere 90
- somatotropes 15
Hormonsekretion 7
Hormonsteuerung 8
Hungerversuch 55
Hürthle-Zelle 32
HUS (hämolytisch-urämisches Syndrom) 128
5-Hydroxy-Indolessigsäure 55
11β-Hydroxylase-Mangel 50
21-Hydroxylase-Mangel 50
Hyperaldosteronismus 48
Hypercholesterinämie 76
Hyperglykämie 60
- morgendliche 67
Hyperhydratation 139
Hyperkaliämie 143
Hyperkalzämie 145
Hyperkalzämiesyndrom 38
Hyperkalziurie
- Hyperparathyreoidismus 37
- Markschwammniere 124
Hyperkortisolismus 43
Hyperlipoproteinämie 75
Hypermagnesiämie 146
Hypernatriämie 141
Hypernephrom 133
Hyperparathyreoidismus
- primärer 37
- sekundärer 39
- tertiärer 39
Hyperphosphatämie 147
Hyperphosphaturie, Hyperparathyreoidismus 37
Hyperpigmentierung 46
Hyperprolaktinämie 14
Hyperthyreose 24
- immunogene 27
- Laborwerte 20

Hypertonie
- Hyperaldosteronismus 49
- Niereninsuffizienz 98
- Phäochromozytom 51
- sekundäre renovaskuläre 127
Hypertriglyzeridämie 76
Hyperurikämie 79
Hyperventilation 144
Hypervitaminose 87
Hypervolämie 138
- Niereninsuffizienz 98
Hypoaldosteronismus 49
- hyporeninämischer 60
Hypoalphalipoproteinämie 78
Hypoglykämie 70
Hypogonadismus 11
Hypokaliämie 142
Hypokalzämie 144
Hypokortisolismus 45
Hypolipoproteinämie 78
Hypomagnesiämie 146
Hyponatriämie 140
Hypoparathyreoidismus 40
Hypophosphatämie 147
Hypophyse 9
Hypophysenadenom 13
Hypophysenhinterlappen 17
Hypophysentumor 13
- endokrin inaktiver 13
- GH-produzierendes Adenom 15
- Kraniopharyngeom 13
- Prolaktinom 14
Hypophysenvorderlappen
- Erkrankungen 10
- Insuffizienz 10
Hypopituitarismus 10
Hyposthenurie 92
Hypothalamus 9
- Erkrankungen 10
Hypothalamus-Hypophysen-System 10
Hypothyreose 30
- Laborwerte 20
Hypovitaminose 87
Hypovolämie 138
Hypoxanthin-Guanin-Phosphoribosyltransferase 79

I

IDL 76
IgA-Nephropathie 107
Immunkomplexbildung 105
Infektstein 130
Inkretinmimetika 69
Inselzelltumor 55
Insulin 57
Insulinanaloga 66
Insulinbedarf 66
Insulinmangel 58
Insulinom 55
Insulinpumpentherapie 67
Insulinresistenz 58
Insulintherapie 65
Insulitis, autoreaktive 58
Intermediärinsulin 66
Interstitialzelltumor, renomedullärer 132
Interstitium
- Ödeme 140
- Wasserverteilung 136
Intrazellulärraum
- Elektrolytverteilung 137
- Wasserverteilung 136
Isosthenurie 92
Isotonie 137

J

Juxtaglomerularzelltumor 132

K

Kalium 142
Kaliumverlustniere 121
Kalzidiol 37
Kalzitonin 36
Kalzitriol 37
Kalzium 36, 144
- Homöostase 36
- ionisiertes 36
Kalziumoxalatstein 130
Kalziumphosphatstein 130
Kapsulom 132
Karzinoid 54
Karzinom
- adrenokortikales 50
- Nebennierenrinde 50
- Schilddrüse 32
Kayser-Fleischer-Kornealring 83–84
Kelley-Seegmiller-Syndrom 79
KHK (koronare Herzkrankheit), Diabetes mellitus 61
Knochenerkrankung, adyname 102
Knoten
- kalter 23
- Schilddrüse 21
- warmer 29
Kocher-Kragenschnitt 22
Kochsalzbelastungstest 49
Koma
- diabetisches 60
- hyperosmolares 60
- hypophysäres 11
- ketoazidotisches 60
Korrekturfaktor 66
Kortisol 42
Kortisol-Tagesprofil 44
Kragenschnitt 22
Kraniopharyngeom 13
Kreatinin 92
Kreatinin-Clearance 94
kreatininblinder Bereich 92
Kretinismus 30
Krise
- hyperkalzämische 38
- hypertensive 51
- thyreotoxische 25
Kropf 22
Kupfer 84
Kupferspeicherkrankheit 83

L

LADA (Latent Autoimmune Diabetes in Adults) 59
Late-Onset-Form 50
LDL (Low-Density-Lipoprotein) 75
Leberzirrhose
- Hämochromatose 82
- Morbus Wilson 83
- α1-Antitrypsin-Mangel 84
Leichtketten-Amyloid 85
Leichtkettenproteinämie 119
Lesch-Nyhan-Syndrom 79
Leukozyten, Sedimentanalyse 93
Leukozytenzylinder 93
Leukozyturie 90
- Urinstreifentest 93
Liddle-Syndrom 49–50
Lipide, Stoffwechselstörung 75
Lipoidnephrose 110
Lipoproteine 75

Lithotripsie 131
Low-Renin-Hypertonie 49
Low-T_3/T_4-Syndrom 31
Lungenemphysem 84
Lupus-Glomerulonephritis 115
Lupusnephritis 115

M

Magnesium 146
Magnesium-Ammonium-Phosphat-Stein 130
Makroadenom
- Hypophyse 13
- Prolaktinom 14
Makroalbuminurie 91
- diabetische Nephropathie 111
Makroangiopathie, Diabetes mellitus 61
Makroglossie 16
Makrohämaturie 90
- IgA-Nephropathie 107
Marine-Lenhart-Syndrom 24
Markschwammniere 124
MEN-Syndrom 53
Merseburger Trias 28
Metaphylaxe 131
Metformin 67
Mikroadenom
- Hypophyse 13
- Prolaktinom 14
Mikroalbuminurie 91
- Diabetes mellitus 62
- diabetische Nephropathie 111
Mikroangiopathie
- Diabetes mellitus 61
- Nierengefäße 128
- thrombotische 125
Mikrohämaturie 90
- benigne familiäre Hämaturie 108
- nephritisches Syndrom 106
- postinfektiöse Glomerulonephritis 112
Minimal-Change-Glomerulonephritis 110
Mizelle 76
Möbius-Zeichen 27
MODY (Maturity-Onset Diabetes of the Young) 59
Monarthritis urica 79
Morbus
- Addison 45
- Basedow 27
- Berger 107
- Cushing 43
- Günther 81
- Simmonds 10
- Wilson 83
Myelinolyse, zentrale pontine 141
Myelomniere 119
Myxödem
- Hypothyreose 30
- Morbus Basedow 27
Myxödemkoma 30–31

N

Natrium 138
Natrium-Iodid-Symporter 19
Natriumexkretion, fraktionelle 97
Natriumverlustniere 121
Nebenniere 41
Nebennierenmarkserkrankungen 51
Nebennierenrinde
- Insuffizienz 45
- Karzinom 50
Nebennierenrindenerkrankung 43

Sachverzeichnis

Nebenschilddrüsen 36
Nelson-Syndrom 45
Neoplasie, multiple endokrine 53
Nephritis
– interstitielle 117–118
–– bakterielle 116
– progressive hereditäre 108
Nephrokalzinose 95
Nephrolithiasis 129
– Gicht 80
Nephrolitholapaxie 131
Nephron 88
Nephronophthise-Komplex 124
Nephropathie
– Analgetika 118
– diabetische 62, 111
– Gicht 120
– Harnsäure 120
– hypertensive 128
– tubulointerstitielle 116
Nephropathie, Gicht 80
Nephrosklerose 125
– benigne 128
– maligne 128
nephrotisches Syndrom 106
Neuropathie
– diabetische 62
– periphere sensomotorische 62
Niere 88
– Arterienverschluss 126
– Biopsie 95
– Hormone 90
– Tumoren 132
Nierenarterienstenose 125, 127
Nierenarterienverschluss, akuter 126
Nierendegeneration, polyzystische 123
Nierendysplasie, multizystische 123
Nierenerkrankung
– polyzystische 123
– zystische 122
Nierenersatztherapie 103
Nierengefäßkrankung 125
Niereninfarkt 125
Niereninsuffizienz 96
– akute 96
– chronische 98
– diabetische Nephropathie 111
– Hyperparathyreoidismus 39
– Nierenarterienstenose 127
Nierenkapseltumor 132
Nierenonkozytom 132
Nierenschwellung 116
Nierenstein 129
– Verhütung 131
Nierensubinfarkt 127
Nierenvenenthrombose 125
Nierenversagen
– akutes 96
– Alport-Syndrom 108
– chronisches 98
Nierenzelladenom 132
Nierenzellkarzinom 133
Nierenzyste 122
Nitrit, Urinstreifentest 93
Noradrenalin 51
Normalinsulin 66
NPH-Insulin 66
Nüchternblutzucker 64

O

Ödem 140
– hydrostatisches 140
– Nierenerkrankung 91
– onkotisches 140
– physiologisches 140

Oligurie 90
– Nierenversagen 97
Orbitopathie, endokrine 27
Orthostasetest 49
Osmolalität 137
Osmolarität 137
Osteolyse 38
Osteomalazie 102
Osteopathie, renale 101
Ostitis fibrosa cystica generalisata 37

P

Papillennekrose 118
Paragangliom 51
Parästhesie, periorale 40
Parathormon 36
Parathyreoidektomie 39
Patientenschulung 66
PCSK9-Hemmer 78
Penicillamin-Test 84
Peptid, natriuretisches 137
Peritonealdialyse 104
Perspiratio
– insensibilis 136
– sensibilis 136
Phäochromozytom 51
Phosphat 102, 146
Pigmentzylinder 93
Plasmaosmolalität 137
Plasmozytomniere 119
Podagra 79
Pollakisurie 90
Polydipsie
– Diabetes insipidus 17
– Diabetes mellitus 59
– psychogene 17
Polyurie 90
– Diabetes insipidus 17
– Diabetes mellitus 59
– Nierenversagen 97
Porphyria cutanea tarda 81
Porphyrie 80
Poststreptokokken-Glomerulonephritis 112
Präalbumin 85
Prägicht 79
Primärharn 89
Prolaktin 14
Prolaktinom 14
Prolaktinsekretionsstörung, Hypophyseninsuffizienz 11
Proteinurie 91
– glomeruläre 91
– Glomerulopathie 105
– nephritisches Syndrom 106
– orthostatische 91
– postinfektiöse Glomerulonephritis 112
– tubuläre 91
– Urinstreifentest 93
Protoporphyrie, erythropoetische 81
Pseudo-Bartter-Syndrom 122
Pseudo-Pseudohypoparathyreoidismus 40
Pseudohyperaldosteronismus 49
Pseudohyperkaliämie 142
Pseudohypoaldosteronismus 50
Pseudohyponatriämie 141
Pseudohypoparathyreoidismus 40
Pseudoperitonismus
– Diabetes mellitus 60
– Nebennierenrindeninsuffizienz 46
Pufferung 148

Pyelonephritis 116
– abszedierende 116
– akute 116
– chronische 117

R

Radioiodtherapie 26
Radiokupfertest 84
Releasing-Hormon-Test 9
Remnants 76
Renin-Angiotensin-Aldosteron-System 90
– Volumenhaushalt 137
Renovaskulopathie 125
Retinitis pigmentosa 124
Retinopathie, diabetische 62
Riedel-Thyreoiditis 32
Risikofaktoren
– Gestationsdiabetes 59
– Nierensteine 129
– Nierenzellkarzinom 133
Röntgenkontrastmittel, Schilddrüsenautonomie 22
RPGN (rapid progrediente Glomerulonephritis) 113
RTA (renal-tubuläre Azidose) 121
Rubeosis iridis 62
Rückkoppelung, negative 8
rugger jersey spine 102

S

Säbelscheidentrachea 23
Salzverlustsyndrom, adrenogenitales 50
Sammelrohr 89
Sanderson-Polster 27
Sarkoidose 120
Säure-Basen-Haushalt, Störungen 148
Schilddrüse 19
– Autonomie 29
– Hyperthyreose 24
– Hypothyreose 30
– Laborwerte 20
– Physiologie 19
– Struma 22
Schilddrüsenchirurgie 22
Schilddrüsenkarzinom 32
Schock, hypoglykämischer 70
Schockniere 125
Schrumpfniere 95
– narbige 117
– Nephronophthise-Komplex 124
– pyelonephritische 117
Schwartz-Bartter-Syndrom 18
Screening
– Diabetes mellitus 64
– Hypothyreose 30
– Phäochromozytom 51
Sedimentanalyse, Urin 93
Sekretintest 56
Sekretion, Hormone 7
Serumamyloid A 85
Sheehan-Syndrom 11
SIADH (Syndrom der inadäquaten ADH-Sekretion) 18
Siderose 82
Simply-Virilizing-Form 50
Sipple-Syndrom 53
Sklerose, fokale 110
SLE (systemischer Lupus erythematodes), Glomerulonephritis 115
Sleeve-Gastrektomie 74
Somogyi-Phänomen 67
Sonografie, Niere 94

Sonografiebefunde, Schilddrüse 20
Stammfettsucht 44
Standardbikarbonat 148
Stauungsniere 125
Stenose, Nierenarterie 127
Steroidhormone, Biosynthese 41
STH (somatotropes Hormon) 15
Stimulationstest 9
– Hypophyse 12
Stoffwechselerkrankung 57
– Adipositas 72
– Amyloidose 85
– Diabetes mellitus 57
– Hypoglykämie 70
Stoffwechselstörung
– Lipide 75
– metabolisches Syndrom 73
Stoßwellenlithotripsie 131
Striae, rubrae 44
Struma 22
– maligna 32
– Morbus Basedow 27
Struvitstein 130
Sulfonylharnstoffe 69
Suppressionsszintigrafie 30
Suppressionstest 9
Syndrom
– adrenogenitales 50
– akutes nephritisches 106
– hämolytisch-urämisches 128
– inadäquate ADH-Sekretion 18
– metabolisches 72–73
– nephritisches 107
–– Alport-Syndrom 108
–– benigne familiäre Hämaturie 108
–– Glomerulopathie 107
–– IgA-Nephropathie 107
–– nephrotisches 106–107
–– Amyloidose 112
–– Diabetes mellitus 111
–– fokal-segmentale Glomerulosklerose 110
–– membranöse GN 109
–– Minimal-Change-GN 110
– polyglanduläres 53
Szintigrafie, Phäochromozytom 52
Szintigrafie, Schilddrüse 21

T

T_3 20
T_4 20
Tamm-Horsfall-Proteine 119
Tetanie 40
Thyreoglobulin 20
Thyreoiditis
– akute 31
– chronisch-lymphozytäre 31
Thyreoiditis de Quervain 32
Thyreoperoxidase 19
Thyreostatika 26
TNM-Klassifikation
– Nierenzellkarzinom 134
– Schilddrüsenkarzinom 35
Tophus 79
Transferrin-Sättigung 83
Triglyzeride 76
Trousseau-Zeichen 40
TSH
– basales 19
– Hypothyreose-Screening 30
TSH-Rezeptor-Antikörper 28
Tubulusnekrose, akute nephrotoxische 96
Tubulussystem 89
– Funktionsstörungen 121

Tumor
- brauner 37
- neuroendokriner 54
- Niere 132
Tumorlyse 120
Typ-1-Diabetes 58
Typ-2-Diabetes 58

U

Überlaufaminoazidurie 92
Ulkus, diabetischer Fuß 63
Urämie 101
Urämietoxine 101
Uratnephrolithiasis 80
Uratnephropathie 80, 120
Urinanalyse 92
Urinstreifentest 93
Urinzylinder 93
Urografie 130
Urolithiasis 129
Uroporphyrinogen-Decarboxylase 81
URS (ureterorenoskopische Steintherapie) 131

V

Vasopressin 17
Verteilungshypokaliäme 142
Vitamine 87
VLDL 75
Vollmondgesicht 44
Volumenhaushalt 137

W

Wachstumshormon 15
Wachstumshormon-Mangel 11
Wachszylinder 93
Wasserumsatz 136
Wasserverteilung 136
Waterhouse-Friderichsen-Syndrom 47
Wermer-Syndrom 53
Whipple-Trias 55
Wilson-Gen 83
Wohlstandssyndrom 73

X

Xanthelasmen 77

Z

Zollinger-Ellison-Syndrom 56
Zugangsweg, Schilddrüse 22
Zungengrundstruma 23
Zylinder, Urinstreifentest 93
Zystenniere 123
Zystinstein 130